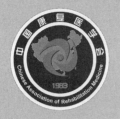

中国康复医学会作业治疗专业委员会作业治疗丛书

总主编　闫彦宁　李奎成　罗　伦

日常生活活动

Activities of Daily Living

主编　闫彦宁　黄富表

江苏凤凰科学技术出版社·南京

图书在版编目（CIP）数据

日常生活活动／闫彦宁，黄富表主编. — 南京：
江苏凤凰科学技术出版社，2023.3
（中国康复医学会作业治疗专业委员会作业治疗丛书）
ISBN 978 - 7 - 5713 - 3362 - 1

Ⅰ. ①日…　Ⅱ. ①闫…　②黄…　Ⅲ. ①康复医学
Ⅳ. ①R49

中国版本图书馆 CIP 数据核字（2022）第 245485 号

中国康复医学会作业治疗专业委员会作业治疗丛书

日常生活活动

主　　　编	闫彦宁　黄富表
策　　　划	傅永红　杨小波
责 任 编 辑	胡冬冬
责 任 校 对	仲　敏
责 任 监 制	刘文洋

出 版 发 行	江苏凤凰科学技术出版社
出版社地址	南京市湖南路 1 号 A 楼，邮编：210009
出版社网址	http://www.pspress.cn
照　　　排	南京新洲印刷有限公司
印　　　刷	南京新洲印刷有限公司

开　　　本	889 mm×1194 mm　1/16
印　　　张	19.25
字　　　数	560 000
版　　　次	2023 年 3 月第 1 版
印　　　次	2023 年 3 月第 1 次印刷

标 准 书 号	ISBN 978 - 7 - 5713 - 3362 - 1
定　　　价	108.00 元

图书如有印装质量问题，可随时向我社印务部调换。

中国康复医学会作业治疗专业委员会作业治疗丛书
编写委员会

日常生活活动
编者名单

主　　编　闫彦宁　黄富表

副 主 编　董　英　伊文超　张裴景　崔婷捷

编　　者　（按姓氏笔画排序）

伊文超　南京医科大学第一附属医院

危　静　广西医科大学第一附属医院

刘晓佩　佳木斯大学附属第三医院

刘静娅　中国康复研究中心

闫彦宁　河北省人民医院

苏春涛　厦门大学附属第一医院

李　红　石家庄市人民医院

李　娴　中山大学附属第六医院

肖燕平　赣南医学院第一附属医院

张晓颖　首都医科大学附属北京康复医院

张裴景　河南中医药大学第一附属医院

郑　玉　无锡市中心康复医院

黄富表　中国康复研究中心

曹惠影　中南大学湘雅二医院

崔婷捷　中日友好医院

葛飞飞　宁波市康复医院

葛新京　河北省人民医院

董　英　北京航空航天大学

綦明珠　青岛大学附属医院

推荐序 Recommended order

世界卫生组织文件中指出"康复是一项有益的投资,因为可以提升人类的能力……任何人都可能在生命中的某一时刻需要康复。"根据 2021 年世界卫生组织发表于《柳叶刀》的研究报告,2019 年全球有 24.1 亿人可从康复中获益。当今,康复的重要性和必要性已成为人们的广泛共识。《"健康中国 2030"规划纲要》更是将康复提升到前所未有的高度,全民健康、健康中国已上升为国家战略。2021 年 6 月,国家卫生健康委、国家发展改革委、教育部等八部委联合发布了《关于加快推进康复医疗工作发展的意见》,指出"以人民健康为中心,以社会需求为导向,健全完善康复医疗服务体系,加强康复医疗专业队伍建设,提高康复医疗服务能力,推进康复医疗领域改革创新,推动康复医疗服务高质量发展。"的总体目标,推出了"加强康复医疗人才教育培养""强化康复医疗专业人员岗位培训",鼓励有条件的院校要"积极设置康复治疗学和康复工程学等紧缺专业,并根据实际设置康复物理治疗学、康复作业治疗学、听力与言语康复学等专业",并且提出"根据医疗机构功能定位和康复医疗临床需求,有计划、分层次地对医疗机构中正在从事和拟从事康复医疗工作的人员开展培训,提升康复医疗服务能力。"

作业治疗作为康复医学的重要组成部分,近年来得到了快速发展。2017 年 11 月成立了中国康复医学会作业治疗专业委员会,并于 2018 年 5 月成为世界作业治疗师联盟(World Federation of Occupational Therapists, WFOT)的正式会员,这是我国作业治疗专业发展的一个重要里程碑。自 2020 年开始中国康复医学会作业治疗专业委员会开始承担 WFOT 最低教育标准作业治疗教育项目国际认证的材料审核工作。据不完全统计,目前我国已有 15 所本科院校开设康复作业治疗学专业(其中 7 所已通过 WFOT 认证),另有一些高职院校也开始开设康复治疗技术(作业治疗方向)的培养课程。然而,目前国内还没有一套专门的作业治疗专业教材,也没有系统的作业治疗系列专著。本次由中国康复医学会作业治疗专业委员会组织编写的国内首套"作业治疗丛书",系统化地介绍了作业治疗的基本理论、常用技术以及在各个系统疾病或群体中的实际应用。丛书以临床需求为导向,以岗位胜任力为核心,不仅可以为作业治疗专业人才培养/培训提供系统的参考用书,也可以作为作业治疗临床/教学的重要参考用书,具有非常重要的现实意义。

作为康复医学界的一位老兵和推动者,我从2011年就开始组织并推动作业治疗国际化师资培训,至今已举办了十余期,在以往的培训中均缺少系统的培训教材和参考专著。我非常高兴地看到本套丛书得以出版,为此由衷地推荐给广大读者,相信大家一定可以从中获益。同时我也希望各位编委总结经验,尽快出版作业治疗学系列教材,以满足作业治疗教育的需要。

励建安

美国国家医学科学院国际院士

南京医科大学教授

序言 Preface

为满足人们日益增长的康复医疗服务需求,2021年6月国家卫生健康委、国家发展改革委等八部门共同发布了《关于加快推进康复医疗工作发展的意见》,提出"力争到2022年,逐步建立一支数量合理、素质优良的康复医疗专业队伍",并对康复从业人员的数量和服务质量提出了具体的要求。

作业治疗作为康复医疗的重要手段之一,是促进病(伤、残)者回归家庭、重返社会的重要纽带,在康复医疗工作中发挥着不可替代的作用。近年来,随着我国康复医疗工作的不断推进,许多医院已经将原来的综合康复治疗师专科逐步向物理治疗师、作业治疗师、言语治疗师的专科化方向发展。

在我国,现代作业治疗自20世纪80年代随着康复医学引入,经过40余年的发展,从业人员的数量和服务质量都有了很大的提高。2017年12月,中国康复医学会作业治疗专业委员会成立,并于2018年5月成为世界作业治疗师联盟(World Federation of Occupational Therapists,WFOT)正式会员,为我国作业治疗从业者搭建了更高的学术平台,为推动我国作业治疗师队伍走向世界打下了基础。目前,我国已经有近20所高校开设了作业治疗专业(或康复治疗学专业作业治疗方向),其中7所高校的作业治疗本科课程通过了WFOT教育项目的认证。2017年,教育部正式批准部分高校开设"康复作业治疗学"本科专业,标志着我国作业治疗高等教育走向了专科化发展的轨道。可是,目前国内尚无一套系统的作业治疗专业教材,为了促进国内作业治疗的专业化、规范化发展,满足作业治疗从业人员的需求,有必要出版一套系统、全面且符合中国国情的作业治疗丛书。因此,在中国康复医学会的指导下,由中国康复医学会作业治疗专业委员会牵头启动了我国首套作业治疗丛书的编写工作,以期为国内作业治疗、康复治疗、康复医学等相关专业临床及教学工作者提供一套较为全面和系统的参考工具书,同时该套丛书也可作为作业治疗及相关专业学生的教材使用。

本套丛书共有14个分册,涵盖了作业治疗理论、作业治疗评定、常用作业治疗技术、临床常见病症的作业治疗、特殊群体的作业治疗以及作业治疗循证研究等模块,包括《作业治疗基本理论》《作业治疗评定》《日常生活活动》《职业康复》《矫形器制作与应用》《辅助技术与环境改造》《神经系统疾病作业治疗》《骨骼肌肉系统疾病作业治疗》《心理社会功能障碍作业治疗》《烧伤作业治疗》

《儿童作业治疗》《老年作业治疗》《社区作业治疗》《循证作业治疗》。

参加本套丛书编写的人员多数有在国外或我国台湾、香港、澳门地区学习作业治疗的经历,或具备深厚的作业治疗理论基础和丰富的作业治疗临床或教学实践经验。在编写过程中,本套丛书力图体现作业治疗的专业特色,在专业技术方面做到详细、实用、具体,具有可操作性。

丛书编写工作得到了康复领域多位专家的悉心指导,得到了中国康复医学会、江苏凤凰科学技术出版社以及参编人员所在单位的大力支持,同时也离不开所有参编人员的共同努力,在此我们一并表示衷心的感谢。

作为本套丛书的总主编,我们深感责任重大。作为国内首套作业治疗丛书,由于可供参考的资料不多,且参编人员较多,写作水平和风格不尽一致,书中难免存在不足或疏漏之处,我们恳请各位同道不吝指正,以便修订时完善。

闫彦宁　李奎成　罗　伦

中国康复医学会作业治疗专业委员会

2022 年 8 月

前言 Foreword

日常生活活动(activities of daily living，ADL)是指一个人为了满足日常生活的需要每天所进行的必要活动，包括衣、食、住、行，保持个人卫生和独立社会活动所必需的一系列基本活动。是作业治疗学专业的核心课程之一，在康复医学中发挥着不可替代的重要作用。

本书共有18章。第一章为日常生活活动概述；第二章为日常生活活动能力评估；第三章为体位摆放与姿势管理；第四章为床上活动；第五章为转移；第六章为站起和坐下；第七章为行走与上下楼梯；第八章为轮椅的选择和使用；第九章为进食；第十章为修饰；第十一章为入浴；第十二章为更衣；第十三章为如厕；第十四章为交流；第十五章为健康状况管理；第十六章为家务活动；第十七章为公共设施的利用；第十八章为社交活动。所有参与本书编写的老师都具有丰富的作业治疗临床经验，大部分老师还从事过多年的作业治疗教学工作。在编写过程中力图体现作业治疗的专业特色，在专业技术方面做到详细、实用、具体，具有可操作性。

本书主要为培训作业治疗专业人员而写，也可作为高校康复治疗学专业及康复作业治疗学等相关专业学生的作业治疗教材使用，同时也可作为康复治疗临床/教育工作者的参考用书和工作指导用书。

本书编写工作得到了江苏凤凰科学技术出版社的大力支持及负责本书出版的编辑热情周到的服务，国内作业治疗领域多位专家也给予了有益建议，以及各个参编者单位也给予了大力支持，在此我们一并表示由衷的感谢。

由于本书参编作者较多，编写队伍相对年轻，加上工作经验和学术水平的限制，书中难免有不足、疏漏之处，恳请广大读者给予批评指正。

闫彦宁　黄富表
2022年8月

目录 Contents

第一章

日常生活活动概述

日常生活活动的概念

一、日常生活活动的发展

日常生活活动(activities of daily living, ADL)是指一个人为了满足日常生活的需要每天所进行的必要活动,包括衣、食、住、行,保持个人卫生和独立社会活动所必需的一系列基本活动。日常生活活动是人们为了维持生存及适应生存环境而必须每天反复进行的、最基本、最具有共性的活动。日常生活活动分为基础性日常生活活动(basic activities of daily living, BADL)和工具性日常生活活动(instrumental activities of daily living, IADL)。这个概念是在20世纪50年代由Sidney Katz及其团队提出的,用于评估受伤后的人群、残疾人及老年人的功能状态,是个人自我照顾及生活独立程度的重要指标,也是作业治疗重要的目标之一。当疾病、意外、高龄等因素导致日常生活活动能力受限,生活质量严重降低,这些人为了执行日常生活活动,往往需要不同程度的辅助。随着经济水平的不断发展,人们对生活质量的要求日益提高,完成日常生活活动成为人独立生活的一个最基础而又最关键的能力之一。

BADL是指人维持最基本的生存、生活所必需的每日反复进行的活动,包括自理活动和功能性移动两类。自理活动包括进食、梳妆、洗漱、洗澡、入厕、穿衣等,功能性移动包括翻身、从床上坐起、转移、行走、驱动轮椅、上下楼梯等。IADL指人为维持独立生活所必需的一些活动,包括使用电话、购物、做饭、家务处理、洗衣、服药、使用交通工具、处理突发事件以及在社区内的休闲活动等,这些活动常需要使用一些工具才能完成。

近年来,日常生活活动的发展,包括理念上的发展、内容上的发展和评估与干预技术上的发展。下文将分别阐述日常生活活动在这3个方面的进展。

世界卫生组织根据当代世界各国卫生事业发展状况,在《国际损伤、残疾和障碍分类》(international classification of impairment, disability, and handicaps, ICIDH)和《国际损伤、残疾和障碍分类》第2版(international classification of impairment, disability, and handicaps, ICIDH-2)的基础上修正和制定了新的残疾分类体系——《国际功能、残疾和健康分类》(international classification of functioning, disability and health, ICF)。ADL的理念基础即为ICIDH及相应的残疾模式。ICIDH模式认为损伤造成残疾,然后引起障碍。ADL中的BADL包括自理与移动能力,属于残疾层面,而IADL涉及使用工具、出行与沟通,属于障碍层面。残疾模式虽然将残疾从单纯的医学模式发展到社会模式,但依然分为"功能受限"与"残疾"两个层面,并将ADL能力分成不同的层次。ICF的发展,其"活动"层面代表ADL的执行能力,使BADL与IADL的能力在"活动"这个层面上统一,而"参与"层面着重于ADL能力在实践中的应用,将ADL能力与ADL的应用区分开来。

随着经济和社会生活的发展和变化,ADL在内容上也得到了发展。虽然在总体的范围内容上,依然分为BADL与IADL,但是在环境、设备及完成方式上均有发展。例如,近年来多媒体设备的完善,自动化进入生活,人工智能的快速发展均使人类的生活发生着太多的变化。随着人口的流动,社区情况日益复杂化,物业管理及社区建设等资源的分配与之前有所不同;房价增长及环保意识加强造成家居环境的恶化(空间减少)或改善(通过再装修等方式使规划合理),也使生活环境与以前不同;多媒体、自动化及人工智能进入家庭,带来便利的同时,也更加依赖于电、网络信号等因素;这些改变不仅影响着人们的生活方式,更给传统的生活理念带来莫大的冲击。以前简单、慢节奏的生活,因为大量信息的进入,生活节奏加快,增加了生活的便利,同时也带来了更大的挑战。某一些日常生活活动,例如出行和沟通等,其代偿方式更丰富、更方便,同时生活范围和信息量的增加,也使这些日常生活活动具有更多的内容和含义。

保险制度的逐步健全和老龄化的不断发展,使ADL评估和干预越来越受到重视。ADL执行能力已经成为包括年龄、性别、婚姻状况和收入在内的生活质量分析中的一项重要指标。一般性的健康状况,由于其涵盖性十分有限,不能完全作为个人的独立性和功能能力的指标。因此,评估日常生活活动能力的量表作为衡量一个人功能、能力状态的方法,越来越多地被用来评价残疾和障碍水平,成为衡量生活质量和功能能力状态的关键因素。然而,ADL包含的内容过多且具有个体化特征,其评估的项目越多,残疾或需要帮助的人群就越大。同时,由于评估主要依赖于访谈、调查及主观判断,并且由于量表的天花板效应及地板效应,近年来ADL评估的发展趋势从增加项目逐渐转变为合并BADL及IADL的项目,以及更多地应用计算机技术来进行测试并统计,例如计算机适应性测试(computerized adaptive testing,CAT)。在ADL的干预方面,目前,在基于作业活动以提高作业表现为目的,以个案为中心的作业治疗理念的指导下,ADL的干预不仅仅着眼于患者的功能训练,也更多地关注代偿技术、患者及照顾者的教育等方面。

二、日常生活活动的概念

有文献提出ADL包括4种结构(construct):ADL能力(ability)、ADL操作能力(capability)、ADL实际表现(actual performance)及其完成ADL的感知困难(perceived difficulty)。

ADL能力是指在标准化的、受控的情境(context)中衡量一个人能做什么。ADL操作能力描述一个人在他/她的日常环境中能做什么。ADL能力与ADL操作能力的主要区别在于操作能力考虑每个人的生活环境因素,这些因素可能影响一个人的功能。ADL能力和ADL操作能力在概念上都与《国际功能、残疾和健康分类》(ICF)的"活动"相似。ADL实际表现是描述一个人在他/她的日常环境中实际做什么。完成ADL的感知困难是一个人关于他/她在日常生活中执行ADL的困难程度的报告。ADL能力与ADL操作能力评估对于评估和识别ADL执行中的问题很有用,因此可用于干预计划。ADL实际表现表明现实生活中的依赖/残疾水平,并且了解完成ADL的感知困难可以帮助临床上作业治疗师根据个案的情况识别ADL表现中的困难领域。在研究和临床实践中,能够对这4种结构/维度进行区分是作业治疗师一项很重要的能力。

不同的管理模式可能会对ADL评估的结果产生实质性影响。临床和研究环境中常用的评估模式包括观察表现、调查问卷、面对面访谈和电话采访。ADL的每一个结构/维度都可以通过特定的模式来进行评估。例如,ADL能力可以在模拟的标准化环境中得到很好的评估,而ADL操作能力需要在真实生活环境中才可以得到全面的评估。因此,直接观察患者的表现是评估ADL能力和ADL操作能力最合适的评估方法。此外,ADL实际表现最好通过观察个案本人的生活环境来进行评估,以确定其真实生活表现。在模拟环境中的测试对于评估实际表现并不是最佳的,因为在模拟环境中表现良好的个案可能无法在其家中达到相同水平的ADL表现。因此,ADL措施的管理模式与评估ADL的结构/维度有很大的关系。

目前临床ADL评估,一般只用来评估ADL的某一个结构/维度。如果评估多个结构/维度,在评估报告中应表明具体评估的是哪个结构/维度,以免造成混乱。ADL操作能力被定义为在个体家庭环境中评估的 ADL 表现。由于每个个体将在不同的家庭情境中进行评估,具有不同的任务要求和技能要求,因此 ADL 操作能力分数不适合用于人与人(组与组)之间的比较。ADL 能力代表一个人在临床环境中的标准化 ADL 任务的表现。虽然这些信息对于识别执行 ADL 任务中的困难和 ADL 干预计划非常有用,然而,一旦个案回到社区,有许多因素可以影响 ADL 表现,例如动机和生活环境。因此,在临床环境中评估的 ADL 能力不一定代表社区的依赖性(残疾)水平。简而言之,当使用 ADL 能力或 ADL 操作能力作为残疾或独立的指标时,必须考虑到操作能力不适合在人(群体)之间进行比较,ADL 能力并不必然反映在社区中的独立性等情况。

ADL 的感知困难是个体需求的主观指标。评估感知到的困难可以帮助作业治疗师评估和识别个案未满足的需求,并对以患者为中心的照料进行干预。感知到的困难和实际表现适合作为结果或残疾指标,以确保全面涵盖残疾的范围。

目前我们常用的 Barthel 指数、功能独立性测量(functional independence measurement,FIM)等均为评估 ADL 实际表现的客观量表,不需要标准化控制的情境,可代表个案生活独立程度,但无法表现出患者进行 ADL 的困难程度及操作能力的缺陷。具体的 ADL 评估将在本书第二章中详细介绍。

日常生活活动的范围和内容

一、日常生活活动的范围

从广义的概念上来说,ADL 包括个人日常活动的所有内容,具体的 ADL 构成,每个人都具有其特有的 ADL 内容。目前将 ADL 分为两个方面:基础性日常生活活动(basic activities of daily living,BADL)和工具性日常生活活动(instrumental activities of daily living,IADL)。

BADL 关注自我照顾及其基本的技能,例如洗澡、如厕及清理、穿衣、进食、穿戴助听器、矫形器、眼镜及辅助器具等。

而 IADL 需要在实践活动中更高的表现技巧,包括一些执行功能、社交技巧,以及比 BADL 更为复杂的与环境的互动。包括照顾他人和宠物、抚养孩子、交流、社区活动和财务管理等。健康管理和维护(安全管理、体重及睡眠管理、药物管理)及一些宗教活动等也都包括在 IADL 中。

二、日常生活活动的内容

日常生活活动的内容非常广泛,本书就以下日常生活活动内容进行详细论述。

(一)起居

起居活动的内容非常广泛,包括翻身、坐起、躺下、卧位移动、坐位移动,以及站立、坐下、室内行走或使用轮椅移动,移动至床、椅子、便器等。起居活动往往是为了某种目的而进行的一系列动作。它是构成全部 ADL 动作的基础动作。以轮椅使用者为例,为了完成如厕动作,就需要从床上坐起,先移动到轮椅上,去到厕所后再转移到便器上进行排泄。本书主要详细介绍体位摆放和姿势管理、床上活动、转移、站起和坐下、行走和上下楼梯、轮椅的选择和使用等内容。

(二)进食

进食包括吃食物与喝水。吃食物即使用工具或手将食物从碗或盘送入口中,并咀嚼吞咽;喝水即使用单手或双手将一杯液体送入口中并吞咽。进食动作同时也包括将餐具摆在餐桌上,将食物盛在容器里,把食物分开等,但不包括周围的其他动作。吃饭后收拾饭菜及餐具等,都不包含在内。进食动作之前存在着食欲问题,作为进食动作,首先要做的是将食物分成一口大小,要将整条鱼分开,用小刀将肉切成块,将油炸食品分开等,由于食物的种类不同,一口大小的食物可以用筷子夹起、用勺子舀起、用叉子叉住等,最后放入口中。将吃饭的姿势、头的位置和活动范围、视觉范围、上肢活动的范围、餐具的握持和操作、吃饭时手的活动范围和协调性、嘴的张开程度等,与进食的功能障碍相联系是很有必要的。

（三）修饰

修饰是日常生活活动中每天都必须要完成的重要活动之一，包括洗脸、梳头、口腔卫生（刷牙、漱口）、化妆、修剪指甲、剃须、皮肤护理等。这些活动对于普通人来说，是很容易就能完成的活动。而对于有功能障碍或认知障碍的患者来说，可能会出现刷牙、洗脸笨拙、剃须刮伤脸等情况；而对于偏瘫患者来说，做这些活动时，需要身体向前倾，脸要靠近水龙头，洗脸时不让水顺着手掌流向肘部，这些动作对于患者来说都比较困难。对于颈髓损伤的患者来说，可以使用自助具帮助其进行修饰活动。

（四）入浴

入浴是日常生活活动中必不可少的组成，通常是指用热水洗澡，有进入浴盆、浴池或淋浴这几种形式，包括进行简单的全身擦洗、手足部分泡洗等。用热水泡澡是解除疲劳的有效方法。在常规的日常生活活动能力评估中，洗澡的评估包括清洁、冲洗及擦干由颈部至足的部位，而在实际的入浴活动训练中，还需考虑患者入浴前后的相关活动，包括在浴室的移动能力，起居动作能力，更衣能力，使用淋浴用的器具及肥皂、毛巾等工具的能力。

（五）更衣

更衣是日常生活活动中必不可少的组成，包括穿（脱）上衣、裤子和鞋子。衣服一般是用软布料做成的，衣服穿着的基本要求是舒服。但质地特别软的衣服对认知障碍的患者来说很难穿上。完成更衣动作要求患者有如何使衣服的部位与身体部位相适应的认知判断能力。从社会交往的方面来看，更衣动作也是非常重要的。着装与时间、场所、目的相适应是作为一个社会人应掌握的常识与行为。

（六）如厕

如厕是指有便意、尿意时，移动到厕所去完成排泄动作，是基础性日常生活活动中非常重要的组成内容，是个人保持健康清洁所必需的基本活动。不良的如厕卫生习惯，或潮湿或被弄脏的衣服，也会明显影响社会对个体的接纳度。一些不适应行为，源于缺乏社会认可的如厕技能，也会给功能障碍者及其照顾者带来各种心理健康隐患；因此，如何有效提高患者的如厕自理能力具有重要意义。如厕活动包括如厕转移、大小便的控制、穿脱裤子、便后清洁，还包括长期卧床患者的床上排便（包括使用尿壶及便盆）、排尿障碍患者的间歇性导尿以及排便障碍患者使用栓剂等。女性来月经时，卫生巾的更换、卫生内裤的穿脱、被血液污染的内裤和便器的清洁保持等，应专门考虑。

（七）交流

交流是由发出信息者和接收信息者相互交流信息而组成的一系列活动。交流可以是人与人之间的信息交流，也可指人与周围环境之间的信息交流。信息有语言方面的信息和非语言方面的信息。使用语言是人们进行信息交流的常用方式，具有简单和方便的特点。非语言方面的信息包括身体动作（如手势、表情、眼神等）、声音特点（音质、音调、语速、语调），以及时间、空间和环境的利用。当使用语言进行信息交流发生困难时，人们就需要通过非语言方式进行信息交流。非语言交流的形式有多种。许多疾病都可以造成人们交流活动的障碍，不同的障碍可采用不同的代偿方式来解决。

（八）健康状况管理

健康管理是指对影响健康的一些日常行为，如进食、睡眠、活动、休息进行合理的安排，养成规律的作息习惯，以利于保持健康状态。另外，坚持定期查体、保持心情愉快、经常参加一些体育锻炼、戒除烟酒等不良嗜好、学习对各种疾病的预防知识等，也属于健康管理的内容。健康管理是对个体及群体的健康危险因素进行全面检测、分析、评估、预测、预防和维护的过程，即对健康危险因素的"检查监测"（发现健康问题）到"评价"（认识健康问题），再到"干预"（解决健康问题）的不断循环运行。健康管理的实质是预防医学与临床医学的结合，实行三级预防，它帮助、指导人们成功有效地把握与维护自身的健康。我国健康管理服务的宗旨是"不生病、少生病、晚生病、不生大病"，对于已患病的人则是"早诊断、早治疗及提高带病生存质量"。脑血管疾病、心脏病、糖尿病等疾病长期以来被称为生活习惯病，改变不良的生活习惯，对于控制这些疾病的发展起着重要的作用。对心、脑血管疾病患者要进行低胆固醇和低盐的饮食管理，对糖尿病患者应进行热量控制。为治愈压力性损伤患者，除局部减压之外，补充足够的蛋白质也是非常关键的。健康宣教是进行健康管理的重要方式。由于各种原因，口头的宣教容易被忘掉，因此健康宣教应反复进行，且有专人负责。健康管理具体包括疾病管理、用药管理、疼痛管理、营养管理、体重管理、情绪管理、睡眠管理、时间管理等。

（九）家务活动

家务是指家庭中的日常事务。家务活动内容非常丰富，包括洗衣、做饭、购物、清洁卫生、经济管理、照料婴幼儿等。为了提高患者独立生活能力和生存质量，可以指导患者做一些力所能及的家务劳动。这样不仅对增强身体耐力、促进肢体功能恢复有益处，而且通过身心的努力和劳动所取得的成果，患者可以获得满足感，对恢复患者的自信心也有积极意义。家务活动训练前要了解患者的家庭组成和环境，熟悉患者在家庭中担当的角色，以便优先选择患者和家庭首要解决的问题。与患者一起讨论家务活动中的计划、安排及家务活动中的安全问题。一般来说，家务活动的内容可以分为3个层次：第1个层次是为了满足生理需求，如进食、睡眠、排泄等相关准备工作；第2个层次是为了舒适性与家庭责任，使参与者回归家庭角色的需求，比如家居卫生、整理收纳、照顾婴幼儿等；第3个层次是为了满足与家人、友人、邻里、同事等互动的社交需求，比如烹饪聚餐、互相协作的整理打扫等。

（十）公共设施的利用

公共设施也称环境设施或城市环境设施。"环境设施"这个概念最初产生于英国，英语为"street funiture"。在我国，公共设施则是指在公共空间中能够为人们开展不同类型的活动提供相应的条件或有质量保障的不同种类的公用服务设施及对应的识别系统。公共设施可分为公共场所和公共交通两部分。前者包括医院、邮局、银行、商场、超市、公园等；后者包括公共汽车、火车、地铁、轮船、飞机等。公共设施是一个国家和地方文明发展程度的重要标志之一，不仅能够显示该地区的经济实力，还能传达其文化艺术信息及体现出居民的生活品质。无障碍公共设施以建筑学、心理学、行为学、人体工效学、美学、色彩学等多种学科为理论基础。人们利用无障碍公共设施可进行相应的日常生活活动，例如公共卫生间的利用、搭乘交通工具、进行学习、娱乐活动等。近年来，公共设施无障碍设计服务对象从特定群体扩展为所有人，包括普通人、功能障碍者、孕妇、老年人及儿童等。

（十一）社交活动

社交活动是指在社交场景发生的行为。对我们绝大多数人来说，醒着的大多数时间都在和其他人说话、看着其他人或接触其他人，这些都属于社交行为，所需要的技能就称为社交技能（social skills）。它包括日常生活的很多行为，比如问候、提问、回答、解释、鼓励别人、劝说以及阻止他人等，甚至点头及眨眼等也都属于社交行为。社交行为可分为两大类：言语行为和非言语行为。在日常生活中，我们往往不仅通过言语来达到沟通的目的，很多时候还会使用非言语的表达方式，比如丰富的面部表情、眼神、多样的手势、身体的动作和姿势等。有些非言语的行为，比如微笑、点头和手部动作也和言语一样受我们的意识控制，发挥着社交和沟通的目的。这些言语的和非言语的、有意识的和无意识的行为都是社交技能的重要组成部分，也是我们社交技能训练的素材来源。

综上所述，在不同的国家、不同的文化及价值观下，日常生活活动的内容十分广泛，具有很强的个体化特征，在评估及干预时应根据不同的个案及环境来进行选择，以节约资源及时间，但需要作业治疗师尽可能全面思考，并谨慎地进行选择。

第三节
作业治疗与日常生活活动

一、作业治疗

（一）定义及概念

2012年，世界作业治疗师联盟将作业治疗（occupational therapy，OT）定义为"一门以患者为中心的健康职业，通过作业活动促进健康和幸福，使人们可以参与日常生活"。作业治疗师通过与相关人员及社区的合作来提高他们从事所需要或期待的作业活动的能力，通过调整作业活动或环境以支持他们更好地参与日常生活。

OT 最早由美国医生 George Edward Barton 于 1914 年提出。"occupational"一词源于它的名词"occupation",美国作业治疗师协会定义"occupation"就是每天的生活活动(AOTA,2002),在作业治疗范畴译为职业、作业或工作,"therapy"则译为治疗或疗法。

当一名患者作业能力的障碍比疾病或损伤引起的身体功能障碍更严重时,治疗师应该知道他(她)们要怎样去帮助患者。首先,他们要掌握关于诊断的疾病所造成的身体结构或功能方面受限的专业知识;其次,他们需要具有专业的职业技能来保证进行评定和治疗作业能力障碍,而不仅仅是针对身体功能障碍;最后,他们应该知道如何利用源于理论基础的实践来安排治疗的进行,而作业治疗包括各种临床实践的理论模型。

(二)起源及发展

作业治疗最早是建立在通过有目的的作业活动来预防或改善身体和精神功能障碍的理念之上的。在 18、19 世纪初期的作业活动,主要起源于争取对精神疾病患者的人道主义权利和治疗的探索之中。Hippocrates、Galan 和 Aesculapius 的著作中最先提出了将功能训练、作业活动和参与作为重要的治疗因素。几个世纪后,欧洲一些治疗精神疾病的内科医生为所收治的患者建立了"工作疗法"(work therapy)。他们注意到在监禁期间要求完成工作任务时那些低产阶级患者比上层阶级患者要恢复得更快。18 世纪法国内科医生 Phillipe 和英国的 Tuke 家族将身体活动和生产性活动称为"道德治疗"(moral treatment)。道德治疗也是作业治疗的哲学根源。

随后,作业活动对健康的重要性的观点传到美洲殖民地。第一家具有部分相关设备并提供纺织车轮、毛织品和亚麻等材料以供患者使用的医院在大英帝国的北美殖民地建立起来。19 世纪末 20 世纪初,直到疾病和无菌微生物学理论引进后,人们认识到传统医学的疗法往往弊大于利,而提倡以教育、规律锻炼、着装改革、饮食控制以及一些特殊的疗法(例如,水疗等方法)来促进健康,由此,作业(occupation)才真正作为一种疗法出现在美国。

(三)对象及干预

作业治疗是康复医学的重要组成部分,其应用范围非常广泛。从广义上说适合康复的各种疾病均为作业治疗的干预对象。概括地说,包括 3 个方面的问题,即生物学问题、心理问题和社会问题。生物学问题是指医学上所说的疾病、创伤、功能失调等;心理问题包括定向力、自知力、控制力、判断力缺乏及注意力不集中等情况;社会问题包括不适应环境变化、人际关系差、社会交往能力差、缺乏社区意识等。一般认为,作业治疗不能完全消除生物学问题的原因,不能逆转其结局,但可改善所产生的功能障碍。上述 3 个问题不是孤立的,而是相互影响的。随着康复医学和作业治疗专业的发展,作业治疗的服务范围不断扩大,已经从以往的医院、福利设施、养老设施扩大到社区和家庭。

狭义上,作业治疗又具有一些特殊的或主要的服务对象,如下列病种。

1. 神经科疾病 脑卒中、脑外伤、脊髓损伤、神经肌肉疾病、周围神经病变、中枢神经系统退行性病变、帕金森病、阿尔茨海默病等。

2. 骨科疾病 骨折、截肢、手外伤、腰腿痛、关节疾病等。

3. 外科疾病 外科手术后瘢痕、烧伤后瘢痕及关节挛缩、变形、功能受限等。

4. 儿科疾病 脑性瘫痪、发育迟缓、脊髓灰质炎后遗症、精神发育迟滞、肌营养不良等。

5. 内科疾病 冠状动脉粥样硬化性心脏病、心肌梗死、慢性阻塞性肺疾病、糖尿病、类风湿关节炎等。

6. 精神科疾病 精神分裂症、器质性精神病、情感性精神病等。随着医疗水平和生活水平的提高,高龄者和由于不良生活习惯引起的疾病也逐渐成为作业治疗的服务对象。

作业治疗师以个案为中心了解个案需求,描述作业活动及作业表现,进行临床推理(clinical reasoning),分析活动过程,并进行干预。目前美国作业疗法协会(AOTA)提出的作业治疗实践框架第 3 版(OTPF-3)将干预的途径分为 5 类:促进健康(health promotion),恢复与矫正(restoration,remediation),维持(maintenance),代偿与适应(compensation, adaptation）及预防残疾（disability prevention）。干预的类型也分为5类：治疗性使用作业及活动（therapeutic use of occupation and activities）；准备性方法及任务（preparatory methods and tasks），即矫形器等辅助技术；教育和培训（education and training）；倡导（advocacy）；小组干预（group interventions）。

二、日常生活活动在作业治疗中的应用

使个体实现健康、幸福和参与，是作业治疗最终的目标。为了促进、支持、保持健康、幸福和参与，我们首先要了解这些概念。世界卫生组织WHO对健康幸福及参与的定义如下。

健康：健康是一种身体、精神及社会幸福的状态，不仅仅是没有疾病或虚弱（WHO，2006）。

幸福：幸福包括人类生活领域的整个部分，包括身体、精神及社会方面（WHO，2006）。

参与：参与到生活的情境中（WHO，2001）。当个案主动地参与到他们认为有意义的作业及日常生活活动中，便达到了自然的参与。

参与作业：选择、动机及其支持性的情境和环境决定作业表现。参与作业包括个案主观和客观的体验，也是身体和精神的相互作用。作业治疗干预的重点便在于促进个案参与到其所期待的日常生活中来。

日常生活活动作为作业治疗领域中的一个重要组成部分，也作为人生活必不可少的一项活动，对于实现健康、幸福及参与的这个作业治疗的最终目标，具有重要的意义。目前推崇的生活重建（lifestyle redesign）理念，便是鼓励个案能够积极参与到生活中，实现独立、健康、幸福的生活。在重建生活的过程中，首先要了解个案的需求，而这些需求往往都以日常生活活动为主，包括生活自理、移动及IADL的内容。在个案访谈中，我们首先要了解的就是个案每天需要进行什么样的活动，而这些活动可以帮助个案保持健康及基本的生活。不管什么年龄层，自理、移动、交往及个人生活管理都是占据个案需求的绝大部分，也是参与生产性劳动与休闲活动所需要的必备能力。在促进健康、重建生

活的理念中，除了基本的自理，对于健康的管理、时间的管理、活动的选择都是IADL很重要的内容。所以，日常生活活动在作业治疗中的地位极其重要。

OTPF-3将作业治疗实践中需要考虑的内容分为3个因素：作业表现范围（performance areas）、作业表现构成（performance components）和作业表现情境（performance contexts）。其中作业表现范围包括日常生活活动、工作生产性活动及休闲。作业表现构成包括运动感觉功能、认知功能和社会心理功能。作业表现情境包括时间范畴和环境范畴。其中日常生活活动是作业表现范围中的一项，而作业治疗所关注的，正是提出并解决作业活动中的问题，同时关注个案在作业表现中的主观体验、过程、特征及结果。作业治疗的作用，也包括使个案能够达到ADL方面最大程度的独立，运动感觉及认知技巧的提高，辅具使用及帮助个案进行家庭环境改造等。由此可见，日常生活活动是作业治疗中非常核心的一个内容，如果仅关注在身体功能层面的训练和治疗，不去考虑日常生活活动的这种"活动"与"参与"层面的进展，那么个案将仅停留在"功能"层次上的改变。那么使个体能够承担生活中的角色，拥有相应的能力及满足感——这个作业治疗的目标将永远无法实现。

而BADL与IADL干预的总体目标，也在于让个案学会如何适应生活的变化，并尽可能参与到有意义的作业活动之中，这也是作业治疗的一项重要内容。作业治疗面对的个案，不仅仅是一个单一的人，也包括某些群体，例如个案的家属及护理人员，或者是社会的某一层次的人群。所以，不仅仅是身体和精神障碍的个案需要进行日常生活活动的训练，儿童、老年人、各种身心疾病甚至是个案的家属或长时间经受压力的人群，均有可能在日常生活活动中感到困难或烦恼，均需要在作业治疗的过程中进行日常生活活动的训练。

目前，睡眠与休息在OTPF-3中与BADL及IADL并行列在作业治疗的领域中，但是，良好的睡眠与充分的休息作为人类活动及功能发挥的一项必要条件，可能直接影响个案的活动能力。个案的睡眠及休息情况会影响个案的作业表现，包括日

常生活活动能力。睡眠不足与慢性疼痛相关,也成为疼痛耐受性差的一个原因。目前已有一些研究证明,睡眠障碍与康复结局中功能恢复成反比。改善个案的睡眠环境与睡眠质量,也是作业治疗的一项治疗内容,同时也可以改善个案的日常生活活动能力。

日常生活活动需要一定的表现技能,包括运动技能、感知技能、认知技巧和社交技巧等。日常生活活动是一系列有目的的动作的组合,需要的不仅仅是简单的一项功能,而是功能的整合和高级脑功能中的执行功能。在作业治疗中,一些姿势或身体功能的训练,也是为日常生活活动进行基础性的准备工作,而日常生活活动的训练可以将这些相对独立的表现技能整合在一起,以日常生活活动作为任务,引导患者在虚拟的生活环境中进行训练,以达到日常生活活动能力提高的目的。

改造环境及情境也是作业治疗的一项内容。环境及情境与个案对日常生活活动能力的期待及要求很有关系。社会环境及价值观念,包括与人的关系,都是 ADL 难以避开的问题。环境给予的支持或阻碍,都需要作业治疗师细心观察,并通过环境改造、教育和倡导等方式来进行干预,也是日常生活活动干预的一部分内容。

修改任务及代偿是作业治疗中经常应用的一种干预途径,通过修改活动或代偿功能来补偿个案丧失且无法恢复的能力。例如神经损伤无法恢复原先神经肌肉功能的患者,在维持其功能的同时,需要通过修改任务或辅助器具的使用来帮助个案改善日常生活活动能力。偏瘫患者的利手交换训练,改造衣服搭扣或餐具等均是修改任务及代偿的方式。降低任务的难度,有助于减轻个案的挫折感,鼓励其主动参与到活动中,并帮助个案更好地完成日常生活活动,提高其参与能力。然而,代偿技术及辅具的使用,均需要考虑个案的能力及意愿。有一些辅具难以自己穿戴,复杂高科技产品使某些个案无法学会使用,同时一些改造过的餐具及矫形器是否会使个案产生自卑感或拒绝外出等都要考虑在内。所以,日常生活活动的作业治疗不仅要考虑身体层面,还需要考虑个案的心理及精神层面需求。

恢复与矫正是目前针对个案损伤的情况进行的干预及功能训练。例如对肌力、耐力、关节活动范围、感知觉功能、心理状态等的治疗和调节。目前可以以作业治疗中的姿势调整及功能训练作为基础,设计一些与日常生活活动相近的任务或进行日常生活活动的模拟训练。同时,增加个案的心肺功能及精神健康,也可以改善个案的日常生活活动能力。

对个案及照顾者的教育与培训也可以改善个案的功能和能力。一些生活和护理技巧可以帮助个案及照顾者减轻日常生活活动中的困难。很多个案因为抑郁等心理精神状态不良导致缺乏动机,也会在功能良好的情况下无法进行日常生活活动,对个案的情感支持、动机访谈,以及对照顾者的教育均可以对个案起到很好的行为矫正效果。同时,对个案的安全教育也可以减少很多意外风险或并发症,提高个案的日常生活活动能力。

以上是日常生活活动在作业治疗中的一部分应用情况。

第四节
日常生活活动与 ICF

一、ICF

世界卫生组织(WHO)将健康定义如下:"身体上、精神上和社会上的完好状态,没有疾病或病痛。"为了评估及干预健康,收集资料及描述相关的信息时,需要一个更具体的"健康"定义。对于大多数人来说,健康意味着在日常生活中能做什么,就是在日常生活中的功能状态。世界卫生组织使用"功能"一词来说明健康的积极和实用方面,也是 ICF 的基础,它不仅是身体功能和身体结构,还包括一切活动、功能及角色,这些功能领域可以通过 ICF 分类来展现。而功能阈值也成为界定残疾的一个标准,我们希望通过改善功能,可以在公共卫生领域实现最大意义上的康复,使健康在日常生活中加以体现。

根据残疾人事业发展的需要,WHO 将 ICIDH-

2做了进一步的修改,删除了其中对残疾人可能有歧视性的术语,扩大了应用范围,在2001年5月第54届世界卫生大会上,将《国际病损、活动和参与分类》正式改名为《国际功能、残疾和健康分类》(*international classification of functioning, disability and health*, ICF)。WHO鼓励各成员国考虑其具体情况,在研究、监测和报告中应用ICF。目前ICF已由WHO正式颁布,中文版ICF也已经完成,并作为WHO的正式语种版本出版发行。

《国际功能、残疾和健康分类》提供了全面标准的描述功能和残疾的架构和语言,提供了人与环境交互作用的综合多维度研究方法,也为多学科、多领域之间为描述健康以及与健康相关的问题建立了一种共同语言,以便加强不同使用者之间的交流,并提供了一种系统的编码程序。

ICF作为统计、研究、临床、社会决策及教育的工具,在公共卫生领域、社会保障领域、劳动就业领域、经济及教育领域,甚至立法领域均可应用。可以便于收集数据作为人口研究,也可以用于评估需求、选择康复治疗方法、职业评估、社会保障赔偿系统及环境改造等方面。其涉及的领域主要是人类健康及与健康相关的问题。ICF适用于全部人群,不仅仅针对残疾人士,只要有与健康相关的问题均可用ICF进行描述。

ICF具有两个部分:第一部分,功能和残疾,其中包括身体功能和结构、活动和参与;第二部分,背景性因素,包括环境因素和个人因素。其中每一个成分均有其对应的领域、结构、积极方面与消极方面。在身体功能和结构方面,积极方面是功能与结构相结合,消极方面则为身体结构和功能损伤;在活动和参与方面,包括任务及行动,其结构为标准环境中完成任务的能力,以及在现实环境中完成任务的表现。积极方面为活动及参与,消极方面则为活动及参与的受限及局限性;在环境因素方面,主要体现的是功能和残疾的外在影响,其积极方面为有利的环境因素,消极方面为环境的障碍或不利因素;在个人因素方面,主要体现的是功能和残疾的内在影响。ICF明确定义了每一个层面的损伤或局限性,身体功能指身体各系统的生理功能(包括心理功能);身体结构是身体的解剖部位;损伤是身体功能或结构出现问题、变异或缺失;活动是由个体执行一项任务或行动;参与是投入到一个生活情境中;活动受限是个案在进行活动时可能遇到的困难;参与局限性是个案投入到生活情境中可能经历的问题;背景因素代表个案生活和生存的全部背景,包括环境因素和个人因素,环境因素构成人们生活的自然环境和社会环境,个人因素是个案生活与生存的特殊背景,包括性别、年龄等不属于健康状况的个人特质所构成。ICF成分间的交互作用由图1-1表示。

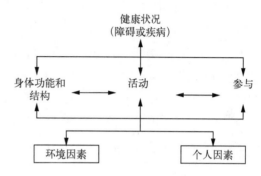

图1-1 ICF的概念模型

ICF分类以等级形式排列,由前缀(其中b代表身体功能,s代表身体结构,d代表活动和参与,e代表环境因素)及其后的数字(1位数字代表第一级或章分类,3位数代表第二级分类,4位数代表第三级分类,5位数代表第四级分类)编码组成。在描述功能时,可以选择较为宽泛的描述(使用一级或二级水平分类项目),也可以进行详细的描述(使用三级和四级水平分类项目),分类项目增加,则详细程度增加,其中第一级限定值描述了功能障碍的严重程度。关于ICF分类编码的详细描述可以参考WHO出版的ICF相关书籍。

二、日常生活活动在ICF中的地位和作用

在《国际功能、残疾和健康分类》(ICF)体系中,日常生活活动的残疾/障碍受到健康状况、身体功能和结构、环境及个人因素以及参与的影响。

功能减退影响人的独立性,是演变为功能受限的一个重要原因,最终会导致日常生活活动残疾/障碍。残疾/障碍是一个动态的过程,但是某一个时期的功能状态可以预测以后生活中日常生活活

动的残疾/障碍情况。

日常生活活动残疾/障碍可能是多个健康领域出现问题的结果。上文介绍过 ICF 各个层面的内容,在不同的个案之中,日常生活活动的残疾/障碍可能具有不同的表现。所以,针对日常生活活动的残疾/障碍,不仅不能归于某一个特定的层面,还应该采取多个层面的方法和手段来进行干预、预防和延缓其发展。

目前已有的研究表明,基于 ICF 模式的日常生活活动残疾/障碍包括在身体功能及结构方面,与日常生活活动相关的包括:①健康状态中的慢性疾病;②身体功能中的认知清醒状态、认知加工速度、记忆力、手抓握能力、身体表现、体重指数、胆固醇比例、腹腔内脏脂肪,身体结构中的动脉粥样硬化、骨密度等;③活动中的日常生活活动;④环境因素中的城市化;⑤个人因素中的年龄、性别、教育程度、吸烟、自我能力管理、焦虑与惊恐发作、抑郁症状等。

作业表现范围包括日常生活活动、工作生产性活动及休闲活动、对应 ICF 中的活动与参与。作业表现构成包括运动感觉功能、认知功能和社会心理功能,对应 ICF 中的身体功能和结构。作业表现情境包括时间范畴和环境范畴,对应 ICF 中的环境因素与个人因素。日常生活活动,作为作业表现的范围之一,在 ICF 的"活动"层面,代表日常生活活动的执行能力,而日常生活活动能力在实践中的应用,则属于"参与"层面。要完成日常生活活动,需要一定的包括运动感觉功能、认知功能及社会心理功能在内的身体功能及结构要求,再加上环境因素和个人因素的影响。因此,日常生活活动残疾/障碍的分析和干预用 ICF 的理念和分类体系来进行描述是最为科学和有效的。

第五节
日常生活活动与 QOL

一、生活质量

生活质量(quality of life,QOL),是个人和社会的总体幸福感,概述了生活的消极和积极特征,由身体健康、家庭、教育、就业、财富、安全、自由、宗教信仰、环境等方面的满意程度构成。QOL 涉及的范围很广,包括社会交往、医疗保健、就业及政治等领域。目前还有一个较新的概念为健康相关生活质量(health related QOL,HRQOL)。一般来说,生活质量是个人对生活整体的一个感知,即个人对幸福和福利的一种评估,包括生活中所有情感、社会及身体方面,而 HRQOL 评估随着时间推移,体现了疾病、残疾或失调对个人健康的影响。

生活质量与生活水平的概念并不等同,生活水平更多的是指以收入为基础的相关物质生活和精神生活的客观条件或环境的变化,通常通过人们的衣、食、住、行、教育、健康、文化、娱乐、社交等反映人们生活条件或环境的客观指标来进行测量和评估。而生活质量,更关注的是具有个人含义的生活满意度,不同的状态及期待值之下,即便同样的收入及物质基础,也可能会有不同的生活质量。生活水平提高并不代表生活质量的提高。随着经济发展,人们的物质条件比以前有了很大的提高,收入水平上涨,生活条件也在慢慢改善,但生活质量却不一定是随之增高的。由于信息量的增加,生活压力的增多,工作时间及难度增加,社会资源分配不均及压力下人们亚健康状态等因素,让很多现代人认为自己的生活质量并没有提高,反而一直在下降。由于各种压力,人的身体健康及精神健康也越来越受到考验,所以,在物质建设的同时,还需要自我缓解压力,从精神层面来追求适合自己和属于自己的生活方式及定位。

生活质量是一个总的幸福感,所以其衡量标准不仅仅包括财富和就业,还包括建筑环境、身心健康、教育、娱乐和休闲时间,以及社会归属感。体现了个人在他们所生活的环境(包括文化和价值体系)中对自己生活中地位的感知情况。目前社会普遍认为较高的生活质量是指身体健康,具有良好的收入及社会地位,拥有完整的家庭及子女,拥有更多的可支配的自由时间。但是越来越多的信息量,让生活在不同经济层面、具有不同社会地位的人之间相互了解到彼此的资源分配情况,造成人与人之间的攀比心理,也产生了极大的焦虑及不满意,使得目前很多人即便是拥有较高的生活水平,依然认为自己具有较低的生活质量。

作业治疗,目前更关注的是在健康领域中人们的生活质量,即健康相关的生活质量。因为疾病、创伤、发育障碍及老化,越来越多的人因为功能降低使得日常生活活动困难。日常生活活动困难及健康相关的生活质量下降,已经成为公共卫生领域中的一个主要问题,目前受到越来越多的关注。最早的 HRQOL 测量是指评估者对个案身体能力的简单评估,例如个案能否独立地完成洗漱、进食等个人自理项目,或者是单个功能层面的测量,例如肌力或关节活动度。而目前 HRQOL 的概念,认为个案的实际需要与其个人的期待值相关,从自身的情况、家庭的支持以及社会的态度等多个层面来关注健康问题。目前,国内外研究发现,不同的视角下个案的生活质量评估结果是不同的,医疗从业者或社会学者眼中的生活质量,与个案自身的判定也不一样。所以,当前国内外更倾向于利用一些多维的个案问卷来评估生活质量,涉及身体、社会、情绪、认知、工作及角色等,同时,药物管理,是否存在慢性疼痛、医疗资源分配、保险情况等也可能导致个案对自身状态的不满或有更多的期待。

二、日常生活活动与 QOL 的区别和联系

生活质量是指一个人的生活方式,间接暗示身体、心理、社会和环境及健康状况的标准。生活质量很难被量化或精准测量,但是很多研究者试图使用各种量表来对生活质量进行评估。对于一些具有身体或精神障碍的个案,其活动能力的下降,严重影响他们的心理健康及自尊,导致个案与社会及家庭的疏远,使其生活质量下降。日常生活活动与人的健康状况有关,日常生活活动能力的降低,意味着独立生活能力的降低,直接导致生活质量的下降,因此需要更多的帮助及干预,使个案重新投入生活,减少消极情绪,改善生活质量。所以,了解功能限制与 HRQOL 之间的关系,可以更好地制订健康计划及干预措施。

健康问题通常会干扰日常生活中最基本的方面,例如呼吸、睡眠、生活自理等,所以目前日常生活活动的概念、分类及分析,被广泛应用于健康的客观评估中,虽然具有一定的主观性,但有助于进行量化测量。因此,目前日常生活活动能力的评估,已经成为 HRQOL 评估中非常重要的一项内容。

目前国际上有很多经过信度和效度验证的 HRQOL 评估问卷,主要包括以下两类:通用型评价量表及特定疾病型评价量表。通用型评价量表,包括 CDC HRQOL-14"健康测量",短期健康调查(SF-36、SF-12、SF-8)、EQ-5D、AQOL-8D 等量表。特定疾病型评价量表包括 King's 健康问卷、医院焦虑抑郁量表(HADS)、Manchester 生活质量短评、脑卒中特异性生活质量量表(SS-QOL)等。根据以上各种评估量表的具体内容,可见其中大部分评估都包括 ADL 的内容,且在其中占有较重的分量。

生活质量目前已成为医疗领域一个重要的课题,而其中日常生活活动能力是自我照顾及生活独立程度的重要指标。国内外多项研究表明,日常生活活动能力与 HRQOL 呈正相关。功能受限导致的日常生活活动能力下降,不仅仅从 BADL 方面降低了自我照顾满意度的生活质量,也从 IADL 方面在社会经济中获益减少、交流能力下降,导致 HRQOL 下降。日常生活活动能力的增加,在提高自我照顾满意度的同时,也能增加自我成就感和满足感,尤其是 IADL 的参与,可以使个案通过胜任各种角色的作业表现能力,促进自我认同。

通过评估日常生活活动不仅可以用来评估 HRQOL、日常生活活动训练与指导,也是提高 HRQOL 的一个重要手段。日常生活活动的功能性训练可以提高个案的独立生活能力,而补偿手段也是改善 HRQOL 的一项主要内容。目前辅助科技的出现及其在日常生活中的应用,在很大程度上快速提高了日常生活活动能力,帮助个案在不能改变原有功能与能力的情况下快速解决日常生活中的障碍,提高生活满意度(即 HRQOL)。

虽然日常生活活动能力与 HRQOL 被证实有正相关关系,但其相关性却因人而异。HRQOL 是以健康为主要参考指标的生活质量,日常生活活动能力的提高,基本上会使与健康相关的生活质量提

升,但是,自我满意度可能随着期待值的提高而有所打折。QOL包括的不仅仅是健康领域,还包括"生态、经济、政治和文化"4个领域,其中信仰与信念、创造力与休闲、探究与学习、性别与世代、身份与参与、记忆与投射、幸福与健康,不仅仅是日常生活活动能力的提高所能完全促进的,即便在健康保健领域中,除了自身的生活能力,对疾病及衰老的认识和接受度、家庭关系、社会态度等均可使个案的归属感及自我效能产生变化,影响生活质量。所以日常生活活动能力的提高,并不一定导致生活质量个人体验的提高。

综上所述,生活质量是一个总的幸福感,所以其衡量标准不仅包括财富和就业,还包括建筑环境、身心健康、教育、娱乐和休闲时间以及社会归属感。日常生活活动的评估可以作为生活质量评估的一个方面,其干预可以作为生活质量提高的一个措施,但并不代表日常生活活动能力及表现可以完全代表生活质量。所以,在对生活质量的总体评估及干预时,日常生活活动仅仅是一个方面,同时,给个案造成的情绪及精神层面的消极或积极影响,也会反作用于日常生活活动,影响日常生活活动表现,造成日常生活活动能力的下降。

第六节
日常生活活动训练的原则

日常生活活动能力的训练,作为作业治疗干预方式的一种,首先要符合作业治疗的总体原则。

作业治疗通过有目的的作业活动及代偿的方式进行干预,改善个案的功能,提高其生活能力,实现生活自理。其中作业治疗的治疗原则,主要有以下几点:①选择作业治疗的内容和方法,需要与治疗目标相一致;②根据患者的愿望和兴趣选择作业活动;③选择患者能完成80%以上的作业活动;④作业治疗在考虑局部效果时要注意对全身功能的影响;⑤作业治疗的选择需要与患者所处的环境条件相结合。

日常生活活动能力下降,往往由以下几类原因引起:①肌肉力量不足;②无法使用单侧肢体;③关

节活动范围受限;④动作协调障碍;⑤心肺耐力较差;⑥全盲或视力受损;⑦感觉功能缺损;⑧记忆力或组织能力退化;⑨视知觉相关障碍;⑩平衡能力下降或障碍;⑪下腰痛。具体各种原因引起的日常生活活动训练与指导原则详细介绍如下。

1. 肌肉力量不足的日常生活活动训练与指导原则 进行肌肉力量及耐力的训练;使用轻质物品及工具;活动方向和方式尽量借助重力;提供外在支持,例如使用减重设备及矫形器对无力的关节进行支撑;使用辅具或修改任务难度;双手代替单手操作;环境改造以提高安全及对力量的需求。

2. 无法使用单侧肢体的日常生活活动训练与指导原则 通过对患侧肢体的功能训练,增加其使用的能力;使用辅具代替缺失的上肢功能;修改任务,降低活动难度;利手交换训练;环境改造以提高安全及便于单侧肢体操作。

3. 关节活动范围受限的日常生活活动训练与指导原则 维持及改善关节活动度的训练;使用长柄的辅具;修改任务,降低活动难度;环境改造以提高安全,将物品放置于便于拿取的位置;关节保护技术及能量节省技术。

4. 动作协调障碍的日常生活活动训练与指导原则 协调性训练及稳定性训练;固定使用中的物品;固定近端肢体以提高稳定性;使用辅具以提高稳定性;修改任务以降低活动难度;使用具有一定重量的物品;改造物品及环境,以代偿缺失的精细运动技巧。

5. 心肺耐力较差的日常生活活动训练与指导原则 改善心肺功能的训练;能量节省技巧;改造环境及使用辅具;避免过度用力的动作及环境压力。

6. 全盲或视力受损的日常生活活动训练与指导原则 ①全盲:环境改造,减少安全隐患,增加声音提示;养成物品固定位置的习惯;标注盲文;使用语音控制系统;时间管理技术。②视力受损:除了全盲的原则,还包括视力维持训练;提高照明强度;提高环境中颜色对比;降低视野内放置物品密度,增加浏览和搜索的便利。

7. 感觉功能缺损的日常生活活动训练与指导原则 感觉训练;感觉缺损部分的安全防护;利用

感觉正常的部分测试温度;利用视觉能力代偿感觉缺损;环境改造,减少安全隐患。

8. 记忆力或组织能力退化的日常生活活动训练与指导原则 记忆力及执行能力等认知训练;使用辅具以代偿缺失的能力;改造环境,降低任务难度;养成自我提醒的习惯及应用提醒设备。

9. 视知觉相关障碍的日常生活活动训练与指导原则 视知觉训练;重复学习策略;空间感训练;改造环境,降低任务难度;安全保护。

10. 平衡能力下降或障碍的日常生活活动训练与指导原则 平衡能力训练;训练和指导时考虑视知觉、感觉及心肺耐力等方面;改造环境,安全防护。

11. 下腰痛的日常生活活动训练与指导原则 下腰痛的治疗;减少托举物品及弯腰拾物的任务;使用长柄辅具,减少弯腰;多采取坐位,减少久站;避免不良姿势及减少躯干旋转动作;学习放松技巧;环境改造。

以上内容为日常生活活动训练的基本原则,其具体内容将在本书各个章节分别加以详细叙述。

(闫彦宁　黄富表)

第二章

日常生活活动能力评估

日常生活活动能力,是个体在发育成长过程中为了维持生存及适应环境而每天必须反复进行的、最基本及最有共性的身体活动,经过反复实践逐步形成的能力,是人们从事其他活动的基础。进行日常生活活动能力评估,是了解患者状况及制订治疗计划必不可少的步骤。

第一节
日常生活活动能力评估的目的和方法

一、日常生活活动能力评估的目的和原则

(一)日常生活活动能力评估的目的

1. 确定个体在 ADL 方面独立的程度。

2. 根据评定结果的分析,结合患者及其家属的康复需求,拟定合适的治疗目标,确定适当的治疗方案。

3. 间隔适当的时间进行再评定,以评价治疗效果,调整治疗方案。

4. 判断患者的功能预后。

5. 通过评定结果反馈,增强患者和治疗师的信心。

(二)日常生活活动能力评估的原则

1. 全面性 评定内容应包括所有的日常生活活动。

2. 可信性 有明确的评定标准,结果能可靠地体现患者现有的功能水平。

3. 敏感性 能敏感地反映患者的功能变化,增加患者和治疗师的信心。

4. 适应性 能够适应患者不同病情的需要,适用于各种类型的患者。

5. 统一性 有相对统一的标准,以利于功能状况的交流。

二、常用日常生活活动能力评估量表

(一)常用的 BADL 标准化量表

有改良 PULSES 评定量表、Barthel 指数、改良 Barthel 指数、Katz 指数评定、改良 Rankin 量表和功能独立性评定等。

(二)常用的 IADL 标准化量表

有功能活动问卷(FAQ)、快速残疾评定量表、Frenchay 活动指数、工具性日常生活活动能力量表等。

三、日常生活活动能力评估量表的选择

日常生活活动能力评定的内容大致包括运动、自理、交流、家务活动和娱乐活动 5 个方面。不同的评定对象或采用的量表不同,具体内容上略有不同。无论采用哪种评定方法,ADL 能力评估内容分为以下 4 类。

(一)ADL 能力

ADL 能力(ADL ability)是在标准化的环境或控制性的环境下进行评估,如在医疗机构进行的评估,这种方法有利于进行结果评价。

(二)ADL 潜能

ADL 潜能(ADL capacity)是在自身生活环境及用自己潜能完成的活动,这种能力评定方式考虑了个人生活环境因素可能影响个人功能的发挥。

(三)自我感觉困难程度

自我感觉困难程度(perceived difficulty)是从

患者的个人报告中获得他在日常生活活动中的困难程度,可帮助医护人员依据患者的报告了解其有困难的日常生活活动领域。

(四)真实表现

真实表现(actual performance)通过在个人的生活环境中观察而进行评估,可评价真实生活中依赖/困难程度。

四、日常生活活动能力评估的实施方法

(一)直接观察法

检查者直接观察患者的实际操作能力并进行评定。该方法的优点是能够比较客观地反映患者的实际功能情况;缺点是费时费力,有时患者不愿配合。

(二)间接评定法

通过询问的方式进行评定。询问的对象可以是患者本人,也可以是家人或照顾者。此方法简单、快捷,但信度较差。所以,在日常评定中,通常是两种方法结合起来应用。

(三)ADL 能力测试

使用专门的评定量表(如 Barthel 指数量表等)或操作课题进行 ADL 能力测试,进行标准化评分以获得量化的结果。

(四)问卷调查

如功能活动问卷(FAQ)等,也有通过自评量表进行评定,如使用邮寄版本量表由患者自行打分。

五、日常生活活动能力评估的注意事项

1. 首先要查看患者病历,了解患者的病史及基本情况。了解伤病的原因、病情发展情况及功能情况(如认知功能、运动功能、社会心理状态等),并了解患者的生活环境和其在环境中的表现。

2. 评定前应做好解释说明工作,使患者了解评定的目的和方法,以取得患者的理解与配合。

3. 尽量在合适的时间和环境下进行评定。

4. 评定应记录患者确实能做什么,而不是可能或应达到什么程度。

5. 评定时,通常由评定者给患者一个总的动作指令,让患者完成某个具体动作,而不要告诉患者坐起来或穿衣的具体步骤。

6. 在评定中,只有当患者需要辅助器或支具时才可以提供,不能依赖和滥用。

7. 除非评定表中有说明,否则使用辅助器、支具或采取替代的方法,均认为是独立完成活动,但应注明。

8. 任何需要体力帮助的活动都被认为是没有能力独立完成。

第二节

基础性日常生活活动的评估

一、Barthel 指数与改良 Barthel 指数

(一)Barthel 指数

1. **量表背景** Barthel 指数(Barthel index, BI)是由美国 Florence Mahoney 和 Dorothy Barthel 等开发的,是美国康复医疗机构常用的评定方法。量表评定简单、信度高、灵敏度好,是目前临床应用最广、研究最多的一种 ADL 能力的评定方法。Barthel 指数也有其使用上的缺陷,如"天花板效应",即 BI 量表的最高分值可以存在于许多残疾患者中,因此,BI 量表不能对更高功能性水平的患者进行残疾的评价。

2. **评定内容** 包括进食、床椅转移、修饰、用厕、洗澡、步行、上下楼梯、穿衣、大便控制、小便控制 10 项内容,总分 100 分,其评定表和评分标准见表 2-1。

3. **评分标准** 0~20 分,极严重功能缺陷;25~45 分,严重功能缺陷;50~70 分,中度功能缺陷;75~95 分,轻度功能缺陷;100 分,ADL 完全自理。

表 2-1 Barthel 指数评定表

项目	评分标准	月　日
1. 进食	0 分,依赖别人	
	5 分,需部分帮助(加饭、盛饭、切面包)	
	10 分,全面自理	

（续表）

项目	评分标准	月 日
2. 转移（床↔椅）	0分,完全依赖别人,不能坐	
	5分,需大量帮助(2人),能坐	
	10分,需少量帮助(1人)或指导	
	15分,自理	
3. 修饰	0分,需帮助	
	5分,独立洗脸、梳头、刷牙、剃须	
4. 用厕	0分,依赖别人	
	5分,需部分帮助	
	10分,自理	
5. 洗澡	0分,依赖	
	5分,自理	
6. 平地行走	0分,不能动	
	5分,在轮椅上独立行动	
	10分,需1人帮助步行(体力或语言指导)	
	15分,独立步行(可用辅助器)	
7. 上、下楼梯	0分,不能	
	5分,需帮助(体力或语言指导)	
	10分,自理	
8. 穿衣（包括穿脱衣服、系鞋带）	0分,依赖	
	5分,需一半帮助	
	10分,自理(系开钮扣,关、开拉锁和穿鞋)	
9. 大便控制	0分,失禁或昏迷	
	5分,偶尔失禁,或需要他人辅助或提示	
	10分,能控制	
10. 小便控制	0分,失禁或昏迷,或需由他人导尿	
	5分,偶尔失禁,或需要他人辅助或提示	
	10分,能控制	
总分		
评定者		

注:Barthel 指数的详细评分标准

各类中完全不能完成者评为 0 分,其余则按照以下标准评分。

Ⅰ. 进餐

10分:食物放在盘子或桌上,在正常时间内能独立完成进餐。

5分:需要帮助或较长时间才能完成。

Ⅱ. 床↔轮椅转移

15分:独立完成床↔轮椅转移的全过程。

10分:需要提醒、监督或给予一定的帮助才能安全完成整个过程。

5分:能在床上坐起,但转移到轮椅或在使用轮椅时要较

多的帮助。

Ⅲ. 修饰

5分:独立完成洗脸、梳头、刷牙、剃须各项活动。

Ⅳ. 用厕(包括擦干净、整理衣裤、冲水)

10分:独立进出厕所,脱、穿裤子,使用卫生纸,如用便盆,用后能自己倒掉并清洗。

5分:在下列情况下需要帮助,如脱、穿裤子,保持平衡,便后清洁。

Ⅴ. 洗澡(在浴池、盆池或用淋浴)

5分:独立完成所有步骤。

Ⅵ. 平地行走

15分:独立走至少 50 m;可以穿戴假肢或用矫形器、腋杖、手杖,但不能用带轮的助行器;如用矫形器,在站立或坐下时能锁住或打开。

10分:在较少帮助下走至少 50 m,或在监督或帮助下完成上述活动。

5分:只能使用轮椅,但必须能向各个方向移动以及进出厕所。

Ⅶ. 上、下楼梯

10分:独立上、下一层楼,可握扶手或用手杖、腋杖。

5分:在帮助或监督下上、下一层楼。

Ⅷ. 穿衣(包括穿脱衣服、系皮带及鞋带)

10分:独自穿、脱所有衣服,系鞋带。当戴矫形器或围腰时,能独自穿、脱。

5分:需要帮助,但能在正常时间内独自完成至少一半的过程。

Ⅸ. 大便控制

10分:能控制,没有失禁或能自己使用开塞露。

5分:需要在帮助下用栓剂或灌肠,偶有大便失禁(5分,偶尔失禁,或需要他人辅助或提示)。

Ⅹ. 小便控制

10分:能控制,脊髓损伤患者能自行导尿,使用尿袋或其他用具时应能使用并清洗。

5分:偶有尿失禁(5分,偶尔失禁,或需他人辅助或提示)。

（二）改良 Barthel 指数

1. 量表背景　改良 Barthel 指数（modified Barthel index, MBI）是在 Barthel 指数内容的基础上将每一项得分都分为 5 个等级。改良后的版本同样具有良好的信度和效度,且具有更高的敏感度,能较好地反映等级间变化和需要帮助的程度。其评定表和评分标准见表 2-2。

2. 基本评分标准　每个活动的评级可分为 5 级,不同的级别代表不同程度的独立能力,最低的是 1 级,最高的是 5 级,级别越高,代表独立能力越高。

（1）1 级:完全依赖别人完成整项活动。

（2）2 级:某种程度上能参与,但在整个活动过程需要别人提供协助才能完成(注:"整个活动过程"是指有超过一半的活动过程)。

（3）3 级:能参与大部分的活动,但在某些过程中仍需要别人提供协助才能完成(注:"某些过程"

是指一半或以下的工作)。

(4)4级:除了在准备或收拾时需要协助,患者可以独立完成整项活动;或进行活动时需要别人从旁监督或提示,以策安全(注:"准备或收拾"是指一些可在测试前后去处理的非紧急活动过程)。

(5)5级:可以独立完成整项活动而无须别人在旁监督、提示或协助。

3. 评分标准　0~20分,极严重功能缺陷;21~45分,严重功能缺陷;46~70分,中度功能缺陷;71~99分,轻度功能缺陷;100分,ADL完全自理。

表2-2　改良Barthel指数评定内容及记分法

ADL项目	自理	监督提示	稍依赖	尝试但不安全	不能完成	计分
(1) 进食	10	8	5	2	0	
(2) 修饰	5	4	3	1	0	
(3) 洗澡	5	4	3	1	0	
(4) 穿衣	10	8	5	2	0	
(5) 控制大便	10	8	5	2	0	
(6) 控制小便	10	8	5	2	0	
(7) 用厕	10	8	5	2	0	
(8) 床椅转移	15	12	8	3	0	
(9) 行走	15	12	8	3	0	
(9A) 轮椅操作	5	4	3	1	0	
(10) 上下楼梯	10	8	5	2	0	

4. 改良Barthel指数的详细评分标准

(1)进食

[定义]　进食是指用合适的餐具将食物由容器送到口中,整个过程包括咀嚼及吞咽。

[先决条件]　患者有合适的座椅或有靠背支撑,将食物准备好后放置于患者伸手可及的桌子上。

[进食方式]　经口进食或使用胃管进食。准备或收拾活动,例如,戴上及取下进食辅助器具、抽取好要注入胃管的食物。

[考虑因素]　患者进食中如有吞咽困难、呛咳,则应被降级;无须考虑患者在进食时身体是否能保持平衡,倘若安全受到影响,则应被降级;在用胃管进食的过程,无须考虑插入及取出胃管。

[评级标准]

0分:患者完全依赖别人协助进食(仅能咀嚼和

吞咽,其余过程均需依赖别人协助进食;或经胃管进食者需最大帮助,包括插入、取出和清洁胃管)。

2分:某种程度上能运用餐具,通常是勺子或筷子。但在进食的整个过程中需要别人协助。

5分:能使用餐具,通常是勺子或筷子。但在进食的某些过程仍需要别人协助。

8分:除了在准备或收拾时需要协助,如食物的改良,患者可以自行进食;或进食过程中需有人从旁监督或提示,以策安全;或进食的时间超出可接受范围;或使用辅助器具时需他人协助戴上或取下;或可以自主将食物送入口中,但有吞咽困难或呛咳。

10分:可自行进食,而无须别人在场监督、提示或协助;或用胃管进食者能自主完成全过程。

(2)修饰

[定义]　修饰是指在床边、洗漱盆旁或洗手间内进行洗脸、洗手、梳头、保持口腔清洁(包括义齿)、剃须(适用于男性)及化妆(适用于有需要的女性)。

[先决条件]　患者在设备齐全的环境下进行测试,所有用具都必须伸手可及,如电动剃刀已通电,并插好刀片。

[活动场所]　床边、洗漱盆旁边或洗手间内。

[准备或收拾活动]　例如,事前将一盆水放在床边或过程中更换清水;事先用轮椅将患者推到洗漱盆旁边;准备或清理洗漱的地方;戴上或取下辅助器具。

[考虑因素]　无须考虑进出洗手间的步行表现;化妆只适用于平日需要化妆的女士;梳洗不包括设计发型及编结发辫。

[评级标准]

0分:完全依赖别人处理个人卫生。

1分:某种程度上能参与,但在整个活动的过程中需要别人协助才能完成。

3分:能参与大部分的活动,但某些过程中仍需要别人协助才能完成整项活动。

4分:除了在准备或收拾时需要协助,如事前将一盆水放在床边或过程中更换清水、事先用轮椅将患者推到洗漱盆旁边、准备或清理洗漱的地方,患者可以自行处理个人卫生;或过程中需要别人从旁监督或提示,以策安全;或使用辅助器具时需要他人协助戴上或取下。

5分:患者可自行处理个人卫生,无须别人在场监督、提示或协助。男性患者可自行剃须,女性患者可自行化妆及整理头发,但不包括设计发型及编结发辫。

(3) 洗澡

[定义] 洗澡包括清洁、冲洗及擦干由颈至足的部位。

[先决条件] 患者在浴室内进行测试,所有用具都须放于浴室的范围内。

[洗澡方法] 盆浴(浴缸)、淋浴(花洒)、抹身、用桶或盆、冲凉椅或浴床。

[准备或收拾活动] 例如,在洗澡前后准备或更换清水,开启或关闭热水器。

[考虑因素] 包括在浴室内的体位转移或步行表现,但无须考虑进出浴室的步行表现,不包括洗头、携带衣物和应用物品进出浴室及洗澡前后穿脱衣物。

[评级标准]

0分:完全依赖别人协助洗澡。

1分:某种程度上能参与,但在整个活动的过程中需要别人提供协助才能完成。

3分:能参与大部分的活动,但在某些过程中仍需要别人协助才能完成整项活动。

4分:除了在准备或收拾时需要协助,患者可以自行洗澡;或过程中需要别人从旁监督或提示,以策安全。

5分:患者可用任何适当的方法自行洗澡,而无须别人在场监督、提示或协助。

(4) 穿衣

[定义] 穿衣包括穿上、脱下及扣好衣物,有需要时也包括佩带腰围、假肢及矫形器。衣物的种类包括衣、胸罩、裤、鞋、袜,可接受改良过的衣服,如鞋带换上魔术贴。

[前提条件] 所有衣物必须放在伸手可及的范围内。

[衣物的种类] 衣、裤、鞋、袜及有需要时包括腰围、假肢及矫形器;可接受改良过的衣服,如鞋带换上魔术贴;不包括穿脱帽子、胸围、皮带、领带及手套。

[准备或收拾活动] 例如,穿衣后将纽扣扣上或拉链拉上,穿鞋后把鞋带系好。

[考虑因素] 到衣柜或抽屉中拿取衣物将不作为评级考虑之列。

[评级标准]

0分:完全依赖别人协助穿衣;协助过程中出现以下情况也属一级(患者不能维持平衡;或需借助外物维持平衡;或仅能参与极少量活动,如只能穿一侧衣袖)。

2分:某种程度上能参与,但在整个活动的过程中需要别人提供协助才能完成。

5分:能参与大部分的活动,但在某些过程中仍需要别人提供协助才能完成整项活动。

8分:除了在准备或收拾时需要协助,如穿衣后将纽扣扣上或拉链拉上,穿鞋后把鞋带系好,患者可以自行穿衣;或过程中需有人从旁监督或提示,以策安全;或穿衣的时间超出可接受范围;或使用辅助器具时需他人协助戴上或取下。

10分:自行穿衣而无须别人监督、提示或协助。

(5) 控制大便

[定义] 控制肛门(大便)是指能完全地控制肛门或有意识地防止大便失禁。

[其他方法] 肛门造口或使用纸尿片。

[考虑因素] "经常大便失禁"是指每个月中有超过一半的时间出现失禁,"间中大便失禁"是指每个月中有一半或以下的时间出现失禁,"偶尔大便失禁"是指每个月有不多于1次的大便失禁。评级包括保持身体清洁及有需要时能使用栓剂或灌肠器,把衣服和附近环境弄脏将不作为评级考虑之列,若患者长期便秘而需要别人定时帮助排便,其情况应视作大便失禁。患者如能自行处理造口或使用纸尿片,应视作完全没有大便失禁。若造口或尿片发出异味而患者未能及时替换,其表现应被降级。

[评级标准]

0分:完全大便失禁。

2分:在摆放适当旳姿势和诱发大肠活动的技巧方面需要协助,并经常出现大便失禁。

5分:患者能采取适当的姿势,但不能运用诱发大肠活动的技巧;或在清洁身体及更换纸尿片方面需要协助,并间中出现大便失禁。

8分:偶尔出现大便失禁,患者在使用栓剂或灌肠器时需要监督;或需要定时有人从旁提示,以防失禁。

10分:没有大便失禁,在需要时患者可自行使用栓剂或灌肠器。

(6)控制小便

[定义] 控制膀胱(小便)是指能完全地控制膀胱或有意识地防止小便失禁。

[其他方法] 内置尿管、尿套或使用纸尿片。

[评级标准]

0分:完全小便失禁。

2分:患者经常小便失禁。

5分:患者通常在日间能保持干爽但晚上小便失禁,并在使用内用或外用辅助器具时需要协助。

8分:患者通常能整天保持干爽,但间中出现失禁;或在使用内用或外用辅助器具时需要监督;或需要定时有人从旁提示,以防失禁。

10分:没有小便失禁,在需要时患者亦可自行使用内用或外用辅助工具。

(7)用厕

[定义] 用厕是指采用合适的如厕设备完成转移或行走,脱下及穿上裤子,使用厕纸、清洁会阴部和手,用后冲厕,并防止弄脏衣物及附近环境。用厕设备包括尿壶、便盆、便椅、尿管、尿片、痰盂、坐厕或蹲厕。

[先决条件] 患者在设备齐全的厕所内进行测试,厕纸必须伸手可及。

[准备或收拾活动] 例如,如厕前后准备、清理或清洗如厕设备。

[考虑因素] 包括在厕所内的体位转移或步行表现,但无须考虑进出厕所的步行表现。可接受使用辅助器具,例如助行器及扶手。无须考虑患者是否能表达如厕需要,倘若患者把洗脸盆、漱口盆误作如厕的设备,其表现应被降级。

[评级标准]

0分:完全依赖别人协助如厕。

2分:某种程度上能参与,但在整个活动的过程中需要别人提供协助才能完成。

5分:能参与大部分的活动,但在某些过程中仍需要别人提供协助才能完成整项活动。

8分:除了在准备或收拾时需要协助,如如厕前后准备、清理或清洗如厕设备,患者可以自行如厕;或过程中需有人从旁监督或提示,以策安全;或使用辅助器具时需他人协助戴上或取下。如有需要,患者亦可在夜间使用便盆、便椅或尿壶,但不包括将排泄物倒出并把器皿清洗干净。

10分:患者可用任何适当的方法自行如厕,而无须别人在场监督、提示或协助。如有需要,患者亦可在夜间使用便盆、便椅或尿壶,但需包括将排泄物倒出并把器皿清洗干净。如厕过程中可接受使用助行器及扶手。

(8)床椅转移

[定义] 床椅转移是指患者将轮椅移至床边,刹车并拉起脚踏板,然后将身体转移到床上并躺下;再坐回床边,并将身体转移坐回轮椅上。有需要时还包括轮椅及转移板的位置摆放。包括椅椅转移、便椅到床的转移等。

[其他转移方法] 由便椅转移到床上,由坐椅转移到床上。

[准备或收拾活动] 例如,测试前将椅子的位置移至某个角度。

[考虑因素] 包括移动椅子到适当的位置,可利用辅助器具,如床栏、椅背而不被降级。

[评级标准]

0分:完全依赖或需要两人从旁协助或要使用机械装置来帮助转移。

3分:某种程度上能参与,但在整个活动的过程中需要别人协助才能完成。

8分:能参与大部分的活动,但在某些过程中仍需要别人协助才能完成整项活动。

12分:除了在准备或收拾时需要协助,如轮椅及转移板的位置摆放、刹车及脚踏板的拉起和放下,患者可以自行转移;或过程中需有人从旁监督或提示,以策安全;或转移的时间超出可接受范围。

15分:在床、椅之间来回自行转移,且无须别人从旁监督、提示或协助。转移过程中可接受使用特殊座椅、扶手及床栏。

(9)行走

[定义] 平地步行:行走从患者站立开始,在

平地步行 50 m。可接受戴着矫形器或假肢,以及使用合适的助行器。患者在有需要时可戴上及取下矫形器或假肢,并能适当地使用助行器。

[考虑因素] 需要时可用助行器而不被降级,评级包括要摆放助行器在适当的位置。

[评级标准]

0分:完全不能步行;或试图行走时,需要两人从旁协助。

3分:某种程度上能参与,但在整个活动的过程中需要别人协助才能完成。

8分:能参与大部分的活动,但在某些过程中仍需要别人协助才能完成整项活动。使用助行器时需要他人协助够及和(或)操作助行器。

12分:可自行步行一段距离,但不能完成50 m;过程中需有人从旁监督或提示,以策安全;或步行的时间超出可接受范围。

15分:可自行步行 50 m,并无须其他人从旁监督、提示或协助。

(9A) 轮椅操作(代替步行)

[定义] 轮椅操控包括在平地上推动轮椅、转弯及操控轮椅至桌边、床边或洗手间等。患者需操控轮椅并移动至少 50 m。

[先决条件] 此项目只适用于在第9项中被评为"完全不能步行"的患者,而此类患者必须曾接受轮椅操控训练。

[准备或收拾活动] 例如,在狭窄的转角处移走障碍物。

[评级标准]

0分:完全不能操控轮椅。

1分:可在平地上自行推动轮椅并短距离移动,但在整个活动的过程中需要别人协助才能完成。

3分:能参与大部分的轮椅活动,但在某些过程中仍需要别人协助才能完成整项活动。

4分:可驱动轮椅前进、后退、转弯及移至桌边、床边或洗手间等,但在准备及收拾时仍需协助,如在狭窄的转角处移走障碍物;或过程中需有人从旁监督或提示,以策安全。

5分:可完全自行操控轮椅并移动至少 50 m,且无须其他人从旁监督、提示或协助。

(10) 上下楼梯

[定义] 上下楼梯是指可安全地在两段分别有 8 级的楼梯上来回上下行走。

[先决条件] 患者可步行。

[准备或收拾活动] 例如,将助行器摆放在适当的位置。

[考虑因素] 可接受使用扶手和助行器而无须被降级。

[评级标准]

0分:完全依赖别人协助上下楼梯。

2分:某种程度上能参与,但在整个活动的过程中需要别人协助才能完成。

5分:能参与大部分的活动,但在某些过程中仍需要别人协助才能完成整项活动。

8分:患者基本上不需要别人协助,但在准备及收拾时仍需协助;或过程中需有人从旁监督或提示,以策安全。

10分:患者可在没有监督、提示或协助下,安全地在两段楼梯上上下。有需要时,可使用扶手和(或)助行器。

二、功能独立性评定

1. 量表背景　功能独立评定量表(functional independence measure,FIM)是由美国医疗康复 uniform data system(UDS)系统为照护机构、二级医疗机构、长期照护医院、退伍军人照顾单位、国际康复医院和其他相关机构研制的一个结局管理系统。为医疗服务人员提供记录患者残疾的程度和医疗康复的记录,可用于比较康复结局的常用测量量表。量表推出后被广泛应用于美国和世界多个国家。FIM 系统的核心就是功能独立性测量的应用工具,是一个有效的、公认的等级评分量表。

2. 评定内容　量表共有 18 个条目,包括 13 个身体方面的条目,5 个认知方面的条目,见表 2-3,每个条目计分为 1~7 分。量表可由医生、护士、治疗师或其他评估人员评定,但需要经过规范化培训。FIM 总分的范围在 18~126 分,分越高说明独立性越强。培训一位计分人员学会使用 FIM 需要 1 小时,评估一位患者需要 30 分钟。

3. 评分标准　FIM 的最高分为 126 分(运动功

能评分 91 分,认知功能评分 35 分),最低分为 18 分。126 分,完全独立;108 分～125 分,基本独立;90～107 分,有条件的独立或极轻度依赖;72～89 分,轻度依赖;54～71 分,中度依赖;36～53 分,重度依赖;19～35 分,极重度依赖;18 分,完全依赖。

表 2-3 功能独立性评定(FIM)量表

项	目		评估日期		
运动功能	自理能力	1	进食		
		2	梳洗修饰		
		3	洗澡		
		4	穿裤子		
		5	穿上衣		
		6	上厕所		
	括约肌控制	7	膀胱管理		
		8	直肠管理		
	转移	9	床、椅、轮椅间		
		10	入厕		
		11	盆浴或淋浴		
	行走	12	步行/轮椅		
		13	上下楼梯		
	运动功能评分				
认知功能	交流	14	理解		
		15	表达		
	社会认知	16	社会交往		
		17	解决问题		
		18	记忆		
	认知功能评分				
FIM 总分					
评估人					

注:功能水平和评分标准如下。

Ⅰ.独立:活动中无须他人帮助。

1. 完全独立(7分):构成活动的所有作业均能规范、完全地完成,无须修改和辅助设备或用品,并在合理的时间内完成。

2. 有条件的独立(6分):具有下列一项或几项:活动中需要辅助设备;活动需要比正常长的时间;或有安全方面的考虑。

Ⅱ.依赖:为了进行活动,患者需要另一个人予以监护或身体的接触性帮助,或者不进行活动。

3. 有条件的依赖:患者付出 50% 或更多的努力,其所需的辅助水平如下。

(1) 监护和准备(5分):患者所需的帮助只限于备用、提示或劝告,帮助者和患者之间没有身体的接触或帮助者仅需要帮助准备必需用品;或帮助患者带上矫形器。

(2) 少量身体接触的帮助(4分):患者所需的帮助只限于轻轻接触,自己能付出 75% 或以上的努力。

(3) 中度身体接触的帮助(3分):患者需要中度的帮助,自己能付出 50%～75% 的努力。

4. 完全依赖:患者需要 50% 以上的帮助或完全依赖他人,否则活动就不能进行。

(1) 大量身体接触的帮助(2分):患者付出的努力<50%,但>25%。

(2) 完全依赖(1分):患者付出的努力<25%。

三、改良 PULSES 评定量表

1. 量表背景　该方法由 Moskowitz 和 McCann 于 1957 年提出,是一种总体功能评定方法。

2. 评定内容　包括 6 项:①躯体状况(physical condition,P);②上肢功能(upper limb function,U);③下肢功能(lower limb function,L);④感觉功能(sensory components,S),包括视、听、言语;⑤排泄功能(excretory functions,E);⑥患者情况,包括精神和情感状况(status of patient-mental and emotional status,S),简称 PULSES。评分标准见表 2-4。

3. 评分标准　按表中各项评出分数后相加,得出总分;6 分,为功能最佳;>12 分,表示独立自理生活严重受限;>16 分,表示有严重残疾。

表 2-4 PULSES 评定表

P　躯体情况包括内科疾病,如心血管系统疾病、呼吸系统疾病、消化系统疾病、泌尿系统疾病、内分泌系统疾病和神经系统疾病
　　1 分　内科情况稳定,只需每隔 3 个月复查一次
　　2 分　内科情况尚属稳定,每隔 2～10 周复查一次
　　3 分　内科情况不大稳定,最低限度每周需复查一次
　　4 分　内科情况不稳定,每日要严密进行医疗监护
U　上肢功能及日常生活自理情况:指进食、穿衣、穿戴义肢或矫形器、梳洗等
　　1 分　生活自理,上肢无残损
　　2 分　生活自理,但上肢有一定残损
　　3 分　生活不能自理,需别人扶助或指导,上肢有残损或无残损
　　4 分　生活完全不能自理,上肢有明显残损
L　下肢功能及行动:指步行、上楼梯使用轮椅,身体从床移动至椅或从椅转移至床,用厕的情况
　　1 分　独自步行移动,下肢无残损
　　2 分　基本上能独自行动,下肢有一定残损,需使用步行辅助器、矫形器或义肢,或利用轮椅能在无台阶的地方充分行动
　　3 分　在扶助或指导下才能行动,下肢有残损或无残损,利用轮椅做部分活动
　　4 分　完全不能独自行动,下肢有严重残损
S　感官与语言交流功能
　　1 分　能独自进行语言交流,视力无残损
　　2 分　基本上能进行语言交流,视力基本无碍,但感官及语言交流功能有一定缺陷,例如轻度构音障碍、轻度失语,要戴眼镜或助听器,或经常要用药物治疗
　　3 分　在别人帮助或指导下能进行语言交流,视力严重障碍
　　4 分　聋、盲、哑,不能进行语言交流,无有用视力
E　排泄功能,指大小便自理和控制程度
　　1 分　大小便完全自控
　　2 分　基本上能控制膀胱括约肌及肛门括约肌。虽然有尿急或急于排便,但尚能控制,因此可参加社交活动或工作;虽然需插导尿管,但能自理

（续表）

　　3分　在别人帮助下能处理好大小便排泄问题，偶有尿床或溢粪
　　4分　大小便失禁，常有尿床或溢粪
S　整体情况（智能与情绪情况）
　　1分　能完成日常任务，并能尽家庭及社会职责
　　2分　基本上适应，但需在环境上、工作性质和要求上稍做调整和改变
　　3分　适应程度差，需在别人指导、帮助和鼓励下，才稍能适应家庭和社会环境，进行极小量力所能及的家务或工作
　　4分　完全不适应家庭和社会环境，需长期住院治疗或休养

四、Katz 指数

1. 量表背景　Katz 指数评定（Katz index）由 Katz 于 1959 年提出，并于 1976 年修订。此方法是根据人体功能发育学的规律制定的，分级简单有效。临床观察发现患者 ADL 能力的下降或丧失，以及能力的恢复也是按照一定顺序发生的。尽管 Katz 指数应用广泛，但对其信度和效度的研究甚少。

2. 评定内容　Katz 评定方法将 ADL 由难到易分为 6 项：洗澡、穿衣、用厕、转移、大小便控制和进食，并将功能状态分为 A、B、C、D、E、F、G 7 个等级：A 级为完全自理，G 级为完全依赖，B～F 级自理能力逐级下降，依赖程度不断增加。量表详见表 2-5。

表 2-5　Katz 日常生活活动能力评定内容

内容	活动能力		
	独立完成	需要帮助	需要服侍
进食	独立，无须帮助	独立，自己能吃，但需要帮助料理	不能独立完成，部分或全部靠喂食或鼻饲
穿衣	独立，无须帮助，能独立拿取衣服、穿上并扣好	独立，能独立拿取衣服及穿上，需帮助系鞋带	不能独立完成，完全不能穿，要靠他人拿衣服、穿衣或自己穿上部分
大小便控制	独立，自己能够完全控制	独立，偶尔失控	不能自控，失控，需帮助处理大小便（如导尿、灌肠等）
用厕	独立，无须帮助，能独立用厕、便后清洁及整理衣裤（可用手杖、轮椅等，能处理衣裤）及处理尿壶	不能独立完成，需帮助用厕，做便后处理（清洁、整理尿壶、便盆）	不能独立完成，不能用厕

（续表）

内容	活动能力		
	独立完成	需要帮助	需要服侍
洗澡	独立，无须帮助，自己能进出浴室（淋浴、盆浴），独立洗澡	独立，只需帮助洗一部分（背部或腿）	不能独立完成，不能洗澡或大部分需帮助清洗
床-轮椅转移	独立，无须帮助，自己能上、下床，坐下及离开椅、凳（可用手杖或步行架）	不能独立完成，需帮助上、下床、椅	不能独立完成，卧床不起

3. 评分标准　分级标准：A 级，全部项目均能独立完成；B 级，只有 1 项需要依赖；C 级，只有洗澡和其余 5 项之一需要依赖；D 级，洗澡、穿衣和其余 4 项之一需要依赖；E 级，洗澡、穿衣、用厕和其余 3 项之一需要依赖；F 级，洗澡、穿衣、用厕、转移和其余 2 项之一需要依赖；G 级，所有项目均需依赖。

第三节
工具性日常生活活动的评估

一、工具性日常生活活动能力量表

工具性日常生活活动能力量表（instrumental activities of daily living，IADL）是 Lawton 等在 1969 年开发的一个量表，主要有 8 个维度，见表 2-6。

表 2-6　工具性日常生活活动能力量表（IADL）

（以最近 1 个月的表现为准）	
1. 上街购物［□ 不适用（勾选"不适用"者，此项分数记作满分）］ □ 3.独立完成所有购物需求 □ 2.独立购买日常生活用品 □ 1.每一次上街购物都需要有人陪同 □ 0.完全不会上街购物	勾选 1 或 0 者，列为失能项目
2. 外出活动［□ 不适用（勾选"不适用"者，此项分数记作满分）］ □ 4.能够自己开车、骑车 □ 3.能够自己搭乘大众运输工具 □ 2.能够自己搭乘计程车，但不会搭乘大众运输工具 □ 1.当有人陪同可搭计程车或大众运输工具 □ 0.完全不能出门	勾选 1 或 0 者，列为失能项目

（续表）

3. 食物烹调［□ 不适用（勾选"不适用"者，此项分数记作满分）］ □ 3. 能独立计划、烹煮和摆设一顿适当的饭菜 □ 2. 如果准备好一切佐料，会做一顿适当的饭菜 □ 1. 会将已做好的饭菜加热 □ 0. 需要别人把饭菜煮好、摆好	勾选 0 者，列为失能项目
4. 家务维持［□ 不适用（勾选"不适用"者，此项分数记作满分）］ □ 4. 能做较繁重的家务或需偶尔家务协助（如搬动沙发、擦地板、洗窗户） □ 3. 能做较简单的家务，如洗碗、铺床、叠被 □ 2. 能做家务，但不能达到可被接受的整洁程度 □ 1. 所有的家务都需要别人协助 □ 0. 完全不会做家务	勾选 1 或 0 者，列为失能项目
5. 洗衣服［□ 不适用（勾选"不适用"者，此项分数视为满分）］ □ 2. 自己清洗所有衣物 □ 1. 只清洗小件衣物 □ 0. 完全依赖他人	勾选 0 者，列为失能项目
6. 使用电话的能力［□ 不适用（勾选"不适用"者，此项分数记作满分）］ □ 3. 独立使用电话，含查电话簿、拨号等 □ 2. 仅可拨熟悉的电话号码 □ 1. 仅会接电话，不会拨电话 □ 0. 完全不会使用电话	勾选 1 或 0 者，列为失能项目
7. 服用药物［□ 不适用（勾选"不适用"者，此项分数记作满分）］ □ 3. 能自己负责在正确的时间用正确的药物 □ 2. 需要提醒或少许协助 □ 1. 如果事先准备好服用的药物分量，可自行服用 □ 0. 不能自己服用药物	勾选 1 或 0 者，列为失能项目
8. 处理财务能力［□ 不适用（勾选"不适用"者，此项分数记作满分）］ □ 2. 可以独立处理财务 □ 1. 可以处理日常的购买，但需要别人协助与银行往来或大宗买卖 □ 0. 不能处理钱财	勾选 0 者，列为失能项目

注：上街购物、外出活动、食物烹调、家务维持、洗衣服等 5 项中有 3 项以上需要协助者即为轻度失能。

二、功能活动问卷

1. **量表介绍** 功能活动问卷（functional activities questionnaire，FAQ）由 Pfeffer 于 1982 年提出，原用于研究社区老年人独立性和轻度老年痴呆，后于 1984 年进行修订，修订后内容见表 2-7。

表 2-7 功能活动问卷（FAQ）

项目	正常或从未做，但能做（0分）	困难，但能单独完成或从未做（1分）	需帮助（2分）	完全依赖他人（3分）
1. 每个月平衡收支的能力、算账的能力				
2. 患者的工作能力				
3. 能否到商店买衣服、杂货或家庭用品				
4. 有无爱好，会不会下棋和打扑克				
5. 能否做简单的事，如点炉子、泡茶				
6. 能否准备饭菜				
7. 能否了解近期发生的事情（时事）				
8. 能否参加讨论和了解电视、书和杂志的内容				
9. 能否记住约会的时间、家庭节日和吃药				

2. **评分标准** FAQ 评分越高表明障碍程度越重，正常标准为 <5 分，$\geqslant 5$ 分为异常。目前，FAQ 在 IADL 量表中是效度较高且项目较全面的，在 IADL 评定时提倡首先使用。

第四节
综合性日常生活活动的评估

一、快速残疾评定量表

1. **量表介绍** 快速残疾评定量表（a rapid disability rating scale，RDRS）由 Linn 于 1967 年提出，后于 1982 年修订。此表可用于住院和在社区中生活的患者，对老年患者尤为合适。

2. **评分标准** RDRS 共有 18 项细项目，每项最高分为 3 分，总分为 54 分，分值越高表示残疾程度越重，完全正常应为 0 分。其内容及评分标准见表 2-8。

表 2-8　快速残疾评定量表

内　容	评分及其标准			
	0分	1分	2分	3分
Ⅰ. 日常生活需要帮助程度				
进食	完全独立	需要一点帮助	需要较多帮助	喂食或经静脉供给营养
行走(可用拐杖或助行器)	完全独立	需要一点帮助	需要较多帮助	不能走
活动(外出可用轮椅)	完全独立	需要一点帮助	需要较多帮助	不能离家外出
洗澡(需要提供用品及监护)	完全独立	需要一点帮助	需要较多帮助	由别人帮助洗
穿衣	完全独立	需要一点帮助	需要较多帮助	由别人帮助穿
用厕(穿脱衣裤清洁、造口管护理)	完全独立	需要一点帮助	需要较多帮助	能用便盆,不能护理造口管
整洁修饰	完全独立	需要一点帮助	需要较多帮助	由别人帮助
适应性项目(财产处理、用电话等)	完全独立	需要一点帮助	需要较多帮助	自己无法处理
Ⅱ. 残疾程度				
言语交流	正常	需要一点帮助	需要较多帮助	不能交流
听力(可用助听器)	正常	需要一点帮助	需要较多帮助	听力丧失
视力	正常	需要一点帮助	需要较多帮助	视力丧失
饮食不正常	没有	轻	较重	需要经静脉输入营养
大小便失禁	没有	有时有	经常有	无法控制
白天卧床	没有	有,较短时间(3小时内)	较长时间	大部分或全部时间
用药	没有	有时有	每日服药	每日注射或加口服
Ⅲ. 特殊问题程度				
精神错乱	没有	轻	重	极重
不合作(对医疗持敌视态度)	没有	轻	重	极重
抑郁	没有	轻	重	极重

（李　娴）

参考文献

[1] 闵瑜,燕铁斌. 改良 Barthel 指数表及其评分标准 [J]. 广东省康复医学会会刊,2006,2:6-9.

[2] ARIK G, VARAN H D, YAVUZ B B, et al. Validation of Katz index of independence in activities of daily living in Turkish older adults. Archives of Gerontology and Geriatrics, 2015, 61(3): 344 - 350.

[3] OHURA T, HASE K, NAKAJIMA Y, et al. Validity and reliability of a performance evaluation tool based on the modified Barthel Index for stroke patients. BMC Medical Research Methodology, 2017, 17(1): 131.

第 三 章

体位摆放与姿势管理

体位摆放与姿势管理贯穿于患者治疗及休息时间,是日常生活活动中必不可少的组成部分。所以保持正确的体位和姿势,适时进行体位和姿势的变换对患者尤为重要,也为日后的功能训练打好基础。

体位与姿势:是指人的身体的位置,临床一般所指的体位是根据治疗、护理和康复的需要而采取的能保持的身体姿势和位置。在康复治疗及日常生活中,根据患者不同疾病和功能障碍的特点,采用不同的体位与姿势,以利于功能的恢复。

第一节
体位摆放与姿势管理活动分析

一、身体功能分析

体位摆放,包括卧姿、坐姿及部分日常生活中常用的姿势。卧姿又包含仰卧位、健侧卧位、患侧卧位。坐姿包含床上坐位、轮椅坐位等。维持这些体位和姿势,需要患者的多个系统功能共同参与。

正常的体位摆放可以有效维持软组织长度,可以增强低负荷的牵张作用,对保持关节的合理对线,以及在关节位置、舒适度和维持牵张等方面也有作用。不正确的体位和姿势,对患者身体的多系统都有严重的影响。如患者在床上长时间的制动(即使患者白天不在床上,晚上仍要在床上度过8小时或更长时间)或不正确的体位摆放、在轮椅上不良的坐势,在康复锻炼和日常生活中、工作中异常的姿势也会引起很多问题。以早期卧床患者为例,会出现以下问题。

(一)神经系统

可出现感觉改变,常伴有感觉异常和痛阈降低。

(二)肌肉系统

可出现肌力耐力减退、肌肉萎缩和协调不良。

(三)骨骼系统

出现骨质疏松与异位钙化,关节可出现纤维性与强直,活动度发生变化,出现粘连和挛缩。

(四)心血管系统

出现心律失常、心功能不全、直立性低血压、水肿和静脉血栓。

(五)呼吸系统

出现肺活量减少与通气量降低,缺氧及坠积性肺炎。

(六)消化系统

卧床时肠胃活动减退,影响肠胃蠕动功能和消化腺的分泌功能,引起食欲减退、营养不良、便秘甚至肠梗阻。

(七)皮肤系统

皮肤萎缩,出现压力性损伤。

正确的体位摆放,可以促进感觉恢复,减少压力性损伤产生的风险;可以预防关节变形,维持肢体正常的形态,保持患者形象;提供直立、良好的身体排序可以减少横膈膜的压力,增加肺活量,提高耐力,为日后的功能训练打好基础。对于伴有严重意识障碍的患者,应避免强迫其处于某种体位,体位变换的时间也要相应缩短。

二、认知、心理和精神功能分析

(一)认知功能方面

患者需要具备一定的认知能力,部分患者在身体运动功能出现障碍的同时,也伴有认知方面的问题。患者注意力集中，可以专注于体位和姿势的维持，有较好的理解能力和记忆能力，对自身肢体摆放位置及姿势的维持有充足的认识。患者如果存在单侧忽略，就会忽略患侧的肢体，眼睛（视线）只注视健侧，不能注意到患侧肢体摆放的位置是否正确，也不能维持正确的体位和姿势。

（二）心理和精神方面

长期卧床，患者不但忍受原有的疾病折磨，还伴有许多的并发症，部分患者情绪会极度低落、颓废，如担心疾病难以治愈，连累家人，增加家庭经济负担，日后生活艰难；想起以前的生活，担心朋友、同事对自己另眼看待。这种状况下，患者心理负担过重，容易产生焦虑、抑郁症状，智力活动能力也会显著减退。

三、环境和社会条件分析

（一）物理环境

物理环境包括光线、空间、间隔、墙壁、家具、陈设、工具、材料及各式安全装置，如扶手、围栏等。在日常环境和训练中，物理环境的合理安排（家具的高低大小、工具的合理安排与放置）对患者的体位及姿势管理起到重要的作用。

患者要想获得良好的康复效果，除了正确的康复训练，还要科学安排和管理好日常作息，即使是睡眠姿势，也可能对预后产生明显影响。要注意在日常生活中应用已经恢复的功能，让这些康复效果对患者具有实际意义。所以，病房和居家房间布置必须配合患者的肢体功能，特别是对于早期主动活动受限者，如何放置床和椅子等都非常重要。

1. 床的选择　根据患者的表现选择不同的床。椎间盘突出症患者宜睡硬板床，较硬的棕床也可以；有压力性损伤风险或脊髓损伤的患者，早期翻身困难者可以用气垫床；偏瘫患者最好选择带有扶手的床。

2. 床的位置　在患者所处的环境中如何摆放患者的床意义重要，尤其是患病早期主动活动受限时，偏瘫患者的头转向健侧，不仅有忽略患侧身体的倾向，还有忽略患侧空间的倾向。通常患侧的触觉、视觉和听觉输入减少。必须强化刺激，以应对患侧感觉输入减少的问题。床的位置应尽可能地

使患侧在白天自动地接受尽可能多的刺激。如果床的放置使患者的患侧对着墙或使患侧活动减少，感觉丧失将会加重。所有护理和康复工作不得不在健侧进行，医生和探视者也得站在健侧。当患者开始从床上坐起时，将向健侧转移，向健侧看，这将进一步使患者忽略患侧。只要改变床的位置，使得所有的活动和有趣的事都发生在偏瘫侧，情况将会明显改变。护士从患侧接近患者，帮助他洗漱或带来食物并帮助其就餐等。同样，医生听诊、量血压和进行其他常规检查及观察也在偏瘫侧。如果患者早期转头困难，其他人可用手帮助其转头，并将其头保持在正确的位置，直至感到阻力降低。

3. 床的高度　偏瘫患者使用的床不宜太高，一般要求床与床垫加在一起的高度应与轮椅的高度一致，以便患者在床和轮椅之间移动。必要时，还可以在床边适当地安装扶手，以供患者站起或移动时使用。

4. 床头柜的位置　床头柜应放在患侧，这样患者必须转头查看放在柜上的东西，健手横过身体去取他所需要的东西。如果需要，床头柜也可先放在靠近患者的前面，然后随着其病情的改善，能转头、能够着患侧，再逐步把床头柜移向患侧。

5. 枕头的选择　根据需求选择大小、软硬合适的枕头。大且柔软的枕头可以按照需要支持并保持身体各部位的正确体位，小的枕头可以放置于小关节或关节突起处。

6. 被褥的选择　避免过重或太紧的被褥。

7. 电视机　也应偏向患侧放置，使患者必须把头转向患侧才能看到电视节目。

8. 椅子　放在患侧的床边，以便患者与治疗师、朋友以及探视者交谈时把头转向患侧。谈话时还可以握住患者的手，给予更多的刺激。

9. 轮椅的选择　首先应选用适合患者身材的轮椅，必要时可利用海绵垫来调整轮椅的高度和宽度；轮椅靠背避免过软，以防止使躯干过度屈曲，应保持背部伸直；建议患者使用轮椅桌，将双上肢置于桌面上，能够给患侧上肢以足够的支持，防止手部水肿，使患侧上肢处在患者的视野之内，有利于避免患侧忽视。

（二）社会环境

不正确的体位摆放与姿势的异常，不仅会影响下一步的康复训练，也会给患者造成身心障碍和生活质量的下降。家庭成员通常要投入巨大的体力、精神和经济上的帮助，患者因为生活能力下降，需专人进行照顾；医疗保健需要增加，医疗费用过高。传统的大家庭减少，小家庭日益增多，老人对下一代经济上的依赖性减少。人口老龄化与小家庭增多导致患者及家属面对更大的困难。

（三）文化环境

包括文化传统、宗教礼仪、礼节以及受到文化环境熏陶或影响所表现出对待疾病与健康、治疗与处理残疾的态度等。

（四）政策影响

包括残疾人相关立法和政策、政府对残疾人的相关扶持政策；用于残疾人、残疾人家属及社区服务的政府基金；残疾人选举和被选举的权利等。

第二节
体位摆放与姿势管理的目的、原则和注意事项

一、体位摆放与姿势管理的目的和原则

（一）目的

不同的体位和姿势其目的也有所不同。

1. 卧位

（1）预防挛缩畸形。

（2）避免压力性损伤的发生。

（3）改善循环。

（4）维持脊柱的活动性。

（5）改善呼吸功能。

（6）预防颈源性疼痛。

（7）降低过高的肌张力。

（8）预防周围神经损伤。

（9）协助促进睡眠。

2. 坐位

（1）增进姿势控制能力。

（2）改善不正常的肌肉张力。

（3）预防关节变形恶化。

（4）均匀分散坐姿压力。

（5）增进坐姿耐力。

（6）使呼吸功能最佳化。

（7）充分发挥上肢功能，更独立地参与转移、行走等日常生活功能。

（二）原则

1. 早期介入。

2. 定时变换。

3. 省力、安全的原则。

4. 主动配合原则。

二、体位摆放与姿势管理的注意事项

1. 床垫不宜太软，床应放平，床头不宜过高，避免引起胸椎过度前屈。

2. 床上正确的体位摆放是治疗措施的一部分，必须确保实施，并随时进行检查和调整。还要根据患者的实际情况采取一些特殊手段，比如可以让四肢瘫患者手握一个小毛巾卷以防止手指屈曲挛缩；如果偏瘫患者上肢肌张力较高，此时需注意毛巾卷是否会刺激手掌引起抓握反射，出现时患侧手则不宜放置任何物品；足底部应避免放置任何东西，使其呈自然放置状态，但对于需长期卧床或弛缓性瘫痪的患者，有必要使用足底板等，使踝关节保持在90°屈曲位，防止造成尖足畸形；仰卧位时双下肢自然伸展，但对于有膝反张的患者可以在膝关节下方放置一软枕，使膝关节轻度屈曲。

3. 如需穿戴休息位支具来保持腕关节背伸时，必须经常检查，避免支具妨碍感觉的输入，限制主动运动并导致伸肌腱短缩。

4. 要准备一些不同大小和形状的软枕，以便支撑身体的不同部位。

5. 为防止足下垂，可以制作一个金属框架并置于床尾患者足部上方，被子搭在上面即可避免直接压在患足上引起足下垂。

6. 在体位摆放过程中，应分别对上肢的近端和远端给予充分支撑，避免只控制上肢的远端而忽略近端。

7. 患者的体位必须定时变换，尤其是在急性

期,开始应每 2 小时或 3 小时翻身 1 次,当患者能自己翻身和在床上移动时,间隔时间可以延长,直到患者在清醒时或感到不舒服时能自己改变体位。

8. 注意避免患者紧张、焦虑及温度过低等,以免引起肌张力增高。

9. 注意保护患者隐私及安全。

10. 健康教育:告知患者体位摆放的目的和方法,体位摆放过程中的配合要点,保持体位的重要性及体位摆放后的注意事项,摆放过程中应密切观察患者状态及有无不适等。

第三节
体位摆放和姿势管理的实施

一、偏瘫

(一)卧位

1. 仰卧位体位摆放(图 3-1)　仰卧位是最容易采取的体位,这种体位会受到紧张性颈反射和紧张性迷路反射的影响,异常反射活动最强,并且长时间采取这种体位还易造成骶尾部、足跟外侧和外踝处发生压力性损伤,所以应避免长时间采用仰卧位。

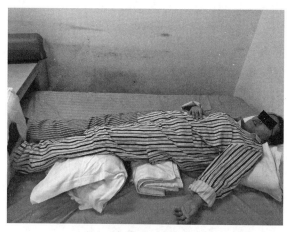

图 3-1　仰卧位体位摆放

(1)患者头部取正中位或面向患侧枕于枕头上,枕头应高低适中,过高易发生胸椎屈曲。患侧肩胛骨下方和上肢下方各放置一薄枕,以防止肩胛骨后撤,使肩前伸、肘关节伸展、前臂旋后、腕关节背伸,手指伸展及拇指外展。

(2)患侧下肢伸展,患侧臀部下方和患侧大腿外侧各放置一软枕,使骨盆前伸、髋关节稍内旋,以防止骨盆后缩和髋关节外旋。膝关节下放置一小枕,使膝关节稍屈曲,踝关节保持中立位,患足平放于床上,足底勿放置任何物品。

2. 健侧卧位体位摆放(图 3-2)　健侧卧位是患者感觉比较舒适的体位,有利于患侧的血液循环,减轻患侧肢体挛缩,预防患肢水肿,便于偏瘫侧的治疗活动。

(1)患者头部枕于枕头上,枕头应高低合适,以确保患者舒适。

(2)躯干与床面保持 90°角,不要向前呈半俯卧位。

(3)患侧上肢利用枕头支撑在患者的前面,肩胛骨前伸,肩关节前屈 90°~100°,肘关节伸展,前臂旋前,腕关节和指关节伸展。健侧上肢放在患者感觉舒适的任意位置。

(4)患侧下肢向前稍屈髋、屈膝,并完全由枕头垫起,注意足部不能悬在枕头边缘而引起内翻。健侧下肢在床上取自然舒适的体位。

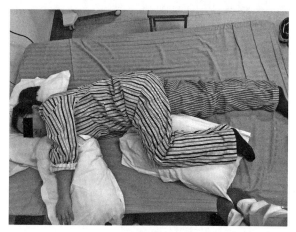

图 3-2　健侧卧位体位摆放

3. 患侧卧位体位摆放(图 3-3)　患侧卧位可以增加对患侧身体的感觉刺激输入,并使患侧被动拉长,有助于减轻痉挛,健侧手可以自由活动和使用。

(1)头部患侧置于高度适中的枕头上。

(2)躯干稍向后方旋转,后背用枕头充分支撑。

（3）患侧上肢肩胛骨前伸，肩关节屈曲与躯干的角度≥90°，肘关节伸展，前臂旋后，腕关节置于床沿并保持被动背伸，手指伸展。健侧上肢可以放在身体上方后方的枕头上。

（4）患侧下肢髋关节伸展，膝关节轻度屈曲，踝关节背伸，足面与小腿尽量保持90°。健侧下肢屈髋屈膝呈迈步位，并用枕头在下方做支撑，以免压迫患侧下肢。

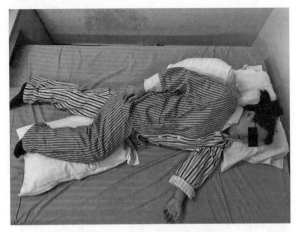

图 3-3　患侧卧位体位摆放

4. 半卧位　尽量避免患者处于半卧位，以免加重躯干屈曲、下肢伸直的痉挛模式。注意足底不放置任何支撑物，手不握任何物品（尤其是坚硬的物品），否则会引起阳性支撑反射和抓握反射，起到相反作用。

（二）坐位

1. 床上长坐位姿势管理　床上长坐位（图 3-4），须用大枕垫于身后以保持患者躯干端正、背部伸展，确保髋关节屈曲90°；双上肢对称地放置于身前的小桌上，使患者上肢始终位于患者的视野之内。为避免膝关节过度伸展，可以在膝下垫一软枕。注意避免身体斜靠在被服上的姿势，这种姿势易诱发或加重下肢伸肌痉挛，阻碍下肢运动功能的恢复。

每天坐起的次数和每次坐起的持续时间应根据患者需要和耐受情况而定。床上长坐位能够稳定并持久后，可逐步进行床边端坐位（双下肢自膝部向下垂于床沿）和轮椅坐位。

2. 轮椅坐位（图 3-5）姿势管理　选择适合患者身材的轮椅，保持躯干伸展，患者上肢放置在轮

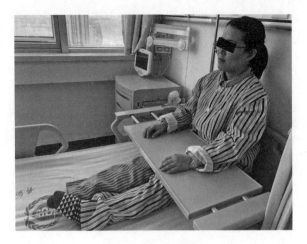

图 3-4　床上长坐位

椅板上并处于一个良好的姿势体位，患侧下肢侧方垫海绵垫以避免患侧髋关节外展、外旋。轮椅桌板以可拆卸的透明板为佳，长度及宽度须使患者的双侧上肢放置在轮椅板上时能够对称、充分地向前伸展，患侧前臂采取旋后位或中立位。

3. 普通椅子坐位（图 3-6）姿势管理　左右两肩和躯干对称，背伸直，髋关节、膝关节、踝关节保持90°屈曲，为避免髋关节外展和外旋，应将两足分开与肩同宽，将双膝并拢。患手可放在大腿上或置于身前的桌上。

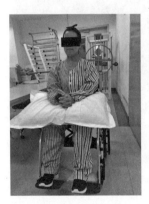 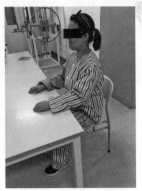

图 3-5　轮椅坐位　　　图 3-6　普通椅子坐位

二、截瘫

（一）仰卧位体位摆放（图 3-7）

上肢位置随意放置，下肢髋关节伸展，在两腿之间放一软枕，以保持髋关节轻度外展。膝关节伸展，膝关节下方可放置小枕，防止膝关节过伸，双足底可放小方垫，以保持踝关节背屈，预防足下垂的发生。足跟下放小软垫，可防止出现压力性损伤。

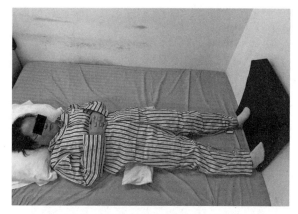

图 3-7　截瘫患者仰卧位体位摆放

（二）侧卧位体位摆放（图 3-8）

上肢随意放置，双下肢中下方的髋关节和膝关节伸展，上方的髋关节和膝关节稍微屈曲放在软枕上以与下面的腿分开。踝关节自然背屈，上面的踝关节下垫一软枕。

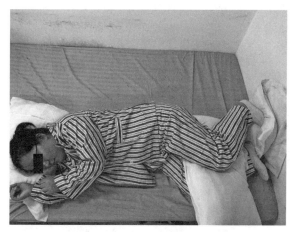

图 3-8　截瘫患者侧卧位体位摆放

（三）轮椅坐位

上肢任意放置，下肢屈髋屈膝约 90°，双侧大腿平行，双足放在脚踏板上，以保持踝关节背屈。

三、四肢瘫（以 C₆ 椎体损伤为例）

应特别留意上肢和手的正确位置：预防/控制重力性水肿；防止挛缩；保持手的功能位。颈椎椎体损伤的四肢瘫患者均应采用手的休息位夹板，以防止出现选择性的肌肉萎缩而导致患者的手变得"扁平"（猿手），从而使手的功能丧失。使用夹板的目的在于：防止畸形，保持手的功能位，呈握杯状；保护屈、伸肌腱、关节、手弓和指蹼间隙；固定拇指于外展、对掌位，以便抓握物

体；促进手指屈肌腱紧张，以利将来的抓握。其中需要特别注意的是，对于尚存在腕关节伸展能力的患者，必须注意确保手指的正常活动范围。因为，在利用腱效应（腕关节的腱效应：正常情况下，腕关节背伸时，手指自然屈曲；腕关节掌屈时，手指自然伸展，这个作用称为腕关节的腱效应）获得抓握功能时，基本条件之一是手指的屈曲活动不受限。另外需要注意的是，保持腕关节伸展状态下的手指屈曲（图 3-9）和腕关节屈曲状态下的手指伸展（图 3-10）同等重要。

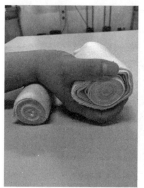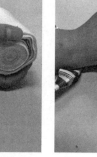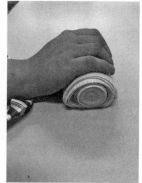

图 3-9　腕关节伸展
状态下的手指屈曲　　图 3-10　腕关节屈曲
状态下的手指伸展

（一）仰卧位体位摆放（图 3-11）

四肢瘫患者头下放置薄枕、两侧固定，双肩向前，肩下垫一薄枕以预防双肩后缩。双上肢放在身体两侧的枕头上，肘关节伸展，腕关节背伸 30°～45° 以保持功能位。手指自然屈曲，手掌可握毛巾卷，防止形成功能丧失的"猿手"。下肢髋关节伸展，在两腿之间放一软枕，以保持髋关节轻度外展。膝关节伸展，膝关节下方可放一小枕，以防止膝关

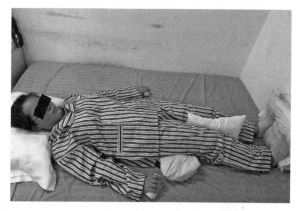

图 3-11　四肢瘫患者仰卧位体位摆放

节过伸,双足底可放小方垫,以保持踝关节背屈,预防足下垂的发生。足跟下放小软垫,可防止出现压力性损伤。

(二)侧卧位体位摆放(图 3-12)

四肢瘫患者头、颈尽量保持正常对线,躯干后部放一软枕以给予支持,双肩均向前伸呈屈曲位,上方肘关节伸展,前臂旋前,并置于胸前的软枕上,下方肘关节屈曲,前臂旋后,腕关节自然伸展,手指自然屈曲。双下肢中下方的髋关节和膝关节伸展,上方的髋关节和膝关节稍微屈曲放在软枕上以与下面的腿分开。踝关节自然背屈,上面的踝关节下垫一软枕。

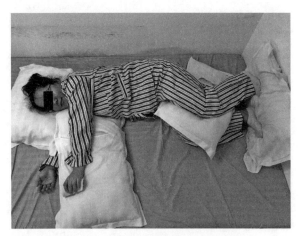

图 3-12 四肢瘫患者侧卧位体位摆放

四、脑性瘫痪

(一)根据卧位姿势分型

1. 痉挛型

(1)侧卧位:侧卧位为主。侧卧位不仅有利于阻断原始反射,有利于痉挛状况的改善,还有利于患儿姿势和动作的对称。侧卧位时,针对存在非对称的痉挛性患儿,应使患儿双上肢在身体前方,双下肢屈曲,还可以在患儿背部加放软枕以稳定姿势,也可考虑给患儿使用"耳枕"以稳定头部。

(2)仰卧位(图 3-13):仰卧位的姿势使用较少,因为仰卧位时极易出现角弓反张现象。仰卧时可以用毛巾被等物品垫在患儿肩部下面,以使患儿肩部前倾和内旋,这样可以使患儿四肢的肌紧张得到缓解;也可以用一个大围巾或宽布条将患儿双肩

往前拉,并扣在胸前;还可以用一个特制的布套将患儿双手固定在胸前。对角弓反张表现异常强烈的患儿,上述仰卧位的效果不明显时,最好的办法是让患儿睡在吊床上。宽松的床面中间凹陷的形状,使患儿过度伸展的躯干变成屈曲;同时悬吊床也能控制患儿头部背屈或向侧面旋转的倾向,促使患儿将头部保持在中线位置。如果在床的上方悬挂一些色彩鲜艳的玩具,更有利于吸引患儿将头部保持在中线位置,并刺激其将手放到胸前中线位置。

(3)俯卧位(图 3-14):俯卧位时,不要垫枕头,让患儿的面部直接贴在床上,头转向一侧,双上肢屈曲、外展。采取这个姿势时,要经常观察患儿的呼吸是否通畅。此姿势有利于患儿抬头功能的发育,也有利于身体各部分的姿势对称。

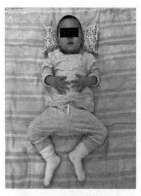 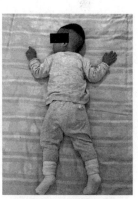

图 3-13 脑瘫患儿的   图 3-14 脑瘫患儿的
仰卧位姿势   俯卧位姿势

2. 弛缓型 弛缓型患儿肌张力过于低下,缺乏抗重力和姿势维持能力。因此,最好采用仰卧位睡姿,还可在患儿肩部、髋部加放软枕以给予支撑。

3. 偏瘫型 偏瘫型患儿也可采取侧卧位,但应注意尽可能采用健侧卧位,避免长时间压迫患侧,在上方的患肢可自然屈曲,并在下面放一软枕,有利于患肢血液循环和防止患儿肩关节过度内收。

(二)根据抱姿分类

脑瘫患儿由于运动障碍无法单独坐或行走,所以大部分时间由家长抱着。使用正确的抱法,可刺激患儿对头部、躯干等的控制能力,还可以纠正患儿一些不正常的姿势或体位。不同类型的脑瘫患儿应采取不同的抱法。

1. 痉挛型患儿的抱法(图 3-15) 躺着时经常

呈现双臂屈曲、两腿处于伸直状态的患儿,抱的方法应是:让患儿双臂伸直,髋关节和膝关节弯曲,将其转向一侧并扶着其头,抱起靠近家长的身体,使患儿的双臂围着家长的颈部或伸向背部,把孩子的双腿分开放在自己的腰部两侧。长期处于僵直状态的患儿,抱的方式应是:先把孩子蜷曲起来,也就是把患儿双腿先分开,再弯起来;双手分开,头略微下垂(也可以让孩子把头枕在家长肩上)。这样的姿势还有利于家长与患儿的感情交流。

2. 手足徐动型患儿的抱法(图3-16) 此类型患儿的抱法与痉挛型脑瘫患儿有很大不同,主要区别在于:将患儿抱起前,让患儿的双手不再是分开而是合在一起,双腿靠拢,关节屈曲,并尽量贴近胸部。做好这一姿势后,家长才把患儿抱在胸前,也可以抱在身体的某一侧。

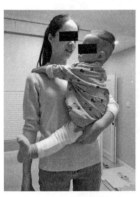 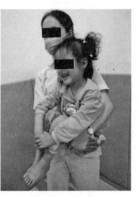

图3-15 痉挛型患儿 的抱法　　图3-16 手足徐动型 患儿的抱法

3. 弛缓型患儿的抱法(图3-17) 此型患儿身体软弱无力,头颈部无自控能力,所以抱他时除了帮助他把双腿蜷起、头微微下垂外,最重要的是给

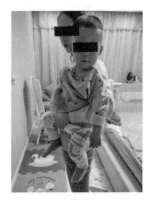

图3-17 弛缓型患儿的抱法

他一个很好的依靠。亦可先用徐动型脑瘫患儿的抱法,家长也可以把手从患儿腋下穿过,手掌托住其臀部,这种抱法不仅使患儿双手活动范围增大,同时还可以诱导患儿伸手取物的意识,达到便于患儿双手自主活动的目的;此外,躯干的控制能力也会得到提高。如果将儿童背在家长背上,患儿头部需要更强有力的支撑;如果患儿的头部难以直立,可将患儿背在侧方。

(三) 坐位

1. 痉挛型　治疗师使患儿髋关节屈曲后再坐下,坐下后治疗师用双手将患儿双下肢外展、外旋,并使其躯干前屈以促进髋关节充分屈曲,最后再将患儿膝关节伸展。

2. 手足徐动型　治疗师先将患儿的双下肢并拢且屈曲于胸前,再用双手扶住患儿肩部,使其肩关节向前,向内侧做内收、内旋动作,这样可以使患儿双手支撑在身体两侧以维持坐位。

3. 迟缓型　治疗师在患儿坐下时,用一手在其腰骶部施加向下的压力,并用双手大拇指压放在脊柱两旁,给予固定支持力,以促进头及躯干伸展,维持坐姿。

(四) 进食体位

1. 辅助进食体位　应选择适当的姿势,喂食训练时控制患儿的姿势十分重要。首先,让患儿坐稳,肩关节及手臂略向前,并控制其下颌和口唇。关键点是:让患儿的头、肩关节、手臂略向前倾,髋关节、膝关节屈曲。临床上需根据患儿的类型和具体情况选择姿势。

(1) 痉挛型:痉挛型患儿姿势选择的要点是,让患儿的头、肩关节略向前倾,双手放在身体前方,髋关节屈曲>90°并外展骑跨在治疗师大腿上,膝关节屈曲(图3-18)。这样可以有效缓解患儿头后仰,双上肢屈曲挛缩,双下肢伸展交叉的僵直状态。

(2) 手足徐动型:手足徐动型患儿姿势选择的要点是,保持患儿头、双肩、躯干的稳定,双下肢髋关节、膝关节屈曲并内收靠拢。

(3) 弛缓型:弛缓型的患儿姿势选择的要点是,支撑患儿头部和躯干,使其保持直立状态,双下肢自然屈曲(图3-19)。

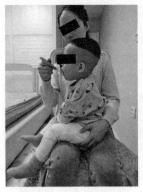 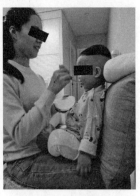

图3-18　痉挛型患儿　　　图3-19　弛缓型患儿
辅助进食体位　　　　　辅助进食体位

2. 独自进食体位

根据患儿不同的年龄、身高选择大小适合的桌椅，使患儿坐上去之后，可伸直躯干，髋关节、膝关节、踝关节屈曲90°，双足平放在地上。

坐姿正常的患儿是头略向前，背伸直，不向一侧倾斜，臀部靠近椅背，膝部超出足前，双腿轻分开，双足平放在地板上。脑瘫患儿或是伸髋太多，背部滑离椅子靠背，或是屈髋太多，身体前倾，均应予以纠正。

五、其他

（一）烧伤患者的体位摆放与姿势管理

为了预防瘢痕挛缩，烧伤后早期就应开始将烧伤的肢体置于对抗可能出现瘢痕挛缩的位置。伤后48小时内应平卧，休克期后如果头面部有烧伤，床头应抬高约30°，有利于面部消肿，1周后恢复平卧位。

为了减轻水肿，减少疼痛，可将烧伤部位抬高。一般采用枕头、海绵垫等将肢体维持在伸展和抗重力位置，有条件者可应用矫形器帮助患者体位摆放。在体位固定和矫形器应用期间，每日需2次除去矫形器，观察创面愈合情况，并进行运动治疗，注意大面积烧伤患者应每隔2小时变换1次体位，需要时可用翻身床、气垫床等。正确的体位摆放很重要，对不同的烧伤部位，体位摆放也有差异。

1. 颈部烧伤　颈前烧伤时，去枕保持头部充分后仰（可在颈肩部垫一小长枕），防止颈前部瘢痕挛缩；颈后或两侧烧伤时，保持颈部中立位，预防颈两侧瘢痕挛缩畸形。

2. 腋窝、胸部、背部、侧胸壁、上臂烧伤　腋窝、胸部、背部、侧胸壁、上臂烧伤时，上肢充分外展位（最好呈90°），预防上臂与腋部及侧胸壁创面粘连和瘢痕挛缩。

3. 肘部烧伤　上肢屈侧烧伤或环形烧伤时，肘关节应置于伸直位。烧伤以背侧为主时，肘关节屈曲70°～90°，前臂保持中立位。

4. 手部烧伤　手的小关节多，活动强度大，患者伤后因怕痛而造成腕关节屈曲、指间关节屈曲和拇指内收畸形。手背烧伤，宜将腕关节置于掌屈位，手掌或环形烧伤，以背屈为主，全手烧伤，将腕关节微背屈，各指间用无菌纱布隔开，掌指关节自然屈曲40°～50°，指间关节伸直，拇指持外展对掌位，必要时采用塑料夹板做功能位固定（晚间板固定，白天取下活动）；若烧伤涉及掌指关节，手背烧伤患者的掌指关节应屈曲80°～90°，使侧副韧带保持最长位置，手指背烧伤患者应取伸直位，全手烧伤患者一般手背为重，宜采取半屈曲位，指间关节应伸直或屈曲5°～10°，拇指保持外展、对掌位。

5. 臀部、会阴部烧伤　保持关节伸直位，双下肢充分外展。

6. 下肢烧伤　若只有前侧烧伤，膝关节微屈10°～20°，也可在膝关节后侧垫高15°～30°。若膝关节后侧烧伤，膝关节保持伸直位，必要时用夹板做伸直位固定。

7. 小腿伴踝部烧伤　踝关节保持中立位，对无自控能力的患者可在床尾放置海绵垫或弹簧板装置，让患者足蹬在垫或板上，尽量保持踝关节背屈位。患者仰卧位时用支撑板顶在足底部，防止跟腱短缩形成足下垂。

（二）类风湿关节炎患者的体位摆放与姿势管理

1. 卧姿　在本病急性期，当患者有多发性关节炎时，需完全卧床休息。卧床时间要适度，不可过长，并且要采取正确的卧床姿势。床硬实，中部不能凹陷。只有在晚上才允许头部垫枕，膝下不宜垫枕，双足支撑于床端的垫板上，足不下垂，膝关节、肘关节、腕关节尽可能伸直，必要时使用支具。在白天要采取固定的仰卧姿势，用少量枕头保持脊柱和头同水平。同一卧姿也不宜过长，每天至少俯卧30分钟，使足垂于床边，膝关节、髋关节及脊柱关节完全伸直。

2. 坐姿 双足舒适地平放地板上,膝后与座凳间距为2～3 cm,扶手高度便于肩关节放松、肘关节屈曲,长度与前臂全长相应。休息椅子应有高靠背,包括头和腿的支撑,应易进行舒适的姿势变化以便做不同的活动。看书时,阅览物在桌上的位置应便于放松上肢和颈椎。工作用椅子应可以调整座凳、扶手、靠背高低及靠背的前后位置,操作平面高度方便肩关节放松,必要时将操作台抬高、倾斜以减轻颈椎、上胸椎的压力。

3. 站位 双足自然分开,与肩同宽,体重平均分布于两侧,膝关节直面不松,松肩、缩腹、收臀。走路时保持此姿势,注意步态轻松、节奏适中、体重分布均匀。如果站姿工作,操作平面高度要注意让肘关节角度合适、方便肩关节放松。必须站姿工作时,要有尽可能多的工作间歇,歇息时尽可能躺卧一会儿以完全放松和休息。工作时,多转移重心,左右或前后转移(站立:头保持中立位,下颌微收,肩取自然位。不下垂,不耸肩,腹肌内收,髋关节、膝关节、踝关节取自然位。座位:采用硬垫直角靠椅,椅高度为双足平置地面,膝关节呈90°屈曲)。

4. 应避免的体位 一些关节在特定体位下,内部压力较低,可以减轻疼痛,但非功能位,一旦这种位置保持超过8周,因关节粘连、挛缩的原因就难以恢复正常。如髋关节屈曲外旋位、膝关节屈曲40°位、肘关节屈曲90°位,虽能减痛,但均应避免。

(三)强直性脊柱炎患者的体位摆放与姿势管理

强直性脊柱炎早期,患者腰背活动受限、腰部僵硬多是可逆的,因此患者在日常生活中应时刻注意保持正确的姿势和体位,纠正不良习惯,不论坐、站、走都应记住挺身抬头,保持脊柱的伸直位并保证脊柱正常生理弧度的存在,这对于防治脊柱及躯干大关节的畸形有着药物治疗、物理治疗等无法替代的作用,患者对此应予以重视。

应注意日常生活中不可长时间采用同一种体位和姿势,应适当变换体位,例如伏案工作时不宜持续太长时间,每1小时要起来进行身体活动;长途驾车时也应定时休息,下车活动腰部,做伸展运动,以维持脊柱的正常生理曲度,防止畸形加重。

1. 卧位 宜睡硬板床,避免软床垫,以免臀部

下沉引起髋关节屈曲畸形。采用仰卧位或俯卧位,避免侧卧位,特别是屈膝侧卧位,即避免颈、胸椎前屈体位。每天还可于早、中、晚睡前或起床后采取俯卧位,时间为5～10分钟,有利于预防或矫正脊椎、髋关节、膝关节的屈曲畸形,俯卧位时应将双足悬置床外,避免引起或加重足下垂。注意卧位时避免长期采用一种体位,各种体位应交替进行(图3-20)。患者如无颈椎受累,可垫低枕(10 cm左右)或不垫枕头入睡,如已感到颈部伸直有问题,则应停用枕头或用特制的薄枕头,枕头尽量放在颈部中段,枕部不要垫枕头,可防止胸段脊柱后凸畸形发生。枕头的高度以能保持颈椎的正常前弓度而又不至增加上胸椎后凸为度。仰卧位时,如脊柱生理曲度已经消失或已有强直者,可于背部垫置一软枕,以防止或延缓脊柱后凸畸形的形成(图3-20);侧卧位时,将一软枕夹在双膝间,以免髋部过分向前滑动,并将一长枕靠在胸前;俯卧位时,将一软枕放在两足下,另一枕放在腹下,使脊柱保持直线(图3-21)。

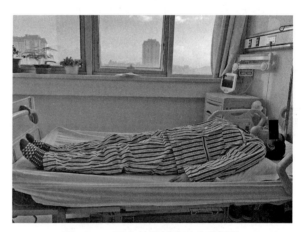

图3-20 强直性脊柱炎患者仰卧位

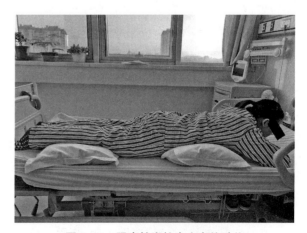

图3-21 强直性脊柱炎患者俯卧位

2. 坐位　宜使用直角硬靠椅为好,椅子的高度为坐下时双足刚好置于地面,上身挺直收腹,尽可能向后靠紧椅背,髋关节、膝关节屈曲呈90°,将重心放于臀部和大腿上方,两腿不要交叉,以避免脊柱扭曲。平时看书、读报、写字、使用计算机时,腰背部挺直,可在腰部垫一个长方形软垫,肩部朝后下方放松,头部挺直,下颌略收,视线应与书本或计算机保持平行高度,避免颈椎过久后仰或前倾。不宜长时间坐沙发或过软的椅子,尤其是躺椅或斜面后仰椅,同时避免坐矮凳或高椅子配矮桌子,以免长时间处于弯腰姿势。

3. 站位　日常生活中站立及行走时尽量挺胸、收腹,头部保持中立位,下颌微收,肩部取自然位,不下垂不耸肩,保持躯干挺直,必要时可进行四点贴墙的站立训练,即足跟、臀部、肩部、枕部4点靠墙。

（四）脊髓灰质炎患者的体位摆放与姿势管理

无论处于急性期或恢复期的哪一阶段,保持适当的体位都极为重要。不适当的体位会造成挛缩畸形,并可损伤肌肉和关节,造成后遗症期运动能力的低下。需要手术矫形的马蹄足、髋关节和膝关节的屈曲挛缩、髋关节外旋、腰椎前后凸及脊柱侧弯等畸形,均与体位的错误置放有关。合理的体位是:踝关节取90°中立位,无内外翻,髋关节、膝关节伸直,髋关节无外翻、外旋,腕关节避免屈曲下垂等。根据瘫痪畸形的具体情况和发生的部位,需要采用沙袋、夹板、支具等来维持体位。畸形已较明显者,应先用石膏或牵张矫正,再用辅助器械将患肢保持于功能位。为提高对正确体位的重视,对患儿和家长进行体位教育也是十分重要的(踝关节取中立位,无内、外翻,髋关节、膝关节伸直,但膝关节勿过伸,髋关节勿外旋,腕关节中立位,避免屈曲下垂)。

（五）周围神经损伤患者的体位摆放与姿势管理

周围神经受伤后,保持功能位,可预防关节挛缩,保留最实用功能,应将损伤部位及神经所支配的关节保持良好的姿位。在大多数情况下,可采用矫形器(夹板)来固定关节。在早期,夹板的使用目的主要是防止挛缩等畸形发生。在恢复期,夹板的使用目的有矫正畸形和助动功能。若关节或肌腱已有挛缩,动力性夹板可以提供或帮助瘫痪肌肉运动。同时,护士要注意观察夹板是否合身,骨突部位防止压力性损伤;教育患者如何正确使用夹板,及时反馈不适反应。

1. 保持功能位　周围神经损伤后,为有效保持和增加关节活动度,防止肌肉挛缩变形,预防关节挛缩,应将损伤部位及神经所支配的关节保持良好的姿位,在大多数情况下,应保持在功能位。周围神经损伤后,应及早进行主动或被动运动,牵引关节周围的纤维组织不使挛缩,辅以必要的支具支持,可以有效地防止关节活动度障碍及畸形。如一组拮抗肌瘫痪程度不一,造成明显的肌力失衡,则应注意被动牵引较强的肌肉,不使挛缩造成关节畸形。应注意保护瘫痪肌肉,避免过度牵引。

2. 矫形器使用　周围神经损伤后,由于神经修复所需的时间很长,很容易发生关节挛缩,因此,早期就应将关节固定于功能位。矫形器(夹板)常用来固定关节。在周围神经损伤的早期,矫形器的使用目的主要是防止挛缩等畸形发生。

在恢复期,矫形器的使用目的还有矫正畸形和助动功能,包括上下肢的固定性、矫形性、承重性及功能性矫形器。适当应用这些矫形器可以明显地改善肢体活动功能,并可能避免施行某些矫形修复手术。若关节或肌腱已有挛缩,矫形器的牵伸作用具有矫正挛缩的功能,动力性矫形器可以提供或帮助瘫痪肌肉运动。但也应根据患者的具体情况选择合适的矫形器,不必要的关节固定也是引起关节僵硬的原因。

（六）颈椎病患者的体位摆放与姿势管理

1. 卧姿　正常人仰卧位时枕高应在12 cm左右,侧卧时与肩等高,枕头的高低因人而异,约与个人拳头等高。应避免枕头过高,如枕头过高,颈椎始终处于前屈位置,颈部肌肉长时间得不到休息。此外,还应避免长时间的俯卧或半俯卧,以免颈椎及颈部肌肉长时间扭向一边造成压力。枕头的位置,将枕头放置于颈后方,用以衬托颈椎的生理弯曲,不要放在后枕部,使颈部落空,肌肉疲劳,长时间可导致颈屈变直或反张。经常保持颈部的正确姿势,可减少颈痛的发生。

2. 坐姿　坐姿分前位坐姿和后位坐姿两种。指导患者尽可能保持自然端坐位,头部保持略微前倾。宜选择高度适中、稳固及有靠背的椅子。前位坐姿时，躯干挺直，不可弯腰驼背，并略微前倾约15°，头再从躯干前倾15°，腰部轻靠椅背，前臂放于桌上，双腿放松，略微分开平踏于地上。这种体位既可满足伏案工作的需要，又可减少疲劳。最好使用可以调节高低的椅子，使膝关节屈曲略>90°，腘窝水平略高于臀部水平，这样可以避免腿部血管受压，有利于下肢血液回流。

后位坐姿时，身体微微向后倾，重心线在坐骨结节的后方，此坐姿不易疲劳，较适合于休息放松，但不适合于伏案工作。采用此坐姿时要求有较高的座椅靠背，并在颈部有护颈枕支托，避免颈部疲劳，可在腰部放一薄枕以维持腰部生理弯曲，手臂自然下垂，放松肩部肌肉，前臂放在扶手或大腿上，这样可减少手臂因用力维持自身位置而疲劳。

3. 站姿　患者站立时收腹挺胸，双肩撑开并稍向后展，双上肢自然下垂；头部要保持水平位置，目光平视，下颌微收，使颈部稳定及肌肉松弛，后腰收紧，骨盆上提，腿部肌肉绷紧、膝关节内侧夹紧，使脊柱保持正常的生理曲线。从侧面看，耳、肩关节、髋关节、膝关节与踝关节应于一条垂线上。正确的站姿可从背贴墙面开始训练，每天早、晚各1次，每次15分钟，头上可放一本书。

日常生活中应保持良好的姿势。

（1）梳洗：刷牙及洗脸时要保持颈部挺直，洗头时避免头低于洗面盆，如果可能，应利用淋浴器冲洗头发。

（2）熨烫衣服：最好选用能调节高度的烫衣板，高度适中的烫衣板应能容许使用者在烫衣时保持头部在水平的位置，避免低头烫衣。

（3）枕头：理想的枕头应能适应颈椎的弧度，使颈部的肌肉能够充分地放松。枕头的形状以中间低、两端高为佳，可利用中间凹陷部来维持颈椎的生理曲度，同时对头颈部可起到相对制动与固定作用。枕头的高度一般为12～15 cm，枕芯最好用谷皮、荞麦皮、绿豆壳、草屑等充填，而不宜用海绵、棉絮、木棉等物，软硬适中，保持头部轻度后仰的姿势，以符合颈椎的生理曲度。

（4）家务劳动：做饭菜等家务劳动的时间不宜太长，要经常改变姿势。看电视的时间不宜太长，应将电视机放在与眼同一平面的位置上。

（5）保持良好的工作习惯：①坐姿。尽可能保持自然端坐位，头部保持略微前倾。如果需要长时间伏案工作，应调整工作台的高度与倾斜度，使案台适于自身身材，尤其是有颈椎病症状者，应避免过度低头屈颈，桌台宁高勿低，半坡式斜面桌更为有利。如果桌面或工作台面过高，则使头部呈仰伸状；过低，则呈屈颈状。这两种位置均不利于颈椎的内外平衡，尤其是后者在日常工作中最为多见。除了升高或降低桌面与椅子的高度外，某些需长期伏案的工作者，如描图、绘图等职业的工作人员，可通过调整工作台的倾斜度来达到目的，一般可倾斜工作台10°～30°。这种倾斜的工作台板较调节座椅和台面的高度更为方便有效。②定期改变体位。由于职业需要，头颈部常向某一方向转动或相对固定（特别是前屈或左、右旋转），应当在工作一段时间（一般在1～2小时）后，让头颈部向另一方向转动。这样，既有利于颈椎保健，又可消除疲劳感。因为，这种相对固定和颈部常向某方向的转动，不仅可以直接引起椎间盘压力的改变，还可以导致张力较大，一侧的肌肉疲劳。长时间近距离低头视物，既影响颈椎，又易引起视力疲劳，诱发屈光不正。因此，每当伏案过久后，应抬头远视半分钟左右，待眼睛疲劳消退后再继续工作，这时头颈部也可放松。长期低头工作，由于颈椎前屈，使椎间盘内的压力逐渐升高，一旦超过椎间盘本身代偿限度时，必然产生髓核后移，重者可后突，穿过后纵韧带进入椎管。因此，在屈颈一段时间后恢复自然体位一定时间，使椎间盘内的压力恢复，如此可避免椎间隙内压持续升高。③安排好工作环境。工作中确保头部维持在良好位置，避免长时间低头工作。看书时头不要过低，尽量将书和眼睛保持在同一水平。无论进行任何活动，都要安排间歇休息，避免颈部过度疲倦，如感到颈部不适，应立刻停止活动，让颈部放松，或适当休息，避免加重局部损伤。

（七）肩周炎患者的体位摆放与姿势管理

选择枕头应适应颈椎的生理解剖结构，一般来说长度为40～60 cm或超过自己的肩宽10～16 cm为宜，一个理想的睡眠体位应该是使头颈部保持自然仰伸位，胸部及腰部保持自然曲度，双髋及双膝略呈屈曲状,枕头的高度仰卧时与自己的拳头等高,这一高度能使后脑部分与床面微微分离,并在患侧肩下放置一薄枕,使肩关节呈水平位,如此可使肌肉、韧带及关节获得最大限度的放松与休息。在健侧卧位时,在患者胸前放置普通木棉枕,将患肢放置上面。一般不主张患侧卧位,以减少对患肩的挤压。避免俯卧位,因为俯卧位既不利于保持颈、肩部的平衡及生理曲度,又影响呼吸道的通畅,应努力加以纠正。

(八)腰椎间盘突出患者的体位摆放与姿势管理

腰椎间盘突出患者卧于加垫子的木板床上,能使腰部软组织得到充分的松弛和休息,缓解肌肉痉挛,促进血液循环,清除致痛物,这样能明显减轻疼痛,恢复功能。患者卧床时要求卧硬床,具体来讲就是在木板床上铺薄海绵或垫子,较硬的棕床也可以。卧床休息要严格坚持。即使在症状缓解一段时间后佩带腰围下床,也不能做任何屈腰动作。如患者因生活不便而不能坚持卧床休息,则会影响疗效。

1. 卧姿 枕头的高度一般以压缩后和自己的拳头高度相当或略低为宜,长度以超过自己的肩宽 10~15 cm 为宜,和颈部后面相接触的部位最高,以衬托颈曲,维持颈部正常的生理曲度,而和后枕部相接触的部位要低一些、软一些,以起辅助作用。枕头的硬度也应适当。睡眠姿势合理与否与腰痛有着十分密切的关系。如果睡眠姿势不合理,可诱发腰椎间盘突出。

(1)仰卧位时,床垫要平,以免腰部过度后伸,可在腰部另加一薄垫或令膝关节、髋关节保持一定的屈度,这样可使肌肉充分放松,并使腰椎间隙压力明显降低,减轻腰椎间盘后突。该体位对于患有腰椎间盘突出的患者是最佳体位。

(2)侧卧位时一般认为右侧卧位最好,并在双上肢和双下肢之间各放置一软枕,在其后背放置硬枕,以稳定脊柱的受力,同时右侧卧位不会压迫心脏,而且不会影响胃肠蠕动。

2. 坐姿 上身挺直、下颌微收、双下肢并拢。还应选择合适的坐具,以使腰部处于相对松弛状态,减少劳损的机会。坐在有靠背的椅上,使腰骶部的肌肉不致疲劳。坐下和站起的过程中腰背部尽量保持正直。对于腰椎间盘突出症患者,除采取正确的坐姿外,正确的坐下及站起的动作更为重要,因不正确的动作常使该病复发。

3. 站立姿势 两眼平视,下颌稍内收,胸部挺起,腰背平直,小腿微收,两足直立,两足距离与双肩宽度相等。在劳动中应采取的较好站立位置:膝关节微屈、臀大肌轻轻收缩,腹肌自然收缩。一旦发现有站立体位不良姿势应及时加以纠正,以免造成腰痛、腰肌紧张,甚至发生脊柱侧弯等症。

4. 步行姿势 双目平视前方,头微昂,口微闭,颈正直,胸部自然前上挺,腰部挺直,收小腹,臀部略向后突,双臂自然下垂,双上臂自然摆动,摆幅为 30°左右,前摆时肘关节微屈,勿甩前臂,后摆时勿甩手腕;下肢举步有力,步行时后蹬着力点侧重在蹬趾关节内侧,利用足弓的杠杆作用推进身体前移,换步时肌肉微放松,膝关节勿过于弯曲,大腿不宜抬得过高。每个单步步幅依自己腿长及足长而定,一般平均为 70 cm 左右。行走时勿上下颤动和左右摇摆。正确的上下楼步态应全足踏实在楼梯上,不要只踏半足,膝关节应略屈曲,收小腹,臀部向内收,上身正直,速度适当。

5. 正确提物的姿势 弯腰搬提重物时,正确的姿势是先将身体尽量向重物靠拢,然后屈髋屈膝,再用双手持物,伸膝伸髋,重物即可被搬起,这样,主要依靠臀大肌及股四头肌的收缩力量,避免腰背肌使双膝处于半屈曲状态,使物体尽量接近身体,则可减少腰背肌的负担,减少损伤的机会。

6. 家务劳动的正确姿势 人们从事家务劳动如不注意姿势,则会出现腰腿痛,可采取以下措施来预防。①洗小件物品如淘米、洗菜时,最好不要将盆直接放在地上或放在太低的位置,而应放在齐腰的高度,这样可以避免腰部过度弯曲,减少腰部的负担。②择菜等长时间劳作时,应将物品放在一个高度适当的台子上或坐在一个高低合适的凳子上,以避免腰部过度向前屈曲。③切菜、切肉时,应将物品放在一个高度适当的台子上,切物品时应保持脊柱正直,不要左右歪斜、东倚西靠,尽可能不弯曲腰部。④扫地、拖地时,应将扫帚或拖布的把加长,以避免过度弯曲腰部,造成腰肌劳损。如居室面积过大,可分几次打扫,在间隔时间内可适当活动一下腰部,避免腰痛,⑤晾晒衣服或擦高处玻璃等劳动时,应在足下垫个矮凳,避免腰部过度后伸而受伤。

(九)腰腿痛患者的体位摆放与姿势管理

保持正确姿势:保持脊柱的正常曲线,可以使脊柱和躯干肌肉处于平衡状态,对于防止腰腿痛的发生及复发具有重要作用,也是治疗的重要前提。已有腰腿痛的患者更应该重视维持正确的姿势。

1. 卧位 仰卧位,可以用卷起的毛巾放在腰部下方,以保持腰部的生理弧度。

2. 坐位 避免弯腰、弓背,因为后者会使脊柱产生应力性损伤。正确的坐姿应是:腰挺直,双足着地,小腿自然下垂,臀部后靠,可利用软垫保持腰的弧度。靠背应该垫于腰部,不要坐太软、太深或太高的椅子,避免背部过分弯曲。

3. 工作中 工作台高度要适当。如需要长时间维持某一体姿或重复某一动作时,要注意定时改变体姿及动作方式,或做放松运动。站立时要抬头,下颌稍内收,肩平直,胸部微向前倾,下腹内收,腰向后微凹,可以避免背部肌肉处于持续性的紧张状态。此外,女性下腰痛患者不宜穿高跟鞋,因穿高跟鞋会增加腰椎前凸,使骨盆的前倾角增大,降低腰椎的稳定性。

4. 日常生活中 弯腰会使脊柱处于高负荷状态,因此,有腰痛病史者应避免弯腰取物,而以屈膝下蹲动作代之。避免在弯腰或叉腰时突然用力,处在这些体姿时用力应有思想准备,以便对脊柱施加"预应力",增强其负荷能力。弯腰搬运物体时应尽量避免弯腰,可以通过屈髋、屈膝、下蹲来完成,以减少腰部受力。提重物时,要注意避免损害背部。应将物体尽量贴于躯干,以减小脊柱负担,并利用腿部和肩部的力量,而且要量力而为。若要转身时,不可扭腰,应向适当方向踏步。

(十)手外伤患者的体位摆放与姿势管理

1. 卧位 抬高患肢,使其高于心脏水平,使用枕头抬高患肢是一种安全、舒适的方法,即手部高于肘部和腕部,肘部高于肩部,肘关节和腕关节最好维持伸展位。

2. 站立位或行走时 采用三角巾悬挂患肢,手高于肘部平面,避免患手下垂或随步行而摆动。

3. 手的体位 有休息位、功能位和保护位。

(1)休息位:是手休息时所处于自然静止状态的半握拳的姿势,此时手部各组织肌肉张力呈相对平衡状态。

(2)功能位:是手进行劳动时最常采用和能最大限度发挥其功能的姿势,表现为腕关节背伸20°~25°,拇指外展、对掌,其他手指略分开,掌指关节及近侧指间关节半屈曲,而远侧指间关节微屈曲,相当于握小球的体位。该体位能使手根据不同需要迅速地做出不同的动作,发挥其功能,如握物、扶持等。

(3)保护位:是为了保护或维持手部功能而设的体位。如虎口挛缩畸形在手术松解后,需要将拇指放在最大限度的外展、后伸和对掌位进行固定,使日后拇指有较大的伸展范围;又如掌指关节整复手术后宜将掌指关节固定在屈曲90°体位,以防其侧副韧带挛缩。这些外伤后的功能位固定都是保护位。

(十一)髋关节置换术后患者的体位与姿势管理

床头柜应放置在手术侧,以免患者向对侧翻身而使术侧髋关节置于外旋伸直位。

1. 卧位 建议患者睡在坚硬且较高的床上。仰卧位时双下肢间夹楔形垫或枕,勿将手术侧的腿搭在另一侧腿上。勿在膝关节下垫枕,以防止髋关节屈曲挛缩;侧卧位时可微曲膝关节,避免患侧卧位,两腿间放置一硬枕,防止双腿交叉;起身时需夹着枕头将身体作为一个整体来翻转。术后2~8周不要将身体弯向术侧;向术侧转身时应同时移动术侧下肢,因为向术侧转身而不旋转足则会使髋关节外旋,且处于一种不安全的位置。注意患者夜间熟睡后的姿势,防止不良习惯引起患肢体位不良,从而导致假体脱落。

2. 坐位 建议坐在有扶手的椅子上,避免矮凳(膝部应低于髋部),不要交叉双腿。术后1周内,行后路手术者避免髋关节屈曲>90°、内收超过中线、内旋超过中立位。调整座椅或马桶高度,注意不要屈髋>90°,避免弯腰>90°,以防止术侧下肢极度外展受压。

参考文献

［1］刘璇.日常生活技能与环境改造［M］.北京:华夏出版社,2013.

［2］李娴,谢斌.丰富环境与脑卒中康复［J］.中国康复理论与实践,2012,18(1):47-52.

［3］胡军.作业治疗学［M］.北京:人民卫生出版社,2012.

［4］陈晓梅.临床作业疗法学［M］.北京:华夏出版社,2012.

［5］帕特里夏·M.戴维斯.循序渐进偏瘫患者的全面康复治疗［M］.2版.刘钦刚,主译.北京:华夏出版社,2000:83-91.

第一节

床上活动分析

一、床上移动

（一）身体功能分析

床上移动包括纵向移动、横向移动和桥式运动。正常移动需具备的条件：患者病情处于稳定期，意识清醒、肢体关节活动度、肌力、耐力、配合能力及体重等方面都相对稳定；患者的年龄也应做相应的考虑因素。患者具有可将头部进行位置的移动、躯干及肢体的主动移动能力，有较好的静态和动态平衡功能。正常移动动作时序分为：① 仰卧位，头部可进行左右、上下的移动；② 肩部及上肢可进行左右、上下的移动；③ 利用下肢支撑床面同时，将骨盆抬离床面并向目的方向移动；④ 引导身体重心向目的方向转移；⑤ 调整身体姿势至舒适位。

桥式运动在床上移动过程中起着重要作用，也是床上活动的难点。桥式运动包括双桥运动（图 4-1）和单桥运动（图 4-2）。这一活动对那些需用健手支撑而不能稳定站立的脑卒中患者把

裤子穿到臀部或脱到大腿部非常重要，还可帮助患者在坐位下穿裤子。正常桥式运动的动作时序分为：① 仰卧于床上，双上肢放于体侧，双腿伸直；② 屈曲双膝或单膝，并保持接触床的足平放于床面上；③ 患者独自或在辅助下将臀部抬高、离开床面，并保持至少 10 秒。

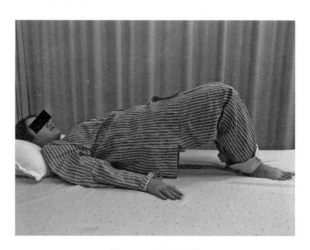

图 4-1 双桥运动

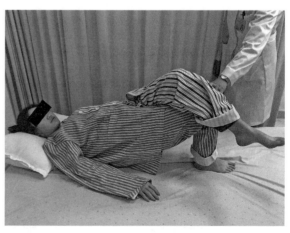

图 4-2 单桥运动

双桥运动要求患者必须能够屈髋屈膝并保持

在此位置,然后双足支撑,将臀部抬离床面并保持稳定。如果患者开始练习时有困难,可让辅助者固定患者膝部和踝部,当臀部抬起后,在膝部向足端加压。

单桥运动:在双桥运动能够完成的基础上,进行单侧下肢支撑完成的桥式运动。其难度较双桥运动大,该运动要求患者单侧下肢负重能力和骨盆控制能力更高。

(二)认知、心理和精神功能分析

1. 认知功能方面　主要包括注意力、定向力、记忆力、思维能力和判断能力等。患者注意力集中,可以专注于将床上活动进行完毕,对床上活动动作有较好的理解能力和记忆能力,如若不能自行完成,要具备可以听懂他人引导语来完成该活动的能力。对自身肢体摆放位置及运动时序认识充足。患者应具备遵从简单指令的认知能力。

2. 心理和精神功能方面　包括主观愿望、内心体验、情绪、动机、驱动力和欲求等。患者主观方面,愿意学习床上活动能力,积极投入到床上活动训练,对于床上活动发自内心愿意、主动学习,驱动力较强。另外,考虑患者是否有紧张、恐惧心理等。

(三)环境和社会条件分析

环境是个体实施有目的活动的外部条件,不同的环境从不同角度起着阻碍或支持作用。有利的环境支持可帮助和促进患者完成床上活动,不利的环境则会阻碍床上活动完成。

1. 物质环境(各种建筑结构)　在训练初期,应保证床的空间足够大以确保患者移动时不跌落床边,或在床周围加上防护栏以确保安全。保证床上有足够的软垫供患者利用。床周围应至少保留可容下一个人的空间利于其对患者实施护理。床的高度应可让患者坐于床边,双足放于床前地面上为宜,或床的高度可调。在进行床边够物时,应注意物品摆放距离应让患者安全可及。房间应宽敞明亮,布置合理,温度适宜,有利于患者心情舒畅。

2. 社会环境　包括居住方式、家人期望值、社会支持、社区(邻居、朋友)的支持、公众态度与偏见等。分析患者是独居还是跟亲属居住在一起,他们对于患者学会床上活动的期望值如何,他们对于患者学习床上活动的态度如何,是否得到他们的支持等。

3. 文化环境　包括文化传统、宗教礼仪、礼节以及受到文化环境熏陶或影响所表现出对待疾病与健康、治疗与处理残疾的态度等。

4. 政策影响　包括残疾人相关立法和政策、政府对残疾人的相关扶持政策;用于残疾人、残疾人家属及社区服务的政府基金;残疾人选举和被选举的权利等。

二、床上翻身

在进行床上翻身训练之前,应先进行适应性训练。利用起立床或调节病床角度进行适应性训练(图4-3):首先起立床从倾斜45°、训练5分钟开始,每日增加起立床倾斜角度10°～15°,维持时间5～15分钟,两者交替增长。一般情况下,可在10日内达到80°,维持30分钟。在此基础上增加坐位训练次数,以尽早离开病床到训练室训练。

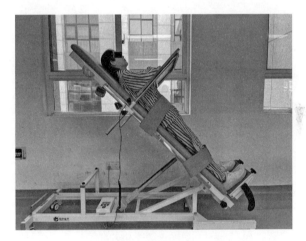

A

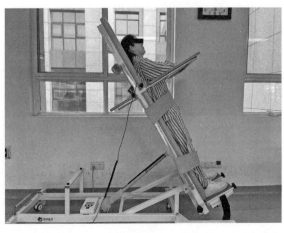

B

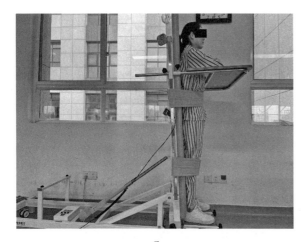

C

图4-3 起立床站立训练

A. 起立床倾斜45°；B. 起立床倾斜60°；C. 起立床倾斜90°

(一)身体功能分析

床上翻身（turning in bed），是指改变卧床时身体与床之间接触面的姿势转换，是患者其他功能训练的基础。不论患者意识是否清醒，均应保持正确的体位摆放和正确的翻身方法。仰卧位存在着很多潜在风险，如颈部后伸，导致身体伸肌张力趋于增高；呕吐时易发生吸入性肺炎；骶尾部和足跟部极易发生压力性损伤。持续性颈部后伸可引起严重头痛和颜面部疼痛，所以在早期阶段正确体位的摆放及每2小时翻身1次至关重要，尤其是颅脑损伤患者。正确的床上翻身动作时序：① 患者仰卧于床上，摆好双侧上肢和手；② 一侧膝关节屈曲；③ 向另一侧转动头和颈部；④ 屈膝侧上肢和手伸向目的侧；⑤ 旋转躯干、腰部、骨盆翻向一侧。

(二)认知、心理和精神功能分析

1. **认知功能方面** 患者需要具备一定的认知能力，主要包括注意力、定向力、记忆力、思维能力和判断能力等。患者注意力集中，可以专注于将床上翻身活动进行完毕，对床上翻身活动有较好的记忆能力，如若不能自行完成，患者应具备遵从简单指令的认知能力。患者具备可听懂他人引导语来完成该活动的能力。对自身肢体摆放位置及运动时序认识充足。如有必要，可利用一些辅助设备，如床旁扶手。患者没有严重的高级脑功能障碍，没有视野、空间结构等感觉缺损，否则可能会影响其

完成翻身动作。

2. **心理和精神功能方面** 心理因素是行动的基础，包括主观愿望、内心体验、情绪、动机、驱动力和欲求等。患者是否有紧张、恐惧及其主观参与愿望等。患者心理因素描述其人格特质，其对翻身动作的强烈愿望影响患者对翻身动作学习的主动性。心理需求影响其想做什么的思想过程，心理精神因素稳定，有助于自我愿望实现。患者对翻身动作兴趣、目的性以及个人态度，会影响其注意力、行为以及对翻身这个动作的理解力。积极、主动、乐观、自信、自尊、自我认同、自我管理、独立性、顺应能力、自制力、情感表达等可帮助患者更好地完成翻身这项作业活动。

(三)环境和社会条件分析

环境是个体实施有目的活动的外部条件，不同的环境可能从不同的角度起着阻碍或支持作用。有利的环境支持可帮助和促进患者日常活动能力水平，不利环境则会阻碍其床上活动的完成。

床上翻身活动一般是在居家的环境完成的。需要准备有利于患者完成翻身活动的物理环境和社会人文环境才可保证患者安全完成翻身活动。

1. **床的空间** 在训练初期，应保证床的空间足够大以确保患者翻身时不跌落床下，或在床周围加装防护栏以确保安全。床的周围应至少预留可以容下一个人站立的空间对患者进行护理。

2. **床的高度** 在进行翻身训练时，床的高度应可让患者坐于床边，双足放于床前地面上为宜，或床的高度可调。

3. **床上用品** 进行翻身训练时，床上应有足够量的软垫以供患者使用。

4. **室内环境** 进行翻身训练的室内环境明亮、温度适宜，应有利于患者心情舒畅。

5. **室内布置** 进行翻身训练的室内布置应合理，干净整洁，方便患者完成翻身活动及照护人员护理患者。

6. **社会环境** 因床上翻身活动需要居家完成，要了解患者居住的方式，与何人一起居住（家人、亲友、护工、保姆）及他们对帮助患者完成或让患者独立完成床上翻身动作的期望值等。

三、坐起

（一）身体功能分析

神经生理对作业表现具有潜在的支持或促进作用。移动控制、调节感觉输入、协调和整合感觉信息、弥补感觉缺失并通过神经结构进行修正的能力是影响和支持所有作业活动表现的重要神经行为学特征。治疗性干预必须遵循基本神经行为原则。反射、关节活动度、肌力、肌张力、耐力、姿势控制与身体对位对线、软组织健全，粗大运动、跨中线运动、侧方运动、单侧运动、双侧运动、运动控制、协调、视觉与运动整合等均是起坐训练所需要的。由于患者卧床时间较长或体质差，在开始训练前，可先将床头逐步抬高适应，以免发生直立性低血压（orthostatic hypotension）。患者坐起后需要具备坐位平衡能力才能维持良好稳定状态，故应对其进行坐位平衡训练，以达到静态和动态坐位平衡。正确坐起的时序成分：① 将身体翻向一侧卧位；② 将腿置于床沿下；③ 把一侧肩膀和上肢移到身体下；④ 通过外展和伸直一侧上肢从卧位撑起；⑤ 移动躯干到直立坐位；⑥ 在直立坐位下保持平衡。

（二）认知、心理和精神功能分析

坐起活动的顺利完成，需要患者具备一定的认知、心理和精神功能。认知涉及语言理解和生产机制、识别模式、任务组织、推理、注意力和记忆，正常认知、心理和精神功能可支持人的学习、交流、移动和观察。当这些功能有缺陷时会对人的生活造成影响与限制。运动感觉、肢体位置觉、触觉、痛觉、视觉、听觉、前庭感觉等感觉和理解力、记忆力、主动参与能力、学习能力、交流能力、定向力、有无失认、失用、安全性等都影响坐起活动的顺利完成。

心理因素是行动的基础。患者是否愿意主动完成床上起坐的动作，是否得到亲属或照护者的理解和帮助，均会影响患者的心理情感，进而影响床上起坐动作完成的连续性及其是否成功。心理因素描述人格特质；动机影响个人做什么的思想过程；如何解释这些事件以及如何有助于自我的心智健全。积极、主动、乐观、自信、自尊、自我概念、自我认同、自我管理、独立性、顺应能力、自制力、情感表达等可帮助患者更好地完成床上起坐的作业活动。

（三）环境和社会条件分析

坐起活动一般是在居家的环境完成的。需要准备有利于患者完成坐起活动的物理环境和社会人文环境才可保证患者安全完成坐起活动。

1. 床的空间　在训练初期，应保证床的空间足够大以确保患者翻身坐起时不跌落床下，或在床周围加装防护栏以确保安全。床的周围应至少预留可以容下一个人站立的空间对患者进行护理。

2. 床的高度　在进行坐起训练时，床的高度应可让患者坐于床边，双足放于床前地面上为宜，或床的高度可调。

3. 室内环境　进行翻身坐起训练的室内环境明亮、温度适宜，应有利于患者心情舒畅。

4. 室内布置　进行翻身训练的室内布置应合理、干净整洁，方便患者完成坐起活动及照护人员护理患者。

5. 社会支持　医疗机构的康复训练，如持续性关节被动活动训练（continuous passive movement of joints，CPM）、功率车训练、康复机器人辅助训练等可以增强肌力，扩大关节活动度（range of motion，ROM），帮助患者更好地完成坐起活动；专业指导、知识或技能培训可帮助患者更准确流畅完成起坐动作；家人和朋友支持、政策帮助、社会认同可使患者积极乐观地面对生活。

6. 文化与价值因素　自强不息、勤劳勇敢、艰苦奋斗是中华民族的传统美德，患者具有不怕吃苦，乐观向上的价值观可增加患者活动的主观能动性，有利于患者身体的恢复。

第二节

床上活动训练的目的、原则和注意事项

一、床上活动训练的目的和原则

（一）床上移动

1. 训练目的　床上移动是日常生活活动基本动作，是生活自理的基础。若患者因存在关节活动

度受限、肌力低下、肌张力增高、感觉异常、运动模式异常及高级脑功能障碍、精神障碍等问题导致其完成床上移动困难,通过床上移动训练可使患者具备床上转移能力,提高患者生活自理能力。床上移动训练可维持和改善关节活动度,防止因长期卧床而发生肌肉萎缩、关节挛缩、压力性损伤及其他问题;为提高患者床上移动能力,适当进行居家生活环境调整可改善患者心境,提升幸福感。另外,这项活动训练对于患者出院后居家生活有帮助。患者进行床上移动活动,可提高其对生活的兴趣,增强个体成就感和满足感。

2. 训练原则　床上移动训练应遵循一定原则:取得患者主动配合及其参与积极性;训练应循序渐进、由易到难;应注意患者在进行该项活动时的安全防护;避免软组织损伤;早期介入,接近真实环境;持之以恒,主动参与,因人而宜。

(二)床上翻身

1. 训练目的　提高患者床上生活自理能力;训练躯干旋转、缓解痉挛;改善患侧肢体运动功能;维持皮肤完整,避免压力性损伤产生;防止发生其他意外损伤;防止关节挛缩;给患者提供舒适卧位。及时翻身,及时更换床单,提供良好的病房环境。定时为患者翻身不仅能防止皮肤长时间受压,还可预防尿液滞留在尿道内,有利于强化肾功能;防止其他并发症等。

2. 训练原则　床上翻身动作训练,根据患者需要辅助程度遵循以下原则:主动翻身时应选择适当时机,时间过早易使患者失去信心,过晚则因依赖心过大而失去动力;选择最安全、最容易的方法;选择有一定硬度的床垫;应注意患者安全,避免发生意外;辅助翻身时,辅助者应准备好必要的设施与空间,根据患者功能障碍情况选择合适的辅助翻身方式。辅助者口令应简单、明确,以便患者能正确理解和接受。辅助者必须清楚患者及自己的体力和技能,需要一定技巧;辅助者衣着要适当,须穿防滑的鞋子;随着患者功能的改善应逐渐减少帮助。被动翻身时以不增加患者痛苦,不影响或加重其病情为宜;辅助者必须清楚地了解整个翻身过程及方法,操作时动作要娴熟、安全,特别要注意保护损伤部位,防止在翻身过程中造成二次损伤。

(三)床上坐起

1. 训练目的　建立患者自我康复意识,充分发挥其主观能动性,提高其自信心,重建独立生活激情;建立或维持患者日常生活活动,调动并挖掘其自身潜力,使其降低对他人的依赖,提高其生活自理能力;进一步改善患者从坐到站的躯体功能,增强其身体协调能力和平衡能力。

2. 训练原则　了解患者及其家属对坐起能力的要求,充分调动患者及其家属参与训练的积极性;了解患者目前功能水平、病程阶段,找出影响其独立性的问题所在,提出相应的训练目标,从易到难;注意环境改造,在真实或接近于真实环境对患者进行起坐训练。

二、床上活动训练的注意事项

(一)床上移动

1. 床应放平,床头不得抬高,床面宽度足够,以 150 cm×200 cm 为宜。为保证患者移动时安全,可在床四周加上护栏。

2. 照护人员在辅助患者进行床上移动之前,要经过正规床上移动技能知识培训,以免移动患者时出现意外,如擦伤或跌落。

3. 移动时患者身体纵轴与床边平行,以免移动时跌落。

4. 枕头大小和硬度合适,为患者准备一些大小和形状不同的枕头,以支持身体不同部位。

5. 对于偏瘫患者移动后体位摆放应按照偏瘫后抗痉挛体位摆放。仰卧位强化伸肌优势,健侧卧位强化屈肌优势,患侧卧位强化患侧伸肌优势,不断变换体位可使肢体的伸屈肌张力达到平衡,预防痉挛模式出现。

6. 移动时使用的辅助器具以不对患者造成损伤为宜。

7. 对于四肢瘫患者可采用滑动转移、秋千式移动或升降机移动,应视不同部位的肌力状况而定。

(二)床上翻身

1. 确保床边留有足够的空间给患者翻身,确保翻身后的安全和舒适。床应放平,床头不得抬高,床面宽度足够,以 150 cm×200 cm 为宜。为保证患者翻身时的安全,可在床四周加上护栏。

2. 翻身间隔时间视病情及皮肤受压情况而定。皮肤红肿或破损时应增加翻身次数,做好床边照护人员翻身知识宣教。每次翻身时要检查局部受压皮肤有无红肿,并用50%乙醇按摩骨突部位。一般60~120分钟变换体位一次。保证患者睡眠质量,治疗护理时与翻身同步进行,减少不必要的翻身。

3. 对照护人员进行床上翻身知识培训,辅助患者翻身时出现意外,如擦伤或跌落。协助患者翻身时动作宜轻而稳,避免拖、拉、推,应将患者抬离床面。

4. 翻身时患者身体纵轴与床边平行,以免跌落至床下。翻身前先帮患者轻叩背部,鼓励其咳嗽、咳痰。神志清醒的患者,应鼓励其积极配合。患者平卧时,将其颈部稍垫高以保持呼吸道通畅。对于肌力低下的患者,可让其抓住床栏或床旁的轮椅扶手翻身,并确保床栏及扶手固定牢固;翻身后应将床单铺平整,保持清洁、干燥。保持患者舒适卧位,必要时将床栏升高。冬天要注意保暖,防止受凉。

5. 应准备一些大小和形状不同的枕头,以支持翻身后肢体位置摆放时使用。对于翻身时使用的辅助器具以不对患者造成损伤为宜。

6. 翻身后体位摆放:对于偏瘫患者来说,仰卧位强化伸肌优势,健侧卧位强化屈肌优势,患侧卧位强化患侧伸肌优势,不断变换体位可使肢体伸屈肌张力达到平衡,预防痉挛模式出现。不论向患侧或健侧翻身,整个活动均应先转头颈部,然后正确缓慢转肩和上肢、躯干、腰、骨盆及下肢。

7. 偏瘫患者翻身时应注意患侧上肢保护,避免过度牵拉或甩动导致其肩关节脱位及其他部位损伤;辅助者位于患侧指导或协助患者翻身以防跌倒;辅助者应根据患者具体情况选择合适的翻身方式;鼓励患者将学会的正确翻身能力泛化到生活当中。

8. 辅助者帮助高位颈髓损伤患者翻身时动作要轻柔、缓慢,同时要注意观察患者的面色、表情、呼吸及意识情况,询问患者感受,切忌简单、粗暴。对脊髓损伤患者的压力性损伤易发部位要经常调整压力性损伤垫的位置,以减少局部皮肤受压。若

无特殊需要,侧卧位患者翻身时,翻身角度不宜太大,以侧卧45°~60°即可。翻身时要从小角度开始,即30°、45°、60°、90°平缓连续进行。

9. 患者翻身时,若其身上置有导管应防止其脱落。如带有鼻饲管、尿管、各种引流管、输血管、输液管时,翻身前要松开其固定夹,翻身后要检查管子是否脱落或受压。

10. 为骨折患者翻身时,上下动作应协调,保护好患者肢体以防移位。对脊柱骨折或脊椎术后患者,为其翻身时应保持脊柱功能位置,必要时穿固定背心或矫形器进行躯干整体翻身,防止翻身时躯干旋转。

(三)床上坐起

1. 注意对患者所处环境进行改造,以方便患者进行起坐训练,如床放平,床头不得抬高,床面宽度足够,以150 cm×200 cm为宜。为保证患者翻身时安全,可在床四周加上护栏。

2. 应注意根据患者当前功能状况,设计适应患者起坐能力训练的作业活动。注意对患者的鼓励及支持,对照护人员进行床上坐起知识培训,以免辅助患者坐起时出现意外,如擦伤或跌落。辅助患者坐起时动作宜轻而稳,避免损伤或跌落。

3. 坐起训练为同一水平面移动,应让患者学会利用自身体重的技巧。移动过程中,治疗师和护理人员应注意保护患者安全。要注意监测训练前后患者血压和脉搏变化,逐渐增加角度进行被动坐起训练。高位脊髓损伤患者不宜进行主动坐起训练,应进行被动坐起训练。

4. 患者发病后初次坐起或长期卧床患者准备坐起时,为避免发生直立性低血压,应采取逐渐增加角度的被动坐起方法:先将床头抬高至15°~30°,休息3~5分钟,逐渐加大角度,每次增加10°~15°。

5. 患者在坐起过程中如果出现面色苍白、出冷汗、头晕等症状时,应立即恢复平卧位,然后酌情调低坐起角度,逐渐增加患者身体耐受力。在上半身坐起30°以上后,将枕头垫于其膝下,保持屈膝20°~30°。

6. 对于肌力低下患者,可让患者抓住床栏或床旁轮椅扶手坐起;坐起后应将床单铺平整,并保持清洁、干燥。

7. 偏瘫患者坐起时要注意患侧上肢位置,避免过度牵拉或甩动导致其肩关节脱位,上肢和手的损伤;辅助者位于患侧指导或辅助患者坐起,以防患者跌倒;鼓励患者将学会的正确坐起能力泛化到生活当中。

8. 高位截瘫患者,坐位训练时应保持脊柱稳定性。根据患者的情况,佩戴颈托、腰围等进行训练。辅助坐起时动作要轻柔、缓慢,同时要观察患者的面色、表情、呼吸及意识情况,询问患者感受,切忌简单粗暴,一意孤行。

9. 起坐时,若患者身上置有导管应防止其脱落。如果患者带有鼻饲管、尿管、各种引流管、输血管、输液管时,进行起坐前应松开其固定夹,坐起后再重新固定并检查导管是否脱落或受压。

10. 骨折患者应根据骨折部位确定坐起的方式,上下动作应协调,保护好患者的肢体以防骨折移位。对脊柱骨折或脊椎术后的患者应保持脊柱的功能位置,坐起时应穿固定背心或矫形器。

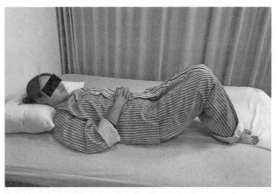
A

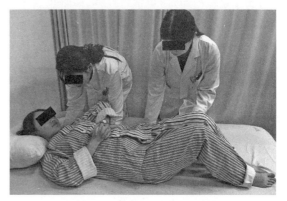
B

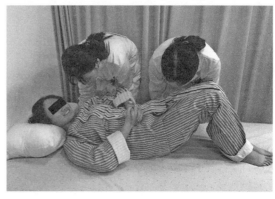
C

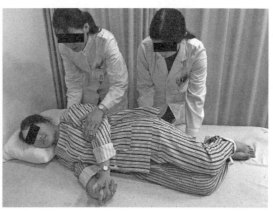
D

图 4-4 两人辅助翻身训练

第三节
床上活动训练

一、偏瘫

偏瘫患者床上活动包括翻身、移动和起坐三部分。翻身训练是早期的、最基本的、相对安全的训练。基于功能及安全的考虑,训练应从桥式运动开始,然后升级成侧方移动,为从躺到坐的活动做准备。下面将详细介绍其训练方法。

(一)翻身

偏瘫患者受累肢体无自主活动,翻身就比较困难,如果在床上固定于一种姿势时间过长易出现压力性损伤,且不利于排痰,久之可能造成肺部感染,所以应每2小时翻身1次。翻身一般从仰卧位翻至侧卧位。

不同辅助量下翻身训练如下。

1. 完全辅助下/大量辅助下翻身

(1)两人辅助翻身训练(图4-4):患者取仰卧位,两手放于腹部,双腿屈曲。两人站在床的同侧,一人托住患者颈部、肩部及腰部,另一人托住患者臀部和腘窝,两人同时将患者抬移向自己,分别扶托患者肩部、臀部及膝部,轻推患者转向对侧,用枕头将患者背部和肢体垫好,使患者舒适、安全。

(2)一人辅助翻身训练(图4-5):患者仰卧,双手放于腹部,双腿屈曲。辅助者先将患者双下肢移向一侧床沿,再将患者肩部外移。辅助者一手扶肩,一手扶膝,将患者推向对侧,使患者背向辅助者,用枕头将患者背部和肢体垫好,使患者舒适、安全。

偏瘫患者床上翻身即由仰卧位到一侧卧位。初期可给予适当帮助,辅助者用手作目标,引导患者上肢向一侧带动或帮助摆膝。向患侧翻身较向健侧相对容易,但需注意勿使患肩受损。

2. 不完全辅助下/少量辅助下翻身

(1)向健侧翻身(图4-6):患者取仰卧位,辅助者指导患者健手将患手拉向健侧,健腿插入患腿下方,辅助者在患侧帮助患者将肩胛骨、骨盆翻至健侧。

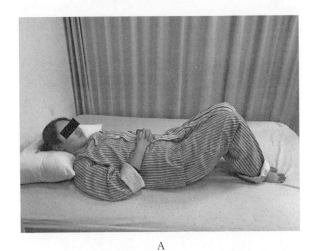

A

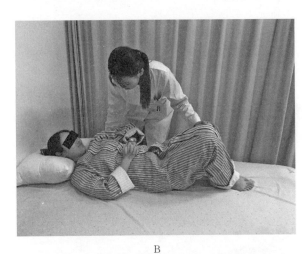

B

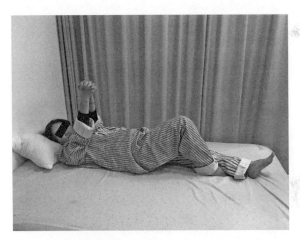

A

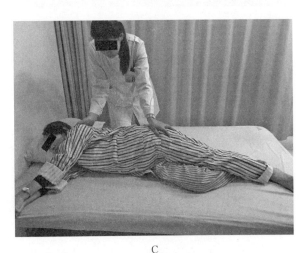

C

图4-5 一人辅助翻身训练

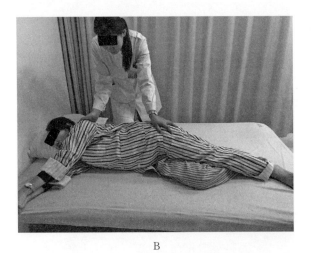

B

图4-6 辅助向健侧翻身

(2)向患侧翻身(图4-7):患者取仰卧位,双手Bobath握手,健侧下肢屈曲,足底置于床面上,双上肢伸直并举向上方做水平惯性摆动。当双上肢摆至患侧时，健侧下肢用力蹬床，顺势翻向患侧。辅助者主要在患者手部、健侧膝关节处给予协助翻身。

3. 独立翻身

（1）向健侧翻身

1）患者取仰卧位，双手 Bobath 握手，健腿插入患腿下方，双上肢伸直并举向上方做水平惯性摆动，当双上肢摆至健侧时，健腿勾住患腿顺势翻向健侧（图 4-8）。

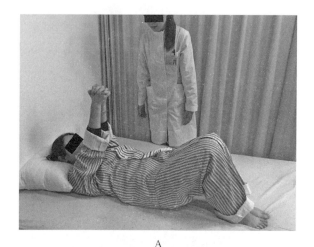

A

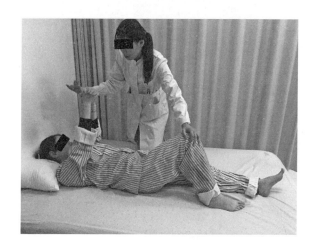

B

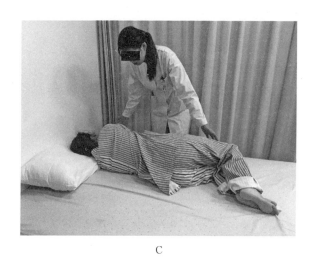

C

图 4-7　辅助向患侧翻身

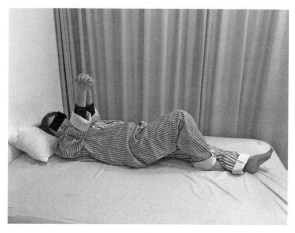

A

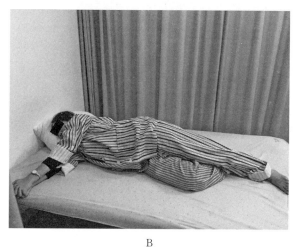

B

图 4-8　独立向健侧翻身（一）

2）患者取仰卧位，双上肢放于体侧，双下肢伸直，用健手把患侧上肢和手放于腹部，用健足勾起患腿使其屈曲并保持患足足底平放于床上，把头和颈部转向健侧，然后用健手抱住患肩以帮助患侧上肢转向健侧，再把躯干和腰部转向健侧，最后把骨盆和患侧下肢转向健侧（图 4-9）。

（2）向患侧翻身

1）患者取仰卧位，双手 Bobath 握手，健侧下肢屈曲置于床上，双上肢伸直并举向上方做水平惯性摆动，当双上肢摆至患侧时，健侧下肢用力蹬床，顺势翻向患侧(图4-10)。

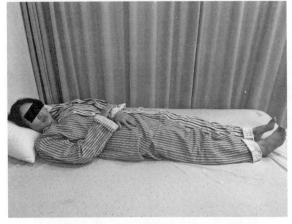

A

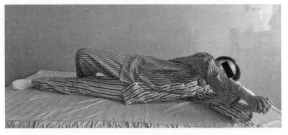

B

图4-10 独立向患侧翻身(一)

2)患者取仰卧位,双上肢放于身体两侧,双下肢伸直,用健手把患侧上肢和手放于腹部,屈曲健侧下肢使足底平放于床上,把头和颈部转向患侧,然后将健侧上肢和手"伸向"患侧,放于床上或抓住床边护栏,再将躯干和腰部转向患侧,最后把骨盆和健腿也转向患侧(图4-11)。

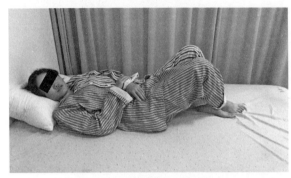

B

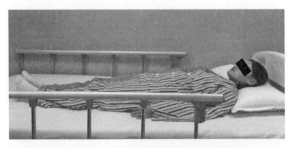

A

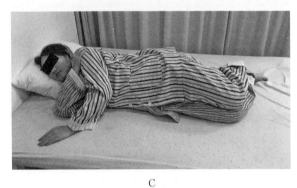

C

图4-9 独立向健侧翻身(二)

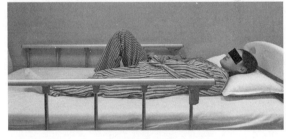

B

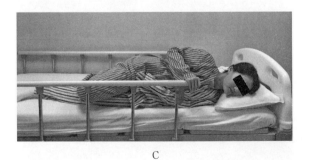

C

图4-11 独立向患侧翻身(二)

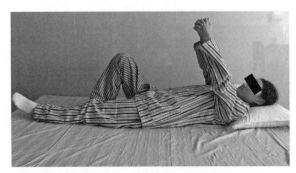

A

4. 仰卧位向俯卧位翻身 以从右侧翻身至俯卧位为例。

（1）患者取仰卧位，双手放于体侧，双下肢伸直。辅助者站在床头（如果有床头板，应移去），负责患者肩部，另一辅助者站在患者左侧，负责髋部和下肢，辅助者将患者头部转向右侧并将右上肢处于上举位置，另一辅助者抬起患者左腿，两位辅助者同时用力将患者翻至俯卧位，最后调整患者髋部和肩部位置，确保其以一种完全放松的体位俯卧于床上（图4-12）。

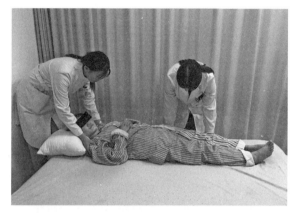

A

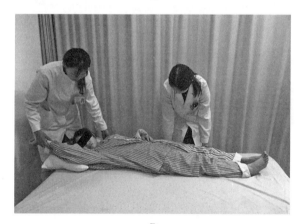

B

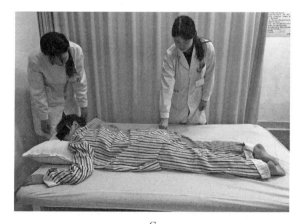

C

图4-12　辅助从右侧翻身至俯卧位

（2）患者先完成从仰卧位到健侧卧位翻身，以头和健侧臀部为支点，抬起健侧肩部，健侧上肢从身后抽出，同时身体向床面翻动，转为俯卧位（图4-13）。

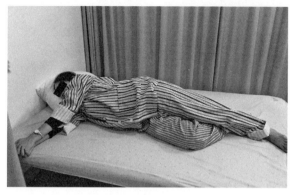

A

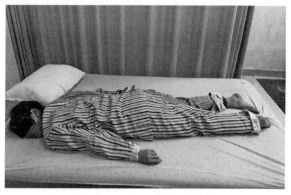

B

图4-13　独立由右侧翻身至俯卧位

注意：每天让患者处于俯卧位适当时间，对于患者康复非常有益。即使是气管插管患者，只要摆放好垫枕能够让患者自由呼吸，也可采取俯卧位。对于不能主动移动的患者，需要两个人帮助其完成翻身至俯卧位，以免患者肩部和髋部损伤。无论转向患侧或健侧，整个活动均应先转头部和颈部，然后正确地连续转肩和上肢、躯干、腰部、骨盆及下肢。床边要留有足够空间且确保患者翻身后安全和舒适。要确保患侧肩部有足够支撑，而非牵拉患侧上肢。

（二）床上移动

1. 桥式运动

（1）双桥运动（图4-14）：患者仰卧于床上，双上肢放于体侧，双腿伸直，用健侧足跟勾起患腿于屈曲位，并保持双足稳定地平放于床面上，双腿屈曲时，保持双膝靠拢并处于中立位，将臀部抬高离开床面,至少保持 10 秒。

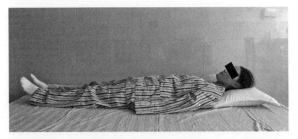

A

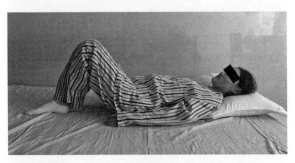

B

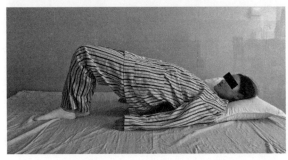

C

图 4-14　双桥运动

（2）单桥运动（图 4-15）：是在双桥运动能够完成的基础上由单侧下肢支撑完成的桥式运动,其难度较双桥运动大。该运动要求患者的单侧下肢负重能力和骨盆控制能力更高。具体方法如下：患者仰卧于床上,双上肢放于体侧,双腿伸直,屈曲患侧膝关节并保持接触床面的足平放于床上,患者独自或在辅助下将臀部抬离床面并至少保持 10 秒。

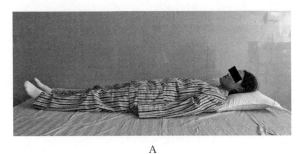

A

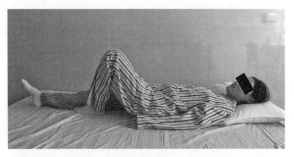

B

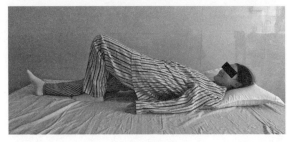

C

图 4-15　单桥运动

为避免诱导患侧下肢伸肌痉挛模式,应避免使用健侧下肢屈曲患侧下肢伸展位训练该动作。若患侧下肢功能较好,可在患侧下肢支撑下完成单桥运动或在部分辅助下完成（图 4-16）。

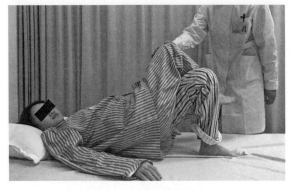

图 4-16　辅助单桥运动

利用健侧下肢支撑进行单桥运动（图 4-17）。

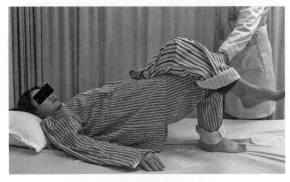

图 4-17　辅助健侧单桥运动

2. 不同辅助量下的移动

（1）完全辅助下/大量辅助下移动

1）仰卧位双人辅助纵向移动（一）（图4-18）：患者取仰卧位。辅助者分别位于床两侧，交叉托住患者颈、肩部和臀部，两人一起移动，协调将患者抬起并移向床头。

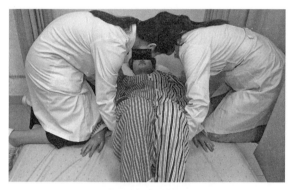

图4-18　仰卧位双人辅助纵向移动（一）

2）仰卧位双人辅助纵向移动（二）（图4-19）：患者取仰卧位。辅助者站在床的同侧，一人托住患者颈、肩部及腰部，另一人托住臀部及腘窝，同时抬起患者并移向床头。

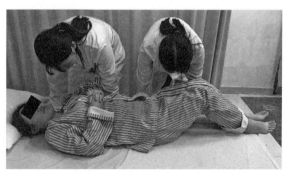

A

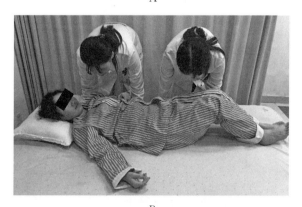

B

图4-19　仰卧位双人辅助纵向移动（二）

3）仰卧位双人辅助横向移动（图4-20）：患者取仰卧位，双手交叉互握，健腿插入患腿下方，将患腿勾向一侧，双腿屈曲，双足蹬在床上。辅助者站在床两侧，抬起患者将肩部、臀部、双腿移向一侧。

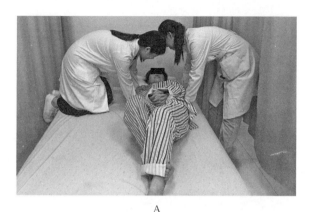

A

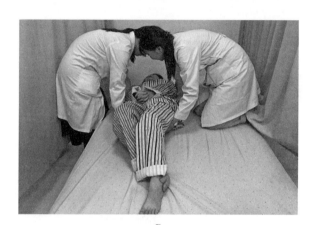

B

图4-20　仰卧位双人辅助横向移动

4）坐位下辅助纵向移动（图4-21）：患者坐于床上，利用健手支撑，臀部重心前后移动，辅助者站在患侧，用手托住患侧大腿根部，帮助患者转移重心，使其身体向前或向后移动，辅助者给予患者最大程度的帮助完成坐位下纵向移动。

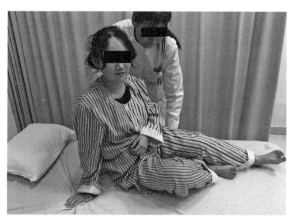

A

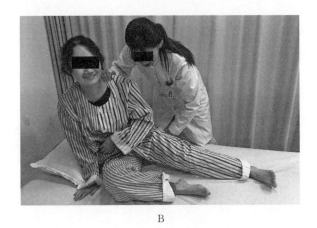

图4-21 坐位下辅助纵向移动

（2）不完全辅助下/少量辅助下移动

1）仰卧位一人辅助纵向移动（图4-22）：患者仰卧屈膝，一手握住床头栏杆或床边，健侧膝关节屈曲时一足踏于床上。辅助者站于患侧，一人辅助固定患者双足，同时在臀部提供助力，患者抬起臀部并用力使身体向上移动。

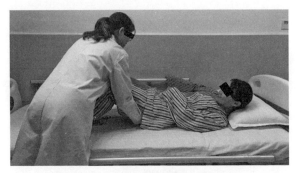

图4-22 仰卧位一人辅助纵向移动

2）仰卧位一人辅助横向移动（图4-23）：患者取仰卧位，健腿插入患腿下方，将患腿勾向一侧，双腿屈曲，双足蹬在床上，以头背部、双足、肘关节为支撑点，抬起臀部并移向一侧。辅助者在患侧辅助患者将肩部、臀部、腿也移向同一侧。

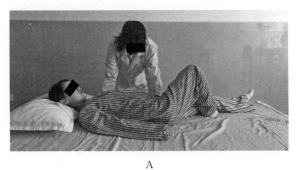

A

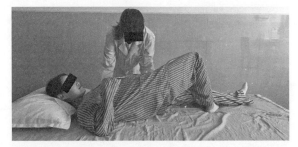

B

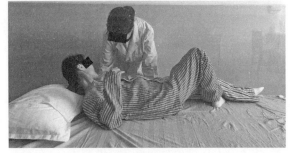

C

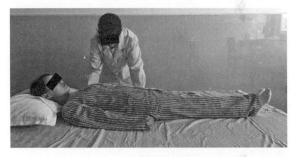

D

图4-23 仰卧位一人辅助横向移动

3）坐位一人辅助横向移动（图4-24）：患者坐于床上，健腿插入患腿下方，使患侧下肢髋关节屈曲，健侧上肢外展位支撑以使上半身向健侧倾斜。辅助者站于患侧，辅助患者臀部向侧方移动，健侧下肢带动患侧下肢向侧方移动（辅助下），辅助者将患者下肢放于合适、舒适位置。

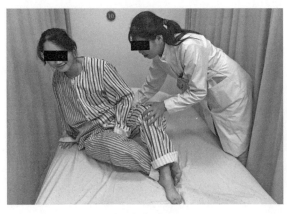

A

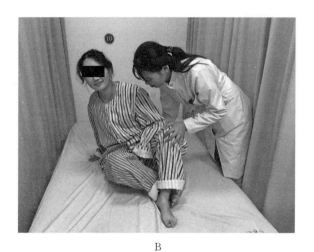

B

图 4-24 坐位一人辅助横向移动

向患侧移动的方法同上,但用力方向相反。然而,患者完成向患侧横向移动难度较大,应在家属的保护或辅助下完成。

3. 独立移动

(1) 横向移动

1) 仰卧位横向移动(图 4-25):患者取仰卧位,健腿插入患腿下方,将患腿勾向一侧,双腿屈曲,双足蹬在床上,以头背部、双足、肘关节为支撑点,抬起臀部移向一侧,接着利用臀部、头部、肘关节为支撑点,将肩部也移向同一侧。

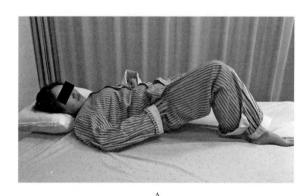

A

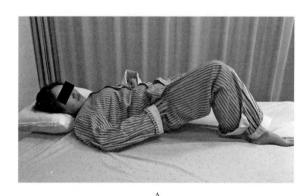

B

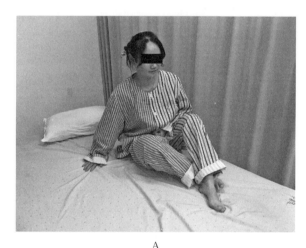

C

图 4-25 仰卧位横向移动

2) 坐位横向移动(图 4-26):患者坐于床上,健腿插入患腿下方,使患侧下肢髋关节屈曲,健侧上肢外展位支撑以使上半身向健侧倾斜,健侧上肢继续向健侧用力,带动臀部向健侧移动,健侧下肢带动患侧下肢向侧方移动。

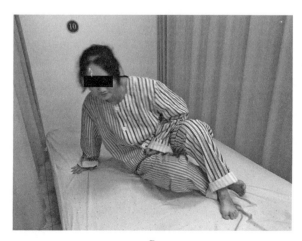

A

B

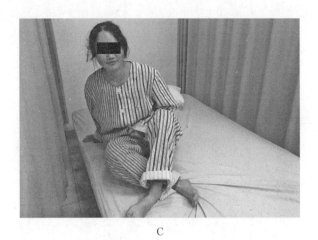

C

图 4-26　坐位横向移动

（2）纵向移动

1）独立坐位纵向移动（图 4-27）：患者取坐位，健手放在身体前方以支撑身体，健侧下肢屈曲并向健手移动，以腕关节为支撑点，移动臀部使身体往前方移动。向后方移动时，手支撑位置应放在身体后面，按同样方法进行。

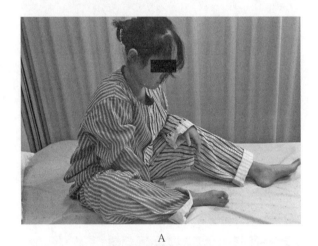

A

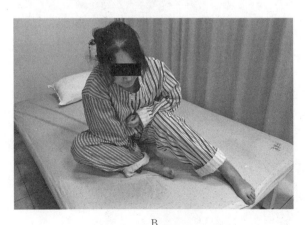

B

图 4-27　独立坐位纵向移动

2）仰卧位纵向移动（图 4-28）：患者取仰卧位，抬起头部向上方移动，在健侧下肢屈曲支撑床面的同时，肩部向上移动，调整姿势并仰卧于床上。

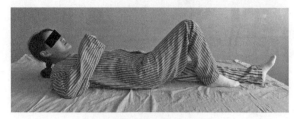

图 4-28　仰卧位纵向移动

（三）坐起训练

患者发病后初次坐起或长期卧床患者要坐起时，为避免发生直立性低血压，应采取逐渐增加角度的被动坐起的方法。可先将床头摇起 $15°\sim30°$，休息 $3\sim5$ 分钟，逐渐加大角度，每次增加 $10°\sim15°$，增加坐位时间 $5\sim10$ 分钟，经过 $2\sim3$ 天的练习，在床上坐直达到 $90°$。当患者可坐直 $90°$ 并能保持 30 分钟后，即可开始练习独立坐位及转移动作等。

坐起训练需在床上完成翻身训练后再进行坐起训练，从仰卧位完成坐起的过程：在转向一侧时，以左侧为例，头应屈曲及转向左侧，右臂屈曲，肩带前伸，左侧髋关节与膝关节屈曲，足蹬床以使身体翻过去。在下面的腿通常屈髋屈膝，同时双髋后移以提供更稳定的支持基础。从侧卧位坐到床边时，患者的颈部和躯干侧屈，下面的手臂撑床以起杠杆作用，同时举起双腿并摆过床边。

1. 不同辅助量下坐起

（1）完全辅助下/大量辅助下坐起

1）坐起至长坐位（图 4-29）：患者仰卧于床上，两位辅助者站于床的两侧，辅助者分别扶住患者双肩及腰部，两人同时用力将患者躯干托至坐位，并保持长坐位。

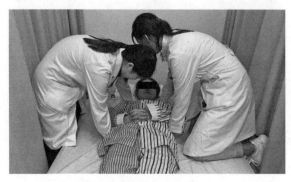

A

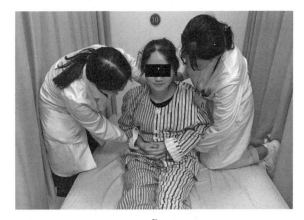

B

图 4-29　坐起至长坐位

2）从健侧床边坐起（图 4-30）：患者仰卧于床上，辅助者站于床的一侧俯身，将患侧手放于辅助者肩上，健侧下肢勾住患侧下肢并放于床沿，患者用健手支撑的同时，辅助者将患者肩部抬离床面，坐起后保持床边坐位。

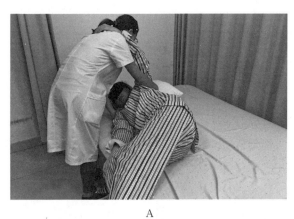

A

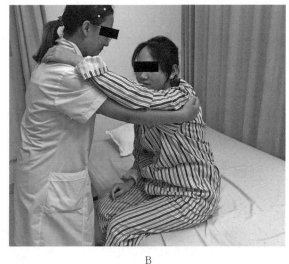

B

图 4-30　从健侧床边坐起

3）从患侧床边坐起（图 4-31）：患者患侧卧位，健侧下肢勾住患侧下肢并放于床沿。辅助者站于床的一侧俯身，患者健手支撑床面坐起，患者在用健手支撑的同时，辅助者将患者肩部抬离床面，坐起，保持床边坐位。

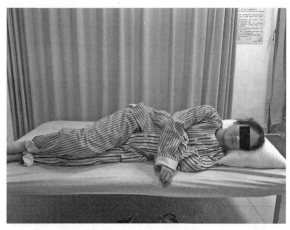

A

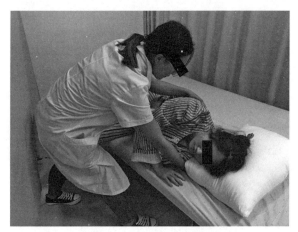

B

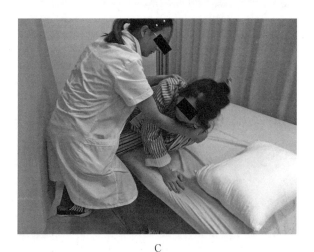

C

图 4-31　辅助从患侧床边坐起

（2）不完全辅助下/少量辅助下坐起

1）坐起至长坐位（图4-32）：患者仰卧于床上，患侧肩关节前屈、内收，肘关节轻度屈曲，手放于腹

部。辅助者一手托患侧肩胛骨，另一手托腰背部，辅助患者坐起时，患者健侧肩关节外展，肩胛带上提，肘关节屈曲支撑于床上，慢慢伸直肘关节至长坐位。

2）从健侧坐起（图4-33）：患者健侧卧位于床上，辅助者站于床的一侧，患者用健手支撑的同时，辅助者保护患者或给予少量的辅助，辅助者将患者肩部抬离床面，坐起后保持床边坐位。

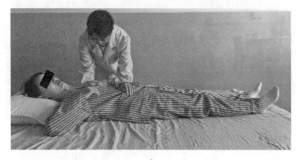

A

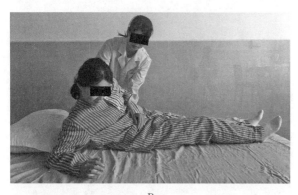

B

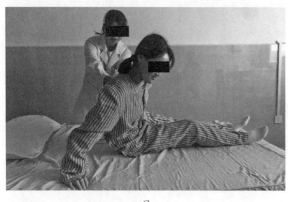

C

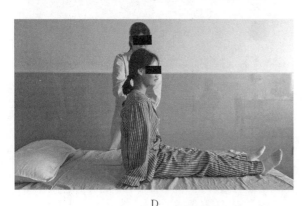

D

图4-32　坐起至长坐位

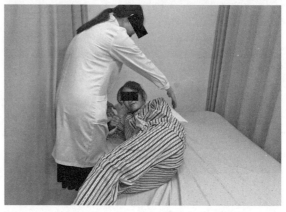

A

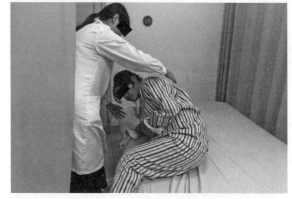

B

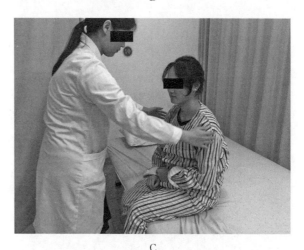

C

图4-33　从健侧坐起

3）从患侧坐起（图 4-34）：患者患侧卧位，辅助者站于床的一侧、俯身，保护患者并给予少量的辅助。患者用健侧下肢勾住患侧下肢并放于床沿，患者在用健手支撑的同时，辅助者将患者肩部抬离床面，坐起后保持床边坐位。

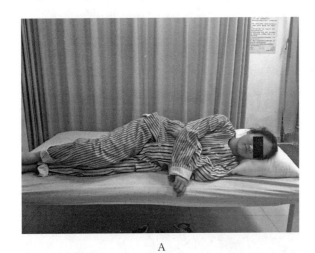

A

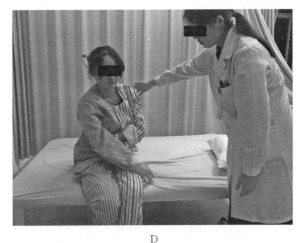

D

图 4-34　从患侧坐起

2. 独立坐起

（1）坐起至长坐位（图 4-35）：患者取仰卧位，患侧手放至腹部，颈肩部前倾，利用肘关节支撑使躯干前倾，在慢慢坐起的同时，肘关节伸直至长坐位。该起坐方法需要患者有足够的腹部肌力。

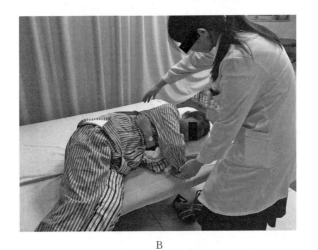

B

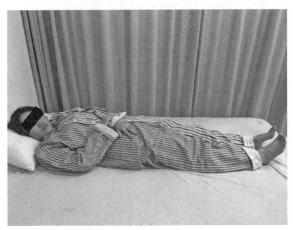

A

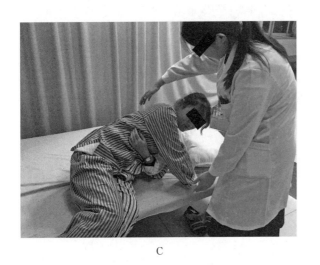

C

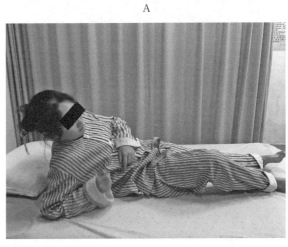

B

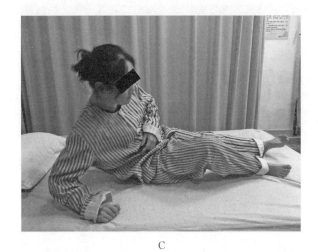

C

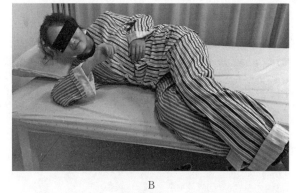

B

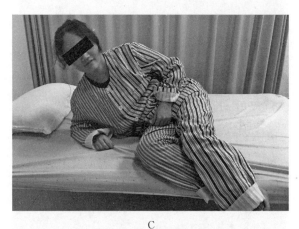

C

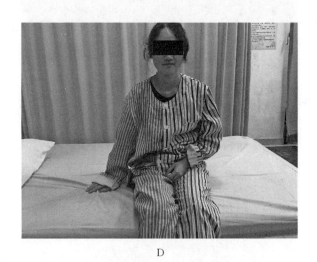

D

图4-35　坐起至长坐位

（2）从健侧坐起（图4-36）：患者健侧卧位，双手Bobath握手，肩关节前屈，肩胛带前伸，膝关节屈曲，双足放于床下，健侧肩胛带上提，肩关节外展，肘关节屈曲，颈部、躯干侧屈，肘关节支撑，逐渐靠近身体，慢慢使肘关节伸直至坐位。此过程应注意患侧上肢及手腕部的保护。

图4-36　从健侧坐起

（3）从患侧坐起（图4-37）：患者侧卧，健手辅助患侧肘关节屈曲至胸前，健侧下肢带动患侧下肢放于床沿，头、颈部和躯干向上方侧屈，健侧手支撑在床面上，健侧肩胛带上提，颈部侧屈，逐渐内收肩关节、伸展肘关节至坐位。

3.　由床边坐位到卧位

（1）辅助从患侧躺下（图4-38）：患者坐于床

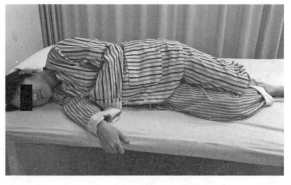

A

边,患手放在大腿上,患腿置于健腿上。辅助者站在其患侧,一手托住患者的颈部和肩部,一手置于患者的腿下,当患者从患侧躺下时帮助其将双腿抬到床上,帮助患者调整好姿势,取舒适卧位。

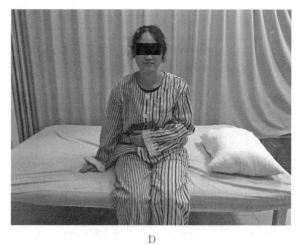

D

图 4-37　从患侧坐起

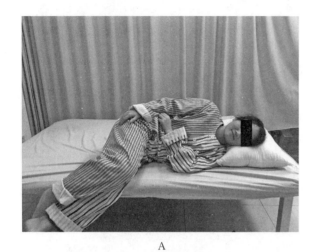

A

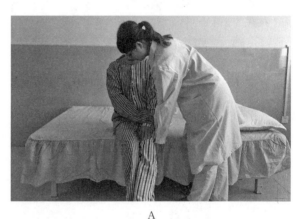

A

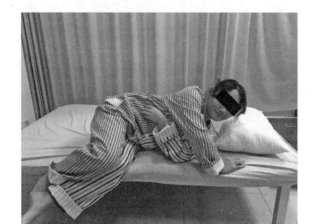

B

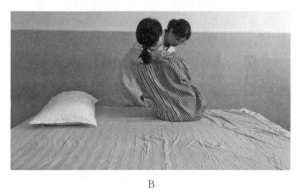

B

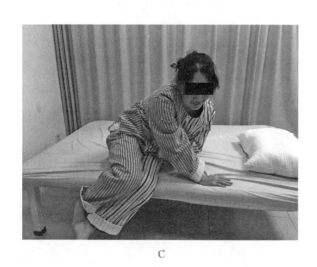

C

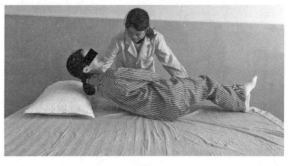

C

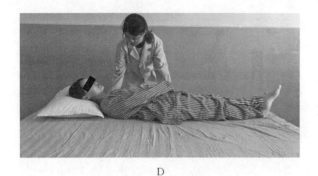

图 4-38　辅助从患侧躺下

　　若患者躺下因靠近床边威胁安全时,患者由患侧卧位转为仰卧位,辅助者在床的一侧,将患者双侧前臂置于患侧腰部及大腿下方,患者用健侧足和手用力支撑床面,同时向床中央移动,调整姿势,取舒适卧位。

　　(2)独立从患侧躺下(图 4-39):患者坐于床边,患手放在大腿上。健手从前方横过身体,置于患侧髋部旁边的床面上。患者将健腿置于患腿下方,并将其上抬到床上。当双腿放在床上后,患者

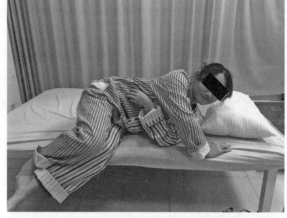

C

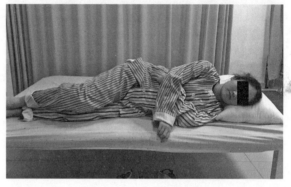

D

图 4-39　独立从患侧躺下

逐渐将患侧身体放低,最后躺在床上。

　　(3)独立从健侧躺下(图 4-40):患者坐于床边,患手放在大腿上,健腿置于患腿后方,躯干向健侧倾斜,健侧肘部支撑于床上,用健腿帮助患腿上抬到床上。当双腿放在床上后,患者逐渐将身体放低,最后躺在床上,依靠健足和健肘支撑以使臀部向后移动到床的中央。

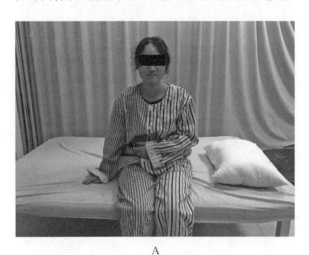

A

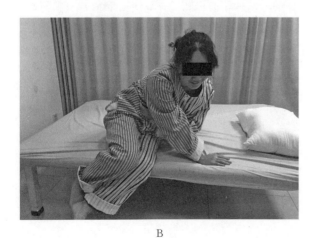

B

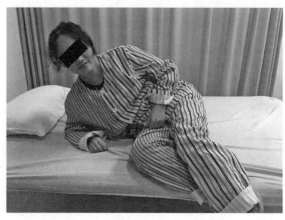

A

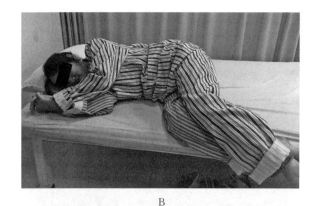

B

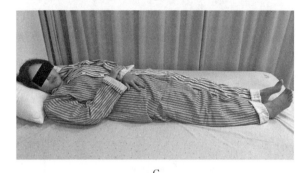

C

图 4-40　独立从健侧躺下

二、截瘫

根据患者脊髓损伤平面、残存肌力、关节活动度等情况进行翻身、移动、起坐等训练。相较于复杂动作除需要具备一定平衡能力外，还需要有很强的上肢肌力。在进行床上活动时，头、双肩和躯干要保持前屈，使头部前伸超过膝关节。脊髓损伤患者床上体位变换训练：正确体位变化可有效防止压力性损伤和肢体挛缩。对卧床患者应定时变换体位，一般每 2 小时翻身 1 次。采用间歇充气床垫，可适当延长翻身间隔，但不能替代体位变换。进行翻身动作时要注意脊柱稳定性，一般由 2~3 人进行轴向翻身且应避免在床上拖动而损伤患者皮肤。

（一）翻身

1. 不同辅助量下翻身

（1）完全/大量辅助下翻身

1）一人辅助翻身训练

a. 患者取仰卧位，两手叉握，双腿放于床上。辅助者站在床的一侧，一手托住患者肩部，另一手托住臀部，辅助轻推患者转向对侧，然后将患者下肢翻向对侧，用枕头将患者背部和肢体垫好，使患者舒适、安全（图 4-41）。

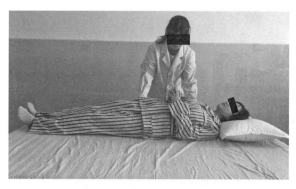

A

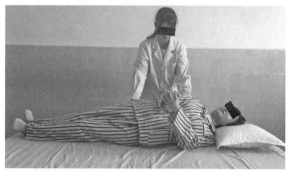

B

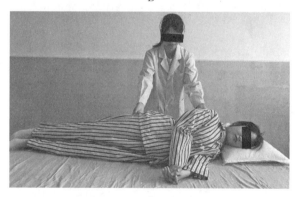

C

图 4-41　完全/大量辅助下翻身（一）

b. 患者取仰卧位，两手叉握，双腿放于床上。辅助者站在床的一侧，一手扶住患者另一侧肩部，另一手扶住患者另一侧臀部，辅助患者转向辅助者，然后将其患侧下肢翻向辅助者，用枕头将患者背部和肢体垫好，使患者舒适、安全（图 4-42）。

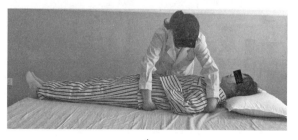

A

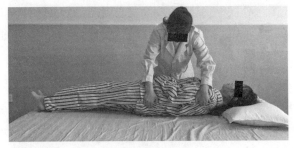

B

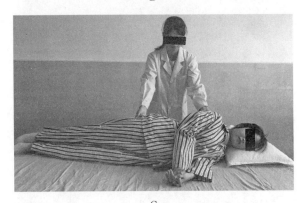

C

图 4-42　完全/大量辅助下翻身（二）

（2）部分/小量辅助下翻身

1）患者取仰卧位，双手叉握，左右摆动。辅助者在一侧帮助患者将骨盆、腘窝翻至对侧，用枕头将患者背部和肢体垫好，使患者舒适、安全（图 4-43）。因患者上肢运动功能正常，辅助者根据患者翻身的实际需要，向外或向内辅助患者均可，但应以患者的安全为前提。

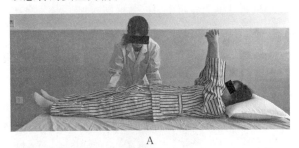

A

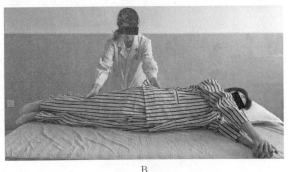

B

图 4-43　部分/小量辅助下翻身（一）

2）患者取仰卧位，双手叉握，左右摆动。辅助者在一侧帮助患者将骨盆、腘窝翻至同侧，用枕头将患者背部和肢体垫好，使患者舒适、安全（图 4-44）。

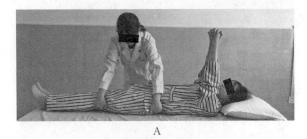

A

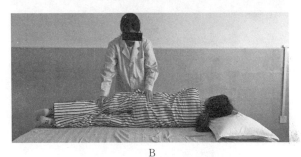

B

图 4-44　部分/小量辅助下翻身（二）

因患者上肢运动功能正常，故辅助者应根据患者翻身的实际需要，向外和向内辅助患者均可，但应以患者的安全为前提。

2. 独立翻身（图 4-45）　患者仰卧于床上，双下肢伸直，双手叉握，左右摆动，转向一侧，然后将头部、颈部、躯干、骨盆转向一侧，利用手把另一侧下肢转向目的侧完成全部活动。

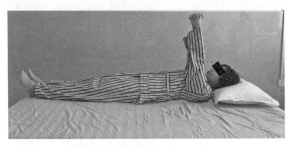

A

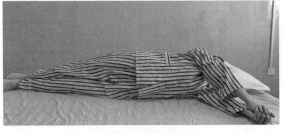

B

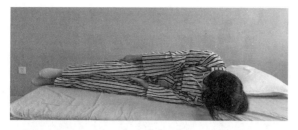

C

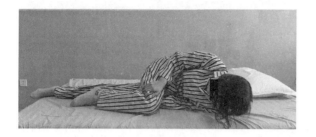

D

图 4-45 独立翻身

（二）移动

1. 不同辅助量下移动

（1）完全/大量辅助下移动

1）双人辅助纵向移动训练

a. 患者取仰卧位，双手放于体侧，双下肢伸直。两位辅助者分别站在床的两侧，托住患者颈部、肩部和臀部，两人一起移动，协调将患者抬起并移向床头，调整姿势至舒适卧位（图 4-46）。

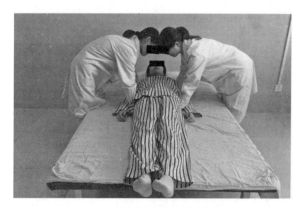

图 4-46 完全/大量辅助下移动（一）

b. 患者取仰卧位，双手放于体侧，双下肢伸直。两位辅助者站于同侧，一人托住患者颈部、肩部及腰部，另一人托住臀部及腘窝，同时抬起患者并移向床头，调整姿势至舒适卧位（图 4-47）。

2）双人辅助横向移动训练

双人辅助横向移动训练方法同上，只是移动方向由沿着床的纵轴方向改为垂直床的纵轴方向。

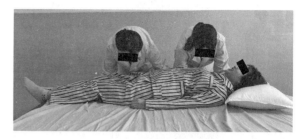

图 4-47 完全/大量辅助下移动（二）

（2）部分/小量辅助下移动

1）横向移动（图 4-48）：患者取仰卧位，辅助者指导患者双手支撑床面，头颈部移向一侧，辅助者在一侧帮助患者将骨盆、腘窝移向同侧，用枕头将患者背部和肢体垫好，使患者舒适、安全。

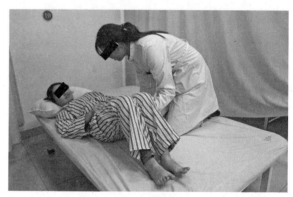

图 4-48 部分/小量辅助下横向移动

2）纵向移动（图 4-49）：患者坐于床上，双手在身体后面支撑床面，以腕部为支撑点，身体向后移动，同时辅助者帮助患者将下肢向后移动，调整身体坐直。

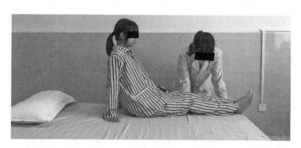

A

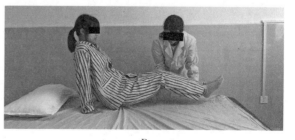

B

图 4-49 部分/小量辅助下纵向移动

向前方移动时,手的支撑位置应放在身体前面,按同样方法进行。

2. 独立移动

(1) 横向移动

1) 仰卧位横向移动(图4-50):患者仰卧于床上,双上肢放于体侧,双下肢伸直,患者双手支撑床面,头颈部移向一侧,利用手或辅具帮助骨盆、腘窝移向同侧,用枕头将背部和肢体垫好,使患者舒适安全。

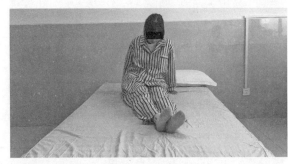

A

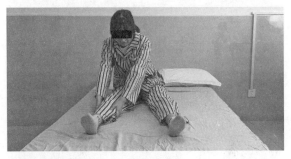

B

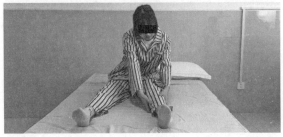

C

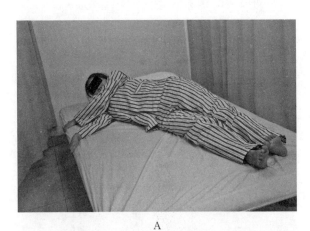

A

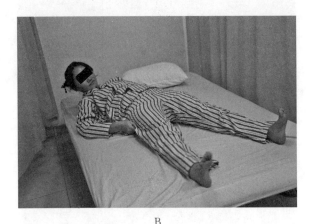

B

图4-50 仰卧位横向移动

2) 坐位横向移动(图4-51):患者坐于床上,双手支撑,躯干前倾,将臀部移向一侧,用手托一侧下肢移向一侧,然后托起另一侧下肢移向一侧,调整身体坐直。

(2) 纵向移动

1) 仰卧位纵向移动(图4-52):患者取仰卧位,抬起头部,双肘屈曲以支撑床面,颈肩部上抬,双肘交替用力向上移动至目的位置后调整姿势并仰卧于床上。

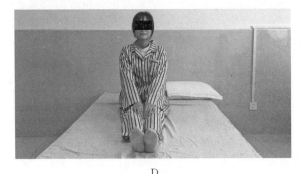

D

图4-51 坐位横向移动

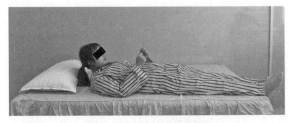

图4-52 仰卧位纵向移动

2）坐位纵向移动（图4-53）：患者取坐位，双手放在身体后方支撑身体，以腕关节为支撑点，向后移动臀部，带动身体向后方移动，调整身体坐直。

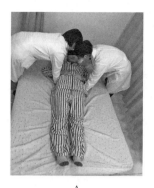
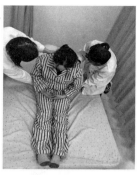

图4-54　完全/大量辅助下坐起至长坐位

（2）不完全/少量辅助下坐起至长坐位（图4-55）：患者仰卧于床上，下肢伸直，辅助者与患者双手互握，患者抬起头部、躯干前倾的同时，辅助者用力拉起患者，调整姿势至长坐位。

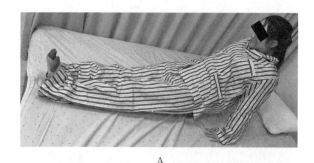

A

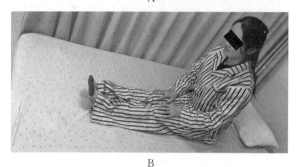

B

图4-53　坐位纵向移动

向前方移动时，手的支撑位置应放在身体前面，按同样方法进行。

（三）坐起

对脊柱稳定性较好的脊髓损伤患者应尽早在伤后或术后1周左右开始坐位训练：从床头倾斜30°开始，无不良反应后可将床头每天升高15°，逐渐到正常坐位90°并行维持性训练。如有不良反应，则应将床头调低至原体位，以后减少升高的角度及速度，使患者逐渐适应完成床上坐起训练。患者经过床上坐起训练后无直立性低血压等不良反应，可考虑开始起立床训练。起立床训练宜在伤后或手术后第3周开始进行，从倾斜20°开始逐渐增加角度，8周后达到90°。训练应注意观察患者反应，防止发生直立性低血压，如有不良反应，应及时降低站立床倾斜度。

1. 不同辅助量下坐起

（1）完全/大量辅助下坐起至长坐位（图4-54）：患者仰卧于床上，两位辅助者站于床两侧，分别扶住患者肩部及腰部，两人同时用力将患者躯干托至坐位，并保持长坐位。

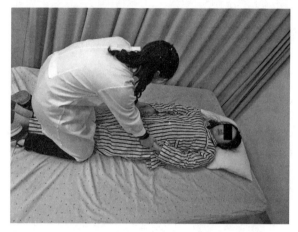

A

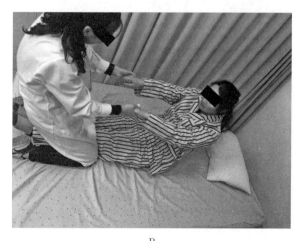

B

图4-55　不完全/少量辅助下坐起至长坐位

（3）坐起至端坐位（图4-56）：当患者在辅助下完成长坐位时，完成床边端坐位的流程是患者利用双手支撑并横向移动至床边,辅助者缓慢将其双下肢分别放于床沿下,调整躯干至直立位,安全端坐于床沿。

2. 独立坐起

(1) 仰卧位坐起至长坐位(图4-57):患者仰卧于床上,双上肢放于体侧,双下肢伸直,双上肢同时用力向一侧摆动,躯干转向一侧,一只手和对侧肘支撑床面,伸展肘关节,支撑手移动至长坐位。

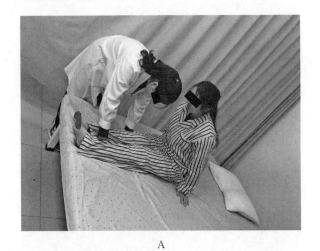

A

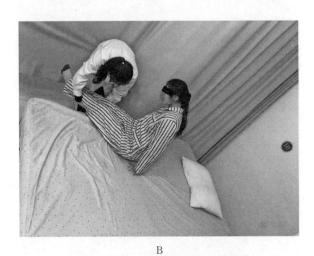

B

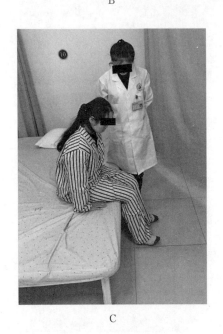

C

图4-56 坐起至端坐位

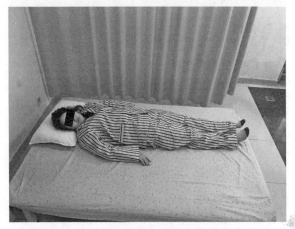

A

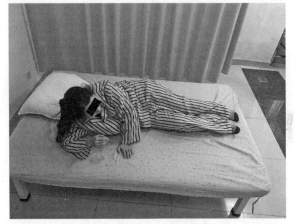

B

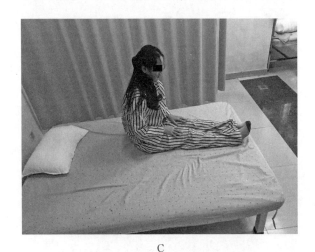

C

图4-57 仰卧位坐起至长坐位

　　（2）仰卧位坐起至端坐位（图4-58）：患者仰卧于床上，双上肢放于体侧，双下肢伸直，颈部、躯干

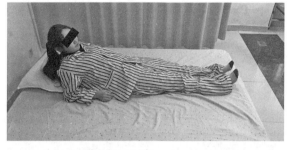

A

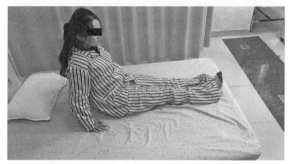

B

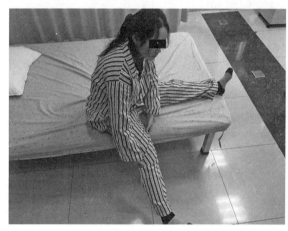

C

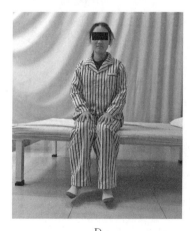

D

图4-58　仰卧位坐起至端坐位

前屈的同时肩关节后伸，肘关节屈曲以支撑，肘关节逐渐伸展，双上肢伸直，前臂旋前，手背伸以支撑坐起，躯干前屈，髋关节屈曲外展至床边，调整至端坐位。

　　（3）仰卧位至端坐位（图4-59）：患者仰卧于床上，双上肢放于体侧，双下肢伸直，双上肢同时用力向一侧摆动，躯干转向一侧，一只手和对侧肘支撑床面，伸展肘关节；支撑手移动至长坐位，躯干前屈，髋关节屈曲并在辅助下外展至床边，调整至端坐位。

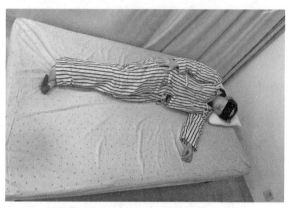

A

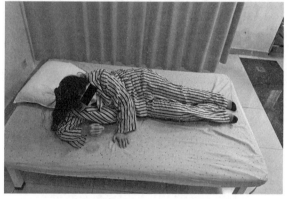

B

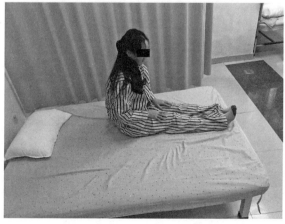

C

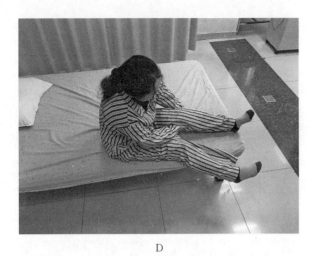

D

图 4-59 仰卧位至端坐位

三、四肢瘫（以 C$_6$ 椎体以下完全性损伤为例）

（一）翻身

因高位脊髓损伤患者上肢运动能力有限，在仰卧位时躯干及下肢无任何运动功能，所以在进行翻身至俯卧位时需要辅助完成，且翻身时应注意保护颈部或佩戴颈托，避免发生旋转及损伤。

1. 不同辅助量下翻身（以向右侧翻身为例）

（1）完全/大量辅助下翻身

1）患者仰卧于床上，戴上颈托以保护颈部。一名辅助者站在床头，另外两名辅助者分别站在床的一侧，托住患者的肩部、腰部、臀部及双下肢，三人同时用力，动作一致，使患者头部、颈部、肩部、躯干整体平移后滚动翻身，调整姿势，保持舒适位（图4-60）。

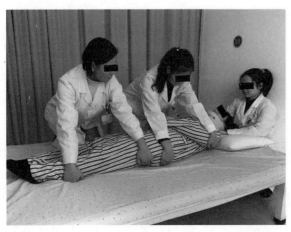

A

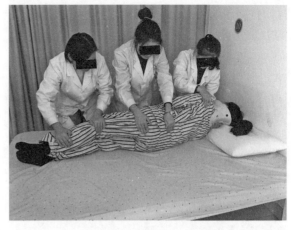

B

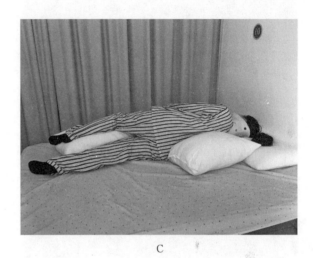

C

图 4-60 完全/大量辅助下翻身（一）

该方法也称为轴线翻身法：即翻身过程中，保持患者鼻尖、下颌与胸骨上凹在一条直线上。该方法需要三人同时完成。若翻身时没有颈托保护头颈部，可由辅助者站在患者的头侧，用双前臂夹紧患者头部，双手固定头颈部，使其头、颈部固定在一条直线上给予保护。

2）患者仰卧，辅助者立于患者的右侧，给患者戴好颈托，帮助患者将左上肢横过胸前，将左下肢跨过右下肢后置于床上，辅助者一只手置于患者左侧腰下，另一只手置于患者左侧髋部下方，腹部抵住床沿作为支撑点，辅助患者髋部向上，使患者右侧卧，然后辅助者扶住患者肩部和骨盆帮助其翻身，最后调整好患者卧姿于舒适位置（图4-61）。

3）患者仰卧，辅助者站到患者右侧给患者戴好颈托，帮助患者将左上肢横过胸前，将左下肢跨过右下肢，左足置于右侧床面，辅助者左手贴床面平行伸入颈托下,右手扶患者左侧肩胛骨慢慢用力向右侧旋转,待患者颈部旋转至辅助者前臂时,辅助者左手缓慢从颈部移出,五指伸开固定背部,右手移至患者左髋部协同用力旋转完成翻身(图4-62)。

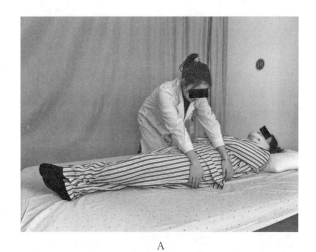

A

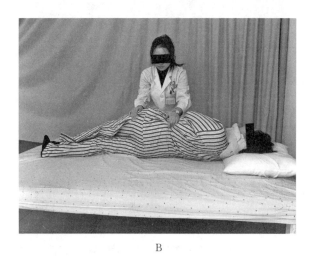

B

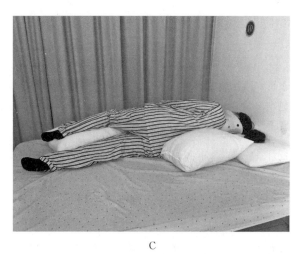

C

图 4-61　完全/大量辅助下翻身(二)

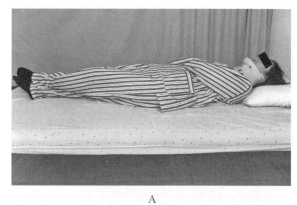

A

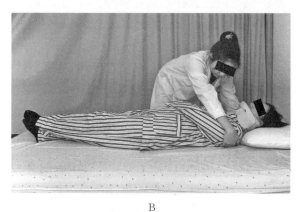

B

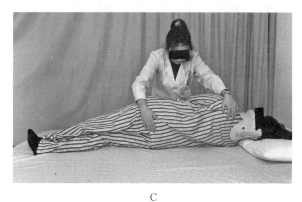

C

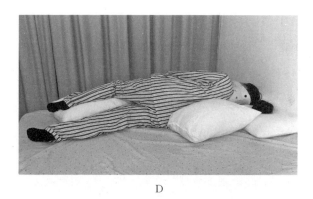

D

图 4-62　完全/大量辅助下翻身(三)

该方法又称"W"翻身法,辅助者要注意保护患者颈部,在操作时应避免使颈部损伤或旋转,动作应缓慢、轻柔(图4-62)。

(2)不完全/小量辅助下翻身(图4-63):患者仰卧,辅助者立于患者右侧,头、肩部向左侧前屈,双上肢伸展并向左侧甩动,头、肩部向前屈,双上肢迅速从左侧甩向右侧,呈右侧卧位,辅助者帮助患者调整好卧姿。

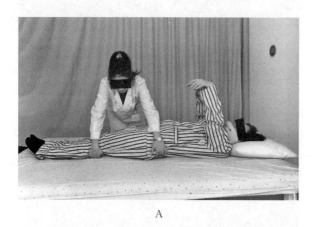

A

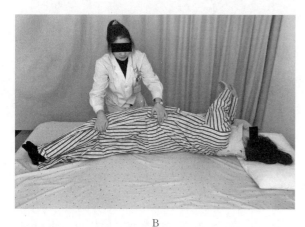

B

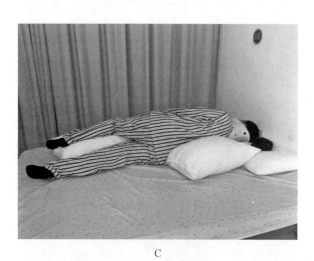

C

图4-63 不完全/小量辅助下翻身

按相反顺序完成翻身至仰卧位。向左侧翻身方法与向右侧翻身的方法相反。

2. 独立翻身

(1)从仰卧位到侧卧位(图4-64):患者头、肩部向左前屈,双上肢伸展并向左侧甩动,头、肩部向前屈,双上肢迅速从左侧甩向右侧,呈右侧卧位,利用上方上肢调整姿势至舒适位置。

(2)从侧卧位到仰卧位:按与从仰卧位到侧卧位相反顺序完成。

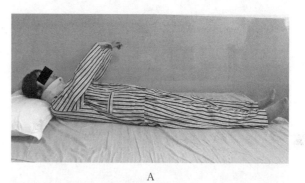

A

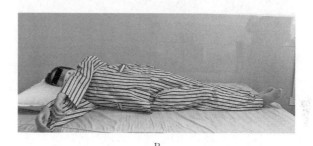

B

图4-64 从仰卧位到侧卧位

3. 翻身至俯卧位(图4-65) 以从右侧翻身至俯卧位为例:患者头和肩部前屈,双上肢先甩向左侧,再甩向右侧,用力翻至侧卧位,使右肩尽可能后移,躯干和下肢借助摆动的力量翻成俯卧位,然后调整上肢,先使右前臂支撑,右肩后拉,最后双前臂共同负重。

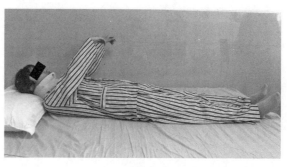

A

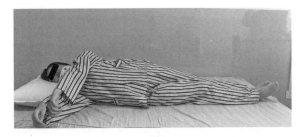

B

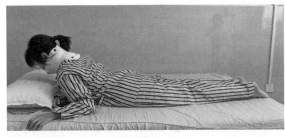

C

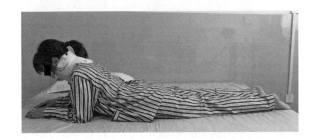

D

图 4-65　翻身至俯卧位

（二）移动

床上移动动作,对于高位脊髓损伤患者来说,因其上肢残存肌力弱,在进行移动时需要辅助完成,且辅助程度根据上肢残存肌力及环境适应程度而定。翻身时应注意保护颈部或佩戴颈托,避免发生损伤。即使患者颈部稳定以后进行移动时也应注意动作要缓慢。

1. 不同辅助量下移动

（1）完全/大量辅助下移动

1）纵向移动

a. 患者仰卧于床上,双手先放在身体两侧。辅助者给患者佩戴颈托后分别站在床的两侧。辅助者托住患者颈、肩部和臀部,两人一起移动,协调地将患者抬起并移向床头（图 4-66）。

b. 患者仰卧于床上,双手放在身体两侧。辅助者给患者佩戴颈托后站在床的一侧,一人托住患者颈、肩部及腰部,另一人托住臀部及腘窝,同时抬起患者并移向床头（图 4-67）。

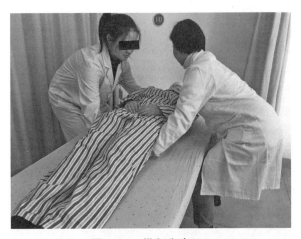

图 4-66　纵向移动（一）

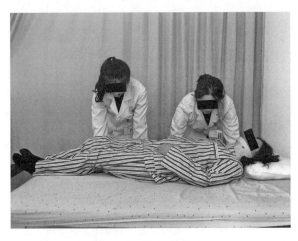

图 4-67　纵向移动（二）

2）横向移动

a. 患者仰卧于床上,双手放在身体两侧。辅助者给患者佩戴颈托后站在床的两侧,两人托住患者颈、肩部及腰部,抬起患者并横向移向一侧,两人再托住患者骨盆及双下肢并移向同侧（图 4-68）。

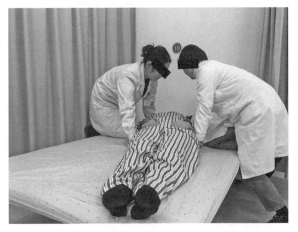

A

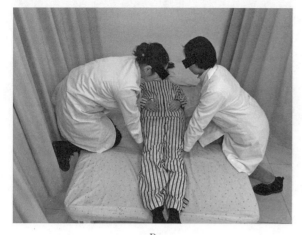

B

图4-68 横向移动(一)

b. 患者仰卧于床上,双手先放在身体两侧。辅助者给患者佩戴颈托后站在床的一侧,一人托住患者颈、肩部及腰部,另一人托住臀部及腘窝,同时抬起患者并移向一侧(图4-69)。

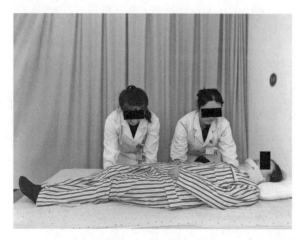

图4-69 横向移动(二)

(2) 不完全/少量辅助下移动

1) 纵向移动(图4-70):患者仰卧于床上,双上肢放在身体两侧。辅助者给患者佩戴颈托后站在床的一侧,患者抬起头颈部,双上肢支撑床面,利用肩部运动向上移动,同时辅助者托住患者膝关节处,抬起其下肢及骨盆,两人一起移动,协调使患者身体移向床头。

若患者颈部恢复稳定,可以完成颈部的动作。患者可利用颈部的屈伸动作在辅助者的帮助下完成纵向移动。然而,该动作存在二次损伤的风险,应谨慎操作。

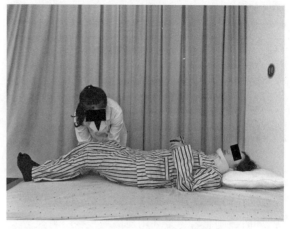

A

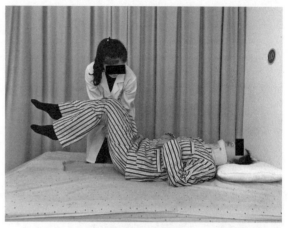

B

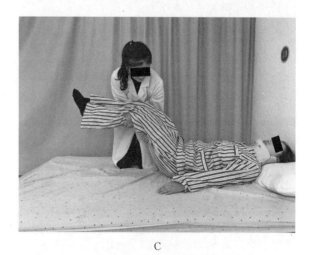

C

图4-70 纵向移动

2) 横向移动(图4-71):患者仰卧于床上,双手放在身体两侧。辅助者给患者佩戴颈托后站在床的一侧。患者先将头部缓慢移向一侧,并将颈肩部移向一侧,辅助者托住患者臀部及腘窝,协助患者移向一侧。

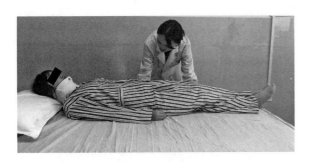

图 4-71　横向移动

操作时应嘱咐患者移动颈、肩部时动作应缓慢，同时鼓励患者尽量利用肩部的残存肌力充分发挥上肢的残存功能。

（三）起坐

1. 不同辅助量下起坐

完全/大量辅助下起坐

（1）仰卧位至长坐位（图4-72）：患者仰卧于床上，两位辅助者分别站于床的两侧。辅助者给患者戴好颈托后扶住患者的双肩及腰部，两人同时用力将患者躯干托至坐位，在辅助下保持长坐位。

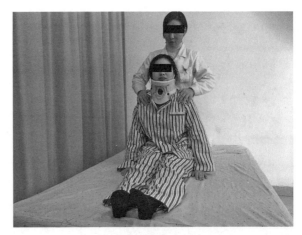

C

图 4-72　仰卧位至长坐位

（2）仰卧位至端坐位（图4-73）：患者仰卧于床上，两位辅助者分别站于床的两侧。辅助者给患者戴好颈托后扶住患者的双肩及腰部，两人同时用力将患者躯干托至坐位，一辅助者保护患者，另一辅助者将患者双下肢缓慢放于床沿，患者在辅助下保持端坐位。

若患者在大量的辅助下坐于轮椅上，应注意颈部的保护及保持身体的直立位。

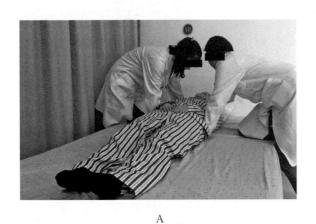

A

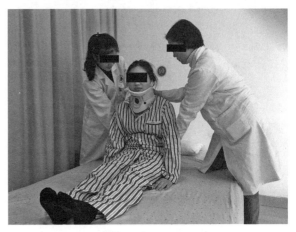

A

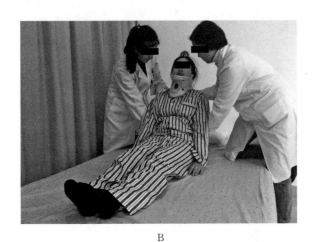

B

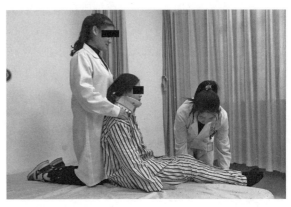

B

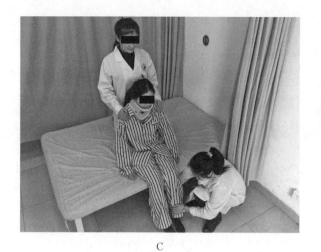

C

图 4-73　仰卧位至端坐位

对于 C_6 以上损伤的高位截瘫患者，需在大量辅助下方可完成从仰卧位到坐位的动作，而对于 C_6 以下损伤的患者应根据患者上肢残存肌力及其环境适应程度而确定辅助程度。

2. 独立起坐(以 C_6 椎体损伤为例)　患者用左肘支撑，身体前倾，右上肢外旋，伸肘，右手支撑身体，右上肢先摆向身体左侧，头和颈部前屈，向左侧移动，使躯干上部转向左侧，双肘在身体左侧支撑，保持平衡，右肘支撑体重，左肘移近身体，头前伸，双肩后缩，右上肢再回到身体右侧，呈双肘后支撑(图 4-74)。

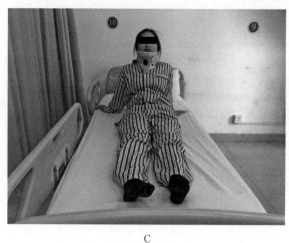

C

图 4-74　独立起坐

同样方法伸直左肘，双手交替向身体靠近，直到身体重心落到双侧大腿上。

(1) 侧卧位坐起(图 4-75)：患者翻身至侧卧位，移动上身靠近下肢，用上侧上肢勾住膝关节，用力勾住腿的同时反复将另一侧肘关节屈曲、伸展。通过此动作将上身靠至双腿，将双手置于体侧伸肘至坐位。

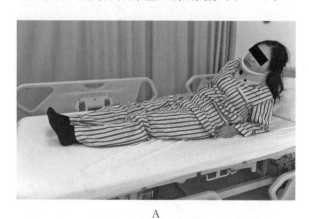

A

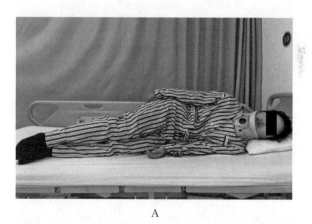

A

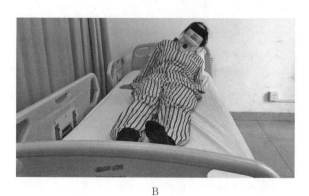

B

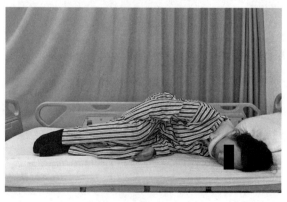

B

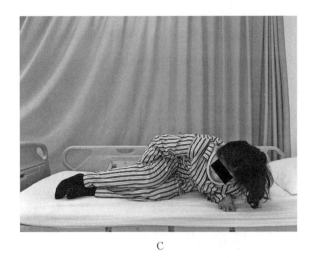

C

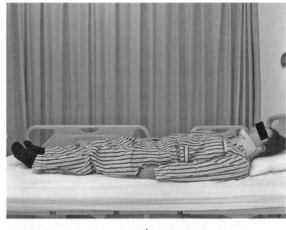

A

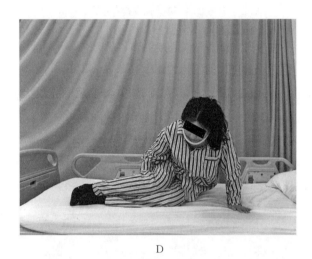

D

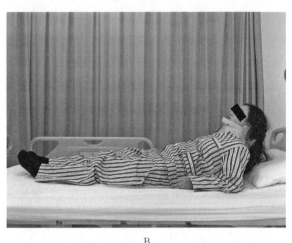

B

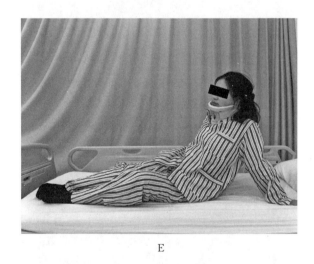

E

图 4-75　侧卧位坐起

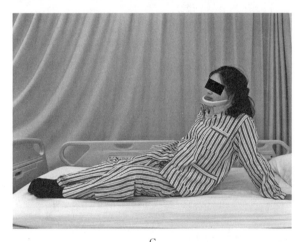

C

图 4-76　仰卧位坐起

（2）仰卧位坐起（图 4-76）：患者将头和上半身用力转向身体两侧，通过反复转动，将双肘放到身后支撑上身，继续将头和上半身旋转，将两肘伸直至长坐位。

（3）运用辅助器具——上肢悬吊环（图 4-77）：患者右上肢伸直，右手插入吊环，腕勾住环，向吊环方向拉动身体，使身体上倾，左肘部支撑，右肘勾住吊环，身体继续上倾，右臂吊住体重，左肩外旋、后伸、伸肘、上身前倾，右手从环中退出，放到身后支撑，伸肘，双手交替前倾，直到身体重心移到腿的上方。

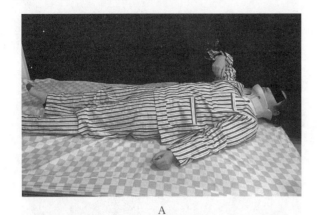

A

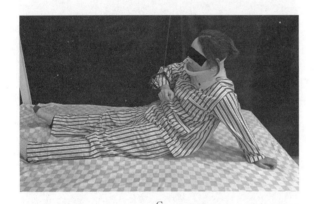

B

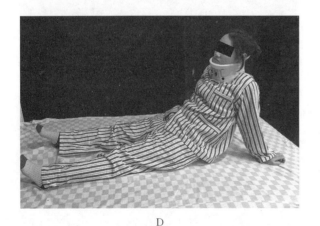

C

D

图 4-77　运用辅助器具——上肢悬吊环

四、脑瘫

脑瘫患儿翻身训练主要是促进躯体回旋运动完成,促使非对称性姿势消失,只有翻身运动完成躯干立直反射才能出现,髋关节、膝关节屈曲和支持动作才能完成,为坐位平衡打基础。其训练方法如下。

(一)仰卧位肩部控制翻身训练

患儿取仰卧位,治疗师双手分别握住患儿双臂并上举过头,将两臂左右交叉,后方侧上肢向一侧用力翻身,从而带动患儿身体旋转来完成一次肩控式翻身动作(图 4-78)。

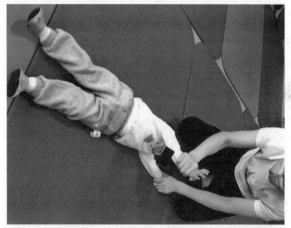

A

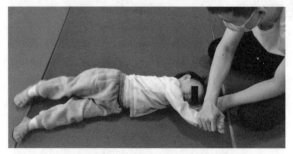

B

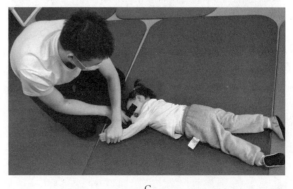

C

图 4-78　仰卧位肩部控制翻身训练

在翻身训练过程中,应注意避免头部过度伸展,纠正肩部异常姿势后再进行。

（二）俯卧位肩部控制翻身训练

患儿取俯卧位,治疗师双手分别握住患儿双上肢前臂,将两臂左右交叉,后方侧上肢向预翻向侧用力,从而带动患儿身体旋转来完成一次肩控式翻身动作(图4-79)。

髋关节和膝关节,带动骨盆向左翻身,患儿身体向左侧旋转的同时治疗师向下牵拉屈曲侧的下肢,身体旋转至俯卧位(图4-80)。

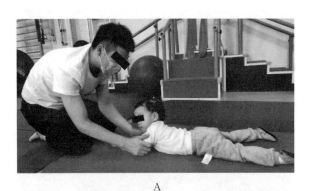

A

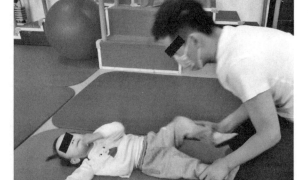

A

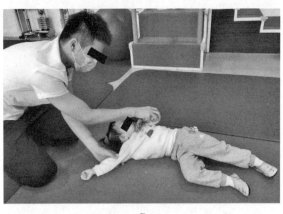

B

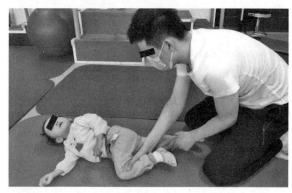

B

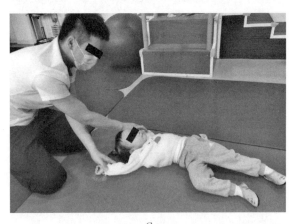

C

图4-79 俯卧位肩部控制翻身训练

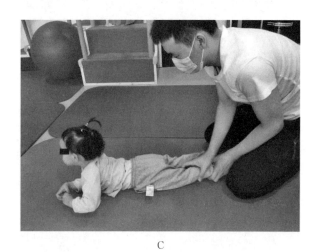

C

图4-80 仰卧位骨盆控制翻身训练

（三）仰卧位骨盆控制翻身训练（以向左侧翻身为例）

患儿取仰卧位,治疗师握住其小腿,屈曲右侧

（四）俯卧位骨盆控制翻身训练

患儿取俯卧位,一侧上肢上举,另一侧上肢自然屈曲。治疗师握住其小腿,屈曲单侧髋关节

和膝关节带动骨盆向左侧翻身时,右下肢屈曲,身体向左侧回旋,同时向下牵拉屈曲侧的下肢,身体回旋至仰卧位(图4-81)。

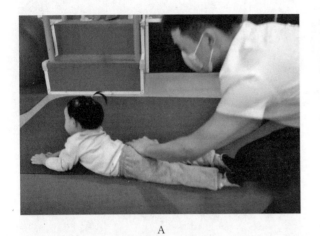

A

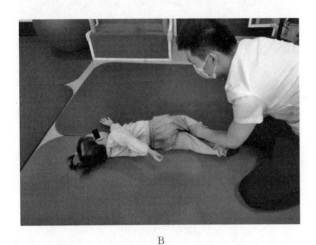

B

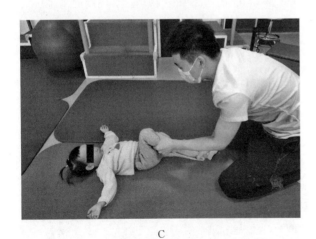

C

图 4-81　俯卧位骨盆控制翻身训练

(五)长坐位训练

患儿背靠墙或使用椅子背成角的坐具,取长坐位以缓解下肢痉挛,使髋关节充分屈曲(图4-82)。

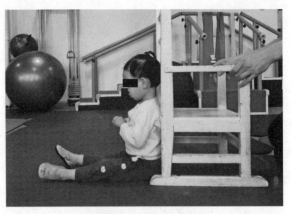

图 4-82　长坐位训练

(六)球上俯卧位至侧卧位翻身训练

患儿俯卧于球上,治疗师在其身体一侧一手扶住患儿肩膀,一手扶着其腹部,双手协同用力时患儿从俯卧位转至侧卧位,两侧交替进行。翻身训练中应避免头部过度伸展(图4-83)。

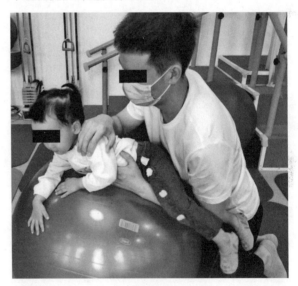

A

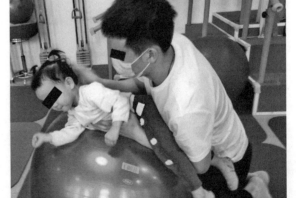

B

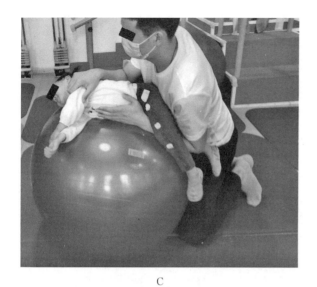

C

图 4-83　球上俯卧位至侧卧位翻身训练

（七）主动翻身训练

患儿取仰卧位，以玩具逗引其翻身至侧卧位，再逗引其主动翻身至俯卧位（图 4-84）。

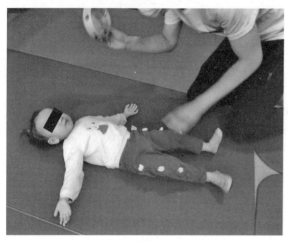

A

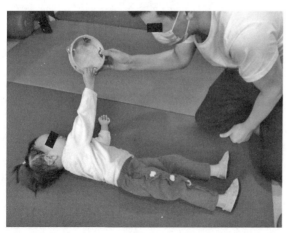

B

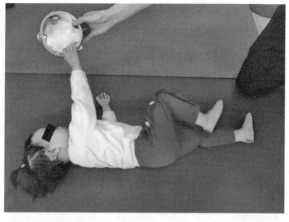

C

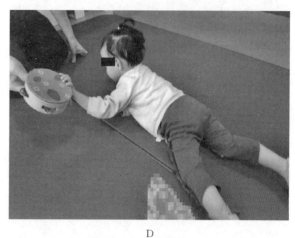

D

图 4-84　主动翻身训练

（八）楔形垫躯干回旋训练

患儿仰卧于楔形垫的斜面上，用斜面来辅助完成患儿躯干旋转动作。在斜坡上完成翻身动作以促进躯干回旋模式的建立（图 4-85）。

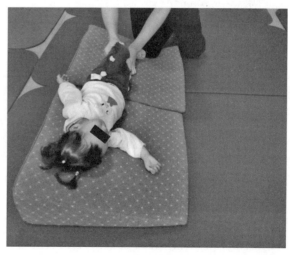

A

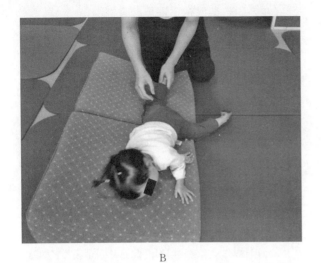

B

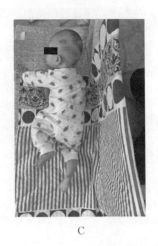

C

图 4-86　被单内的体轴回旋训练

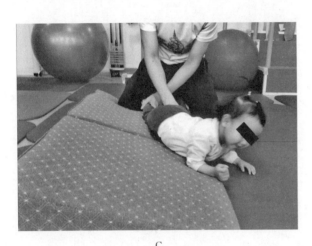

C

图 4-85　楔形垫躯干回旋训练

（九）被单内的体轴回旋训练

患儿仰卧于被单内，治疗师缓慢提起被单的一头，使患儿向侧方滚动，辅助患儿完成在被单内的翻身动作，以促进其体轴回旋模式的建立（图 4-86）。

五、其他功能障碍翻身训练

（一）骨盆骨折

患者需绝对卧床休息，但可进行平卧位与健侧卧位交替，严禁坐位及患侧卧位。患者取平卧位，避免大幅度翻身，适当协助患者取健侧 30°～60°卧位。翻身时保持患者骨盆稳定。指导正确的床上排便方法，避免因抬臀而致骨折再移位。患者应用骨盆固定带固定时，要保持固定带松紧适宜。患者翻身方法如下：床上铺中单，从床头铺到床尾，床的两侧站 1～2 个人，每人抓住中单两端，靠床头的一人喊口令，共同协作把患者先移向床的一边，靠患者身边的辅助者抓住中单，顺势把患者托起并轻轻翻动，另一辅助者抓住中单并固定于合适位置（一般＜60°），靠患者的辅助者用三角枕支撑患者背部，协助患者两腿间放枕头（图 4-87）。

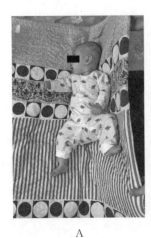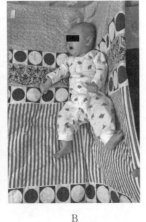

A　　　　　　　　B

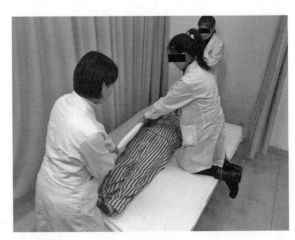

A

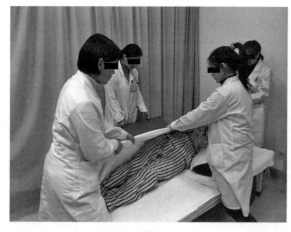

B

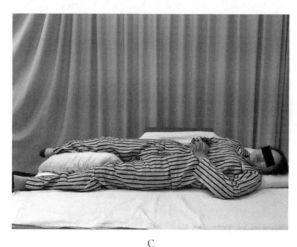

C

图 4-87　骨盆骨折患者翻身训练

（二）多发性骨折或不稳定性骨盆骨折

患者仰卧于硬板床上，可给予骨盆带固定。尽量减少搬动及翻身次数，必须搬动时应多人平托，最好在外固定架保护下进行翻身训练。

（张裴景　刘晓佩）

参考文献

［1］刘璇.日常生活技能与环境改造［M］.7 版.北京:华夏出版社,2013.

［2］窦祖林.作业治疗学［M］.2 版.北京:人民卫生出版社,2013.

［3］何成奇.作业治疗技能操作手册［M］.北京:人民卫生出版社,2017.

［4］窦祖林.作业治疗学［M］.北京:人民卫生出版社,2008.

［5］MARY B E. Physical dysfunction practice skill for the occupational therapy assistant. Third Edition. Mosby,2013.

［6］关骅,张光铂.中国骨科康复学［M］.北京:人民军医出版社,2011.

［7］恽晓平.康复疗法评定学［M］.北京:华夏出版社,2009.

［8］窦祖林.作业治疗学［M］.3 版.北京:人民卫生出版社,2018.

［9］胡军.作业治疗学［M］.北京:中国中医药出版社,2017.

［10］胡军.作业治疗学［M］.2 版.北京:人民卫生出版社,2019.

［11］李奎成,闫彦宁.作业治疗学［M］.北京:电子工业出版社,2019.

第五章

转 移

转移活动(transfer activity)是 ADL 中的一个非常重要的项目,是患者获得最大程度的功能性和生活性独立的重要保证,通常需要由治疗师给予正确的指导和训练。当患者病情趋于平稳,不再进一步发展,甚至处于急性期时,在具备相对较好的床边活动后,都可以建议开始转移活动训练。

本章转移活动包括床椅转移、如厕转移、入浴转移。

第一节
转移活动分析

一、床椅转移

(一)身体功能分析

床椅转移所具备的能力可以从头颈部、躯干、上肢、下肢等几个方面来分析。

1. 头颈部　首先转移者必须具有相对较好的视觉观察和颈部的转移和定向能力。头颈部是人体的方向标,起到人体运动"舵"的作用。良好的视觉和颈部的转移可使转移者能够及时而准确观察周围的环境情况,以明确床和轮椅之间的位置、距离以及角度等空间状态,根据情况,适时做出调整,以保证人体能够顺利完成床—轮椅的转移活动。

2. 躯干　此处指人体中轴的身体部位,控制着人体头颈部、上下肢体连接的躯体控制关系。在床—轮椅的转移活动中,须具备良好的协调和控制能力,协调稳固的躯干是人体完成床—轮椅转移活动的基础。

3. 上肢　上肢和手需要具备良好的伸展、抓握和控制能力。人体的上肢是异常灵活的器官,大部分意识控制下的人类控制活动皆在于此。在此转移活动中,手刹好车闸,上肢伸向目标,配合手指抓握,将力量由手传向躯干,协调控制,再配合下肢完成活动。

4. 下肢　下肢是良好的身体支持平台。下肢需要具备足够强大的肌肉力量,足需要提供相当稳定的支撑控制。良好的支持平台是保证活动完成的必要条件。

(二)认知、心理和精神功能分析

在床—轮椅转移活动中,应当明确以下几个方面。

1. 认知能力　良好的认知能力是保证转移活动完成的思维基础,能够明确目前转移者所具备的各种物理条件,床和轮椅之间的空间位置和关系,以及身体各部位所处的真实状态,察觉其中的一些危险因素并能够及时排除,是活动安全的前提保证。

2. 心理状态　转移者是否已经做好了床—轮椅转移活动的心理准备,有没有对床至轮椅之间的距离和位置出现恐惧,是否已经下定决心来完成此转移活动。坚定而良好的心理准备是本项转移活动能够顺利完成的必备条件。

3. 精神状态　是本项活动的必要条件,转移者的精神状态直接关系着转移活动的安全,是活动能否进行下去的关键因素。转移者在清醒状态完成活动时,能够清晰地辨别眼前环境和个人状态,准确完成站起、滑移和入座的活动顺序。相反,若转移者精神状态很差、意识模糊时进行转移活动,不能很好地确定当前情况和活动程序,一旦转移开始,很可能出现危险。

（三）环境和社会条件分析

床—轮椅转移活动一般在家中、固定居所及训练室等环境完成，本章以普通环境条件作为主述分析。

进行床—轮椅转移活动时，应先观察周围环境是否有利于转移者顺利完成本次活动。

1. 地面　地面是否干燥，是否防滑。干燥和粗糙的地面环境有利于患者下肢和身体的平衡。

2. 鞋子和转移腰带　鞋子需要防滑，腰带防止跌倒，安全的设备可以为转移活动提供安全保障。

3. 安全扶手　周围是否装配有稳固扶手，装有安全扶手之类的设施环境，可以使患者更加安全稳定和维持身体的平衡，有利于患者对自己身体的协调和控制。

4. 床面与轮椅之间的高度　物体由高处向低处移动时，由于重力因素，会使运动更加简便和省力。因此，在完成床—轮椅转移活动时应尽可能使两个平台等高或采取一些措施，使身体可以从高的平台向低的平台移动。

5. 其他　轮椅是否装有扶手等因素也起着重要作用。

二、如厕转移

（一）身体功能分析

如厕转移，主要以轮椅—坐厕的转移为例，具备的能力可以从头颈部、躯体、上肢、下肢等几个方面来分析。

1. 头颈部　转移者要具有相对良好的视觉观察、颈部的转移和定向能力。头颈部起到人体运动"舵"的作用。拥有良好的视觉和颈部的转移定位能力，可使转移者能够及时而准确地观察周围的环境情况，明确轮椅与坐厕的位置、两者之间的距离和角度等空间状态，根据情况，适时做出调整，保证人体能够顺利完成轮椅—坐厕的转移活动。

2. 躯干　人体的中心，掌控着人体头颈部、上下肢体与躯干的连接。在轮椅—坐厕转移活动中，躯干必须具备良好的协调和控制能力，协调稳固的躯干是人体完成轮椅—坐厕之间转移活动的

基础。

3. 上肢　上肢和手需要具备良好的伸展、抓握和控制能力。轮椅—坐厕的转移活动是在大脑主观意识的控制下，用手刹闸控制轮椅，上肢伸向目标辅助栏杆，配合手指抓握，将身体牢牢地与栏杆结合，将力量由手传向躯干，协调控制，配合下肢完成活动。

4. 下肢　下肢是良好的身体支持平台。下肢需要强大的肌肉力量，足需要提供相当稳定的支撑控制。良好的支持平台是保证轮椅—坐厕转移活动能够完成的必要条件。

（二）认知、心理和精神功能分析

在轮椅—坐厕转移活动中，要明确以下几个方面。

1. 认知能力　拥有良好的认知能力是保证转移活动完成的思维基础，能够使转移者充分认识到自己在进行转移活动前所具备的各种物理条件，轮椅—坐厕之间的空间位置和关系，身体各部位所处的现实状况，能够及时排除危险因素，是活动安全的前提保证。

2. 心理状态　转移者自己是否已经做好如厕转移活动心理准备，有没有对轮椅—坐厕之间的空间距离和位置出现恐惧心理，是否已经下定决心来完成此转移活动，坚定而良好的心理准备是本次转移活动能够顺利完成的必备条件。

3. 精神状态　转移者精神状态直接关系着转移活动的安全状况。转移者在清醒状态时，能够清晰地辨别眼前环境和个人状态，从手控刹闸、站起、滑移和入座的活动顺序。相反，若转移者精神状态很差、意识模糊时进行活动，不能很好地判定情况和活动程序，一旦转移开始，很有可能出现危险。

（三）环境和社会条件分析

轮椅—坐厕转移一般是在居所或训练室以及社会生活中的商场、超市等公共场所。在这项活动中，从环境和社会条件两个方面来分析。

1. 环境方面

（1）地面：地面是否干燥，是否防滑。干燥和粗糙的地面环境有利于患者下肢和身体的平衡，不致滑倒，出现安全问题。

（2）鞋子和转移腰带：转移者所穿鞋子需防滑，束好腰带以防止跌倒，安全的设备为转移提供安全的保障。

（3）安全扶手：厕所中是否装配有稳固的扶手。装有安全扶手的设施环境，可以使患者更加安全稳定和维持身体的平衡，有利于患者对自己身体的协调和控制（图5-1）。

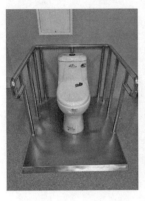 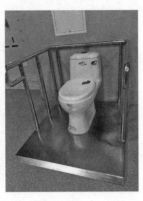

A   B

图 5-1　扶手马桶

（4）轮椅的高度：由轮椅向坐厕转移时，需要轮椅与坐厕尽量水平等高，方便转移者转移如厕至回归轮椅双向活动而节省体能，保证安全。

（5）此外，轮椅是否装有扶手，轮椅车闸是否良好等环境因素也非常重要。

2. 社会方面

（1）蹲便与坐便：坐便是大部分功能障碍患者首选的如厕工具，在我国大部分的商、超市是有台阶的蹲便器，这极大限制了残障人士的社会参与活动，如厕的不便，使得他们更加不愿意去参与这些社会活动。

（2）专用卫生区：残障人士往往如厕多有不便，如操作时间过长、穿脱裤子不便等问题，羞于在公共卫生间如厕。因此，应当尽可能在公共卫生间设立第3种专用卫生区或功能障碍专用区，要求场地尽可能宽阔，有足够轮椅回转的空间，有门和隔断予以阻隔，切实保证残障人士的个人隐私等问题。

（3）专用通道：很多残障人士需要乘坐轮椅，在一些公共场所如公园、银行、办事处等只有台阶而没有无障碍通道，使得许多残障人士都无法参与

相关的社会实践活动。因此，每一个社会公共机构或办事机构都应当修建无障碍通道，方便这些人士出游和办事。

三、入浴转移

（一）身体功能分析

入浴转移以轮椅—浴盆、浴椅（凳）之间的转移活动为主，入浴转移所具备身体功能分析包括头颈部、躯体、上肢、下肢等几个方面。

1. 头颈部　转移者在入浴转移活动时要具有相对较好的视觉观察、颈部的转动和定向能力。良好的视觉和颈部的转动能力可以使转移者能够及时而准确地观察自己和所要进入的浴室的环境情况，明确轮椅和浴盆或浴椅（凳）之间的位置、距离及角度等空间状态，根据实际情况，适时做出调整，以保证转移者能够顺利完成轮椅—浴盆（椅）的转移活动。

2. 躯干　是指人体中轴的身体部位，连接着人体头颈部和上下肢体。在轮椅—浴盆（椅）的转移活动中，身体需具备良好的协调和强大的控制能力，协调稳固的躯干是人体完成轮椅—浴盆（椅）转移活动的基础。

3. 上肢　上肢和手需要具备良好的伸展、抓握和控制能力。上肢和手是人体中最灵活、使用最广泛的器官。在转移活动中，手刹好车闸，上肢伸向目标，配合手指抓握，将力量由手传向躯干，协调控制，再配合下肢完成进入浴盆或进入浴椅的转移活动。

4. 下肢　下肢是良好的身体支持平台。下肢需具备足够强大的肌肉力量，足需要提供相当稳定的支撑、跨越和控制能力。

（二）认知、心理和精神功能分析

在轮椅—浴盆（椅）转移活动中，需要明确以下几个方面。

1. 认知能力　拥有良好的认知能力是保证转移活动完成的思维基础，能够使转移者充分认识到自己在进行转移活动前所具备的各种物理条件，轮椅—浴盆（椅）之间的空间位置和关系，以及身体各部位所处的现实状况，能够及时排除危险因素，是活动安全的前提保证。

2. 心理状态 转移者自己是否已经做好入浴转移活动的心理准备,对轮椅与浴椅之间的距离和位置有无出现恐惧心理,是否已经下定决心来完成此转移活动,坚定而良好的心理准备是活动能够顺利完成的必备条件。

3. 精神状态 转移者精神状态的好与坏直接关系着转移活动的安全,是活动进行下去的关键。转移者在清醒状态时,能够清晰地辨别眼前环境和个人状态,从手控刹闸、站起、滑移、抬起下肢和进入浴盆(椅)的活动顺序。相反,若转移者精神状态很差、意识模糊时进行转移活动,就不能很好地判定当前情况和活动程序,一旦转移开始,很有可能出现危险。

(三)环境和社会条件分析

轮椅—浴盆(椅)转移活动一般都是在居所或训练室,以及社会生活中的浴室或澡堂等公共场所进行。因此,在这项活动中,可从环境和社会条件两个方面来分析(图5-2,图5-3)。

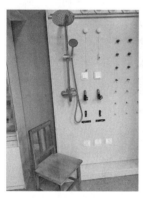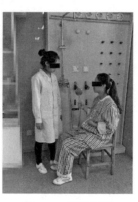

图5-2　淋浴器和座椅　　　图5-3　淋浴训练

1. 环境方面

(1)地面:地面是否干燥,是否防滑。干燥和粗糙的地面环境有利于患者下肢和身体的平衡,不致滑倒,出现安全问题。

(2)浴鞋和转移腰带:建议转移者最好不要穿普通拖鞋,其所穿鞋最好是专用、可以稳定足在里面的浴鞋,同样需要防滑。束好腰带以防止跌倒,安全的设备为转移活动的安全提供保障。

(3)浴板:若将患者转移到浴盆中洗浴,则需要在浴盆边缘安装稳固、安全的浴板,以方便入浴者稳定身体,完成洗浴。

(4)安全扶手:浴室中需要装配有稳固的扶手。装有安全扶手之类的设施环境,可使患者更加安全稳定和维持身体的平衡,有利于患者对自己身体的协调和控制。

(5)浴盆(椅)和轮椅的高度:由轮椅向浴盆(椅)转移时,需要轮椅与浴盆(椅)尽量水平等高,方便转移者转移入浴盆(椅)至回归轮椅双向活动而节省体能、保证安全。

(6)此外,轮椅是否装有可拆卸扶手,轮椅车闸功能是否良好。当患者功能较差,是否配有转移滑板等环境因素也起着重要的作用。

2. 社会方面 社会生活中的大众浴室,一般并未考虑残障人士的入浴问题,许多浴室都是以正常人入浴进行设计的,对众多的残障人士是极其不便的,因此在这些地方很少看到残障人士。建议从业者多关注一下残障人士的入浴问题,使每一个人都能享受幸福美好的社会生活。

第二节
转移活动训练的目的、原则和注意事项

一、转移活动训练的目的和原则

(一)床椅转移

1. 目的 床椅转移活动是患者所有转移活动中最基础的一项,患者若想参加室内或室外的活动时,首先需要离开床、进入轮椅等出行支持平台,进而驱动平台完成想要完成的活动。在本章中,学习好床椅转移活动,是让功能障碍者能够初步完成生活上的独立的基础,或者是在少量辅助下完成床—轮椅的初步转移能力,增强患者出行的信心和出行的能力。

2. 原则 在本项活动中,首先要绝对保证患者在安全的前提下进行,注意鞋子防滑、地面防滑、轮椅手刹功能良好、防护腰带到位等一系列问题;其次,本着循序渐进,逐步减少辅助的原则,在训练中,逐渐减少协助,逐步提高患者自己完成床—轮椅转移能力,以达到患者能够独立完成活动;最后,通过本次活动,使得患者提高独立生活的意志力,增强患者彻底回归家庭的自信心,使下一步的训练活动有一个好的开端。

(二)如厕转移

1. 目的　如厕转移活动是患者在生活训练当中非常重要的一项,大、小便的自理和控制是所有患者最殷切期望的一个环节。患者独立进入厕座,如厕完毕,又可以独立返回轮椅,离开厕所,这是患者享受自由家庭生活最隐秘的一个项目。在本章中,学习好如厕转移活动,让功能障碍者学会自己独立完成或在少量辅助下完成轮椅—坐厕的初步转移能力,锻炼患者的生活技能,增强患者家庭生活的归属感。

2. 原则　在本项活动中,首先要在保证患者安全的前提下进行,时刻注意地面和患者鞋子防滑状态、轮椅手刹和防护腰带是否到位等一系列问题;其次,本着循序渐进、逐步减少辅助的原则,在整个如厕转移活动训练期间,要逐渐减少对患者的协助,稳步提高患者自己完成轮椅—坐厕转移能力,达到患者能够独立完成活动;最后,通过本次活动,使得患者独立生活的自理能力进一步得到提高,增强患者对自由而美好的家庭生活的归属感。

(三)入浴转移

1. 目的　入浴转移活动是患者在家庭生活中的一项重要活动,大多数患者生病之后都是家人或其他辅助人员帮助其完成,几乎全部都是完全辅助,患者从不插手的情况,这类问题无论在家庭还是在医院都具有普遍性,极大地伤害了患者的自尊心,也打击了患者的自信心,使得患者逐步产生依赖心理,最终失去生活自理的希望。在本章中,学习好入浴转移活动,让功能障碍者学会自己独立完成或在少量辅助下完成轮椅—浴盆(椅)的发展型生活自理能力,进一步锻炼患者的生活技能。

2. 原则　本项活动是在保证患者安全的前提下进行的。辅助者应时刻关注地面和患者鞋子防滑状态、轮椅手刹功能是否良好、防护腰带是否到位、浴盆(椅)是否稳固等一系列问题;其次,本着循序渐进、逐步减少辅助的原则,在整个入浴的转移活动训练期间,逐渐减少对患者的协助,稳步提高患者自己完成轮椅—浴盆(椅)转移能力,达到患者能够独立完成入浴活动的目的;最后,通过本次活动,使得患者独立生活的自理能力得到进一步的发展,增强患者享有对美好幸福生活追求的愿景。

二、转移活动训练的注意事项

(一)床椅转移活动

1. 确定床—椅转移活动的安全性,时刻注意活动中可能发生的危险,排除险情,预防患者跌倒。

2. 明确训练的顺序,本着循序渐进的原则,由易到难,根据患者实际情况,合理安排不同难度的训练。

3. 确定患者进行床—椅转移活动的合理方式,依照患者目前状况制定最终目标,采取部分辅助或完全代偿或全部独立的方式。

4. 在转移活动中要注意活动进行中的力学变化情况。

5. 根据患者的认知情况和精神状态,要实时关注在床—椅转移活动中患者的注意力变化情况。

(二)如厕转移活动

1. 确定轮椅—坐厕转移活动的安全性,时刻注意活动中可能发生的危险,排除险情,预防患者跌倒。

2. 明确训练的顺序,本着循序渐进的原则,由易到难,根据患者实际情况,合理安排不同难度的训练。

3. 确定患者进行轮椅—坐厕转移活动的合理方式,依照患者目前状况制定最终目标,采取部分辅助或完全代偿或全部独立的方式。

4. 在转移活动中要注意活动进行中的力学变化情况。

5. 根据患者的认知情况和精神状态,要实时关注在轮椅—坐厕转移活动中患者的注意力变化情况。

(三)入浴转移活动

1. 确定轮椅—浴盆(椅)转移活动的安全性,时刻注意活动中可能发生的危险,排除险情,预防患者跌倒。

2. 明确训练的顺序,本着循序渐进的原则,由易到难,根据患者实际情况,合理安排不同难度的训练。

3. 确定患者进行轮椅—浴盆(椅)转移活动的合理方式,依照患者目前状况制定最终目标,采取部分辅助或完全代偿或全部独立的方式。

4. 在转移活动中要注意活动进行中的力学变化情况。

5. 根据患者的认知情况和精神状态,要实时关注在轮椅—浴盆(椅)转移活动中患者的注意力变化情况。

第三节
转移活动训练

一、偏瘫

偏瘫患者最适合应用独立轮椅与床之间侧方转移的方法。

(一)不同辅助量下床椅转移训练

1. 完全/大量辅助下进行床椅转移(治疗师或减重系统或看护人员) 此类尚处于急性期或刚刚进入恢复期的偏瘫患者或年老体弱患者,在这阶段体能较差,躯干肌群和下肢肌群肌力相对不足,故在训练开始前需要做好全过程的安全评估工作,制定好安全措施,防患于未然。详解步骤如下:①辅助者使轮椅尽量靠近床沿,床与轮椅约成45°,移去脚踏板,刹好车闸以固定好轮椅。②去掉轮椅侧面扶手。尽量使轮椅与床的高度一致,在床与轮椅间架一滑板,板的一端放于患者臀下。③在辅助者或减重系统的支持和帮扶下,使患者肌力强侧(非偏瘫侧)靠近床沿,双下肢移动至地面并双足分开,距离20 cm左右,固定承重,调整好姿势。④辅助者站在患者患侧前面,用自己的足和膝固定患者的膝和足。⑤叮嘱患者直腰前倾,肩与膝在同一垂直线上,健手支于扶手上。⑥辅助者需要握紧患者后面的腰带并提伸,叮嘱患者伸展肢体至完全站立,或利用减重支持系统提伸患者躯干。⑦患者体重支于健腿或依靠减重系统,以健腿作为转

身的枢轴,辅助者使患者腿部转向床,患足后移并靠近床沿。⑧患者健手抓于床垫上,辅助者使患者屈膝屈髋坐下,调整姿势。⑨辅助者移开轮椅(图5-4～图5-9)。

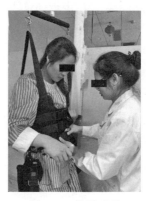
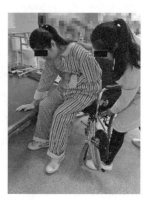

图5-4 悬吊减重　　　图5-5 转移准备

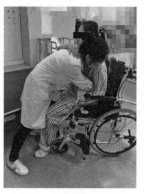
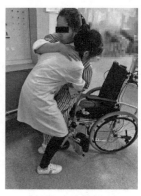

图5-6 转移开始　　　图5-7 转移进行

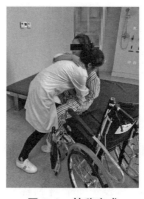
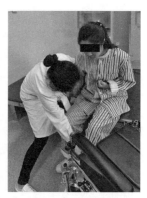

图5-8 转移完成　　　图5-9 调整坐姿

由床至轮椅的动作与上相同,但次序相反,先使患者稳定坐于床沿而不滑动,难点在于床垫较软难以支撑患者起立,可以如前在床上置木板,患者坐上轮椅以后可以去掉专用腰带,将患者固定于轮椅上(图5-10～图5-12)。

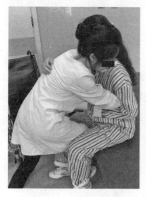
图 5-10 准备开始

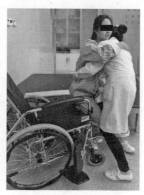
图 5-11 转移进行

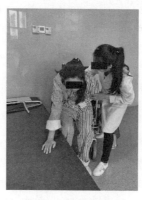
图 5-13 准备开始

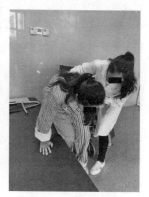
图 5-14 转移进行

由床至轮椅的动作与上相同,但次序相反。需要特别注意的是,在训练中辅助者多以教育和引导者的角色存在,在活动危险较大时一定要抓握控制好辅助腰带,以保证患者的安全(图 5-15~图 5-18)。

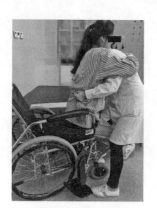
图 5-12 转至轮椅

2. 少量辅助下进行床椅转移(治疗师或看护人员辅助,可利用辅助具) 此类患者体能较好,有一定的基础,如躯干肌群和下肢肌群肌力充沛等。同样在训练开始前需要做好安全评估,制定相应的对应策略。详解步骤如下:①辅助者或患者自己使轮椅靠近床沿,床与轮椅尽量成 45°,移去脚踏板,刹好车闸,固定好轮椅。②使轮椅与床的高度尽可能一致。③在辅助者的引导和提示下,使患者肌力强侧(非偏瘫侧)靠近床沿,双下肢移动至地面,双足分开,距离约为 20 cm,固定承重,调整好姿势。④辅助者站在患者患侧前面,引导患者控制好自己的膝部和足,踩实承重。⑤叮嘱患者直腰前倾,肩部与膝部在同一垂直线上,健手支于扶手上。⑥辅助者需要握紧患者后面的腰带并提伸,叮嘱患者伸展肢体至完全站立。⑦患者体重支于健侧,以健腿作为转身的枢轴,使患者腿部转向床,患足后移并靠近床沿。⑧患者健手扶在床垫上,辅助人员引导患者屈膝屈髋坐下,调整姿势。⑨辅助者移开轮椅。

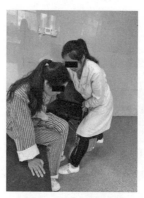
图 5-15 调整姿态

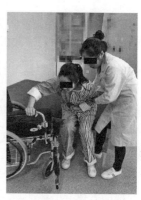
图 5-16 准备开始

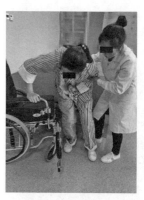
图 5-17 转移进行

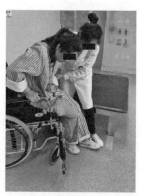
图 5-18 移至轮椅位置

3. 独立进行床椅转移训练(可利用辅具) 此类患者的能力比较好,在训练前需要做好安全评估工作,制定突发情况的应对策略。操作步骤与上面相似,辅助者需要监护患者并应对突发情况,以保证患者绝对安全。

（二）不同辅助量下如厕转移训练

1. 完全/大量辅助下进行如厕转移（治疗师或减重系统或看护人员）　此类尚处于刚进入恢复期的偏瘫患者或年老体弱患者，此阶段体能较差，躯干肌群和下肢肌群肌力相对不足，故在训练开始前需要做好全过程的安全评估工作，制定好安全措施，防患于未然。详解步骤如下：①辅助者使轮椅尽量靠近坐便器边缘，坐便器最好与轮椅成45°，移去脚踏板，刹好车闸，固定好轮椅。②去掉轮椅侧面扶手。在坐便器与轮椅间架一滑板，板的一端放于患者臀下。③在辅助者或减重系统的支持和帮扶下，使患者肌力强侧（非偏瘫侧）靠近坐便器，双下肢移动至地面，双足分开，距离约为20 cm，固定承重，调整好姿势。④辅助者站在患者患侧前面，用自己的足和膝部固定患者的膝部和足。⑤叮嘱患者直腰前倾，肩与膝在同一垂直线上，健手支于扶手上。⑥辅助者需要握紧患者后面的腰带并提伸，叮嘱患者伸展肢体至完全站立，或利用减重支持系统提伸患者躯干。⑦患者体重支于健腿，或依靠减重系统，以健腿作为转身的枢轴，辅助者使患者腿部转向坐便器，患足后移并靠近床沿。⑧患者健手抓住坐便器周围墙上的安全扶手，稳定自己的身体，辅助者使患者屈膝屈髋坐下，调整姿势。⑨辅助者移开轮椅（图5-19～图5-22）。

由坐便器至轮椅的动作与上相同，但次序相反（图5-23～图5-25）。

2. 少量辅助下进行如厕转移（治疗师或看护人员辅助，可利用辅助具）　此类患者体能已经有了较大的提高，有一定的基础，如躯干肌群和下肢

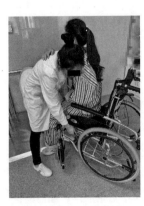
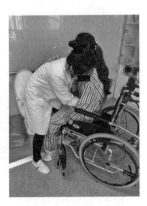

图5-19　准备完成　　　　图5-20　转移开始

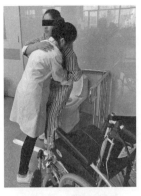
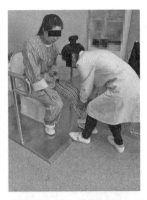

图5-21　移至马桶　　　图5-22　调整坐姿

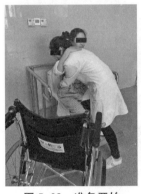
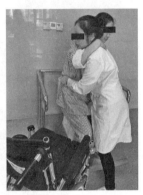

图5-23　准备开始　　　图5-24　转至轮椅

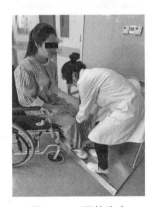

图5-25　调整姿态

肌群肌力充沛。同样在训练开始前需要做好安全评估，制定相应的对应策略。详解步骤如下：①辅助者或患者自己使轮椅靠近坐便器边缘，坐便器与轮椅尽量成45°，移去脚踏板，刹好车闸，固定好轮椅。②在辅助者的引导和提示下，使患者肌力强侧（非偏瘫侧）靠近床沿，双下肢移动至地面并双足分开，距离约为20 cm，固定承重，调整好姿势。③辅助者站在患者患侧前面，引导患者控制好自己的膝部和足，踩实承重。④叮嘱患者直腰前倾，肩部与膝部在同一垂直线上，健手支于扶手上。⑤辅助者需要握紧患者后面的腰带并提伸，叮嘱患者伸展肢体

至完全站立。⑥患者体重支于健腿,以健腿作为转身的枢轴,使患者腿部转向坐便器,患足后移并靠近坐便器边沿。⑦患者健手扶在坐便器旁边的安全扶手上,辅助者引导患者屈膝屈髋坐下,调整姿势。⑧辅助者移开轮椅(图5-26～图5-27)。

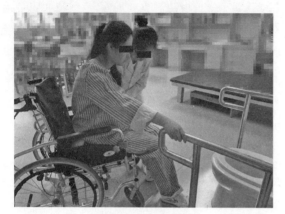

图 5-26　姿态准备

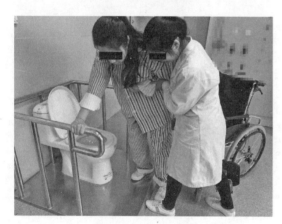

图 5-27　移至马桶

由坐便至轮椅的动作与上相同,但次序相反。需要特别注意的是,在训练中辅助者多以教育和引导者的角色存在,在活动危险较大时一定要抓握控制好辅助腰带,以保证患者的安全(图5-28～图5-31)。

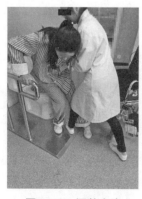

图 5-28　调整坐姿

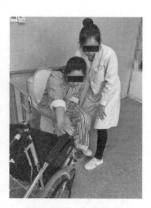

图 5-29　姿态准备

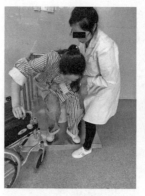

图 5-30　转移进行

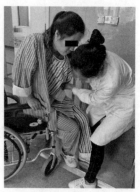

图 5-31　移至轮椅

3. 独立进行如厕转移训练(可利用辅具)　此类患者的能力比较好,在训练前需要做好安全评估工作,制定突发情况的应对策略。操作步骤与上面相似,辅助者需要监护患者和应对突发情况,以保证患者绝对安全。

(三)不同辅助量下入浴转移训练

1. 完全/大量辅助下进行入浴转移(治疗师或减重系统或看护人员)　此类尚处于刚进入恢复期的偏瘫患者或年老体弱患者,大部分患者在此阶段体能较差,躯干肌群和下肢肌群肌力相对不足,故在训练开始前需要做好全过程的安全评估工作,制定好安全措施,防患于未然。详解步骤如下:①辅助者使轮椅尽量靠近浴室的花洒或浴缸,轮椅尽可能贴近浴缸,移去轮椅脚踏板,刹好车闸,固定好轮椅。②去掉轮椅侧面扶手。尽量使轮椅与浴缸或浴椅的高度一致,在浴缸与轮椅间架一滑板,板的一端放于患者臀下。③在辅助者或减重系统的支持和帮扶下,使患者肌力强侧(非偏瘫侧)靠近浴缸或浴椅,双下肢移动至地面,双足分开,距离约为 20 cm,固定承重,调整好姿势。④辅助者站在患者患侧前面,用自己的足和膝部固定患者的足和膝部。⑤叮嘱患者直腰前倾,肩与膝在同一垂直线上,健手支于扶手上。⑥辅助者需要握紧患者后面的腰带并提伸,叮嘱患者伸展肢体至完全站立,或利用减重支持系统提伸患者躯干。⑦患者体重支于健腿或依靠减重系统,以健腿作为转身的枢轴,辅助者使患者腿部转向浴缸或浴椅,患足后移并靠近浴缸边沿。⑧患者健手抓在浴缸边沿或墙上的安全扶手,辅助者使患者屈膝屈髋坐在浴椅上或沿浴缸边缘坐稳、固定好身体,辅助者帮助患者将双腿移动至浴缸中,让患者坐在浴缸中的浴板上,然后将身体滑入浴缸中,调整姿势。⑨辅助者移开轮椅(图5-32,图5-33)。

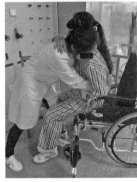
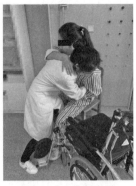

图5-32　准备开始　　　图5-33　移至浴椅

由浴缸或浴(椅)至轮椅的动作与上相同,但次序相反。需要特别注意的是在训练中,辅助者要保证患者的绝对安全(图5-34～图5-37)。

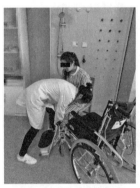
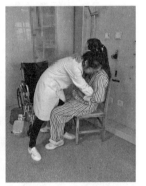

图5-34　调整姿态　　　图5-35　准备开始

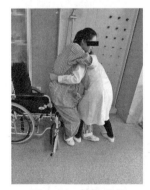
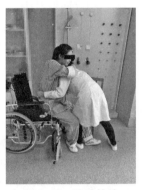

图5-36　转移进行　　　图5-37　移至轮椅

2. 少量辅助下进行入浴转移(治疗师或看护人员辅助,可利用辅助具)　此类患者体能已经有了较大的提高,躯干肌群和下肢肌群肌力较为充沛。同样,在训练开始前需要做好安全评估,制定相应的对应策略。详解步骤如下:①辅助者或患者自己使轮椅靠近浴室边缘,尽量靠近浴椅或浴缸,

移去脚踏板,刹好车闸,固定好轮椅。②在辅助者的引导和提示下,使患者肌力强侧(非偏瘫侧)靠近浴缸或浴椅,双下肢移动至地面并双足分开,距离约为20 cm,固定承重,调整好姿势。③辅助者站在患者患侧前面,引导患者控制好自己的膝和足,踩实承重。④叮嘱患者直腰前倾,肩与膝在同一垂直线上,健手支于扶手上。⑤辅助者需要握紧患者后面的腰带并提伸,叮嘱患者伸展肢体至完全站立。⑥患者体重支于健腿,以健腿作为转身的枢轴,使患者腿部转向浴缸或浴椅,患足后移并靠近浴缸边沿。⑦患者健手抓在浴缸边沿或墙上的安全扶手,辅助者使患者屈膝屈髋坐在浴椅上或沿浴缸边缘坐稳,固定好身体,辅助者帮助患者将双腿移动至浴缸中,让患者坐在浴缸中的浴板上,然后将身体滑入浴缸中,调整姿势。⑧辅助者移开轮椅(图5-38,图5-39)。

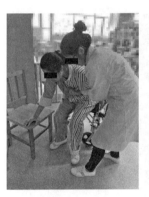
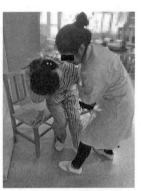

图5-38　准备开始　　　图5-39　移至浴椅

由浴缸或浴椅至轮椅的动作与上相同,但次序相反。需要特别注意的是,在训练中辅助者多以教育和引导者的角色存在,在活动危险较大时一定要抓握控制好辅助腰带,以保证患者的安全(图5-40～图5-43)。

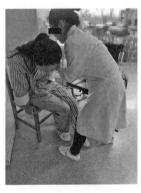
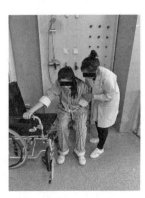

图5-40　调整坐姿　　　图5-41　准备转移

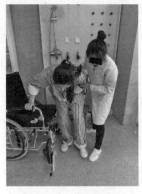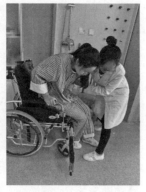

图 5-42　转移进行　　　图 5-43　移至轮椅

3. 独立进行入浴转移训练（可利用辅具）　此类患者的能力比较好，在训练前需要做好安全评估工作，制定突发情况的应对策略。操作步骤与上面相似，辅助者需要监护患者并应对突发情况，以保证患者绝对安全。

二、截瘫

截瘫患者，即可归为双侧下肢功能障碍患者一类。截瘫又分为完全性截瘫和非完全性截瘫。

（一）不同辅助量下床椅转移训练

1. 完全/大量辅助下进行床椅转移（治疗师或减重系统或看护人员）　此类患者双上肢运动和力量基本没有问题，主要是腰部以下部分尤以双下肢的运动和力量严重不足为主。在训练开始前需要做好全过程的安全评估工作，制定好安全措施，防患于未然。详解步骤如下：①辅助者或患者使轮椅尽量靠近床沿，床与轮椅约成45°（可依据具体情况采用不同的角度），移去脚踏板，刹好车闸以固定好轮椅。②去掉轮椅靠近床边一侧的扶手。尽量使轮椅与床的高度一致，在床与轮椅间架一滑板，板的一端放于患者臀下。③患者双足平放在地上固定，用双手抓住轮椅的扶手以提供支撑。④辅助者站在患者前面，用自己的足和膝部固定患者的足和膝部。⑤叮嘱患者直腰前倾，在辅助者或减重系统的支持和帮扶下，患者先将臀部向前移动，一手支撑轮椅远侧扶手，另一手支撑床面，固定好身体。⑥患者提伸躯干，双手同时用力撑起臀部，利用滑板向床面移动。⑦患者坐到床边，用双手支撑并调整好姿势位置。⑧辅助者或患者移开轮椅。

由床至轮椅的动作与上相同，但次序相反。在转移过程中一定要注意对患者的保护。

2. 少量辅助下进行床椅转移（治疗师或看护人员辅助，可利用辅助具）　此类患者相对基础较好，一些能力如躯干肌群和下肢肌群肌力等有一定的提高。在训练开始前需要做好安全评估，制定相应的对应策略。详解步骤如下：①患者自己使轮椅靠近床沿，床与轮椅尽量约成45°（可依据具体情况采用不同的角度），移去脚踏板，刹好车闸固定好轮椅。②去掉轮椅靠近床边一侧的扶手，尽量使轮椅与床的高度一致。③患者双足平放在地上，固定，用双手抓住轮椅的扶手以提供支撑。④辅助者站在患者前面，叮嘱患者直腰前倾，在辅助者的保护和监督下，患者先将臀部向前移动，一手支撑轮椅远侧扶手，另一手支撑床面，固定好身体。⑤患者提伸躯干，双手同时用力撑起臀部，向床面移动。⑥患者坐到床边，用双手支撑并调整好姿势位置。⑦辅助者或患者移开轮椅。

由床至轮椅的动作与上相同，但次序相反。需要特别注意的是，在训练中辅助者多以教育和引导者的角色存在，在活动危险较大时一定要抓握控制好辅助腰带，以保证患者的安全。

3. 独立进行床椅转移训练（可利用辅具）　此类患者的能力比较好，在训练前需要做好安全评估工作，制定突发情况的应对策略。操作步骤与"少量辅助下进行床椅转移"相似，辅助者需要监护患者并应对突发情况，以保证患者绝对安全。

（二）不同辅助量下如厕转移训练

1. 完全/大量辅助下进行如厕转移（治疗师或减重系统或看护人员）　此类患者双上肢运动和力量基本没有问题，主要是腰部以下部分尤以双下肢的运动和力量严重不足为主。在训练开始前需要做好全过程的安全评估工作，制定好安全措施，防患于未然。详解步骤如下：①辅助者或患者使轮椅尽量靠近坐便器，坐便器与轮椅约成45°（可依据具体情况采用不同的角度），移去脚踏板，刹好车闸，固定好轮椅。②去掉轮椅靠近坐便器一侧的扶手。在坐便器与轮椅间架一滑板，板的一端放于患者臀下。③患者双足平放在地上，固定，用双手抓住轮椅的扶手以提供支撑。④辅助者站在患者前面，用自己的足和膝部固定患者的足和膝部。⑤叮嘱患者直腰前倾,在辅助者或减重系统的支持和帮扶下,患者先将臀部向前移动,一手支撑轮椅远侧扶手,另一手支撑坐便器旁的扶手,固定好身体。⑥患者提伸躯干,双手同时用力撑起臀部,利用滑板向坐便器移动。⑦患者坐到坐便器上,用双手支撑调整好姿势位置。⑧辅助者或患者移开轮椅。

由坐便器至轮椅的动作与上相同,但次序相反。在转移过程中一定要注意对患者的保护。

2. 少量辅助下进行如厕转移(治疗师或看护人员辅助,可利用辅助具) 此类患者一些能力如躯干肌群和下肢肌群肌力有一定的提高。同样,在训练开始前需要做好安全评估,制定相应的对应策略。详解步骤如下:①患者自己使轮椅靠近坐便器,坐便器与轮椅尽量约成45°(可依据具体情况采用不同的角度),移去脚踏板,刹好车闸,固定好轮椅。②去掉轮椅靠近坐便器一侧的扶手。③患者双足平放在地上,固定,用双手抓住轮椅的扶手以提供支撑。④辅助者站在患者前面,叮嘱患者直腰前倾,在辅助者的保护和监督下,患者先将臀部向前移动,一手支撑轮椅远侧扶手,另一手支撑坐便器周边的扶手,固定好身体。⑤患者提伸躯干,双手同时用力撑起臀部并向坐便器移动。⑥患者坐到坐便器上,用双手抓住周边扶手以调整好姿势位置。⑦辅助者或患者移开轮椅。

由坐便器至轮椅的动作与上相同,但次序相反。需要特别注意的是,在训练中辅助者多以教育和引导者的角色存在,在活动危险较大时一定要抓握控制好辅助腰带,以保证患者的安全。

3. 独立进行如厕转移训练(可利用辅具) 此类患者的能力比较好,在训练前需要做好安全评估工作,制定突发情况的应对策略。操作步骤与"少量辅助下进行如厕转移"相似,辅助者需要监护患者并应对突发情况,以保证患者绝对安全。

(三)不同辅助量下入浴转移训练

1. 完全/大量辅助下进行入浴转移(治疗师或减重系统或看护人员) 此类患者双上肢运动和力量基本没有问题,主要是腰部以下部分尤以双下肢的运动和力量严重不足为主。在训练开始前需要做好全过程的安全评估工作,制定好安全措施,防

患于未然。详解步骤如下:①辅助者或患者使轮椅尽量靠近浴盆或浴椅,尽量使轮椅与之约成45°(可依据具体情况采用不同的角度),移去脚踏板,刹好车闸,固定好轮椅。辅助者在浴盆中放置浴盆(椅)或小凳子用以支持患者身体。②去掉轮椅靠近浴盆(椅)一侧的扶手。在浴盆(椅)与轮椅间架一滑板,板的一端放于患者臀下。③患者双足平放在地上,固定,用双手抓住轮椅的扶手以提供支撑。④辅助者站在患者前面,用自己的足和膝部固定患者的足和膝部。⑤叮嘱患者直腰前倾,在辅助者或减重系统的支持和帮扶下,患者先将臀部向前移动,一手支撑轮椅远侧扶手,另一手支撑浴盆(椅)扶手,固定好身体。⑥患者提伸躯干,双手同时用力撑起臀部,利用滑板向浴盆(椅)移动。⑦患者坐到浴盆中或浴椅上,用双手支撑以调整好姿势位置。⑧辅助者或患者移开轮椅。

由浴盆(椅)至轮椅的动作与上相同,但次序相反。在转移过程中一定要注意防滑以保证患者的安全。

2. 少量辅助下进行入浴转移(治疗师或看护人员辅助,可利用辅助具) 此类患者的一些能力如躯干肌群和下肢肌群肌力有一定的提高。同样,在训练开始前需要做好安全评估,制定相应的对应策略。详解步骤如下:①患者自己使轮椅靠近浴盆或浴椅,尽量使轮椅与之约成45°(可依据具体情况采用不同的角度),移去脚踏板,刹好车闸,固定好轮椅。辅助者在浴盆中放置浴盆(椅)或小凳子用以支持患者身体。②去掉轮椅靠近浴盆(椅)一侧的扶手。③患者双足平放在地上,固定,用双手抓住轮椅的扶手以提供支撑。④辅助者站在患者前面,叮嘱患者直腰前倾,在辅助者的保护和监督下,患者先将臀部向前移动,一手支撑轮椅远侧扶手,另一手支撑浴盆(椅)周边的扶手,固定好身体。⑤患者提伸躯干,双手同时用力撑起臀部并向浴盆(椅)移动。⑥患者坐到浴盆中或浴椅上,用双手抓住周边扶手以调整好姿势位置。⑦辅助者或患者移开轮椅。

由浴盆(椅)至轮椅的动作与上相同,但次序相反。需要特别注意的是,在训练中辅助者多以教育和引导者的角色存在,在活动危险较大时一定要抓

握控制好辅助腰带,以保证患者的安全。

3. 独立进行入浴转移训练(可利用辅具) 此类患者的能力比较好,在训练前需要做好安全评估工作,制定突发情况的应对策略。操作步骤与"少量辅助下进行入浴转移"相似,辅助者需要监护患者并应对突发情况,以保证患者绝对安全。

三、四肢瘫(以 C_6 椎体损伤为例)

C_6 椎体损伤患者,脊髓水平拇指近节背侧皮肤感觉正常,其以下皮肤感觉功能开始消失,伸腕肌即桡侧伸腕长肌和桡侧伸腕短肌正常,其以下肌肉运动开始消失。四肢瘫分为完全性损伤和非完全性损伤两大类。完全性损伤患者, C_6 椎体以下的感觉和运动完全消失,需要看护人员或悬吊支持等设备的大量使用,在完全/大量辅助下完成。不完全性损伤则根据其损伤程度依次在不同辅助量下进行。

(一)不同辅助量下床椅转移训练

1. 完全/大量辅助下进行床椅转移(治疗师或减重系统或看护人员) 此类患者包含完全性损伤或损伤较为严重的患者,在训练开始前需要做好全过程的安全评估工作,制定好严格而全面的安全措施。详解步骤如下:①辅助者将轮椅放至与床平行(可依据具体情况采用不同的角度),移去脚踏板,刹好车闸,固定好轮椅。②去掉轮椅靠近床边一侧的扶手。尽量使轮椅与床的高度一致,在床与轮椅间架一滑板,板的一端放于患者臀下。③患者双足平放在地上,固定。④辅助者弯腰站在患者对面,让患者头及躯干均前屈。⑤叮嘱患者将自己的双手搭在辅助者颈部,患者直腰前倾,在辅助者或减重系统的支持和帮扶下,患者提伸躯干,利用滑板向床面移动。⑥患者坐好,调整好姿势位置。⑦辅助者移开轮椅。

由床至轮椅的动作与上相同,但次序相反。在转移过程中一定要注意对患者的保护。

2. 少量辅助下进行床椅转移(治疗师或看护人员辅助,可利用辅助具) 此类患者属于脊髓不完全性损伤且损伤稍轻,相对的基础较好,肩关节出现内收功能,腕关节出现背伸功能,通过进行肌力增强训练、坐位下身体平衡训练、上肢的支撑训练等强化上肢功能,患者可用或不用滑板完成同一平面上的独立转移。训练开始前需要做好安全评估,制定相应的对应策略。详解步骤如下:①患者可以佩戴辅具,辅助者将轮椅放至与床平行(可依据具体情况采用不同的角度),移去脚踏板,刹好车闸,固定好轮椅。②去掉轮椅靠近床边一侧的扶手,尽量使轮椅与床的高度一致。③辅助者站在患者前面,叮嘱患者双足平放在地上,固定,直腰前倾。④在辅助者的保护和监督下,患者提伸躯干,撑起臀部并向床面移动。⑥患者坐到床边,用双手支撑以调整姿势位置。⑦辅助者移开轮椅。

由床至轮椅的动作与上相同,但次序相反。需要特别注意的是,在训练中辅助者多以教育和引导者的角色存在,在活动危险较大时一定要抓握控制好辅助腰带,以保证患者安全。

3. 独立进行床椅转移训练(可利用辅具) 此类患者的能力比较好,在训练前需要做好安全评估工作,制定突发情况的应对策略。操作步骤与"少量辅助下进行床椅转移"相似,辅助者需要监护患者并应对突发情况,以保证患者绝对安全。

(二)不同辅助量下如厕转移训练

1. 完全/大量辅助下进行如厕转移(治疗师或减重系统或看护人员) 此类患者包含完全性损伤或损伤较为严重的患者,在训练开始前需要做好全过程的安全评估工作,制定好严格而全面的安全措施。详解步骤如下:①辅助者将轮椅放至与坐便器平行(可依据具体情况采用不同的角度),移去脚踏板,刹好车闸,固定好轮椅。②去掉轮椅靠近坐便器一侧的扶手。尽量使轮椅与坐便器的高度(可使用能调整高度的垫)一致,在坐便器与轮椅间架一滑板,板的一端放于患者臀下。③患者双足平放在地上,固定。④辅助者弯腰站在患者对面,让患者头及躯干均前屈。⑤叮嘱患者将自己的双手搭在辅助者颈部,患者直腰前倾,在辅助者或减重系统的支持和帮扶下,提伸躯干,利用滑板向坐便器移动。⑥患者坐到坐便器上,调低坐便器垫高度,调整姿势位置。⑦辅助者移开轮椅。

由坐便至轮椅的动作与上相同,但次序相反。在转移过程中,辅助者一定要注意对患者的保护。

2. 少量辅助下进行如厕转移（治疗师或看护人员辅助，可利用辅助具） 此类患者属于脊髓不完全性损伤且损伤稍轻，相对的基础较好，肩关节出现内收功能，腕关节出现背伸功能，通过进行肌力增强训练、坐位下身体平衡训练、上肢的支撑训练等强化上肢功能，患者可用或不用滑板完成同一平面上的独立转移。训练开始前需要做好安全评估，制定相应的对应策略。详解步骤如下：①患者可以佩戴辅具，辅助者将轮椅放至与坐便器平行（可依据具体情况采用不同的角度），移去脚踏板，刹好车闸，固定好轮椅。②去掉轮椅靠近坐便器一侧的扶手，尽量使轮椅与坐便器的高度（可使用能调整高度的坐便器垫）一致。③辅助者站在患者前面，叮嘱患者双足平放在地上，固定，直腰前倾。④在辅助者的保护和监督下，患者提伸躯干，撑起臀部并向坐便器移动。⑤患者坐好，调整姿势位置。⑥辅助者移开轮椅。

由坐便器至轮椅的动作与上相同，但次序相反。需要特别注意的是，在训练中辅助者多以教育和引导者的角色存在，在活动危险较大时一定要抓握控制好辅助腰带，以保证患者安全。

3. 独立进行如厕转移训练（可利用辅具） 此类患者的能力比较好，在训练前需要做好安全评估工作，制定突发情况的应对策略。操作步骤与"少量辅助下进行如厕转移"相似，辅助者需要监护患者并应对突发情况，以保证患者绝对安全。

（三）不同辅助量下入浴转移训练

1. 完全/大量辅助下进行入浴转移（治疗师或减重系统或看护人员） 此类患者包含完全性损伤或损伤较为严重的患者，在训练开始前需要做好全过程的安全评估工作，制定好严格而全面的安全措施。详解步骤如下：①辅助者将轮椅放至与浴盆（椅）平行（可依据具体情况采用不同的角度），移去脚踏板，刹好车闸，固定好轮椅。②去掉轮椅靠近浴盆（椅）一侧的扶手，尽量使轮椅与浴盆（椅）的高度一致，架一滑板，板的一端放于患者臀下。③患者双足平放在地上，固定。④辅助者弯腰站在患者对面，让患者头与躯干均前屈。⑤叮嘱患者将自己的双手搭在辅助者颈部，患者直腰前倾，在辅助者或减重系统的支持和帮扶下，患者提伸躯干，利用

滑板向浴盆（椅）移动。⑥患者坐到浴盆中或浴椅上，调整姿势位置。⑦辅助者移开轮椅。

由浴盆（椅）至轮椅的动作与上相同，但次序相反。在转移过程中一定要注意对患者的保护。

2. 少量辅助下进行入浴转移（治疗师或看护人员辅助，可利用辅助具） 此类患者属于脊髓不完全性损伤且损伤稍轻，相对的基础较好，肩关节出现内收功能，腕关节出现背伸功能，通过进行肌力增强训练、坐位下身体平衡训练、上肢的支撑训练等强化上肢功能，患者可用或不用滑板完成同一平面上的独立转移。训练开始前需要做好安全评估工作，制定相应的对应策略。详解步骤如下：①患者可以佩戴辅具，辅助者将轮椅放至与浴盆（椅）平行（可依据具体情况采用不同的角度），移去脚踏板，刹好车闸，固定好轮椅。②去掉轮椅靠近浴盆（椅）一侧的扶手，尽量使轮椅与浴盆（椅）的高度一致。③辅助者站在患者前面，叮嘱患者双足平放在地上，固定，直腰前倾。④在辅助者的保护和监督下，患者提伸躯干，撑起臀部并向浴盆（椅）移动。⑤患者坐好，调整姿势位置。⑥辅助者移开轮椅。

由浴盆（椅）至轮椅的动作与上相同，但次序相反。需要特别注意的是，在训练中辅助者多以教育和引导者的角色存在，在活动危险较大时一定要抓握控制好辅助腰带，以保证患者安全。

3. 独立进行入浴转移训练（可利用辅具） 此类患者的能力比较好，在训练前需要做好安全评估工作，制定突发情况的应对策略。操作步骤与"少量辅助下进行入浴转移"相似，辅助者需要监护患者并应对突发情况，以保证患者绝对安全。

四、脑性瘫痪

脑性瘫痪（cerebral palsy，CP）是一类由于各种原因所致的非进行性脑损伤综合征，主要表现为中枢性运动障碍及姿势异常，多伴有智力低下、癫痫、行为异常等症状，其因病情不同而表现出不同的姿势和功能状态。由于本章已介绍过偏瘫、截瘫、四肢瘫的训练状况，脑性瘫痪在痉挛型偏瘫与成人偏瘫训练相似，痉挛型四肢瘫与成人四肢瘫训练类似，痉挛型双肢瘫训练也与截瘫类似，故本节

训练以手足徐动型脑性瘫痪为主要内容。此类患儿的运动缺少稳定性，有不随意运动（上肢比下肢差），头部难以保持中正位，注视困难。手和手、手和眼协调困难。由于感情、思想的影响，常变化很大。

（一）不同辅助量下床椅转移训练

1. 完全/大量辅助下进行床椅转移（治疗师或减重系统或看护人员）　此类患儿是病情较为严重的患者，注意力严重障碍，四肢肌力不足、配合能力极差，运动功能严重障碍。故可在患儿双上肢绑缚重物，在颈椎处佩戴颈托以支持头部。在训练开始前需要做好全过程的安全评估工作，制定好严格而全面的安全措施。详解步骤如下：①辅助者使轮椅尽量靠近床沿，床与轮椅约成45°（可依据具体情况采用不同的角度），移去脚踏板，刹好车闸，固定好轮椅。②去掉轮椅靠近床边一侧的扶手。尽量使轮椅与床的高度一致，在床与轮椅间架一滑板，板的一端放于患儿臀下。③患者双足平放在地上，辅助者帮助其固定。④辅助者站在患儿前面，用自己的足和膝部固定患儿的足和膝部。⑤叮嘱患儿将自己的双手搭在辅助者颈部，时刻提醒患儿注意力集中，要求其直腰前倾，在辅助者或减重系统的支持和帮扶下，患儿先将臀部向前移动，调整稳定好身体平衡。⑥辅助者需要握紧患儿后面的腰带并提伸，叮嘱患儿伸展肢体至完全站立。⑦在辅助者和减重支持系统的帮扶下，患儿提伸躯干，双手用力撑起臀部，利用滑板向床面移动。⑧患儿坐到床边，调整好姿势位置。⑨辅助者移开轮椅。

由床至轮椅的动作与上相同，但次序相反。在转移过程中一定要注意对患儿的保护。

2. 少量辅助下进行床—椅转移（治疗师或看护人员辅助，可利用辅助具）　此类患儿是病情稍轻者，注意力有障碍，四肢肌力不足、配合能力稍差，运动功能障碍。可在患儿双上肢适当绑缚重物，在颈椎处佩戴颈托以支持头部。在训练开始前需要做好全过程的安全评估工作，制定好严格而全面的安全措施。详解步骤如下：①患儿可以佩戴辅具，自己将轮椅靠近床沿，床与轮椅尽量成约45°（可依据具体情况采用不同的角度），叮嘱患儿移去脚踏板，刹好车闸，固定好轮椅。②去掉轮椅靠近

床边一侧的扶手，尽量使轮椅与床的高度一致。③患儿双足平放在地上，固定，用双手抓住轮椅的扶手以提供支撑。④辅助者站在患儿前面，要求患儿注意力集中，叮嘱患儿直腰前倾。在辅助者的保护和监督下，患儿先将臀部向前移动，一手支撑轮椅远侧扶手，另一手支撑床面，固定好身体。⑤患儿提伸躯干，双手同时用力撑起臀部并向床面移动。⑥患儿端坐到床边，用双手支撑以调整好姿势位置。⑦辅助者或患儿移开轮椅。

由床至轮椅的动作与上相同，但次序相反。需要特别注意的是，在训练中辅助者多以教育和引导者的角色存在，在活动危险较大时一定要抓握、控制好辅助腰带，保证患儿的安全。

3. 独立进行床—椅转移训练（可利用辅具）　此类患儿的能力比较好，在训练前需要做好安全评估工作，制定突发情况的应对策略。操作步骤与"少量辅助下进行床—椅转移"相似，辅助者需要监护患儿并应对突发情况，以保证患者绝对安全。

（二）不同辅助量下如厕转移训练

1. 完全/大量辅助下进行如厕转移（治疗师或减重系统或看护人员）　此类患儿是病情较为严重者，在训练开始前需要做好全过程的安全评估工作，制定好严格而全面的安全措施。详解步骤如下：①辅助者使轮椅尽量靠近坐便器边沿，与之约成45°（可依据具体情况采用不同的角度），移去脚踏板，刹好车闸，固定好轮椅。②去掉轮椅靠近坐便器一侧的扶手。尽量使轮椅与坐便器的高度一致，在轮椅与坐便器之间架一滑板，板的一端放于患儿臀下。③患者双足平放在地上，辅助者帮助其固定。④辅助者站在患儿前面，用自己的足和膝部固定患者的足和膝部。⑤叮嘱患儿将自己的双手搭在辅助者颈部，时刻提醒患儿注意力集中，要求其直腰前倾，在辅助者或减重系统支持和帮扶下，患儿先将臀部向前移动，并调整稳定好身体平衡。⑥辅助者需要握紧患儿后面的腰带并提伸，叮嘱患儿伸展肢体至完全站立。⑦在辅助人员和减重支持系统的帮扶下，患儿提伸躯干，双手用力撑起臀部，利用滑板向坐便器移动。⑧患儿坐到坐便器上，调整好姿势位置。⑨辅助者移开轮椅。

由坐便器至轮椅的动作与上相同，但次序相

反。在转移过程中一定要注意对患儿的保护。

2. 少量辅助下进行如厕转移(治疗师或看护人员辅助,可利用辅助具) 此类患儿是病情稍轻者,在训练开始前需要做好全过程的安全评估工作,制定好严格而全面的安全措施。详解步骤如下:①患儿可以佩戴辅具,自己将轮椅靠近坐便器边沿,与之尽量成约45°(可依据具体情况采用不同的角度),叮嘱患儿移去脚踏板,刹好车闸,固定好轮椅。②去掉轮椅靠近坐便器一侧的扶手,尽量使轮椅与坐便器的高度一致。③患儿双足平放在地上,固定,用双手抓住轮椅的扶手以提供支撑。④辅助者站在患儿前面,要求患儿注意力集中,叮嘱患儿直腰前倾。在辅助者的保护和监督下,患者先将臀部向前移动,一手支撑轮椅远侧扶手,另一手支撑坐便器边扶手,固定好身体。⑤患儿提伸躯干,双手同时用力撑起臀部,向坐便器移动。⑥患儿端坐到坐便器上,用双手支撑并调整好姿势位置。⑦辅助者或患儿移开轮椅。

由坐便器至轮椅的动作与上相同,但次序相反。需要特别注意的是,在训练中辅助者多以教育和引导者的角色存在,在活动危险较大时一定要抓握、控制好辅助腰带,以保证患儿安全。

3. 独立进行如厕转移训练(可利用辅具) 此类患儿能力比较好,在训练前需要做好安全评估工作,制定突发情况的应对策略。操作步骤与"少量辅助下进行如厕转移"相似,辅助者需要监护患儿并应对突发情况,以保证患者绝对安全。

(三)不同辅助量下入浴转移训练

1. 完全/大量辅助下进行入浴转移(治疗师或减重系统或看护人员) 此类患儿是病情较为严重的患者,在训练开始前需要做好全过程的安全评估工作,制定好严格而全面的安全措施。详解步骤如下:①辅助者使轮椅尽量靠近浴盆(椅),与之约成45°(可依据具体情况采用不同的角度),移去脚踏板,刹好车闸,固定好轮椅。②去掉轮椅靠近浴盆(椅)一侧的扶手。尽量使轮椅与浴盆(椅)的高度一致,在轮椅与浴盆(椅)之间架一滑板,板的一端放于患儿臀下。③患者双足平放在地上,辅助者帮助其固定。④辅助者站在患儿前面,用自己的足和膝部固定患者的足和膝部。⑤叮嘱患儿将自己的

双手搭在辅助者颈部,时刻提醒患儿注意力集中,要求其直腰前倾,在辅助者或减重系统的支持和帮扶下,患儿先将臀部向前移动,并调整、稳定好身体平衡。⑥辅助者需要握紧患儿后面的腰带并提伸,叮嘱患儿伸展肢体至完全站立。⑦在辅助人员和减重支持系统的帮扶下,患儿提伸躯干,双手用力撑起臀部,利用滑板向目标处移动。⑧患儿坐到浴盆中或浴椅上,调整好姿势位置。⑨辅助者移开轮椅。

由浴盆(椅)至轮椅的动作与上相同,但次序相反。在转移过程中一定要注意对患儿的保护。

2. 少量辅助下进行入浴转移(治疗师或看护人员辅助,可利用辅助具) 此类患儿是病情稍轻者,在训练开始前需要做好全过程的安全评估工作,制定好严格而全面的安全措施。详解步骤如下:①患儿可以佩戴辅具,自己将轮椅靠近浴盆(椅)边沿,与之尽量成约45°(可依据具体情况采用不同的角度),叮嘱患儿移去脚踏板,刹好车闸,固定好轮椅。②去掉轮椅靠近浴盆(椅)一侧的扶手,尽量使它们的高度一致。③患儿双足平放在地上,固定,用双手抓住轮椅的扶手以提供支撑。④辅助者站在患儿前面,要求患儿注意力集中,叮嘱患儿直腰前倾。在辅助者的保护和监督下,患儿先将臀部向前移动,一手支撑轮椅远侧扶手,另一手支撑浴盆(椅)边扶手,固定好身体。⑤患儿提伸躯干,双手同时用力撑起臀部并向目标处移动。⑥患儿端坐到浴盆中或浴椅上,用双手支撑以调整好姿势位置。⑦辅助者或患儿移开轮椅。

由浴盆(椅)至轮椅的动作与上相同,但次序相反。需要特别注意的是,在训练中辅助者多以教育和引导者的角色存在,在活动危险较大时一定要抓握控制好辅助腰带,以保证患儿的安全。

3. 独立进行入浴转移训练(可利用辅具) 此类患儿能力比较好,在训练前需要做好安全评估工作,制定突发情况的应对策略。操作步骤与"少量辅助下进行入浴转移"相似,辅助者需要监护患儿并应对突发情况,以保证患儿绝对安全。

(葛新京)

参考文献

［1］王刚,王彤.临床作业疗法学［M］.北京:华夏出版社,2009.

［2］窦祖林.作业治疗学［M］.北京:人民卫生出版社,2014.

［3］汪家琼.日常生活技能与环境改造［M］.北京:华夏出版社,2005.

［4］吴玉霞,范亚蓓,蔡可书,等.日常活动管理对脑卒中患者生活能力恢复的影响［J］.中国康复,2016,31(1):8-10.

［5］章伟峰,时美芳.社区作业治疗结合家庭环境改造对脑卒中患者日常生活活动能力的影响［J］.中国乡村医药,2015,22(18):17-19.

［6］闫青,刘峰.安全教育与家居环境改造对预防老年人跌倒的作用［J］.中华护理杂志,2008,43(10):946-947.

第六章

站起和坐下

站起，又称由坐到站（sit to stand，STS）；坐下，又称由站到坐（stand to sit，STS）。站起和坐下是连接坐位和立位两个体位的功能性动作。获得独立的站起和坐下能力是一个很重要的康复目标。因为它是独立移动和上肢及手功能康复的基石，是获得独立的直立移动的先决条件，也是独立生活的重要因素。WHO认为不能从坐位站起是一种失能状态，预示着未来残疾的可能。它的动作完成质量影响其他的许多活动，并且与有效步行、摔倒的风险和出院去向有关。为与国内外文献论述统一，本章将这两个动作统称为坐站转移（sit to stand and stand to sit transtions），在解析动作时以"由坐到站""由站到坐"命名动作过程。

在日常的不同活动背景中，我们需要执行多次的坐和站之间的活动转换。在正常人类活动的两个主要成分"移动"和"够取"运动中，站起和坐下是其完整活动构成中的一个部分，因为我们通常采取站起和坐下的活动使我们能够在坐位稳定极限之外进行够取活动。这个复杂的和在生物力学上具有挑战的任务可能会被单独执行，但更多的是作为其他功能性任务的一部分完成的，例如如厕、穿衣和下车活动等。

经典的运动学习理论认为，大脑采用反馈错误控制构成运动器官和运动环境的神经内在模型，通过行为的反复学习，在小脑形成内在模型，该模型是任何特定运动（如由坐到站、上下楼梯、伸手够物等）所必须的，它包含执行坐站转移所需的所有感觉和运动信息。大脑可以通过内在模型减少感觉反馈的延迟现象。当我们站起或坐下时，需要从不同的支撑面（椅子、床、长凳或地面），也需要根据不同的高度、质地、大小和姿势对线，按照不同的节奏、时序和方向来完成动作。这个过程小脑的参与度最高。通过多样化的重复，我们可以学习到对计划执行的活动最重要的要素，其他无关要素被逐渐过滤掉，以保证运动效率和便捷性。

姿势控制成分是坐站转移的基础，它们在实际中是提前发生的，允许坐站转移活动可以自动地发生。姿势控制的学习、发展和修改是基于先前的运动经验。这使得个体能够同时进行两项或以上的任务。然而，随着老化、损伤或运动控制受损，正常的运动控制成分和顺序可能丧失，导致个体使用不同的代偿策略重获功能。治疗师的挑战是帮助个体提高坐站转移的控制成分，优化其无意识活动能力，最小化其无效的代偿活动，并扩大其在不同环境中的技能转换能力。促使患者独立和生活质量提高的基础活动需要相当长的治疗时间，据报道，约25％的时间需要投入到这一方面的治疗中。

第一节

坐站转移活动分析

对坐站转移的科学研究，可以采用动作捕捉系统或姿势传感器来进行精准分析，但是在临床工作中，我们一般采用观察分析法来研究患者的坐站转移能力，这是一种有效研究患者姿势和运动间相互协调的模式。在坐站转移活动过程中，需重点观察留意的部分如下：① 对线；②运动范围和模式；③时机；④速度；⑤肌力；⑥姿势控制（图6-1）。

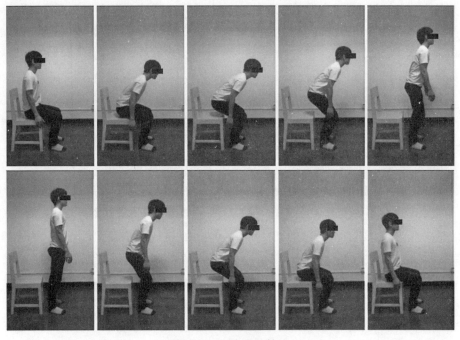

图 6-1　正常坐站转移

通过临床推理，我们评估个体所丧失的运动时序中的特定成分，把治疗重点放在不同姿势、环境和任务中的运动时，帮助个体重新获得时序中的特定成分。在丰富环境中执行任务时整合这些成分，是延续到功能活动的基础。

一、由坐到站的时相

目前对由坐到站的顺序时相（phase of sit to stand）有多种不同的分法，我们采用 Schenkman 等在 1990 年提出的 4 阶段分法：①屈曲动力阶段（flexion momentum）；②动力转移阶段（momentum transfer）；③伸展阶段（extension）；④稳定阶段（stabilisation）。虽然这些阶段经常被分开描述，但它们构成一个连贯的有序活动，执行完这一系列活动经常少于 2 秒。该任务需要个体去克服惯性，获得动力，控制加速和减速。我们将使用这个 4 阶段分法作为一个框架，通过对个体的临床观察，对每个阶段进行分析（图 6-2）。

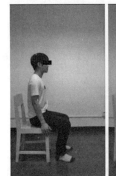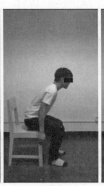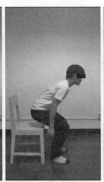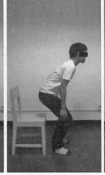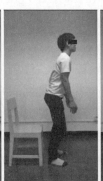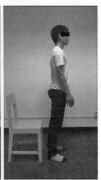

图 6-2　正常由坐到站

（一）屈曲动力阶段

始于动作发起，终于臀部离开椅子前。这个描述是基于个体从无支撑的坐姿开始的。人体处在放松的坐姿时，骨盆经常呈现一定程度的后倾，在躯体屈曲向前的这一阶段骨盆会转而向前倾斜。

由坐到站这一活动需要相关躯体部位之间的协调作用来使得重心在水平和垂直方向转移。通过协调躯干伸肌和腹部肌肉之间的运动，骨盆及下肢获得线性伸展（linear extension）。在身体前移去够取和由坐到站中的身体前移这两种运动模式中，存在明显的生物力学相似性和拥有某些相同的成分。因此临床上，促进和训练某一任务的成分（components of one task），例如够取（reaching），可能会提高另一方面的能力（例如，由坐到站），反之亦然。在这一阶段，考虑将头、躯干和上肢与骨盆的选择性伸展和前倾转换互相结合同样很重要。节段性躯干活动在获得稳定的躯干伸展中非常重要。临床经验提示，在募集躯干活动中，要使其重心上移和前移的效率提高需要考虑许多因素。这些因素可能包括以下几点：①起始姿势；②支持角度；③姿势对线和活动；④相关的座高和平面。

患者难以产生一个良好的对线，与其对躯干的姿势控制差有关，因此在这一阶段需要进行相关的姿势控制训练。准备坐起时，在躯体前屈开始前，臀部"上抬力量"的等长收缩可抬高重心位置。骨盆和髋部侧面或前后方向的抗重力活动是躯体前屈前所必需的。提高时序（timing）和前馈控制（feed-forward control）可以减小患者不必要的代偿措施。

（二）动力转移阶段

始于臀部离开椅子时，止于踝关节最大程度的背屈。这一阶段的转换需要下肢使用最大的力量，比起行走或爬楼梯，在生物力学上有更大的力量需求。因此，虚弱会明显影响这一阶段。患者可能需要更多的躯干屈曲、髋关节外展以及更大的角速度来代偿。此时由于重心超过双足更小的支撑平面，导致患者更难以维持稳定，这是临床上坐站动作转换失败常见的地方。由于新的支撑面相当小，因此足踝关节的对线、活动和稳定性都很关键。在由坐到站的过程中，背屈肌群是第一组被激活的肌群，使胫骨骨干向前方移动，而稳定依赖于胫前肌和比目鱼肌间的协调收缩。这些在脑卒中患者中经常是缺失或延迟的。

人的足跟可能只有当重心开始超过双足时才与地面接触。因此，在由坐到站的起始阶段，双足与地面完全接触并不是必要的，但是在转换过程中必须具备触及地面的潜力。在由坐到站的过程中，时序（timing）是构成双足推力（propulsion）的重要成分。在转换的所有阶段中，足的动态稳定性和适应性需要贯穿全程。在选择和使用矫形器时，干扰因素如关节活动度受限或肌张力改变都是必须要纳入考虑的因素，因为这些都可能影响足的运动。

下肢合适的对线对这一阶段的肌肉激活的时序和模式有显著的作用，并能促使进入伸展阶段。例如，多发性硬化的患者，其髋内收肌群张力增高，在向前发力阶段（forward momentum phase），患者可能会使用增加髋关节的屈曲和前倾来代偿，增加了进入伸展阶段的难度。

（三）伸展阶段

在最大踝关节背屈后到髋关节伸展结束。这一阶段需要高水平的姿势控制。治疗必须考虑在运动过程中所涉及的整个运动链。髋部、膝部和踝部伸肌的协调运动共同撑起体重并对抗重力。随着身体的上抬，骨盆的前倾角度会随着骨盆朝着中位对线（neutral alignment）的运动而减小，同时伸髋和伸膝。

姿势不稳的患者，例如伴有共济失调者，可能会采取多种的代偿措施来控制重心的错位，例如：①采取增宽支撑面；②增加前屈；③膝关节过伸；④过度的踝关节背屈；⑤大腿后部紧靠椅子边缘。使用这些短期的策略可能会妨碍长期的由坐到站能力的恢复。在站起过程中，力量使用比例的下降和更大的姿势摆动（postural sway），已被证明与患者跌倒风险相关。

（四）稳定阶段

从伸髋完成后直至所有运动均停止。这一阶段被认为是最难以定义的，因为该运动经常和其他功能一起构成一连串的动作，比如行走。这一阶段的姿势摆动（postural sway）角度在健康老年人群和病理状态的人群中有所增大。患者在由坐到站时，会采取夸张的策略来增加动力，例如向前摆动双臂或过度屈曲躯干，让整体看起来呈向"前冲"状，这与其难以控制自身姿势来阻止身体向前运动有关，尤其常见于共济失调的患者。正常儿童在本阶段表现出与年龄相关的姿势稳定变化，年龄越大，稳定性越好。相比正常儿童，脑性瘫痪患儿在这个阶段会表现出更多的身体摆动。

二、由站到坐的运动

由站到坐的运动在日常功能中与由坐到站同等重要，但该运动研究得更少，控制坐下时的下降和起立时的上升对患者来讲都具有同等的挑战性（图6-3）。

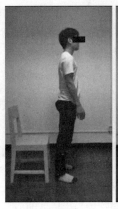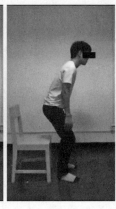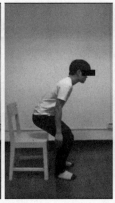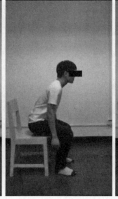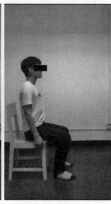

图 6-3　正常由站到坐

由站到坐比由坐到站明显需要更长的时间，部分原因可能是因为在精确调整骨盆位置时没有眼睛视觉的指导。站立位时，在本身固有的小支撑面上，这是一个复杂的且具有潜在破坏稳定的任务。这个转换需要维持姿势稳定的能力，同时需要使用离心肌肉收缩来逐渐降低重心。目前已经确认在由站到坐和由坐到站的活动模式之间存在很多差异。

由站到坐并不是简单的由坐到站的逆转，因为躯干在这两者中的功能是不同的。在由坐到站的开始，躯干向前倾斜使重心产生水平方向的动力，而在由站到坐的过程中，躯干与前后平面的稳定控制有关。关于这两种模式在转换过程中肌肉激活的研究，很多结果受限于表面肌电图的应用，因为表面肌电图无法清晰地确认深层姿势肌肉活动的情况。

执行力的差异不仅受姿势控制水平的影响，同时也受其他因素的影响，例如体型大小、年龄、感觉和心理过程，其他的肌肉骨骼问题如下背痛，还有椅子的类型等。如果个体在坐下时，感觉椅子不稳或太低，其需要一个稳定的直立姿势使得重心在更高位置保持得更久，直到臀部接触到支撑面。而"垂落"般地坐在患者喜欢的扶椅上将会是一种非常不同的方式！也可以通过借助上肢的帮助，来确保身体稳定的下降。

虽然许多研究显示躯干的前倾运动是由站到坐的开始成分，但足和踝关节的姿势准备以高效的转变在此动作前就提前发生了。踝关节和足的动态稳定在膝关节向前转移中很关键，这保证重心能够恰当地落在支撑面之内，直至臀部接触到椅子。

在准备由站到坐的第一阶段，在坐下动作开始之前，可能需要适当进行姿势激活。当长时间站立时，个体通常采用"锁住"膝关节的方法来减少肌肉活动。在这个对线上有效的运动需要一开始就增加姿势活动，准备性姿势预调整（preparatory anticipatory postural adjustments，pAPAs）在控制姿势下降前，使重心适当地往前移并超过双足。使用锁住双膝来维持稳定的患者在这个起始阶段尤其困难。在临床治疗中，可以增加患者对姿势定位（postural orientation）的感觉传入，以促进姿势活动，引起躯干和骨盆的动态稳定。确保患者在进行躯干前屈转换时不会出现膝关节"突降式"屈曲，从而能够产生稳定的离心收缩活动。

神经疾病患者会经常因以下各种原因而导致难以完成由站到坐的控制：①运动、稳定和（或）足踝复合体的感觉反馈下降；②躯干和骨盆的动态稳定功能差；③股四头肌和腘绳肌的协调运动减弱。

三、由坐到走

由坐到走（sit to walk，STW）对运动和姿势控制来讲是一个复杂的转换任务。在从座位站起，经过神经控制系统整合，由坐到走这个独立任务会有节奏地融入到行走任务中（图 6-4）。

临床中应考虑以下几个方面。

1. 重心在水平面的速度，正常情况下在由坐到站的过程中是受抑制或被限制的，而在由坐到走的过程中则必须持续地不受抑制。

2. 由于重心向前的速度明显增加，在完全伸展前行走就顺畅地启动。这种连续的单腿向前运动本身就会使动作转换更加不稳定。

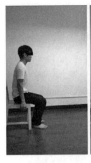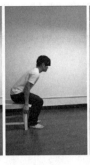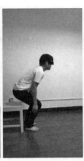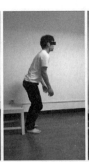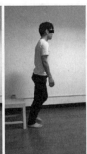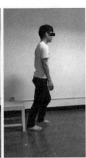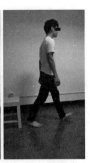

图 6-4　正常由坐到走

3. 对正常人群的观察表明,典型的转换开始于双足非对称性地放置,作为开始步行的姿势预备性调整。开始启动步行的大腿会优先负重。因此治疗师可能要把足摆放在一个非对称的位置,帮助促进由坐到走的负重、方向和流畅性。

在由坐到走的过程中突出的问题是缺乏流畅性(fluidity),该问题在卒中患者和有跌倒风险的老年患者中会更明显。

四、影响由坐到站的因素

(一)起始位置

能够无支撑地坐在无靠背的椅子上是研究由坐到站的先决条件。然而,临床经验提示在神经系统功能障碍的患者中可能存在使用许多不恰当的措施来维持无支撑坐位姿势。因此,从椅子上站起的临床评估开始时可能需要考虑患者姿势控制的能力和在椅子上转移重量的能力。

(二)足的位置

大量的研究是在足平置于地面的位置来评估由坐到站。许多学者考虑足的位置在由坐到站的特殊作用,例如对比足向前或向后、对称或非对称中的作用。在正常情况下,足的放置经常随着重心前移而同步运动。在开始出现由坐到站活动前,确定足的姿势可能改变运动的参数。研究表明,健侧足在前或将健侧足适当垫高可以提高患侧下肢的支撑负重能力。

(三)上肢位置

正常情况下,上肢的使用依赖很多相关因素,包括个体在座位上离靠背的距离程度,椅子的倾斜角度或椅子高度与大腿长度的关系。上肢的合理使用可以用来产生手接触性定位反应(contactual hand-orienting response,CHOR),帮助完善躯体图式(body schema)。上肢可能被用来协助躯干向前移动,提供动力或帮助从座位上起身,降低下肢的工作负荷。上肢总是转移中的主动活动部分,可以是直接地产生推力或动力,或更多的是在活动时与其他躯体部位的依从(compliance)或协调对线(cooperative alignment)。在由坐到站的活动中上肢不仅有平衡身体的作用,且能够促进下肢的推进。限制上肢参与到由坐到站中的任何姿势转变都会相当程度地改变该任务的性质。当上肢被限制时,正常个体在向前转移他们身体时更少用到大腿下部分,并对平衡产生更大的挑战。在临床中,如果上肢的参与受到阻碍,例如低姿势活动(low postural activity),对线不良、张力增高或生物力学上的改变,会降低活动的质量。因此上肢经常无法主动地参与到转移中,可能会影响患者的转移活动。研究表明,当双上肢处于交叉前伸位时,可以增加坐站转移过程的稳定性。

(四)座高

临床治疗时需考虑这方面的问题。可以根据患者下肢杠杆长度来作为设置椅子高度水平的一个参考。可能需要考虑通过环境改造来促使患者学会由坐到站的必要成分。这个过程需要阶段性地采取措施来达到优化运动能力的目的。随着座高降低,一般个体需要更多的代偿。有研究表明,座位的高低并不改变双下肢的负重情况,但可以影响姿势的稳定。座位越高,对姿势控制的要求越少。在临床治疗过程中,这些代偿措施在提高运动能力的治疗中也会被同时减少。

(五)老龄化的作用

在老龄化的自然过程中,感觉运动系统的改变会导致肌力、关节运动和平衡能力的下降,同时多元的感觉处理过程(multimodality sensory processing)能力也减弱,这些变化为动作转换带来挑战。坐下和站起的动作转换之间的对比研究,已经在伴随或不伴随病理的年轻人群和老年人群中表现出差异。

在老年人群中可能会出现以下问题。

(1)采取更加屈曲的姿势,骨盆后倾程度增加。

(2)离开座位时,增加躯干前屈的范围和速度。

(3)胸部伸展的程度下降。

(4)在由坐到走(STW)时,需要更长的时间来完成伸展,有摔倒风险的患者较一般人花5倍的时间。

(5)难以将由坐到站顺畅地过渡到由站到走的步态发起。

(6)触觉、踝关节柔韧性和足趾肌力的功能下降,这些都与平衡和功能性能力(包括坐站转移)有关。

(7)对上肢的依赖增加,作为对躯体功能下降或座高过低的代偿。

(8)伸膝力矩降低,这和跌倒风险增加相关。

(9)离开座位和坐下前姿势不稳增加。

(10)向后坐下的困难度增加,类似于向后跌倒。

经常在老年个体中能看到坐站转移过程的调整,对于一些合并其他神经系统功能障碍的患者更需给予特别关注。

五、涉及坐站转移的作业活动时应考虑的层面

任何活动都涉及任务、个人和环境间复杂的相互作用。这些成分的有效作用使我们的活动能适应不同的需求。为了在坐站转移过程中达到有效率、有效果和安全,这些成分的相互作用可能是个体所要面临的挑战。在设计作业活动、进行坐站转移训练时,要结合个体的能力水平,分析哪些作业活动可以针对性改善个体丧失的成分,据此调整环境和作业活动。以下是根据PEO模式所列举的坐站转移的相关方面。

(一)与坐站转移相关的作业活动或任务

1. 由坐到走。

2. 穿衣时坐站转移。

3. 如厕时坐站转移。

4. 座位间的转移。

5. 由坐到站去够取。

6. 由坐到站通过上肢去进行功能性活动。

在治疗过程中可能要考虑:①全部或部分任务训练;②是否需要重复;③可能存在的变化;④时间、速度、范围;⑤是否有增加或减少任务的要求;⑥是否增加或减少对认知的要求;⑦双重任务。

(二)个体水平对坐站转移的影响

1. 年龄。

2. 体型与外观。

3. 肌力与柔韧性。

4. 知觉与空间定位觉。

5. 疼痛、焦虑、信心。

6. 姿势控制。

7. 高级脑功能水平:认知、失语、失用。

(三)环境和社会条件对坐站转移的影响

1. 当前环境的限制或支持:如座位高度、深度、稳定性、扶手,其他相关的要素如桌子等。

2. 不同背景下的训练:如病房、治疗室、家里、单位、出行状态等。

3. 环境的复杂程度是否可调整,如注意力、认知、双重任务等。

第二节
坐站转移训练的目的、原则和注意事项

一、坐站转移训练的目的和原则

1. 目的　从PEO的角度,分析影响坐站转移障碍的原因,通过改善肢体功能,调节个人及环境因素,调整出最佳的作业表现。

2. 原则

(1)利用生物力学原理。

(2)以患者为中心。

(3)丰富环境,从治疗环境逐步过渡到日常生活环境。

(4)任务为导向。

二、坐站转移训练的注意事项

1. 在进行坐站转移前,计划好转移的方法、程

序、方向。

2. 详细分析患者身体的位置、患者所需完成的动作、辅助器具的位置及使用方法。

3. 坐站转移前要向患者做好解释，使其了解转移过程及自己需要完成的动作。

4. 转移的空间要足够，注意座椅或轮椅的稳定性。

5. 穿合适的衣服、鞋子，避免打滑、跌倒。

6. 辅助者站于合适位置，以预防跌倒损伤。

7. 两位辅助者时，都应了解转移过程，配合默契，必要时以口令形式保证患者与辅助者之间的协调一致。

三、适应证和禁忌证

（一）适应证

1. 需他人辅助转移者　相关转移关键肌肌力≤2级，无法独立完成坐站转移者。

2. 独立转移训练者　相关转移关键肌肌力≥3级，要求恢复独立转移能力者。

（二）禁忌证

1. 需他人辅助转移者　骨折未愈合、关节脱位未复位、骨关节肿瘤、重要脏器衰竭、合并严重感染及其他危重情况。

2. 独立转移训练者　严重的认知功能障碍者、骨折未愈合、关节脱位未复位、骨关节肿瘤、重要脏器衰竭、合并严重感染及其他危重情况。

第三节

坐站转移训练

一、偏瘫

偏瘫是脑血管意外、脑外伤、脑部肿瘤等各种因素导致的一侧肢体瘫痪为主的综合征，大多数患者伴有意识、认知、语言、运动、精神情绪方面的障碍。患者早期的肌张力低下，运动控制不良是坐站转移的主要阻碍。在进行转移前和转移中，达到良好的对线对位和身体各部位的活动是必要的，系统性评估和对线对位、姿势稳定性和激活的特殊干预能优化患者的执行力，这是患者持续取得功能独立

进展的基础，减少无效率代偿的习得。训练的主要目标是扩大患者的独立性，患者在不同功能活动中进行由坐到站之前，可通过各种各样的姿势设置（postural sets）来解决个体的运动成分（individual components）。在不同的背景下进行部分任务或全部任务训练会帮助转移能力的提高。

（一）应用 PEO 模式分析偏瘫患者坐站转移

应用 PEO 模式分析偏瘫患者坐站转移需考虑的因素见表 6-1。

表 6-1　偏瘫患者坐站转移 PEO 模式分析

任务/作业	个体	环境
坐站转移 够物时坐站转移 穿衣时坐站转移 如厕时坐站转移	高级脑功能:认知/语言 姿势控制 患侧下肢肌力、关节活 　动度 肌张力 躯干及下肢对线 感知觉、疼痛 活动意愿 情绪与心理状态	不同训练背景 座椅高度 扶手

（二）不同辅助量下坐站转移训练

1. 完全或大量辅助下站起　患者主观努力＜50%。适用于偏瘫侧下肢负重能力较差、关键肌肌力少于3级、坐位平衡达不到2级、站立平衡达不到1级的患者。由于有外在辅助存在，对患者肌力、姿势控制要求较低。辅助者协助患者协调躯干、下肢对线对位，辅助维持平衡，促进患侧下肢负重，同时注意膝关节的屈伸控制、踝关节的背伸角度。由于由坐到站起动力转移阶段（第2阶段）易受肌力较差的影响，应注意安全防护（图6-5～图6-7）。

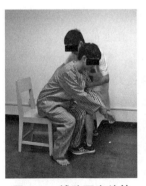 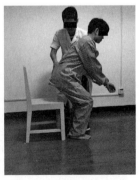

图 6-5　辅助下坐站转移阶段 1 时辅助点:患侧肩带、骨盆区域、下肢膝关节（患者左侧为患侧，下同）

图 6-6　辅助下坐站转移阶段 2 时辅助点:患侧肩带、骨盆区域、下肢膝关节

（1）可采用的运动、任务、作业：坐站转移、够物时坐站转移。

（2）辅助人员：治疗师或护理人员。

（3）手法辅助点：患侧肩胛部、髋部、膝部。

（4）辅助器具：悬吊系统、支具、矫形器、拐杖、助行架等。

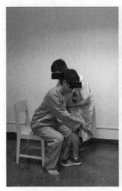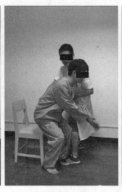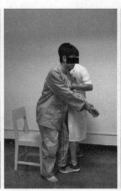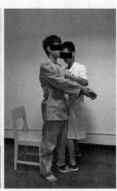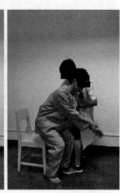

图 6-7　治疗师大量辅助下由坐到站起

2. 少量辅助下站起　患者主观努力＞50%。适用于偏瘫侧下肢负重能力较差、坐位平衡 2 级及以上、站立平衡达不到 2 级的患者。患者具备一定的肌力，平衡达到 1 级，但仍需少量辅助来保持躯干、下肢对线对位（图 6-8）。

（1）可采用的运动、任务、作业：坐站转移、够物时坐站转移、穿衣时坐站转移。

（2）辅助人员：治疗师或护理人员。

（3）手法辅助点：患侧肩胛部、髋部、膝部。

（4）辅助器具：支具、矫形器、拐杖、助行架等。

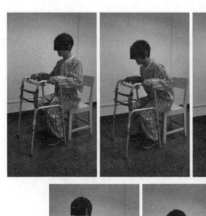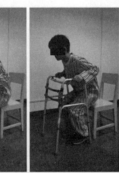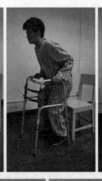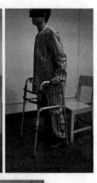
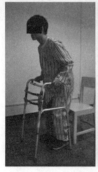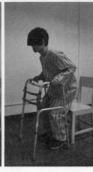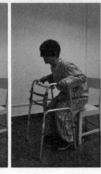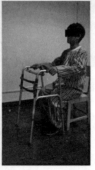

图 6-8　助行器辅助下患者独立坐站转移

3. 独立坐站转移训练和日常生活应用　适用于偏瘫侧下肢负重能力较好，具备一定的肌力，坐位和站立平衡达到 2 级以上，可以保持躯干、下肢对线对位（图 6-9～图 6-12）。

（1）可采用的运动、任务、作业：坐站转移、由坐到走转移、够物时坐站转移、穿衣时坐站转移、如厕时坐站转移、其他涉及坐站转移的作业活动。

（2）辅助人员：无。

(3) 手法辅助点:无。

(4) 辅助器具:支具、拐杖、助行架等。

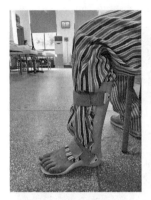
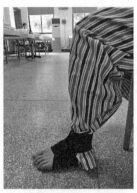

图 6-9　AFO 辅助足踝内翻下垂的矫正　　图 6-10　弹力带辅助足踝内翻下垂的矫正

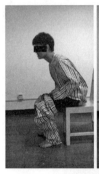
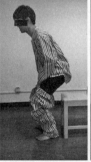
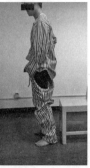

图 6-11　穿裤子时坐站转移

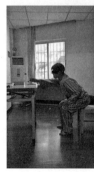
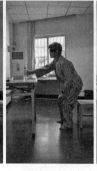
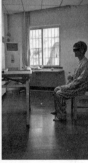

图 6-12　够较远物体时坐站转移应用

二、截瘫

截瘫常见于各种原因导致的胸、腰、骶髓脊髓结构、功能损害,主要表现躯干及双下肢完全或不完全性瘫痪。由于脊髓损伤神经平面的不同,患者可表现不同程度的躯干和下肢功能受累及 ADL 障碍,进行坐站转移训练前,需要进行损伤水平及损伤程度评定。佩戴合适的下肢矫形器对于截瘫患者重新获得站立功能极为重要。通常上胸段脊髓

($T_1\sim T_5$)平面损伤,可使用 RGO 或 ARGO,下胸段脊髓($T_6\sim T_{12}$)平面损伤时,腰腹肌受损,骨盆控制不良,需要佩戴带有骨盆托的髋膝踝足矫形器(HKAFO),腰脊髓平面损伤,腰肌和腹肌功能存在,但可引起膝关节和踝关节不稳,可使用膝踝足矫形器(KAFO)。近年来外骨骼机器人在脊髓损伤患者的应用与相关研究日趋完善。

(一)应用 PEO 模式分析截瘫患者坐站转移

应用 PEO 模式分析截瘫患者坐站转移需考虑的因素见表 6-2。

表 6-2　截瘫患者坐站转移 PEO 模式分析

任务/作业	个体	环境
坐-站 坐-站-走 够物时坐站转移 如厕时坐站转移	姿势控制 躯干及双下肢关键肌 　肌力 关节活动度 肌张力 躯干及下肢对线 感觉:本体感觉、疼痛 活动意愿 心理状态与情绪	不同训练背景 座椅高度 扶手

(二)不同辅助量下坐站转移训练

1. 完全或大量辅助下坐站转移　患者主观努力<50%。$C_7\sim L_4$ 脊髓平面完全或不完全性损伤时,患者躯干、下肢主要肌群肌力少于 3 级,无法有效屈伸髋关节、膝关节来控制身体重心上下移动,坐站转移时一般需要大量辅助,患者必须利用矫形器(HKAFO、KAFO、外骨骼机器人等)来被动锁住膝关节,主要依靠双上肢力量来坐站转移。辅助人员辅助患者保持躯干、下肢对线对位,给予助力促进髋关节、膝关节的屈伸,维持平衡(图 6-13)。

(1) 可采用的运动、任务、作业:由坐到站、站起够物。

(2) 辅助人员:治疗师或护理人员。

(3) 手法辅助点:患侧肩胛部、髋关节、膝关节。

(4) 辅助器具:悬吊系统、矫形器、拐杖、助行架、机器人等。

2. 少量辅助下坐站转移　患者主观努力>50%。当 L_4 以上脊髓不完全性损伤,伸髋、伸膝肌群肌力>3 级时,或 L_4 以下脊髓完全性损伤,需借助 AFO 控制足踝。辅助人员主要辅助患者保持躯干、下肢对线对位(图 6-14 至~6-16)。

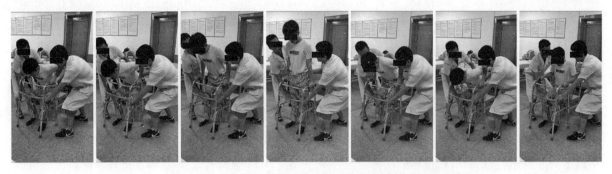

图 6-13　双人＋助行器＋KAFO 辅助下坐站转移训练

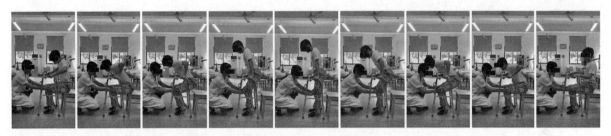

图 6-14　单人＋助行器＋KAFO 辅助下坐站转移训练：辅助人员双手控制双下肢对线对位

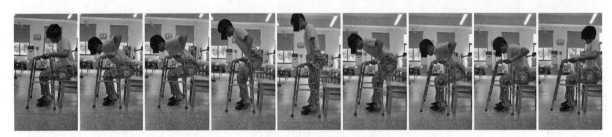

图 6-15　助行器＋KAFO 辅助下坐站转移训练

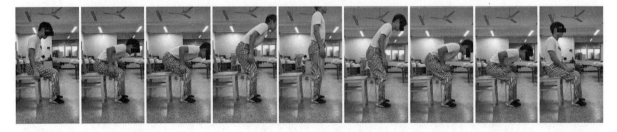

图 6-16　AFO 辅助下坐站转移

（1）可采用的运动、任务、作业：由坐到站、站起够物、穿衣时由坐到站。

（2）辅助人员：治疗师或护理人员。

（3）手法辅助点：患侧肩胛部、髋关节、膝关节。

（4）辅助器具：矫形器、拐杖、助行架、机器人等。

3. 独立坐站转移及日常生活应用　当 L_4 以上脊髓不完全性损伤，伸髋、伸膝肌群肌力＞3 级时，或 L_4 以下脊髓完全性损伤，可借助 AFO 控制足踝。患者可独立完成坐站转移活动。

（1）可采用的运动、任务、作业：由坐到站、站起够物、穿衣时由坐到站、上下轮椅时坐站转移、进食时坐站转移、如厕时坐站转移。

（2）辅助人员：无。

（3）手法辅助点：无。

(4) 辅助器具:矫形器、拐杖、助行架、机器人等。

三、四肢瘫

四肢瘫是四肢和躯干的完全或不完全的瘫痪,一般是由颈髓损伤所致。根据颈髓损伤神经平面的不同,患者可表现不同程度的功能障碍。C_7 水平以下脊髓完全性损伤时,保留伸肘功能,经过训练,坐站转移时仍可以使用双上肢进行支撑辅助。而 C_7 水平以上脊髓完全性损伤时,则无法独立进行坐站转移训练。下面以 C_6 水平脊髓损伤为例。

(一)应用 PEO 模式分析四肢瘫患者坐站转移

应用 PEO 模式分析四肢瘫患者坐站转移需考虑的因素见表 6-3。

表 6-3　应用 PEO 模式分析四肢瘫患者坐站转移

任务/作业	个体	环境
由坐到站 够物时坐站转移	姿势控制 四肢及躯干关键肌肌力 关节活动度 肌张力 躯干及下肢对线 感觉:本体感觉、疼痛 活动意愿 心理状态与情绪	不同训练背景 座椅高度 扶手

(二)不同辅助量下坐站转移训练

1. 完全或大量辅助下站起　患者主观努力<50%。C_6 脊髓不完全性损伤上肢伸肌肌群肌力<3 级时,患者可利用助行架和矫形器(被动锁住膝关节),主要依靠双上肢力量来进行坐站转移。辅助人员辅助患者保持躯干、下肢对线对位,给予助力以促进患者躯干和髋关节的屈伸,维持平衡(图 6-17)。

(1) 可采用运动、任务、作业:由坐到站、站起够物。

(2) 辅助人员:治疗师或护理人员。

(3) 手法辅助点:患侧肩胛部、髋关节、膝关节。

(4) 辅助器具:悬吊系统、矫形器、拐杖、助行架、机器人等。

2. 少量辅助下坐站转移　患者主观努力>50%。C_6 脊髓不完全性损伤,主要伸肌肌群肌力>3 级时,患者能有效进行坐站转移,但是在对线对位上存在不足或平衡能力不足。辅助人员主要辅助患者保持躯干、下肢对线对位,站立平衡(图 6-18~图 6-20)。

(1) 可采用运动、任务、作业:由坐到站、站起够物。

(2) 辅助人员:治疗师或护理人员。

(3) 手法辅助点:患侧肩胛部、髋关节、膝关节。

(4) 辅助器具:支具、矫形器、拐杖、助行架、机器人等。

3. 独立坐站转移及日常生活应用　C_6 脊髓不完全性损伤,主要伸肌肌群肌力>3 级时,患者能有效进行坐站转移,对线对位良好,平衡能力良好。

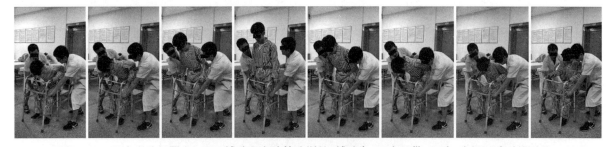

图 6-17　双人＋助行器＋KAFO 辅助下坐站转移训练(辅助点:双肩胛带、双膝,确保下肢对线对位)

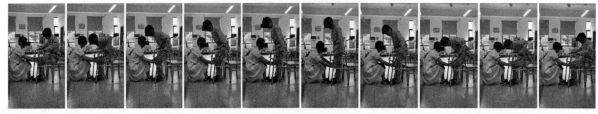

图 6-18　单人＋助行器＋KAFO 辅助下坐站转移训练(辅助人员双手控制患者双下肢对线对位)

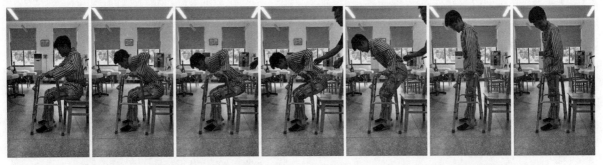

图 6-19　助行器＋KAFO 辅助下坐到站训练（注意完全站立时 KAFO 的锁膝装置要锁住）

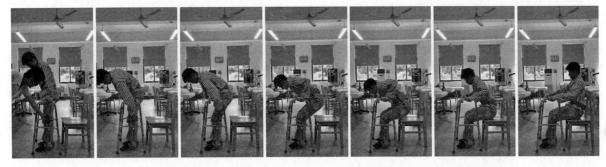

图 6-20　助行器＋KAFO 辅助下站到坐训练（注意 KAFO 的锁膝装置要解开后再坐下）

（1）可采用运动、任务、作业：由坐到站、站起够物、穿衣时由坐到站、上下轮椅时坐站转移、进食时坐站转移、如厕时坐站转移。

（2）辅助人员：无。

（3）手法辅助点：无。

（4）辅助器具：支具、矫形器、拐杖、助行架、机器人等。

四、脑性瘫痪

脑性瘫痪一般是指出生前到出生后 1 个月内发育期间出现的非进行性脑损伤所致的综合征。主要表现为中枢性运动障碍及姿势异常，常伴有智力低下、言语语言等其他障碍。正常儿在头、躯干、骨盆的平衡发育成熟基础上，需要先在立位之外的其他体位进行体重负荷训练，以具备一定的下肢负重能力。在最终站起时，双下肢和足部应已获得支撑体重所需的姿势稳定和运动能力。脑性瘫痪患儿常因姿势紧张或低下，或异常运动模式，导致坐站转移过程中体重分布异常，影响躯干、下肢的对线。可以选择合适的辅助支具来协助完成该动作。

在练习坐站转移初期，辅助人员可以扶持患儿，让他们学会坐-站起时，先使身体前倾和重心前移，在伸直阶段（第 3 阶段）中鼓励患儿借助上肢和下肢的支撑和协同动作来达到身体重心上移，维持身体的平衡。对于部分瘫痪比较重的患儿，由于腰部肌肉张力的异常，患儿在坐-站过程中可能出现以下几种情况：①髋关节过于屈曲、身体过度前倾而使患儿在伸直阶段出现挺腰困难；②髋关节过于伸展和身体过度后仰使患儿出现弯腰和身体前倾困难，影响屈曲阶段和动力转移阶段；③上肢伸直和用力支撑时连带出现下肢也同时伸直等所谓的联合反应。此时，应鼓励患儿多进行四肢的支撑动作训练，配合其他一些训练动作加强患儿腰部肌力及四肢动作的协调性。

在患儿学会由坐到站的动作后，就可以进行由站到坐训练。在训练中先让患儿学会通过髋关节、膝关节屈曲来引导身体重心向下、向后移动的动作，同时通过上半身前倾来维持整个身体的平衡。训练初期患儿难以维持身体的稳定，可使双手扶栏杆，然后逐渐过渡到单手扶，最终实现无扶持独自落座。对于一些下肢肌肉痉挛较严重的患儿，在由站到坐的过程中，当髋关节和膝关节屈曲时，因难以控制身体的重心移动向下向后而出现"跌坐"现象。这时可先让患儿练习坐到座位相对较高一些的椅子上,然后逐渐降低椅子座位的高度,训练他们控制身体重心的能力。另外,也可以有意识地让患儿在臀部接触座位前,在空中做一个短暂的停留动作。随着调整患儿臀部在控制停留高度的不断下降,来锻炼患儿在坐下过程中保持动作协调和身体平衡的能力。

(一)应用 PEO 模式分析脑性瘫痪患儿坐站转移

应用 PEO 模式分析脑性瘫痪患儿坐站转移需考虑的因素见表 6-4。

表 6-4 应用 PEO 模式分析脑性瘫痪患儿坐站转移

任务/作业	个体	环境
坐站转移 够物时坐站转移 穿衣时坐站转移 如厕时坐站转移 游戏时坐站转移	姿势控制 关键肌肌力 关节活动度 肌张力 躯干及下肢对线 感觉:本体感觉 高级脑功能:认知、言语 个体发育水平	不同训练背景: 家庭、训练室、学校 座椅高度 扶手/桌子

(二)不同辅助量下坐站转移训练

1. 完全或大量辅助下站起 患者主观努力＜50%。适用于下肢负重能力较差,坐位平衡达不到2级,站立平衡达不到1级的患者。由于有外在辅助存在,故对患者肌力、姿势控制要求较低。辅助人员协助患者协调躯干、下肢对线对位,辅助维持平衡,促进下肢负重,同时注意膝关节的屈伸控制、踝关节的背伸角度。

(1)可采用的运动、任务、作业:坐站转移、够物时坐站转移、相关游戏。

(2)辅助人员:治疗师或护理人员。

(3)手法辅助点:患儿肩胛部、髋关节、膝关节。

(4)辅助器具:支具、矫形器、助行架、运动机能贴布等。

2. 少量辅助下站起 患者主观努力＞50%。适用于下肢负重能力稍差,坐位平衡2级及以上,站立平衡达不到2级的患者。或具备一定的肌力,平衡达到1级以上,但仍需少量辅助来保持躯干、下肢对线对位(图6-21)。

(1)可采用的运动、任务、作业:坐站转移、够物时坐站转移、穿衣时坐站转移。

(2)辅助人员:治疗师或护理人员。

(3)手法辅助点:患侧肩胛部、髋关节、膝关节。

(4)辅助器具:支具、矫形器、助行架、运动机能贴布等。

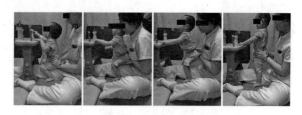

图 6-21 治疗师辅助骨盆控制下坐站转移

3. 独立坐站转移训练和日常生活应用 适用于下肢负重能力较好,具备 3 级以上的肌力,坐位和站立平衡达到 2 级以上,可以保持躯干、下肢对线对位。

(1)可采用的运动、任务、作业:坐站转移、由坐到走、够物时坐站转移、穿衣时坐站转移、如厕时坐站转移。

(2)辅助人员:无。

(3)手法辅助点:无。

(4)辅助器具:支具、矫形器、助行架、运动技能贴布等。

(苏春涛)

参考文献

[1] SUE R, LINZI M, MARY L E. Bobath Concept: theory and clinical practice in neurological rehabilitation[M]. Oxford: BlackwellPublishing Ltd, 2009.

[2] 陈小梅. 临床作业疗法学[M]. 2版. 北京:华夏出版社,2013.

[3] 刘振寰. 儿童运动发育迟缓康复训练图谱[M]. 北京:北京大学医学出版社,2010.

[4] BENTE E B G, LINE S. Bobath 观念与神经康复[M]. 2版. 刘钦刚,江山,刘春龙,等译. 西安:世界图书出版公司,2017.

[5] 翁长水,王娜,刘立明,等. 老年人多关节闭链动作神经肌肉功能与坐到站动作表现的关系[J]. 中国康复医学杂志,2012,27(8):697-702.

[6] DOS SANTOS A N, PESSAREL VISICATTO L, DE OLIVEIR A B,et al. Effects of Kinesio taping

in rectus femoris activity and sit-to-stand movement in children with unilateral cerebral palsy：placebo-controlled，repeated-measure design[J]. Disabil Rehabil，2018：1-11.

[7] VAN LUMMEL R C，EVERS J，NIESSEN M，et al. Older adults with weaker muscle strength stand up from a sitting position with more dynamic trunk use[J]. Sensors (Basel)，2018,18(4)：E1235.

[8] VALIPOOR S，PATI D,STOCK M S，et al. Safer chairs for elderly patients：design evaluation using electromyography and force measurement [J]. Ergonomics，2018，61 (7)：902-912.

[9] PAVAO S L，DE CAMPOS A C，ROCHA N. Age-related changes in postural sway during sit-to-stand in typical children and children with cerebral palsy[J]. J Mot Behav，2018：1-8.

[10] 刘鹏,陈宝亮,肖飞云,等.姿态传感器的坐站转移测量系统研究[J].重庆理工大学学报(自然科学)，2021,35(8)；90-98,1983.

[11] 高天昊,吴毅,陆蓉蓉,等.健康人坐-站-坐运动中姿势图参数的重测信度研究[J].中国运动医学杂志,2017,36(7)；605-609.

第七章

行走与上下楼梯

行走与上下楼梯活动分析

一、行走

直立行走是人的一项重要功能。正常情况下，人约 1 岁时习得这一技能。习得之后，人能在更大的范畴内活动——从只能在有限的范围内爬行到行走至各处，比如社区、游乐场、学校、超市、工作地点、名胜古迹、旅游景点等；能够参加更多的活动，比如玩耍、学习、工作、休闲娱乐；开始接触更多人群，比如小伙伴、亲人、老师、朋友、同事、顾客等。行走这一功能开拓了我们的移动范围和视野，丰富了活动的种类，给我们更多机会接触和融入社会。所以，行走对每个人来说都有独特意义，也是我们实现空间移动自由的一种重要的方式。

作业治疗在临床工作中会遇到各种伴步行功能障碍的人群，如偏瘫、截瘫、四肢瘫、脑性瘫痪、下肢骨折等患者。作业治疗师在训练其行走功能时，要综合分析每一个患者，找到影响其行走功能的个别因素，并从身体-心理-社会的角度整体考虑，设定符合 SMART（specific，measurable，activity-based，realistic，time-limited，SMART）原则的作业目标，制订个体化的训练计划，以精准、循证、现实的方式实施训练方案。

活动分析（activity analysis，AA）是作业治疗师必须掌握的核心技能之一。精准全面的活动分析是作业治疗实施的前提，是解决功能问题的关键。通常来说，与作业分析（occupational analysis，OA）不同，活动分析相对标准化，考虑个人因素和

环境因素的影响较少；如在国际体操比赛时，评委会根据同样的标准来评定运动员完成一套规定动作的活动表现，对不同运动员的身体功能要求都是相同的，不会因运动员的自身情况和环境的不同而有不同的评价标准；而作业分析相对个体化，需要结合个体自身以及所处环境的具体情况进行分析；如做菜这一作业，不同的人做菜的方式和厨房的环境等都有可能不同，对身体功能的要求也自然不同，所以无法用一套动作标准来衡量所有人做菜的活动表现，而需要结合具体情况进行具体分析和评价，所以临床上常应用的活动分析，一般都指作业分析。

因此，同一种作业表现障碍会因个体的情况不同而需处理不同的作业构成成分，采用不同的训练策略和方法。本节内容仅参考作者个人经验，以平地步行为例，撰写行走的活动分析，供各位临床工作人员参考。

（一）身体功能分析

身体功能是指人-环境-作业（person-environ-ment-occupationl，PEO）模式中 P 因素中的躯体成分（physical element），主要包括：①组成身体的结构如神经、肌肉、骨、其他器官等的功能。②与行走有关的功能，比如感觉功能、运动功能和心肺功能（包括与平衡功能相关的视觉、前庭觉和本体感觉、听觉；与运动功能相关的关节活动范围、力量；与心肺功能相关的呼吸和供血能力等）。任何一项身体功能的障碍都有可能对行走的活动表现造成不利影响，需要在评估时一一排查，找到影响患者行走表现的相应成分，再针对该成分设计相应的活动来改善身体功能，以提高功能性行走表现。

行走功能要求具备稳定的躯干功能、单侧下肢

支撑能力和单侧下肢摆动能力,并且支撑和摆动要与对侧的支撑和摆动时相相协调(6:4的比例)。躯干稳定性包括腹侧屈肌和背侧伸肌之间的平衡控制和骨盆控制。下肢的支撑能力至少应具备单腿站立平衡2级,摆动能力要求屈髋肌力至少2级。

(二)认知、心理和精神功能分析

行走功能与认知功能之间也有关联。功能性行走要求至少具备定向能力、注意力和记忆力。当事人要知道走到哪儿,行走的过程中要注意周边环境,并且能提取之前去该处的相关记忆;若之前未去过目的地,没有相关记忆,那么还应具备更高级的认知能力——问题解决能力。认知功能也会影响步态,有认知功能障碍的年长者行走功能障碍比正常老年人更为明显。因为认知功能非常广泛,包括定向力、注意力、记忆力、执行功能、计算功能、言语功能、视觉空间感知功能等多个方面,具体哪个或哪几个功能与行走功能最密切尚不清楚。

对行走功能及其意义的认知和解读影响患者的康复动机。从ICF的构架来分析,日常生活中的行走功能不只是停留在身体结构和功能这一层面,往往伴随其他有目的和意义的活动,所以应考虑到行走功能在身体结构与功能、活动和参与3个层面的影响来理解其意义。如果所患疾病的预后对行走功能本身是个极大的挑战,那么,与其将精力关注于预后较差的身体结构和功能层面,不如专注在更具有意义的活动和参与层面。患者对这一认知思维方式转变的认可,也会影响其行走训练的动力。

步态体现心理和精神状态。身体和心理精神状态是个整体,内心状态会通过身体表现出来,如懒散、欢快、雀跃、慌张、迟疑步态。影响大脑功能的心理和精神疾病都会影响行走功能。加拿大作业表现模式特别强调精神功能的重要性,因为它会影响所有的作业表现,步行功能表现也不例外。精神状态差的患者,行走表现更加无力,步速缓慢,步频低,步幅小,重心移动幅度小;而精神状态积极的人,步行有力、节奏强、幅度大、速度快。

(三)环境和社会条件分析

对步行进行活动分析时,需考虑步行所处的环境,包括地面情况、周围拥挤程度、人文因素、科技经济因素。地面情况越复杂、不平坦、狭窄、周围越拥挤、生活节奏越快、科技经济越不发达,对上述步行所需身体因素的要求就越高。作业治疗师最擅长操作环境因素,通过环境的改良,可帮助提升个体的作业表现,从而完成个体想要做的事情。如果个体因身体功能无法继续改善或短时间无法满足行走的要求时,可考虑调整环境因素,使用代偿的方式实现行走的目的,比如借助助行器、拐杖、轮椅或高科技代步工具;以及无障碍环境的支持,包括物理、制度、社会和人文环境的无障碍。现代人使用行走功能的机会越来越少,若非出于健康考虑,每人每天步数不足万步,所以随着科技进步,接受使用其他高科技产品代替行走的可能性将越来越大。

人文差异影响行走功能出现的时间。注重孩子地板时间的家庭,爬行和行走功能出现的相对较早;过于保护孩子,常抱着孩子的家庭,爬行和行走功能出现相对较晚;甚至有些不经过爬或爬行时间非常短即进入步行阶段。所以,不同的人文环境、不同的训练环境甚至不同的治疗理念都会影响行走功能的恢复速度和质量。

不同环境对步行的要求亦有所不同。有时需要提高步速,比如在过马路或追赶即将离站的公交车时;有时需要提高稳定性,比如在拥挤的街道或狭窄的地方穿行时;有时需要减少对步行本身的注意力而关注其他,比如逛街或边走边聊时。因此,在制订步行训练计划时,也需要考虑步行即将发生的环境要求。

总之,在人的一生中,随着年龄、疾病和环境以及活动需求的改变,步行功能发生着动态的变化。在考虑步行功能时,同样要综合身体功能、环境和活动的需求,进行针对性分析和治疗。

二、上下楼梯

(一)身体功能分析

上下楼梯在对身体功能的要求上与行走功能类似,都是重复循环的肌肉收缩活动。不同的是,上下楼梯时重心的上下位移更大,每一步的步长/高度根据楼梯高度而定,足与楼梯之间的接触面需要有充分的摩擦力,以提供稳定性,确保安全;

需要更多的能量消耗，对下肢关节活动范围、肌肉力量以及心肺功能的要求更高。在开始阶段需要视觉的引导，适应之后便可成为无意识的活动。若台阶高度不同，则会打断这种重复的活动，身体会重新适应。上楼时，躯干倾向前，为重心前上移做准备；继而一侧下肢抬高，置于上方台阶；躯干继续前倾，与下肢肌肉收缩一起加速重心上移的过程，另一侧下肢也离开地面，肌肉活动也相应增加，直到重心前进到上一级台阶上方，重复整个过程直到楼梯结束；下楼则与之相反，不同的是下肢伸肌由向心性收缩变为离心性控制，缓慢将重心下降到下一级台阶上方，往返重复直到楼梯结束。

（二）认知、心理和精神功能分析

相对行走功能来说，上下楼梯使用的场合和目的比较单一，往往只是为了实现一定的高度改变，而不伴其他目的，因此对认知功能的挑战没有行走功能那么高。多层上下楼梯，只需要记住上下楼梯的层数即可，甚至不需要记住已经走了多少层，一般每一层楼都有相应的楼层提示，行进过程中加以注意即可。心理和精神功能对上下楼梯的影响与行走功能相似。良好的精神心理状态是一切作业活动的前提。

（三）环境和社会条件分析

因为上下楼梯的场合和目的相对单一，所以环境和社会条件对上下楼梯的影响也相对较小。影响上下楼梯的环境因素主要体现在物理环境和人文环境上。由于现代化社会的发展，较少地方需要步行上下楼梯，除非是没有电梯的环境或者在提倡步行上下楼梯的人文环境中，才会步行上下楼梯。作业治疗师在上下楼梯功能上的角色可以根据不同情景而有所不同。如果是出于健康促进，那么作业治疗师会鼓励使用步行上下楼梯；如果是出于代偿，对于无法恢复步行上下楼梯的患者或出于关节保护的考虑，作业治疗师则会鼓励患者安装或使用电梯来代替步行上下楼梯。因为电梯的使用已相当普及，劝说患者不用步行上下楼而使用电梯来替代则相对更为容易。

行走与上下楼梯训练的目的、原则和注意事项

一、行走与上下楼梯训练的目的和原则

每个作业活动本身都有其形式、目的和意义。作业活动的形式因个人能力水平、年龄、性别、喜好、性格、文化和环境等而有所不同。比如行走，儿童走路时重心上下起伏大，步频快，步幅小；老年人走路时步速、步频和步幅都小；心情好时，走路节奏轻盈；心情低落时，走路无精打采；男性走路雄健有力，摆动幅度大；女性往往优雅婀娜，如履春风；下雨天，大家都小心翼翼地走，怕溅起的水花弄湿裤脚；冰天雪地，大家都尽量不抬起脚走路，尽可能增加接触面以保持平衡。所以，活动的形式并不是最重要的，也没有所谓的标准，重要的是活动的目的和背后的意义。

行走的目的比较广泛，日常生活中很多事情需要行走，比如去厕所、去吃饭、去超市、去坐车、去上学、去逛街等，但这些事情并不一定只能通过行走才能实现，其他形式的"行走"也可以达到同样的目的。因此行走的意义很难一概而论，因为活动背后的意义是专属于参与活动的个体的，无法用"标准"的意义来描述。行走对普通人来说，可能只是转移的一种方式，但对长跑运动员来说可能意味着是他生命的全部。所以看待活动背后的意义时，需要结合每个人的具体情况来分析和了解，并应尊重他们看待这些活动带给他们的特殊意义。

上下楼梯的目的相对单一，多数是为了实现从一个平面到另一个平面的转移，少数是为了锻炼身体。不论是什么目的，都可以用其他方式替代实现。其背后的意义则因人而异，需要通过了解患者的想法来决定相应的治疗和训练方案。

行走与上下楼梯训练的最终目标（long term goal）即满足患者行走和上下楼梯的需求，最大程度上实现功能的最大化，以使其作业表现更满意、更高效、更安全。在明确导致行走功能障碍的原因后，作业治疗往往会再针对具体的原因也就是行走

功能缺失的作业构成成分,确定相应的训练目标(short term goal),设计相应的治疗性活动来改善或采用其他代偿方法,以达到最终目标。

行走与上下楼梯训练的原则应遵循作业治疗以顾客为中心的原则,要理解行走与上下楼梯训练对患者的重要性、迫切性和背后的意义,才能权衡利弊,确定合适的治疗方法,帮助患者解决行走与上下楼梯的功能障碍所带来的各种问题。一般来说,作业治疗会先采用改善的方法,设计治疗性作业活动(remedial activities)来提高患者所缺失的某一(些)表现成分,然后循序渐进地进行行走和上下楼梯的模拟和真实训练。当改善的方法无法实现功能的提高,或者患者的情况不适合用改善的方法训练时,可考虑使用代偿方法。

此外,在进行作业活动设计时,要遵循生物-心理-社会的模式,不仅要看到功能障碍在身体层面的问题,还要兼顾身心问题及社会参与问题,尽可能创造多的元素在治疗性活动内,让患者的行走和上下楼梯功能在更加多元的活动里得到锻炼和提高,促进训练效果在日常真实环境中的泛化。

第三,要以发展的眼光看问题。如果患者的行走和上下楼梯功能障碍不是暂时的问题,治疗师则要以长远的眼光为患者设计解决问题的方案,并在全生命周期内提供随访和咨询建议。比如,儿童的行走问题,要考虑到发育的因素,要权衡手术和其他创伤性介入的时机,要有预防畸形、保障发育的理念;脊髓损伤的患者,要考虑长期长距离行走的可行性方案,权衡患者重新实现行走功能的心理和可能带来的关节损伤,以及开具合适的轮椅处方等。

二、行走与上下楼梯训练的注意事项

在进行行走与上下楼梯训练时,要时刻预防跌倒和其他不良事件,比如截瘫患者过度和不恰当使用轮椅造成的肌肉损伤。由于存在行走和上下楼梯功能障碍的患者,都不具备最佳的行走和上下楼梯能力,所以在评估和训练时都要有充分的环境和人手保障——患者须穿戴保护性腰带或从环境上提供充分的支持,训练过程中全程需要工作人员监督,必要时给予协助。训练前后要观察、评估患者

的精神和身体功能状态,确保患者参与的安全性。

作业治疗以活动的形式进行各种日常生活功能训练。在设计训练活动时,要结合每个人的具体情况,设计从整体上关注个体身心各个方面的合适活动,采用一对一或一对多的小组活动方式。活动的设计要循序渐进地从短期目标过渡到长期目标的实现,因此不是一次治疗就能够解决患者行走和上下楼梯的功能障碍,需要一套科学的、有目的和意义的活动,帮助患者逐渐达到期望的目标。训练时要注意观察和评估患者的参与状态,及时调整活动的难度以最大化患者的参与。训练过程中,要询问患者的主观感受,观察患者的投入状态和活动表现,有意识地使用自我,了解所设计的活动能否产生预期的效果及是否达到训练的目的。训练后,治疗师要及时总结和反思此次训练的收获和尚需改进的问题,调整或继续原有的治疗计划。

第三节
行走训练

一、偏瘫

偏瘫患者在进行行走训练前,需要经过评估,确定其行走尚存在的主要问题,然后根据所需要改善的功能问题,设计相应的作业活动,提高其行走表现。影响偏瘫患者行走障碍的原因有很多,第一节中所有的作业构成成分都有可能会影响行走功能。也可能因感觉输入不足、环境刺激不足等,无法促进大脑支配下肢的神经通路恢复。因此,在设计作业治疗活动时,要考虑如何通过环境来丰富对大脑相应区域的刺激,以激活中枢对外周效应器的控制。即便是通过运动的观察,也可以带给患者相应的皮质刺激,所以小组治疗是增加视觉刺激和反馈的有效方法。自身参与可直接接收活动设计带来的感觉刺激;当他人参与时,活动对参与者的吸引,也会让其有更多机会观察其他人完成任务的表现,激活大脑镜像神经元,促进运动控制的恢复。所以本节试举个体训练和小组训练的一例活动场景,供大家参考。

（一）个体平衡功能训练

[活动目的] 改善患者双足并拢的平衡能力（注：平衡功能训练有不同等级，可参考 Berg 平衡量表评估结果，确定平衡训练的基线，包括坐位平衡、坐站转移、站立平衡、闭目站立平衡、不同方向的够物平衡、重心转移、转身、一字步平衡、单脚平衡。此处假设患者评估后，发现无法并拢双足保持平衡、无法完成一字步、单足站。

[训练策略] 改善。

[训练环境] 有扶手的环境，比如装有扶手的墙或某种带保护装置或扶手的训练设备。

[训练材料] 挂在墙上的小物件或写有数字的贴纸，或某种训练设备。

[训练流程]

1. 治疗师解释并示范给患者如何进行活动。

2. 患者双足按能刚刚好保持静态平衡的最小距离站稳。

3. 治疗师利用墙上小物件或贴纸，或设备作为目标物，引导患者用健手触摸摆放在不同位置的目标物。

4. 患者保持平衡，进行动态及物训练。

[训练调整]

1. 难度升级 增加健手及物的范围，加快及物的速度，减少双足之间的距离。

2. 难度降级 降低及物的速度。

（二）活动主题：勇闯独木桥

[活动目的]

1. 挑战参与者的平衡能力。

2. 通过参与，提高社交能力。

[所需物品] 长条平衡垫(4 条)、沙包(每人 1 个)、箱子(1 个)。

[所需场地] 约 3 m×5 m 的治疗区域，将平衡垫排列成两条直线，其中一端为起点，另一端为终点，在终点放箱子(图 7-1)。

[活动规则]

1. 遵守活动玩法，彼此互相尊重。

2. 活动内容保密。

3. 患者在活动过程中如有任何不适，及时向治疗师提出。

[时间分配]

1. 活动介绍和热身 10 分钟。

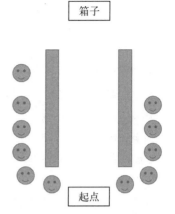

图 7-1 勇闯独木桥环境布置

2. 活动 20 分钟。

3. 总结 10 分钟。

[活动内容]

1. 体验阶段

(1) 可分两组同时进行。

(2) 参与者每人拿 1 个沙包，轮流踏上平衡垫，从起点走到终点，将沙包丢进箱子里。

(3) 如果沙包在中途掉了或没有投进，须拾起沙包后继续前行。

(4) 将沙包投进后原路返回，也需要走平衡垫。返回起点后，下一位参与者接力，直到所有队员都完成一次丢沙包为止。

2. 比赛阶段 所有参与者均体验过一次活动玩法后，可两组进行比赛，将同样数量的沙包丢进箱中，用时最短的一方获胜。如果时间允许，可玩多次，胜出者可积累得分，定期换取奖励。

[活动所需技能]

1. 平衡能力 参与者在平衡垫上行走时能保持平衡，并且能站在垫子上将沙包丢进目标箱子。

2. 手眼协调 丢沙包时，需要手眼配合，将沙包投中。

3. 步行能力 参与者需要具备一定的步行能力，可使用辅助设备或人工帮助。

4. 认知能力 参与者能理解简单指令，具备一定的学习能力，能够参与到活动中。

5. 社交能力 参与者能配合小组其他成员，遵守活动规则和秩序，以及简单的交流能力。

6. 姿势转换 如果沙包掉到地上，需要蹲下、捡起，然而继续前进，因此需要蹲-站转移能力。

［活动调整和分级］

1. 环境　如果参与者不能走平衡垫，可改平地步行；参与者可使用各种行走辅助器具或在工作人员的帮助下完成任务。

2. 活动升级和降级　可换不同类型/质地的平衡垫；可将行走路线布置成不同的线条如S形，增加方向转换，挑战行走和平衡的难度；可增加比赛频率，挑战参与者的速度。

［注意事项］　为确保安全，每位参与者活动时，需要有至少1名工作人员陪同/协助；所有平衡垫下都应放置防滑垫。

二、截瘫

截瘫患者的行走训练，要视其损伤水平、程度和相应的预后来决定行走的方式。由于不同平面、不同损伤程度的患者预后截然不同，本文仅选取完全性胸段脊髓损伤的患者作为治疗对象，举例如何设计 $T_{11}\sim T_{12}$ 完全性脊髓损伤患者步行训练的作业活动。

完全性截瘫患者实现行走的方式多数以轮椅为主，即便是非完全性的截瘫患者，行走训练前具备一定的轮椅驱动能力和坐位平衡能力也是必要的。因此可先行轮椅行走训练，具体活动可参考下文。

［活动主题］　山路十八弯。这条充满障碍的路，好比参与者的人生之路。在这条路上，难免会遇到各种障碍，会为我们前进的步伐制造困难。俗话说"办法总比困难多"，只要有意志力，总会想到解决的办法，并且总有不同的办法达到人生各个阶段的目的地。

［活动目的］

1. 帮助参与者掌握基本轮椅操作技能，包括各部件的认识和操作、平地驱动（前进、后退）、转弯。

2. 通过活动，感受康复路上同伴支援的力量。

［所需场地］　至少约 3 m × 10 m 的治疗区域，布置如下场景（图7-2）。

［所需物品］　普通可移动白

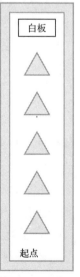

图 7-2　场景布置参考图

板一块、障碍物数个，"家"状拼图1个（图7-3）。

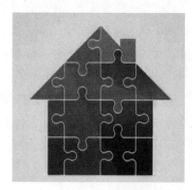

图 7-3　"家"状拼图

（图片引自 https://images. app. goo. gl/F1iF2K6oPxwQtn9R9）

［活动规则］

1. 活动过程中所有内容保密，不可在其他场合再讨论。

2. 活动安全第一，有任何问题随时向治疗师提出。

3. 活动鼓励自由发言，不可有谩骂诋毁等言论。

［时间分配］

1. 活动介绍　10分钟。

2. 热身　5分钟。

3. 活动　20分钟。

4. 总结和分享　15分钟。

［活动内容］　活动可分2队进行，每队4～5名参与者。每位参与者从起点开始，手拿一片拼图块，穿越重重障碍物，按照目标房子的样子，将手中的拼图块放在白板合适的位置上，再原路返回，下一位队员接力，直到将整个拼图完成，用时最少的一组获胜。

［活动所需技能］

1. 轮椅操作技能和躯干控制能力　参与者在活动中需要操作轮椅，以"S形"行进路线穿越数个障碍物，并在终点停住，控制躯干，将上肢抬起并把拼图块贴在有一定高度的白板上。在此过程中，需要参与者具备动态坐位平衡能力、前进后退、转弯、停止等轮椅操作能力。

2. 认知能力　参与者要能够根据模板房子中相应拼图块的位置，放置自己手中的拼图块，因此需要一定的记忆力、辨识能力和方位感。

3. 社交沟通能力　参与者要与治疗师和其他参与人员沟通,需要具备一定的社交能力。在总结阶段,治疗师会启发参与者说出:①你参加这个活动的过程中,在体验活动之前有什么感受?体验了一次之后有怎样的感受?②如果只有你一个人,你会有什么感受?有一个团队和你一起经历这些困难,跨越障碍,你又有什么感受?③为什么会有这样的感受?④这次活动,对你今后的生活会有什么影响?

[活动调整和分级]

1. 环境　地面的类型、白板的高度和位置、障碍物的数量、斜坡和台阶的有无、用其他重量的物品替代拼图块等。

2. 活动　增加对时间的要求,比如比赛限时完成;增加对轮椅技巧的要求,比如后轮平衡状态下前进。

三、四肢瘫

完全性四肢瘫患者较少进行行走训练,如果有条件,可进行电动轮椅的转移和操作训练。因此,视参与者的功能情况,可参考截瘫患者的轮椅活动设计,在活动的过程中,除涉及躯体运动能力的训练外,还应适当融入心理和社交训练,为其重返社会提供充分的准备和支持。

行走训练的设计需要从行走功能所需具备的所有技能一一考虑,四肢瘫患者若进行行走训练,首先应具备躯干、骨盆、肩周和髋周的控制能力,以及四肢的协调和运动能力。因此,四肢瘫患者行走训练需要一系列的活动设计,而非直接奔赴"行走"这个主题,也不可以只训练"行走"。每一位作业治疗师在为四肢瘫患者开训练处方时,都应从患者整体、空间整体和时间纬度上考虑和设计训练方案。

如果设计躯体运动功能的活动,可优先考虑在治疗床上长腿坐位下的躯干控制活动、轮椅内短腿坐位下一手固定一手活动时的稳定性以及坐位减压技巧的训练。这些都是四肢瘫患者轮椅行走活动必须具备的一些身体功能。本文以坐位减压为例,举一个活动供大家参考。该活动的使用时机应在四肢瘫患者可以从床上翻身坐起之后。

[活动主题]　不掉翁。

坐位减压是四肢瘫患者在长时间的移动过程或长时间坐位活动时必须掌握的技能。坐位减压分很多类型,如果患者具备伸肘支撑能力,可以完成坐位下将双臂完全伸直,那么就可以进行臀部完全减压;如果患者的功能性平面较高,无法进行完全减压,则利用一手固定轮椅、躯干左右摆动的方法,进行臀部的部分减压也是折中的选择。不论如何,躯干的坐位平衡控制能力都是这些技能实现的前提。因此我们设计这个活动,旨在利用团队的趣味性活动教会患者尝试一手固定的情况下进行躯干左右活动来掌握臀部部分减压的技巧,为长时间转移时皮肤的完整性做保障。

[活动目的]　锻炼躯干左右控制能力。

[所需物品]　C形套(带魔术贴磨面),布球10个(带魔术贴毛面),白板(带魔术贴磨面)1个。

[所需场地]　约3 m×5 m的治疗区域,能够排开10辆轮椅,场地布置如图7-4所示。将纸箱放队首,布球放队尾,可分2组进行。

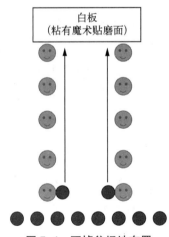

图7-4　不掉翁场地布置

[活动所需技能]

1. 患者床上翻身坐起的能力　坐位减压只有在能够坐起之后训练才有意义。

2. 自主神经系统的耐受能力　患者需要坐一定的时间,因此血压水平能够维持稳定,为活动的安全进行提供保障。

3. 上肢活动能力　患者能够利用C形套粘起目标物,因此上肢近端应具备稳定和活动的能力。

[活动规则]

1. 遵守秩序,互相尊重隐私。

2. 活动过程中所发生的内容均不会向外传播。

[注意事项]

1. 所有参与者坐在轮椅上,安全带固定;须有家属或其他人员陪同参与。

2. 活动过程中,刹住轮椅,不可到处移动。

[时间分配]

1. 活动介绍和热身 10分钟。

2. 活动时间 25分钟。

3. 总结和分享 5~15分钟。

[活动]

1. 每组排队尾的患者须一手用手肘固定在轮椅把手上,一手带C形套(他人帮助戴好),向侧方倾斜粘取治疗师手中的布球,然后传给前方的队友,前一位队员粘取后继续侧身向前传,如此类推。

2. 每组排队首的患者拿到球后,须将球粘在前方白板贴有魔术贴磨面的条上,如此类推,最先完成且没有掉落的一组获胜。

3. 一轮结束后,交换队员的位置,队首的患者往队尾排,其他队员依次向队首方向顺移,再进行一轮活动,直到所有患者都参与队首粘球的角色1次,获胜次数最多且没有掉落者获得奖励。

[活动调整和分级]

1. 如果传球过程中,粘球发生困难,可由旁观的家属或其他陪护人员帮助粘球和分离球并传给下一位,以及协助最后一位队员将球粘在白板上。

2. 若队员能够控制轮椅和身体,可逐渐增加轮椅与轮椅之间的距离,增加侧身的角度和臀部减压的程度。

四、脑性瘫痪

假设患者是学龄前的儿童,步行和上下楼梯的训练可放在特定的故事情景中进行,以增加儿童的投入感和参与训练的积极性。本节以故事《卡车大救援》为主题,将每个参与训练的儿童按照不同卡车进行角色分配,再按照《卡车大救援》的故事情节,一步步将儿童带入不同的训练环境中进行步行和上下楼梯的训练。具体活动参考下文。

[活动主题] 卡车大救援。

[活动目的]

1. 能够投入到所分配的角色中,完成相应角色的活动任务。

2. 能够培养角色意识,建立责任感,感受团队配合和荣誉感,建立自身价值观。

[所需场地] 约3 m×5 m的治疗区域。

[所需材料] 不同类型的地垫数块,印有各种卡车的卡片(图7-5)。

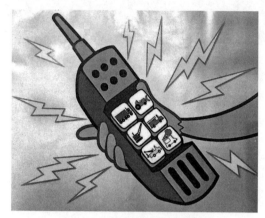

图7-5 卡车卡片参考图

[所需物品] 拼图、海洋池、障碍物3块、呼啦圈数个(如果没有这些物品,可用其他物品替代)、小玩具数个(充当冰激凌礼物)。

[活动规则]

1. 抽签确定角色:冰激凌卡车(被救援对象)、朵拉(主人公)、十轮大卡车(救援帮手)、大吊车(救援帮手)、推土机(救援帮手)、消防车(救援帮手)、拖车(救援帮手)等(根据人数加减角色数量,暂定7名儿童一起参与活动)。

2. 活动中要遵守秩序,根据故事情节,依次出现于相应场景,帮助救援活动。

3. 活动中提倡互相鼓励和加油,要有团队精神,不可有责备埋怨、嬉戏和打骂现象。

4. 活动过程中所有内容保密,互相尊重。

[活动场地设置] 在训练区内布置一条10 m长的步道,可将不同材质的地垫放在步道上。步道分为3个不同阶段:第1段以拼图桥为终点,第2段以鳄鱼湖为终点,第3段以泥坑为终点(图7-6)。

[时间分配]

1. 准备和介绍 5分钟。

2. 热身 5分钟。

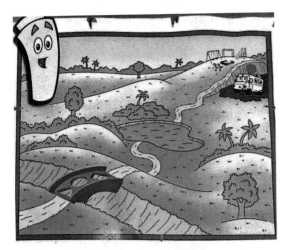

图 7-6　卡车大救援场地布置

3. 情景活动　20 分钟。

4. 总结　10 分钟。

[故事情节]　主人公朵拉有个好朋友布茨小猴子,他有很多个卡车朋友,有十轮大卡车、推土机、大吊车、消防车小红、拖车,最后一辆是冰激凌车。

1. 互动 1　问参与小朋友,一共有多少辆卡车?(对,6 辆)。

布茨接到了卡车朋友的电话,是冰激凌车,他遇到了麻烦,陷在泥坑(用呼啦圈代替)里出不来了。需要其他卡车朋友的帮助,一起救出冰激凌车。

2. 互动 2　"呼叫所有的卡车朋友!这里是探险小妹朵拉和猴子老弟,我们需要大家帮忙。冰激凌车被困住了,急需大家去救援!通话完毕。"小朋友,你们愿意帮助朵拉他们吗?

地图告诉我们,冰激凌车被困在游乐场的一个泥坑(呼啦圈)里。我们要先过拼图桥(有拼图任务),再过鳄鱼湖(海洋池),然后就能到游乐园了。

前面就是拼图桥了!可是,桥边都是泥巴,怎么过去呢?我们需要一辆有很多大轮子的卡车,带着我们穿过泥地,到拼图桥那儿去。

3. 互动 3　布茨在用卡车电话呼叫卡车朋友呢。小朋友,请问什么卡车有很多轮子呀?(对,十轮大卡车)。

你好,十轮大卡车!你愿意帮助我们穿过泥巴地,到拼图桥那儿去吗?好,那我们上车了(十轮大卡车从起点开始,走一段长约 5 m 的地垫,将朵拉他们带到拼图桥)。

谢谢十轮大卡车将朵拉带到了拼图桥!但拼

图桥掉了几块拼图,需要一辆长吊臂的卡车来帮忙修好拼图桥。

4. 互动 4　小朋友,我们该呼叫哪一辆卡车朋友呢?(答对了,大吊车!)(大吊车从起点依次将 3个不同的拼图运送到拼图桥处,按形状、大小丢入拼图箱中)。

棒极了!现在我们可以过拼图桥啦!接下来该去鳄鱼湖,它在小路的那一头,可是小路被一堆石块和木头(障碍物)堵住啦,需要一辆卡车来帮助移开障碍物。

5. 互动 5　小朋友,该呼叫哪一辆卡车来帮忙呢?(答对了,是推土机)(推土机要从起点出发,把路上的 3 块障碍物搬开,放到起点回收处)。

接下来去鳄鱼湖(海洋池),朵拉需要一辆有长梯子的卡车,把他们升到空中,从鳄鱼头顶上过去。

6. 互动 6　小朋友,该呼叫哪一辆车来帮忙呢?(答对了,是消防车小红)(消防车小红从起点出发,到鳄鱼湖边,带着朵拉他们一起过鳄鱼湖,可以从海洋池里走过去或爬过去,只要不被鳄鱼咬到)。

消防车小红帮他们成功渡过了鳄鱼湖,游乐园就在前面,冰激凌车陷在了泥坑(呼啦圈)里,朵拉需要一辆有大钩子的卡车。

7. 互动 7　小朋友,该呼叫哪一辆车来帮忙呢?(答对了,是拖车)(拖车从起点出发,到泥坑附近,将数个呼啦圈从冰激凌车身上拿开,所有人一起回到起点)。

拖车把冰激凌车从泥坑里拖了出来。冰激凌车得救了!他给游乐园里的每个小朋友都送了冰激凌(冰激凌车把小玩具发给每个参与的小朋友作为感谢)。

[所需要的技能分析]

1. 步行功能　每个参与者都要步行一定的距离,因此需要一定的步行功能。

2. 认知功能　参与者要根据情景的需要,扮演相应的救援角色,因此需要一定的认知功能。

3. 社交功能　参与者要与治疗师和其他参与者进行沟通、合作,因此需要一定的社交功能。

[活动调整和分级]　若患者的能力不足,可使用其他代偿的方式或与其他患者调换角色来促进其参与到活动中来。

1. 环境　可布置不同长度和难度的场景,挑战参与患者的步行功能,比如增加障碍物的重量或改变地垫的质地,挑战患者的平衡能力。

2. 活动本身　可通过增加任务的数量和类型,比如不同的卡车启动需要不同的暗号,需要记住相应的暗号才能激活相应的卡车,挑战患者的认知负荷;可设置两组一起进行,用比赛计时的方式,增加对步行速度的挑战。

五、其他

行走功能是基本日常生活活动之一,凡与行走所需因素相关的疾病都会影响行走功能。除了偏瘫、截瘫、四肢瘫和脑性瘫痪患者外,还包括关节炎、下肢截肢、下肢外周神经损伤、下肢运动损伤、心肺系统疾病等,都可能会对患者的行走功能造成不利影响。作业治疗师在行走功能上的角色就是了解患者行走功能障碍的原因、行走功能障碍对患者的影响、行走对患者的意义,并结合专业的活动分析,与患者一起制定符合 SMART 原则的治疗目标,并精心筛选和设计相应的个体化的治疗性活动,帮助患者提高其行走功能表现。

第四节
上下楼梯训练

一、偏瘫

偏瘫患者的上下楼梯训练,可参考步行训练的活动设计,在活动发生的环境中加入上下楼梯的成分,比如重心的上下起伏、180°转身保持平衡等元素。但具体每个患者需要着重强调的元素可能会因人而异,因此本文所列举的活动仅供参考,需要精心地为每一个患者设计合乎其文化背景、兴趣爱好和意义的活动。

[活动主题]　跨栏。

[活动目的]

1. 跨越行走的心理障碍,勇敢地迈出自己的步伐。

2. 训练将患侧抬高至一定高度,从而跨过障碍杆,为上楼梯训练做准备。

[所需场地]　约 3 m×5 m 的治疗区域。

[所需材料及场地布置]　平衡垫,雪糕筒 8 个,木棍 4 根,箱子 1 个,沙袋每人 1 个;场地布置见图 7-7。

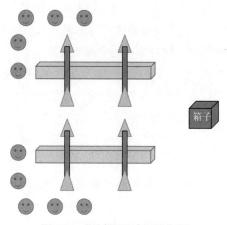

图 7-7　"跨栏"活动场地布置

[活动规则]

1. 遵守活动秩序,听从指令。

2. 活动内容保密、不外传,活动过程中彼此互相尊重。

3. 如有任何突发情况,应立即告知治疗师。

[时间分配]

1. 活动介绍　10 分钟。

2. 热身活动　5 分钟。

3. 活动　20 分钟。

4. 总结及讨论　10 分钟。

[注意事项]

1. 每次只限 1 位患者参与,工作人员需要沿途给予协助,以确保安全。

2. 如果患者能力较弱,可将平衡垫换成没有高度的步道。

[活动内容]

1. 每位患者手持 1 个沙袋,从起点开始,踏上平衡垫(可使用拐杖和其他助行器),跨过障碍栏杆,直到终点处。

2. 将沙袋投入终点前方的箱子里。

3. 每位患者沿原路返回,下一位患者接力,直到所有人都走完一次,视时间确定练习次数。

[活动所需要具备的能力]

1. 步行能力　患者需要往返走完全程,因此需具备一定的步行能力。

2. 下肢屈髋至一定高度的能力　患者需要跨越一定高度的障碍栏杆,因此需具备将一侧下肢抬高至一定高度的能力。

3. 平衡能力 患者需要在平衡垫上行走，因此需具备在有限的支撑面上行走的平衡能力；当患者投完沙袋后，需要掉头原路返回，因此还需要具备在平衡垫上转身180°的平衡能力。

4. 社交和沟通能力 在活动过程中，需要能与治疗师或必要时与其他患者沟通的能力。

[活动调整和分级]

1. 环境 若患者能力不足，可将平衡垫改为一般步道；可调整行走的路线，将直线改为多个转弯的S形路线；可调整栏杆的高度，根据实际环境中楼梯的高度调整；可将平衡垫改为多个需要上下的木块或其他工具，增加重心上下转移的次数。

2. 活动 可增加比赛的成分，提高速度的要求；可取消或增加除丢沙袋之外的活动。

二、截瘫

截瘫患者的上下楼梯训练，视患者的损伤情况而确定需要改善、提高或代偿的元素。若患者为完全性脊髓损伤，凭借轮椅或其他步行辅具进行上下楼梯训练的意义不大。若有少量台阶需要操作，可放在步行训练中，加简单的台阶上下训练元素即可。若需要实现上下楼梯功能，一般建议环境改造——加装电梯或调整居住环境为不需要爬楼梯的住所。若患者为不完全性脊髓损伤而导致的截瘫，则需要视患者的具体功能来设计作业治疗活动，具体可以参考偏瘫患者的活动设计，加入针对性的训练元素即可，因此本文不再赘述。

三、四肢瘫

C_6平面的完全性脊髓损伤患者上下楼梯的训练更为少见。同截瘫患者一样，四肢瘫患者也需要视具体情况，确定进行上下楼梯的训练是否有意义。一般来说，完全性脊髓损伤的四肢瘫患者，学会平地操作电动轮椅的技能即可。若患者为不完全性脊髓损伤而导致的四肢瘫，则需要视患者的具体功能来设计作业治疗活动，具体可以参考偏瘫患者的活动设计，加入针对性的训练元素即可，因此本文不再赘述。

四、脑性瘫痪

正常儿童能够完成独立上下楼梯的年龄大概

在3～4岁，视个体发育情况而有不同。不同功能水平的脑性瘫痪儿童，其运动能力的发育和康复的促进都会影响到上下楼梯的表现，因此要根据患儿的具体情况而确定上下楼梯的训练时机，在此之前都可以通过促进爬行功能、头颈躯干和肩周盆周的稳定性以及双侧肢体的协调性，为上下楼梯做准备。

患儿的康复以"玩"为主要形式。设计活动时，尽量将游戏的元素设计在活动中，同时要寓教于乐——教育和康复并进。因此大多数时间患儿的作业治疗设计以情景训练为主，融康复、教育和社交沟通为一体，全方位考虑患儿的成长和发展。故本节仅举一个情景训练的例子，以6～10岁、具备一定行走能力的脑性瘫痪儿童为例，设计一例上下楼梯的作业活动，供大家参考和改良。

[活动主题] 为爱筑"巢"。

每个孩子都是上天赐给爸爸妈妈的天使，特殊的你，是上天为了让我们更加珍惜彼此。你现在就像刚出生的鸟儿，有鸟爸爸和鸟妈妈的精心呵护。随着时间一天天长大，虽然上天没有给你一对漂亮、丰满的翅膀，但靠你的努力，也能铸造属于自己的家园。并且，在没有长大之前，永远不要放弃努力，你的与众不同也许是因为你是一只大家都没有发现的"丑小鸭"，迟早有一天你会长成属于自己的真正模样——一只美丽的白天鹅呢！我们今天的主题是为爱筑"巢"，任务是靠自己的努力，帮助爸爸妈妈一起打造一个有爱的"家"。

[活动目的]

1. 强化爬行能力，能够爬到一定的高度。

2. 强化屈髋攀登的能力，能够爬上一定高度的台阶。

3. 帮助特殊孩子建立"自强""自立"的生活态度和信心，让他们体会到父母的关爱并学会成长，勇于担当。

[所需场所] 有地垫和攀爬设备的儿童治疗室/感统训练室。

[所需材料] 鸟巢（图7-8）和刚孵化的小鸟的图片数张（图7-9），乐高积木数块，治疗用阶梯或爬行梯。

[场地设置] 参考图7-10。

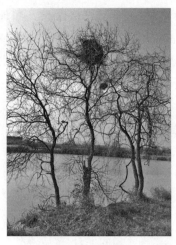

图7-8　鸟巢

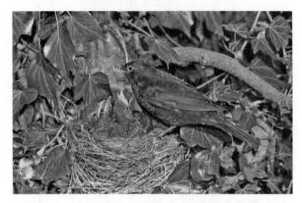

图7-9　刚孵化的小鸟

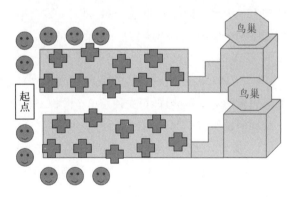

图7-10　场地设置

1. 在步道上分散摆放数块乐高积木。
2. 在步道近终点处设置台阶1～3级。
3. 台阶上有一稳定的平面放置"鸟巢"。

［时间分配］

1. 活动介绍　10分钟。
2. 热身　5～10分钟。
3. 活动　20分钟。
4. 分享和总结　20分钟。

［活动］

1. 每位患者把自己想象成一只小鸟，到处找树枝，从起点开始，从步道任何地方拾取一枚"树枝（乐高积木）"。

2. 然后走至步道的尽头，踏上/爬上楼梯。

3. 在楼梯尽头够到"鸟巢"，将"树枝"添加到"鸟巢"里面，再原路返回。

4. 下一位小朋友接力，继续拾取树枝，建设家园，重复上述1～3步骤，直到地上的"树枝"都放在"鸟巢"中。

［活动所需能力］

1. 心理发育水平　参与者能把自己想象成一只特殊的小鸟。

2. 认知能力　需要具备理解和服从指令的能力，能够明白活动的目的和玩法。

3. 行走能力　参与者需要从步道起点走到尽头的台阶前。

4. 体位转换能力　参与者至少需要能够完成1次蹲下、拾取乐高积木并站起来的体位转换。

5. 上下楼梯或爬上、爬下楼梯的能力　参与者至少能够上下1～3级台阶。

6. 抓握能力和手眼协调能力　参与者需要从地上拾起乐高积木，并把积木放在"鸟巢"里面。

7. 社交和沟通能力　参与者可能在活动过程中与治疗师或其他参与者沟通和商量。

［活动调整和分级］

1. 环境　可在步道上加设不同高度的障碍物/杆，需要跨上障碍物再下来或跨越障碍杆，增加重心上下转移的频次；可增加步道尽头台阶的数量；可增加或减少步道上乐高积木的数量；可将乐高积木放在不同的高度上，弯腰拾起或爬高够到等。

2. 活动　可自由尝试或比赛；可视参与者的年龄和认知发育水平，加设不同的认知挑战，比如对数量、形状和颜色等的学习。

五、其他

上下楼梯功能训练可能在其他人群中更为需要，比如下肢骨折术后、全髋关节置换术后、全膝关节置换术后人群，因为这些骨骼肌肉系统疾病术后的患者，其身体功能水平的预后更好，短期内更容易通过训练得以改善和提高,所以为了促进其尽快出院回归家庭,可能需要在短期内学会使用暂时的代偿方法使上下楼梯的表现达到安全、有效和满意的程度。

本节以全髋关节置换术后为例,举一例需要居家使用楼梯的作业活动设计,供大家参考。

[活动主题] 畅行无阻。

全髋关节置换术后的老人可以进行早期下地训练,早期康复,早日重返家庭。早期下地的时间由是否有骨水泥填充等因素决定;早期康复主要涉及一些术后禁忌动作的宣教、日常生活辅助用具的使用和日常生活活动的训练(包括上下楼梯训练)。

在上下楼梯的训练中,需要提醒患者不能允许术侧肢体髋关节的旋转发生(后侧入路不能内旋;前侧入路不能外旋),尤其是在一层楼梯结束、另一层楼梯开始之前的平台移动过程中,以另一侧肢体为轴进行转身,保证术侧下肢与躯干保持一体,术侧足尖一直朝前,保持与躯干垂直;如果术侧尚不能完全负重,可使用四脚拐或扶手辅助,上楼梯时非术侧先上,下楼梯时术侧先下。

[活动目的] 教会患者如何使用(或不使用)辅助工具正确上下楼梯。

[所需物品/环境] 治疗用阶梯、全髋关节术后注意事项的宣传单。

[环境布置] 参考图 7-11。

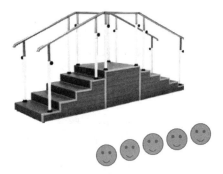

图 7-11　畅行无阻环境布置

[时间分配]

1. 宣教+示范　15 分钟。

2. 上下楼梯活动　20 分钟。

3. 总结　5 分钟。

[活动规则]

1. 活动过程遵守秩序,互相尊重。

2. 活动发生的内容严格保密,不可外传。

3. 如有任何不舒服,应立即向治疗师汇报。

[活动内容]

1. 听治疗师讲解上下楼梯的相关注意事项。

2. 复述上述注意事项。

3. 观察治疗师的示范,找出错误示范,并提出正确操作方法。

4. 每位患者使用(或不使用)四脚拐从治疗性阶梯的一侧走到阶梯的平台,然后下楼梯。

5. 每位患者使用(或不使用)四脚拐从治疗性阶梯的一侧走到阶梯的平台,然后转身,下楼梯。

6. 在活动过程中,注意观察其他患友(最好 2～5 人一起)上下楼梯的方式和转身的方法,若有不当或其他安全隐患,能友好地为其指出并给予建议。

[所需技能]

1. 认知能力　能理解治疗师的讲解、学习并能掌握基本的要点,能通过观察找出常见的错误。

2. 社交沟通能力　能够在尊重他人的前提下,合适地表达自己的见解。

3. 行走能力　患者需要从台阶的一边走到另一边,然后再回到起点。

4. 屈髋屈膝能力　患者能抬高非术侧下肢至能踏上一级台阶的能力,能在下楼梯时离心控制屈髋屈膝的角度至术侧能踏上下一级台阶的能力。

[活动调整和分级]

1. 环境　增加阶梯的数量或使用真实楼梯。如果患者能力尚不允许,可先使用单个阶梯进行上下阶梯的训练。

2. 活动　增加任务的数量,可模拟从楼梯到进门之后的一系列日常活动,比如进门换鞋、如厕、坐座位等。

(伊文超)

参考文献

[1] BEAUCHET O, ALLALI G, BERRUT G, et al. Gait analysis in demented subjects: interests and perspectives. Neuropsychiatr Dis Treat, 2008, 4: 155-160.

第八章

轮椅的选择和使用

轮椅(wheel chair)是一种四轮辅助工具,是康复的重要工具。它不仅是肢体伤残者和行动不便人士的代步工具,更重要的是他们可以借助轮椅进行身体锻炼和参与社会活动,从而改善整体生活质量。

常见的需要使用轮椅者包括以下几类人群:①各种原因引起的步行功能减退或丧失者;②非运动系统本身疾病,但步行对全身状态不利者;③中枢神经疾病使独立步行有危险者;④高龄老人因步履困难、跌倒风险较高而可能发生意外者。临床上作业治疗师可根据轮椅使用者的诊断、疾病情况、日常生活需求和使用轮椅的具体环境等因素,帮助其选择合适的轮椅,并指导他们如何驱动轮椅。

通过轮椅训练,可以扩大使用者的活动空间,帮助他们参与完成一般的日常生活活动,从而预防或改善负面的心理影响,为更好地回归和融入社会打下坚实基础。

第一节
轮椅使用活动分析

一、使用轮椅的活动分析

(一)身体功能分析

正常使用轮椅需要具备以下基本条件:基本的静态及动态坐位平衡能力,双上肢或一侧的上肢及下肢有足够的肌力驱动轮椅,本体感觉正常,没有视野、空间结构等感觉的缺损。

在此以双上肢平地正常驱动轮椅的动作为例,进行分析。

1. 身体取端坐位,双足能放至脚踏板上并固定,后背贴近靠背。

2. 尽量保持中立位坐姿,双手握住手圈,同时向前推进。

3. 需要转向时,用一只手固定一侧轮,另一只手推动对侧轮,以固定的车轮为轴使轮椅转向。

4. 到达目的地或需要中途停下时,调整至小轮垂直向前,及时刹住两侧的驻车制动器。

(二)认知、心理和精神功能分析

1. 认知功能的影响

(1)熟悉活动的环境:诸如地面情况、光线等。

(2)清楚的认识:自身的功能、耐力、协助者的能力、技巧应用。

(3)参与任务主动性:能积极参与相应的活动。

(4)指令的执行能力:能理解目的地、活动内容并完成。

2. 心理和精神状态的影响

(1)使用者是否对主动完成这项活动存在紧张情绪。

(2)使用者是否对可能需要外出存在恐惧、焦虑心理。

(3)使用者是否存在抑郁,从而影响其对活动的参与积极性。

(三)环境和社会条件分析

轮椅使用者需要活动的社区及社会环境是否有良好的无障碍设施,对轮椅的使用及其他公共设施的使用存在影响。

1. 正面影响　无障碍坡道、无障碍电梯、无障碍交通工具等。

2. 负面影响　如门槛、台阶、路面不平整、马

路沿等。

二、轮椅的种类及选择

（一）轮椅的种类

目前可供使用者选择的轮椅种类繁多,我们通过使用者及使用方式可将轮椅分为3类:他人驱动轮椅、自行驱动轮椅、电动轮椅。他人驱动轮椅是由照顾者推动的轮椅,一般有把手,后轮较小,无手推圈,以操控性为主要考量标准。自行驱动轮椅则是由使用者自己推动,需要其有足够的抓握功能、肌力和耐力,其中根据使用者的具体情况又分为双手驱动、单手驱动及足驱动。电动轮椅适用于上肢功能不佳和耐力不足的使用者。

1. 他人驱动轮椅　他人驱动轮椅的前后轮一般都为小轮,后轮的直径在 35 cm 以下,前后轮距比自行驱动轮椅的轮距要小。轮椅的支架一般为左右或前后交叉轴式设计,因此所需旋转空间小,折叠后易收纳,适合在狭小的空间使用。

他人驱动轮椅的设计需要考虑使用者及照顾者的需求:①使用者的舒适性,包括座椅的尺寸、材质等。②针对照顾者要考虑轮椅的使用性能,包括把手的高度、轮椅的操控性和折叠收纳功能。

2. 自行驱动轮椅　自行驱动轮椅一般适用于以下 3 类人:①下肢功能缺失者,如胸腰椎脊髓损伤、关节炎、脑卒中、脑外伤、截肢等疾病引起的下肢功能缺失;②姿势控制不佳者,如脑外伤、脑性瘫痪、脊髓病变引起的姿势控制不佳;③伴随年龄增大,机体老化引起的全身性虚弱问题。

自行驱动轮椅根据适用对象,可分为以下 6 类。

（1）一般轮椅:适用于上肢功能可,下肢功能缺失的使用者(图 8-1)。

（2）后倾轮椅:可分为半倾和全倾两种。适用于头部和(或)躯干控制力不佳者,张力异常者,无法自行撑起已完成臀部减压动作者,需要改变姿势以协助呼吸者(图 8-2)。

（3）截肢轮椅:适用于下肢截肢者。当下肢截肢者坐于一般轮椅上时,重心会相对偏于轮椅后方而易于向后倾倒。因此,截肢轮椅设计时往往会将后轮轴心后移,从而获得较大的支撑面与稳定度。

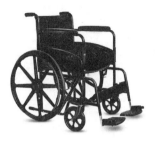 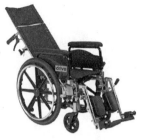

图 8-1　一般轮椅　　　图 8-2　后倾轮椅

（4）单手操控轮椅:适用于双下肢及一侧上肢瘫痪者。单手操控轮椅将两侧的手推圈设计在同一侧,通过特殊抽芯,使用者推动单一手推圈可控制单一后轮,同时推动两个手推圈可控制两侧后轮(图 8-3)。

（5）足驱动轮椅:适用于偏瘫患者。此类轮椅座面偏低,使用者的足可以踏到地面上,方便其利用健侧手足驱动轮椅。

（6）运动轮椅:其特色为支架牢固、轻巧、低靠背与低扶手等。一般运动轮椅两侧大轮呈外八字形,可以扩大与地面的接触面积,以增加稳定性、省力性及保护使用者肩部肌肉不易损伤。目前根据不同的运动项目,已发展出竞速轮椅、马拉松轮椅、多功能运动轮椅及各式球类专用轮椅等,以满足不同的运动需求(图 8-4)。

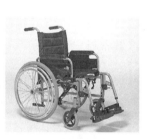 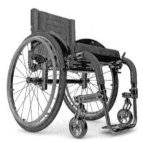

图 8-3　单手操控轮椅　　　图 8-4　运动轮椅

3. 电动轮椅　当患者的手功能很弱,甚至轻型的轮椅也不能驱动时;或虽能驱动,但行动距离过大,体力不能负担时;或身体衰弱,根本不宜驱动轮椅时,就需要电动轮椅来解决转移问题。

电动轮椅的适用对象包括:①需要轮椅助行,但无法自行驱动轮椅者,如高位脊髓损伤致四肢瘫的患者;②体力不佳,无法负荷步行或驱动轮椅所需要消耗的能力者;③有神经肌肉功能缺失,当上肢推动轮椅时,可能诱发下肢联合运动者;④使用者需要有足够的认知能力来操控电动轮椅,了解行驶安全。

电动轮椅根据外形及助力器装置方式,又可分为电动轮椅、附加动力轮椅及电动代步车(图8-5)。

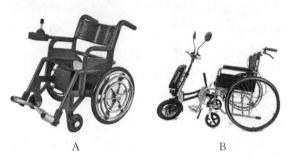

A   B

图8-5　电动轮椅

(二)轮椅的选择

我们可以通过面谈和身体检查获取有用的信息,帮助患者选择最合适的轮椅。首先通过面谈了解患者的基本情况、身体状况、生活方式和环境、目前是否有轮椅及轮椅的使用情况。

轮椅的选择,整体应考虑下列条件:①符合患者的使用需求;②结实、可靠、耐用,但结构不过于复杂;③规格尺寸与患者的身材相适应;④驱动时消耗能量宜少;⑤价格应为一般患者所能承受;⑥外观应满足一般美学要求。

通过身体检查,我们能了解患者压力性损伤的产生、风险及病史;选择合适的驱动轮椅的方式;而身体测量可以帮助轮椅使用者选择正确尺寸的轮椅。测量人体参数时需要使用正确的工具与准确的测量技巧以确保资料的准确性。一般使用卷尺或皮尺测量,必要时可用硬挡板加以辅助。测量时应注意以下事项:①测量用的尺子要保持直线,不随人体身形而产生弧度,确定所测量的数据是关键点与关键点之间的直线距离。②治疗师观看数据时,视线需与之平行,避免视线误差。③测量姿势可以采用坐位或卧位,无论测量姿势如何,原则是在稳定的平面上保持正中姿势。如坐位时,被测量者躯干与大腿必须平贴座椅的靠背与座面,臀部坐到椅子最底端直到靠到椅背。骨盆冠状面观察保持水平,矢状面观察略微前倾,左右两侧保持平行。躯干保持直立,双足平贴地面,髋关节与膝关节、踝关节保持屈曲90°。④如被测试者使用轮椅时需要穿戴特殊辅具,如腰部支具、下肢支具或假肢,测量时则需要被测试者穿戴好相关辅具后再进行相关数据采集。

1. **参数的测量**　人体参数测量需要测量臀宽、大腿长、小腿长、肩胛下角高度、肩高、肘关节高度、胸宽、肩宽和足部长度等尺寸。

重要的轮椅尺寸包括轮椅的坐席深度、坐席宽度、坐席高度、靠背高度、扶手高度、座面至脚踏板高度、地面至脚踏板高度和脚踏板尺寸等,具体如下。

(1)座席深度:是指测量坐位时臀部后最突出处至腘窝之间的水平距离再减去3～6 cm,即座席深度。如果左右两边长度不同,取较短的一个数值。合适的座深可以提供骨盆与大腿良好的支撑。当座席深度过短时,大腿无法获得适度支撑,身体的重量都集中在臀部而无法均匀分布于臀部与大腿,局部易受压。当座席深度过长时,椅面前缘会挤压膝关节后部,影响腘窝处的血液循环,并刺激该部位的皮肤,同时造成骶骨受压,同时出现驼背、臀部前移和骨盆后倾等不良姿势。

(2)座席宽度:是指测量坐位时两臀间或两股之间的距离,臀宽即座席宽度。适当的座席宽度可以让患者有效地驱动轮椅与使用扶手。当座席过宽时,会阻碍患者接触手推圈与推动手推圈,进而影响轮椅的驱动效率,驱动频繁时易磨损上肢内侧皮肤而导致患者损伤。同时座席过宽会导致患者身体易于倾向一侧和使用单侧扶手休息,不利于患者保持较好的身体姿势。当座席过窄时,骨盆和大腿外侧容易受到过大的压力,可能造成不适感甚至局部皮肤破损。

(3)座席高度:测量坐位时足跟或鞋跟至腘窝的距离即为小腿长度,等于从坐垫顶部到脚踏板的距离或从坐垫顶部到地面的距离(对于用足推行轮椅者)。而轮椅的座席高度等于小腿长度减去坐垫高度后再加5 cm。当然,如果是偏瘫患者需要一侧肢体操控轮椅,则轮椅的座席高度为小腿长度减去坐垫高度,无须再加5 cm,以确保他们能在轮椅上有良好的支撑并可以舒适地触及地面且有效地推行。当座席高度过高,椅座至脚踏板长度过长时,足会悬空,导致大腿末端承压过度,且影响轮椅进入台面下;而患者为了让双足平踏在脚踏板上,身体前滑,易出现驼背、臀部前移和骨盆后倾等不良姿势。当座席高度太低时,大腿末端不承压,身体的重量易集中在坐骨与尾骨,易于导致皮肤破损而产生压力性损伤。

(4)靠背高度:靠背高度即坐垫顶端到靠背顶端的距离,可分为高靠背、普通靠背和低靠背3种。普通靠背位于肩胛骨下方,测量座面至肩胛下角的距离再加坐垫的高度。低靠背只要能够满足腰椎支撑即可,一般测量座面至胸腔下缘的距离再加坐垫的高度。靠背高度超过肩峰即为高靠背。

靠背主要提供背部支撑,稳定坐姿。靠背高度的选择应根据使用者的需求,给予需要的支撑,同时允许活动量大的轮椅使用者自由地用手臂来推行。过高的靠背会影响驱动轮椅时肩胛骨的活动。因此,无法自行驱动轮椅的患者,一般可选择肩胛骨中段作为靠背的参考高度。可自行驱动轮椅的患者,一般选择肩胛下角的高度即普通靠背。如从事运动活动的患者,具有良好的平衡并可以轻松地坐直,可以选择低靠背轮椅。使用电动轮椅的患者,一般选择高靠背轮椅。在靠背上还可有头托,用于高位脊髓损伤头颈控制不良的患者。靠背上也常加安全带,用于躯干平衡和控制不良的患者。另外,在考虑靠背高度时,若患者有使用坐垫,则选择的轮椅靠背高度应加上坐垫的高度。

(5)扶手高度:在考虑安全性及舒适性的前提下,扶手高度越低越好。但对于坐位平衡欠佳或偏瘫导致一侧肢体功能较差的患者,扶手可以给予躯干及上肢一定的支撑,可适配轮椅桌面一起使用。具体测量方式为坐位时,上臂垂直,前臂平放在扶手上,测量椅面至前臂下缘的高度,再加上2.5 cm。扶手按长度分类,可分为长型及近桌型(梯形扶手);按高度分类,可分为可调型和不可调型;按宽度分类,可分为宽扶手、普通扶手;按可移动性分类,可分为固定型、可拆卸型、后掀型。扶手主要起到支撑、保持姿势及移位的作用。当轮椅扶手过高时,会由于起不到支撑作用而使身体下滑,导致肩胛骨抬高而造成不良姿势,同时也影响患者对轮椅的驱动,可能造成上臂内侧皮肤的破损。当轮椅扶

手过低时,会导致患者躯干前倾,影响患者的呼吸,同时也导致疲劳度增加。患者若使用坐垫,需外加坐垫高度。

(6)脚踏板高度:脚踏板的高度是测量从脚踏板后面到椅座的直线距离。脚踏板高度一般离地面至少5 cm,以方便过障碍。合适的脚踏板高度可以确保大腿及双足都有良好的支撑。因为当使用者坐在轮椅上时很难预估坐垫会产生多少变形,因此在适配时脚踏板高度需要做多次调试。

2. 轮椅的选择和配置 在选择轮椅时要充分考虑使用者的认知功能、运动功能、使用目的、驱动方式、使用环境,以及是否有发生压力性损伤的风险等。

(1)驱动方式:完全不能独立操纵轮椅者,如严重认知障碍或双侧上下肢肌力、耐力不足以驱动轮椅乃至完全瘫痪的情况下,只能选择他人驱动轮椅;只有一只手能驱动轮椅或双上肢能力均较差者,建议选择电动轮椅。

(2)°轮椅大轮:为主要驱动轮,起到承重的作用。随直径增加,转弯半径亦增加。轮胎分为充气轮胎、实心橡胶轮胎、空心橡胶轮胎,实心型轮胎在平地走较快且不爆破,易推动,但减震效果差;充气型轮胎减震效果好,但易破损;空心橡胶型轮胎因无内胎而不会被刺破,减震效果优于实心轮胎。治疗师可根据患者实际使用环境的需要进行选择,如在室内、城市街道等路面较为平整的环境中可选择实心轮胎,在农村及路面差的环境中则需考虑减震效果好的充气轮胎或空心橡胶轮胎。在截肢患者使用的轮椅中,由于前方重量减少,为了平衡,大轮位置要相应靠后,以免向后倾倒。

(3)手轮圈:手轮圈一般由患者直接推动,若患者功能不佳,为便于驱动,可进行一定方式的改动:在手轮圈表面加橡皮等以增加摩擦力;沿手轮圈四周增加推动把手以辅助驱动。

(4)脚轮:用于轮椅转弯和行驶。直径大的脚轮减震舒适,越障碍物能力强,滚动阻力小,适合室外使用;直径小的脚轮,转弯半径小,易于快速转弯,适合于在室内和运动时使用。

(5)制动器:目前普遍为推拉式,操作较为简单。如偏瘫患者只能用一只手完成制动时,可通过

加装延长杆,同时操纵两侧刹车;而颈部脊髓损伤患者由于手部肌力弱,无法完成制动手柄的抓握时,可适当延长、加粗制动手柄。

（6）扶手:对于坐位平衡好、上肢功能正常者,可选择较低的扶手以方便驱动轮椅及完成轮椅上的活动;对于坐位平衡欠佳或上肢功能较差者需选择能给予良好支撑的扶手。

（7）靠背:对于坐位平衡较好、日常有运动需求者可以考虑低靠背轮椅;耐力不足,容易疲劳以及坐直有困难者应选择高靠背轮椅。无法独自完成减压、需要他人辅助者可选择可倾斜式靠背轮椅。

（8）坐垫:根据患者不同的需求进行选择。有压力性损伤发生倾向的患者,需要提供能够平均分散皮肤接触面压力的坐垫,以维持皮肤完整性和避免压力性损伤发生。姿势控制能力不佳或坐位平衡能力不佳者,需要提供能够支持座位的坐垫,以维持正确坐姿。

（9）脚踏支撑:分为固定式、可卸式、可旋式和可升降式。包括脚跟环、踝带、腿托、小腿带。如偏瘫患者需要单侧肢体驱动轮椅的,应选择可卸式脚踏支撑;脊髓损伤患者需要完成床与轮椅转移的,应选择可卸式或可旋式脚踏支撑。由于足感觉麻痹、屈膝肌痉挛、足后跟有可能出现后滑而不自知或被迫向后滑这些情况,应适配脚托或脚跟环。由于下肢肌张力过高易出现踝痉挛或阵挛,为防止足从踏板上脱落,可选择适配踝带。

（10）防翻轮与助倾杆:如为他人驱动轮椅,建议安装助倾杆,便于护理者足踏以抬高脚轮跨越障碍。如为自行驱动轮椅,在日常使用中为防止轮椅向后倾翻,建议安装防翻轮。

第二节
轮椅使用训练的目的、原则和注意事项

一、轮椅使用训练的目的和原则

（一）轮椅使用训练的目的

1. 提高个人移动能力,扩大活动范围。

2. 改善健康程度:改善呼吸,增大肺活量,尤其是在咳嗽时易于排出肺内痰液;坐姿进食有利于增强吞咽反射;通过减压指导改变坐姿,有效预防压力性损伤。

3. 借助外部的一系列微小的支持帮助坐直,激励头部和躯干活动,逐渐增强平衡控制力,在适度提高坐的耐受力的同时,使血液循环系统逐渐适应垂直站立位置。

4. 增加舒适感。

5. 获得自尊与自信。

6. 改善膀胱的控制能力,维护患者的尊严。

7. 增加社会参与:上学、工作、与朋友聚会、参加体育运动等,成为家庭和社区的一部分。

8. 扩大视野,用眼睛与其他人接触,并能确立交流对象的位置,明显改进信息传递能力。

9. 坐姿更有助于随意运动,增强双上肢的功能,从而增加独立性。

（二）轮椅使用训练的原则

1. 根据患者的性别、年龄、体重、下肢能力（能否步行、能否远距离步行、心理要素与外界沟通能力等）选择合适的轮椅。

2. 端正坐姿使患者坐于轮椅正中部位,背抵住靠背并保持抬头姿势,髋关节尽量保持在90°左右。不能独立保持平衡者,应系安全带固定,以保证患者安全。

3. 要充分考虑轮椅使用者上肢能力和下肢的协调能力是否符合驱动轮椅的要求。不同的功能障碍对轮椅有不同的要求:根据疾病及损伤程度选择,不同疾病与损伤对轮椅的操作均有特殊要求;根据使用者的身体功能如上肢的肌力、协调能力、关节活动度、坐位稳定性等综合评估,选择轮椅。

4. 当轮椅使用者肌力不足以实现轮椅与床、坐便等位置之间互相转移时,需要借助其他辅助器具的帮助,或他人协助,同时对其乘坐的轮椅也需要考虑功能型轮椅,例如轮椅扶手可拆掀,脚踏支撑可旋后或拆卸等。

5. 考虑使用者的身体结构和功能;考虑使用者关节屈曲状况,是否变形,能否自行改变体位;考虑使用者是否需要使用矫形器等。

6. 对外出乘坐轮椅时间较长的患者,应预防压力性损伤。每隔 30 分钟进行臀部减压一次，即用双手支撑轮椅的扶手，使臀部悬空并保持 15 秒左右。同时要注意所有骨性突起部位的压力。

7. 安全教育：对患者进行安全教育，帮助患者养成制动轮椅手闸的习惯；加强保护，轮椅上适当部位(胸部、髋部)配用保护带，以方便固定患者。

二、轮椅使用训练的注意事项

1. 检查轮椅是否完好。

2. 推轮椅时，注意双手用力均匀、平稳，避免颠簸，让患者手扶轮椅扶手，背靠背坐，勿向前倾身或自行下轮椅，以免跌倒，必要时加约束带。

3. 注意安全：乘坐电梯时注意观察楼层的进出门是否平稳，以免发生意外。如遇到障碍时，勿用轮椅撞门或障碍物。

4. 根据病情使用固定带，将患者妥善约束安置。

5. 注意观察病情：患者如有下肢水肿、溃疡或关节疼痛，可将脚踏板抬起，垫以软枕。

6. 帮助患者下轮椅法：将轮椅推至床边，固定轮椅，翻起踏脚板，扶患者下轮椅。

7. 天气寒冷时注意保暖，将毛毯直铺在轮椅上，还要用毛毯围在患者颈部，用别针固定，同时围住两臂，将别针固定在腕部，再将上身围好，脱鞋后将双下肢和两足用毛毯包裹好。

8. 定期检查轮椅的功能及加润滑油，保持其完好备用。

第三节
轮椅使用训练

一、偏瘫

偏瘫是指由脑血管意外、脑外伤、脑部肿瘤等一系列因素导致的同一侧肢体运动、感觉功能障碍为主的综合征，大多数患者伴有意识、认知、语言、运动、精神情绪方面的障碍。部分患者由于下肢功能恢复不佳或转移需要，日常生活中会用到轮椅。为提高患者的日常生活独立程度，在治疗中安排轮椅的使用训练很有必要。

(一)应用 PEO 模式分析偏瘫患者轮椅使用

应用 PEO 模式分析偏瘫患者使用轮椅时需考虑的因素见表 8-1。

表 8-1 偏瘫患者轮椅使用的 PEO 模式分析

任务/作业	个体	环境
床-轮椅转移 轮椅-厕所转移 平地驱动轮椅 轮椅上下坡道 轮椅上下楼梯	高级脑功能：认知/语言 姿势控制 患侧上下肢肌力、关节 　活动度 肌张力 感知觉 活动意愿 情绪与心理状态	床的高度 厕所的扶手 坐便器高度 路面的平整度 坡道的坡度及 　长度

(二)不同辅助量下轮椅使用训练

1. 完全/大量辅助下的轮椅转移

(1) 从床到轮椅的转移：治疗师或护理者推轮椅从健侧靠近患者，轮椅与床成 30°～45°，刹住刹车，向两侧旋开足踏板；治疗师或护理者弯腰站在患者对面，为了防止患侧下肢的屈膝或足向前方移动，用自己的双膝一边顶住患者的膝部及足部，一边用力抱患者腰部或拽住患者腰带帮助患者转移至轮椅上。在转移过程中，患者的健侧上肢可以搂住治疗师或护理者的脖子以维持平衡。也可以通过转移带、转盘等辅助设备辅助治疗师或护理者完成转移。具体方法如下。

将转移带置于患者臀部下方，转盘置于地面，将患者双足置于转盘上，治疗师或护理者一足踩在转盘上以控制转盘。治疗师或护理者拉住转移带两端，以将患者拉向自己的方式辅助患者站起，帮助患者转移至轮椅上。

(2) 从轮椅到床的转移：治疗师或护理者推轮椅将患者的健侧靠近床，余下方法基本同"从床到轮椅的转移"。

2. 少量辅助下使用轮椅

(1) 从床到轮椅的转移：治疗师或护理者推轮椅从健侧靠近患者，轮椅与床成 30°～45°，刹住刹车，向两侧旋开足踏板；治疗师或护理者弯腰站在患者对面，为了防止患侧下肢的屈膝或足向前方移动，用自己的双膝一边顶住患者的膝部及足部，指导患者 Bobath 握手重心前移，同时治疗师或护理者辅助患者站起并转移至轮椅上。也可让患者健侧手扶在轮椅近侧扶手，同时治疗师或护理者辅助患者站起,然后患者健侧手扶至远侧扶手,以健侧下肢为轴心转身并坐下。

(2)从轮椅到床的转移:治疗师或护理者推轮椅将患者的健侧靠近床,轮椅与床成30°～45°,刹住车闸,向两侧旋开足踏板。患者用健侧下肢支撑,用健手扶住近侧扶手,治疗师或护理者同时辅助患者支撑站起。再以健侧下肢为轴转动躯干,健手扶床沿以维持平衡,使臀部在床边缓慢坐下。调整患者患侧身体位置,保持坐位平衡。

3. 独立使用轮椅训练

(1)从床到轮椅的转移:轮椅从健侧靠近患者,轮椅与床成30°～45°,刹住刹车,向两侧旋开足踏板;患者用健侧下肢支撑,用健手扶住近侧扶手以支撑站起。再以健侧下肢为轴转动躯干,健手扶远侧扶手以维持平衡。继续转动躯干,调整重心,使臀部正对轮椅缓慢坐下。调整患侧身体位置,放下患侧足踏板(图8-6)。

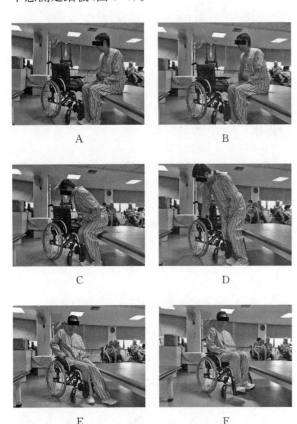

图8-6 偏瘫患者独立从床到轮椅的转移

(2)从轮椅到床的转移:驱动轮椅使健侧的轮椅靠近床,轮椅与床成30°～45°,刹住车闸,向两侧旋开足踏板。患者用健侧下肢支撑,用健手扶住近

侧扶手以支撑站起。再以健侧下肢为轴转动躯干,健手扶床沿以维持平衡,使臀部在床边缓慢坐下。调整患者患侧身体位置,保持坐位平衡(图8-7)。

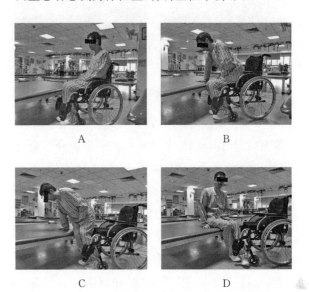

图8-7 偏瘫患者独立从轮椅到床的转移

(3)从轮椅到厕所的转移:轮椅与坐便器成30°～45°,刹住车闸,向两侧旋开足踏板,用健腿站起、弯腰,用健手抓住近侧扶手,如无扶手,扶在远端的坐便器圈盖上,以健腿为轴转动身体,使臀部正对坐便器坐下。厕所到轮椅的转移动作与上述动作相反。

(三)日常生活应用

1. 平地驱动轮椅 患者由于自身肌力、耐力欠佳或认知功能障碍(视空间障碍、执行功能障碍、失语、运动失用)导致无法自行驱动轮椅的,由护理者辅助驱动轮椅。使患者坐于轮椅正中部位,背向后靠并抬头,髋关节尽量保持在90°左右。不能自己保持平衡者,应系安全带固定,以保证患者安全。到达目的位置或中途停下时护理者需及时拉好制动器。

如患者能独立驱动轮椅,可选择脚踏支撑可拆卸的普通轮椅,去除健侧脚踏支撑使健侧足着地,用足掌控方向,健手抓住手推圈向前推出以驱动轮椅,手足配合控制前进的速度和方向,以防止轮椅前进时向一侧偏(图8-8),如需转弯时,手足并用互相配合完成转弯。也可选择使用偏瘫患者专用的驱动型轮椅,但操作时难度较大。

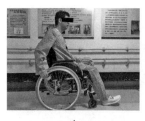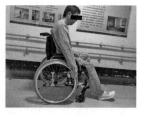

A   B

图 8-8　偏瘫患者平地独立驱动轮椅

可安排不同的作业活动,增加轮椅驱动的难度(缩短站起时间、增加次数等),进一步提升患者操纵轮椅的能力。如用矿泉水瓶按一定间隙置于地面上,让患者进行穿越障碍物训练。

2. 轮椅上下坡道　对于较陡的坡道或坡道较长,偏瘫患者可使用电动轮椅完成上下坡道的任务,如日常使用轮椅为普通轮椅,由于用一侧肢体较难控制轮椅完成上下坡道,建议由他人辅助完成。上坡时,患者躯干前倾,重心前移,以防止轮椅后翻;下坡时患者选择面向后,并控制好大轮速度。

对于坡度较缓、距离较短的坡道,通过训练可以由患者独自操作完成。上坡时,患者同样保持躯干前倾,重心前移,以防止轮椅后翻;下坡时患者可面朝前,保持躯干后倾,重心后移,让手圈在手中慢慢滑动,同时足部控制好方向,必要时轻拽手圈,增加摩擦,以减缓下坡速度。

3. 轮椅上下楼梯　在帮助乘坐轮椅的偏瘫患者上下楼梯时需要两人辅助完成。上楼梯时背向楼梯,一人把轮椅推至楼梯口,后倾轮椅使大轮接触到第 1 级楼梯并握紧手推把,另一人面向患者,双手分别握住两侧扶手的前部,两人同时用力使轮椅在楼梯上逐级向上滚动。下楼梯时将轮椅正对楼梯,后倾轮椅至平衡点并向前推到楼梯边缘,与上楼梯时同样控制轮椅,两人同时用力使轮椅逐级滑落。

二、截瘫

截瘫常见于外伤、炎症、肿瘤等各种伤病因素引起的胸段以下脊髓结构、功能损害,主要表现为躯干、下肢完全或不完全性的运动、感觉及自主神经功能异常。大部分 L_3 以上完全性脊髓损伤的患者需要长时间依赖轮椅。

(一)应用 PEO 模式分析截瘫患者的轮椅使用

应用 PEO 模式分析截瘫患者使用轮椅时需考虑的因素见表 8-2。

表 8-2　截瘫患者轮椅使用的 PEO 模式分析

任务/作业	个体	环境
床-轮椅转移	姿势控制	不同训练环境
轮椅-坐便器转移	躯干及双上肢关键肌	扶手
平地驱动轮椅	肌力	床的高度
轮椅减压技术	关节活动度	
大轮平衡技术	肌张力	
轮椅上下坡道	感觉:本体感觉、疼痛	
轮椅上下马路沿	活动意愿	
轮椅上下楼梯	心理状态与情绪	
轮椅-地面转移		

(二)不同辅助量下轮椅使用训练

1. 完全/大量辅助下的轮椅转移

(1)从床到轮椅的转移:治疗师或护理者将轮椅放至与床平行,拉上制动器,向两侧旋开足踏板;治疗师或护理者弯腰站在患者对面,让患者头及躯干均前屈,架好滑板,一端放至患者臀部下面,可同时使用转移布,铺至滑板上,治疗师或护理者用自己的双膝一边顶住患者的膝部,一边用力抱住患者腰部或拽住患者腰带帮助患者转移至轮椅上。此时患者的双上肢可以搂住治疗师或护理者的脖子以维持平衡(图 8-9)。

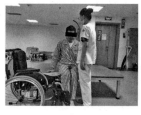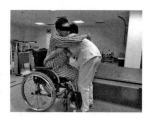

A   B

图 8-9　截瘫患者大量辅助下的轮椅转移

(2)从轮椅到床的转移:转移方法同上。

2. 少量辅助下/独立使用轮椅

(1)从床到轮椅的转移:截瘫患者,肩部及上肢的运动能力和支撑功能都比较充分,因此可独立完成同一平面的床-轮椅转移,也可完成不同平面的床到轮椅的转移。

下面重点介绍几种不同的轮椅到床的转移方法。

1)侧方转移:将轮椅靠近床边,拉起制动器,拆去靠床侧的扶手,患者的头和躯干都前屈,向床的反向摆动,一只手撑床,一只手撑轮椅扶手,提起臀部向床移动(图8-10)。

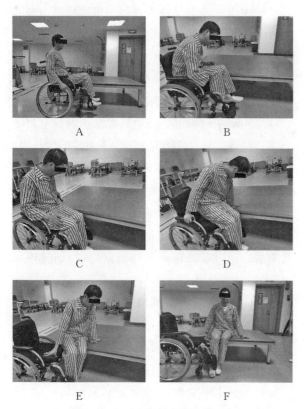

图 8-10　截瘫患者独立侧方转移

2)直角转移:轮椅与床成直角,尽可能驱动轮椅靠近床,拉上制动器,拆掉脚踏支撑。用右侧前臂勾住轮椅把手,以保持坐位平衡。将左手腕置于右膝下,通过屈肘动作,将右下肢抬起并放到床上。用同样方法将左下肢放到床上。打开轮椅制动器,向前推动轮椅并紧贴床沿,再拉上制动器。双手扶住扶手向上撑起,同时向前移动到床上(图8-11)。

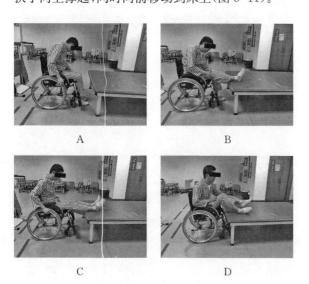

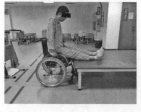 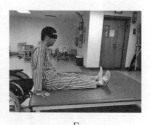

图 8-11　截瘫患者独立直角转移

(2)从轮椅到坐便器的转移:患者驱动轮椅尽可能靠近坐便器,拉上制动器,将脚踏支撑转向两边,将双足置于坐便器两侧地面,双手扶两侧扶手将身体撑起,倒坐于坐便器上。

(三)日常生活应用

截瘫患者外出参加社会活动的机会也较多,乘坐轮椅时间较长,因此要重点指导患者轮椅减压及在各种环境和条件下进行轮椅操作训练。

1. 轮椅减压训练　压力性损伤是脊髓损伤患者的常见并发症,因此坐轮椅时要求不少于半小时减压一次。截瘫患者由于双上肢功能较好,可通过双手握轮椅扶手将身体撑起来完成减压。也可以通过向前弯腰的方法完成减压。要求患者拉起制动器,双足置于地面,主动保持躯干前倾并让胸部靠近双膝,保持2分钟后坐起(图8-12)。

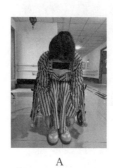 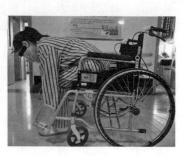

图 8-12　截瘫患者轮椅减压动作

2. 平地驱动轮椅　截瘫患者的上肢运动能力充分保留,因此可使用标准的手推圈完成轮椅的驱动。患者坐于轮椅上保持坐姿,松开制动,视线向前看,屈肘握手圈的后半部,推动时上身前倾同时向前至伸直肘关节,完全伸直后松开手圈(图8-13)。

3. 大轮平衡训练　大轮平衡技术是指由大轮支持,脚轮抬起悬空并保持平衡的一种技巧。要使患者能用轮椅在社区通行,除了掌握在平地驱动轮椅等简单技巧外,还要学会使用轮椅上下坡路、上下台阶、越过障碍物、在不平整的路面行驶等,而大轮平衡技术正是完成这些操作的基础。即使部分患者因手的握力弱或伴有平衡功能障碍不能把脚轮抬得较高或抬起后只能维持很短的时间,也会给乘坐者带来很大的方便。

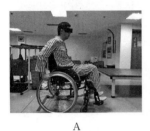 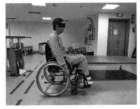

A   B

图 8-13　截瘫患者平地驱动轮椅

大轮平衡技术分为准备、启动、保持平衡3个步骤。①准备动作:头稍后仰,上身挺直,两臂后伸,肘微屈,手抓紧手轮,拇指放在轮胎上;②启动:先将手轮轻轻向后拉,随后快速向前推,脚轮离地;③保持平衡:调整身体和手轮以维持平衡,即当轮椅前倾时上身后仰,同时向前推手轮;当轮椅后仰时上身前倾,同时向后拉手轮。

在早期训练时,可以由治疗师指导患者用后轮保持平衡:治疗师把患者放在平衡位;向前驱动时,轮椅向后倾;向后拉轮椅时,轮椅回到直立位;通过非接触性保护让患者反复体会,掌握住平衡要领。也可以通过应用安全装置,让患者独自练习用后轮保持平衡的方法。

4. **驱动轮椅上下马路沿的训练**

(1)从静止位上马路沿:令患者操纵轮椅,使轮椅面对台阶并离开数厘米远;面向台阶,利用大轮平衡技术抬起脚轮并置于台阶上;然后控制轮椅后退,使前轮倒退到台阶边缘,将双手置于手轮的适当位置;用力向前推动轮椅到台阶上。

(2)向后退下马路沿:下台阶时先将轮椅倒退到台阶边缘;在控制下转动大车轮下降,最后控制把前轮从台阶上放下。在刚开始训练时必须有治疗人员监护。

使用该技术可以在社区完成上下马路镶边石、越过障碍物等。

5. **驱动轮椅上下坡道**　训练时需患者掌握两手同时用力推或拉,并学会灵活地使用制动器,以便失控时尽快把轮椅刹住。

6. **轮椅—地面转移的训练**　掌握轮椅与地面之间的转移能力,可丰富患者的生活内容,如使患者能在海滩上下水,在地板上与孩子玩耍等。这项技术也是一个重要的自救措施,当患者从轮椅上摔下来后,他能应用此项技术从地面上回到轮椅中。

(1)轮椅—地面侧方转移:要求患者拉上制动器,将臀部移到坐垫前缘;患者一手握住同侧扶手,另一手伸向地面,重心移向地面方向,臀部离开坐位,慢慢控制身体坐到地面上。

(2)轮椅—地面前方转移:同样要求患者拉上制动器,双手撑在扶手上,将臀部移到坐垫前缘;患者双手再同时撑到脚踏支撑上,逐步控制身体向下,慢慢坐到地面上。

地面—轮椅转移包括侧方转移、前方转移和后方转移。侧方转移方法与轮椅—地面转移相反。在此重点介绍其他两种转移方法。

(3)地面—轮椅前方转移:患者坐于地面,摆好轮椅并拉上制动器,身体正向面对轮椅;双手扶住脚踏支撑从地上提起臀部,让身体跪在轮椅前面;然后双手撑在扶手上,提起身体,放松一只手,扭转身体坐在轮椅上(图 8-14)。

(4)地面—轮椅后方转移:患者坐于地面,摆好轮椅并拉上制动器,身体背对轮椅;双手扶住脚踏支撑从地上提起臀部;再分别将双手扶到坐垫上,将身体拉高并靠在坐垫上;然后双手撑在扶手上,向后移动臀部并坐在轮椅上(图 8-15)。

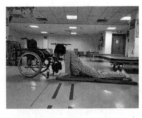 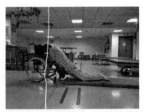

A   B

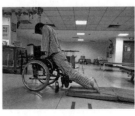 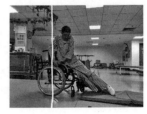

C   D

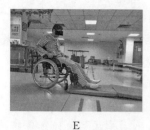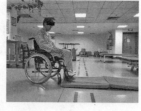

E	F

图 8-14 截瘫患者地面—轮椅前方转移

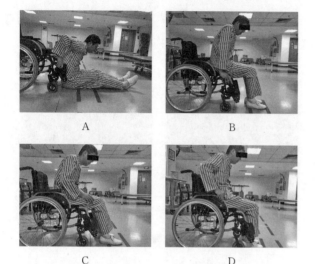

A	B
C	D

图 8-15 截瘫患者地面—轮椅后方转移

7. 轮椅保护性翻倒训练 很多轮椅技巧，包括用后轮维持平衡驱动轮椅，都有翻倒的危险。为了减少这种损伤的危险，在训练用后轮维持平衡前应先练习轮椅的保护性翻倒，练习时应在地面上放置软垫以避免损伤。

当轮椅倒地时，患者腿的冲击力可能会引起膝关节碰到面部。用下述方法可防止这种情况发生，即扭转头部和用手迅速抓住对侧扶手或坐垫，用上肢挡住大腿的落下，防止膝关节撞击面部。

跌倒后重新坐直的方法如下：①开始时，患者臀部坐在坐垫上，双腿挂在坐垫边缘；②通过拉轮椅前部来提起躯干；③手放在地板上；④抓住对侧轮子；⑤将轮椅向后拉，支撑臀部向上向前推使轮椅朝直立位转动；⑥手一点点地向前移动；⑦使身体保持直立位。

8. 轮椅上下楼梯 掌握了坐轮椅上下楼梯的方法，可大大扩展残疾人的社交活动范围。

（1）用臀部移动上楼梯：患者驱动轮椅到台阶边缘，拉住制动器，患者自己坐到台阶上后，把轮椅向后放倒在楼梯上；双手支撑台阶让身体向上移动

一个台阶，再拉轮椅上一个台阶，以此类推。

（2）坐在轮椅里上楼梯：让患者将双腿和轮椅绑在一起，控制轮椅翘起前轮，一手拉住同侧楼梯扶手，另一手抓住靠近楼梯扶手侧的手推圈，双手同时用力，将轮椅向上拉（图 8-16）。

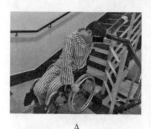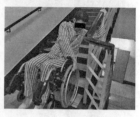

A	B

图 8-16 截瘫患者坐轮椅上楼梯

三、四肢瘫

四肢瘫常见于外伤、炎症、肿瘤等各种伤病因素引起的颈段脊髓结构、功能损害，主要表现为四肢和躯干的完全或不完全的运动、感觉及自主神经功能异常。根据颈髓损伤神经平面的不同，患者可表现不同程度的功能障碍。此处以 C_6 完全性脊髓损伤患者为例来说明轮椅的使用。

（一）应用 PEO 模式分析四肢瘫患者的轮椅使用

应用 PEO 模式分析四肢瘫患者使用轮椅需考虑的因素见表 8-3。

表 8-3 四肢瘫患者轮椅使用的 PEO 模式分析

任务/作业	个体	环境
床-轮椅转移 轮椅-坐便器 转移 平地驱动轮椅 轮椅减压技术 轮椅上下坡道	姿势控制 躯干及双上肢关键肌肌力 关节活动度 肌张力 感觉：本体感觉、疼痛 活动意愿 心理状态与情绪	不同训练环境 扶手 床的高度 辅助具

（二）不同辅助量下轮椅使用训练

1. 完全/大量辅助下使用轮椅

（1）从床到轮椅的转移：治疗师或护理者将轮椅放至与床平行，拉上制动器，向两侧旋开脚踏板；治疗师或护理者弯腰站在患者对面，让患者头及躯干均保持前屈，架好滑板，一端放至患者臀部下面，可同时使用转移布，铺至滑板上，治疗师或护理者用自己的双膝一边顶住患者的膝部，一边用力抱住患者腰部或拽

住患者腰带来帮助患者转移至轮椅上(图 8-17)。

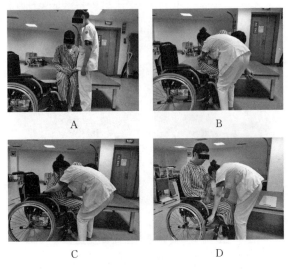

图 8-17　四肢瘫患者大量辅助下床到轮椅转移

(2)从轮椅到床的转移:转移方法同上。

2.少量辅助下/独立使用轮椅

(1)从轮椅到床的转移:C_6 完全性脊髓损伤患者,肩关节出现内收功能,腕关节出现背伸功能,通过进行肌力增强训练、坐位下身体平衡训练、上肢的支撑训练等强化上肢功能,患者可用或不用滑板完成同一平面上的独立转移。具体方法如下。

在进行轮椅到床转移时,将轮椅与床平行,前轮尽量向前,拉起制动器,拆去靠床侧的扶手,将头和躯干都前屈,架好滑板,放好双下肢,用一系列撑起动作将臀部移至滑板上,再利用撑起动作逐步将臀部从轮椅移至床上。也可使用转移布(铺至滑板上),以增加转移时的顺利程度(图 8-18)。

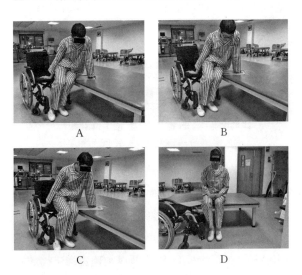

图 8-18　四肢瘫患者借助滑板从轮椅到床转移

(三)日常生活应用

1.轮椅减压技术　四肢瘫患者双上肢功能较差,因此要通过轮椅上的姿势来改变臀部的压力分布。让患者躯干向一侧倾斜,让对侧臀部完成减压,然后将躯干向另一侧倾斜。部分平衡欠佳的患者可以把自己的手臂勾在把手上作为支撑来维持平衡(图 8-19)。

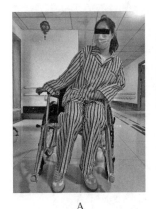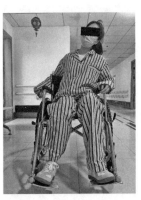

图 8-19　四肢瘫患者轮椅减压

2.平地驱动轮椅　C_6 完全性脊髓损伤患者,腕背伸肌健全,可通过在手轮圈表面加橡皮等以增加摩擦力,通过屈肘及腕背伸从大轮 10 点钟方向推至 12 点钟方向,以完成普通轮椅的驱动。也可以在需要长距离转移时选择手控式电动轮椅。

3.轮椅上下坡道　对于 C_6 完全性脊髓损伤患者,无法独自控制普通轮椅来完成上下坡道,如日常生活环境中需要完成上下坡道的任务,建议使用电动轮椅。

四、脑性瘫痪

脑性瘫痪是一组持续存在的中枢性运动和姿势发育障碍、活动受限综合征,这种综合征是由于发育中的胎儿或婴幼儿脑部非进行性损害所致。临床多表现为:①运动发育落后;②姿势及运动模式异常;③原始反射延迟消失;④立直(矫正)反射及平衡反应延迟出现;⑤肌张力异常;⑥随着年龄增加的继发性损伤。

在患儿早期无步行能力或因下肢功能障碍导致无法步行时,需要使用轮椅。

脑性瘫痪患儿轮椅使用的 PEO 模式分析需考虑的因素见表 8-4。

表8-4　脑性瘫痪患儿轮椅使用的PEO模式分析

任务/作业	个体	环境
维持坐姿 轮椅驱动 学习	姿势控制 肌力 关节活动度 肌张力 感觉:本体感觉 高级脑功能:认知、言语 个体发育水平	不同使用环境: 家庭、训练室、 学校 轮椅辅助装置

　　幼儿期的痉挛型脑性瘫痪患儿除了能爬行和翻身之外,室内移动大部分需要护理人员的帮助,学龄前脑性瘫痪患儿体重增加、体力增强,有时需要较远距离的室外移动(如上幼儿园),这时单靠父母或护理人员抱或背是不适宜的,应训练患儿学会乘坐轮椅。脑性瘫痪患儿使用的轮椅有特殊的要求:背的角度可调节,并装有头部保护装置和腹部支持带,以免痉挛发作时患儿向前或向侧方倾倒。注意患儿的坐位姿势,保持关节适当屈曲外旋,可避免诱发下肢痉挛。在患儿年龄逐渐增大时,可指导其进行轮椅驱动的训练。由于患儿一般体力和耐力都较差,驱动轮椅的训练过程要循序渐进,以免因疲劳而影响患儿的训练积极性。学龄期患儿要考虑其有学习的需求,可以增加相应的轮椅附件,如桌板。

五、其他

　　类风湿关节炎患者肩关节、手关节活动受限时,无法正常使用普通的手推圈,因此要在手推圈上增加垂直推把,以利于患者的驱动。

　　对于手指运动严重受限而不易握拳的患者,可对手推圈上的推把进行加粗,这一方法也适用于骨关节炎、心脏疾病或老年患者。

(葛飞飞)

参考文献

[1] 刘璇.日常生活技能与环境改造[M].北京:华夏出版社,2013.

[2] 薛漪平.生理疾病职能治疗学Ⅱ:介入技巧与理论[M].台北:禾枫书局有限公司,2013.

[3] 伊藤利之,鎌倉矩子.ADLとその周辺[M].東京:医学書院,2010.

[4] 陈巧鸽.脊髓损伤患者个性化轮椅的选择和使用指导.护理与康复[J].2012,11(7):682-683.

[5] 卓大宏.中国康复医学[M].2版.北京:华夏出版社,2013.

[6] 赵辉三.假肢与矫形器学[M].北京:华夏出版社,2005.

[7] 加藤元一郎.高次脳機能障害の注意障害と遂行機能障害[J].精神学,2010,52(10):967-976.

[8] GAIL A. Occupational therapy with older people. London: WHURR Publishers London and Philoderphia, 2005.

[9] STEINBECK T M. Purposeful activity and performance. Am J Occup Ther,1986,40:529-534.

第九章

进 食

进食活动分析

进食包括吃食物与喝水。吃食物即使用工具或手将食物从碗或盘送入口中,并咀嚼吞咽;喝水即使用单手或双手将一杯液体送入口中并吞咽。进食动作作为转移动作来考虑的话,有将餐具摆在餐桌上、将食物盛在容器里、把食物分开等。不包括周围的其他动作,如吃饭后收拾饭菜及餐具等。进食动作之前存在着食欲问题,作为进食动作,首先要做的是将食物分成一口大小,如将整条鱼分开,用小刀将肉切成块,把油炸食品分开等。由于食物的种类不同,一口大小的食物可以用筷子夹起、用勺子舀起、用叉子叉住等,最后放入口中。将吃饭的姿势、头的位置和活动范围、视觉范围、上肢活动的范围、餐具的握持和操作、吃饭时手的活动范围和协调性、口的张开程度等,与功能障碍相联系是很有必要的。

一、进食活动分析

(一)身体功能分析

1. 在进食的整个过程中(从取餐具至将一口量食物放至口中),患者最好能够保持稳定的坐位并且头和颈部有良好的支持,髋关节可屈曲90°,颈部可轻度前屈,对称的直立坐姿也有助于患者更好地咀嚼和吞咽。

2. 针对单侧上肢功能障碍的患者,患者需在桌边坐稳,注意食物及餐具,利手侧的上肢要有肩关节前屈90°、肘关节屈曲90°、前臂旋后50°的活动范围(整个进食过程),且具备较好的协调性(舀起

食物并将食物放至口中);非利手侧的上肢要能放置在桌面上并具备一定的稳定性(固定餐具)。

3. 针对双侧上肢功能障碍的患者,患者需在桌边坐稳,注意食物及餐具,桌子稍高时,可用叉、勺代替筷子,抓握困难者可使用辅助器具,用双手拿水杯,将肘关节置于较高的台面上以利于手到达唇边,将食物送至口中。针对双侧肩关节、肘关节受限的患者,可用手柄加长或成角的勺将食物送至口中。

4. 针对双上肢协调功能障碍患者,取出食物时需增加双上肢力量,拿起餐具时躯干、肘部、腕部可靠在桌子上以保持上肢稳定,准备夹住食物时用一侧上肢固定另一侧上肢,肘部、腕部靠在桌子上以保持上肢稳定,夹住食物并送入口。

5. 在进食的整个过程中,患者双手需具备粗大抓握能力,利手可握持或借助辅助器具握持勺、筷,非利手可握持餐具。

6. 患者将食物送至口中时,可适时张口以吞下一口量大小的程度。

7. 如果在进食过程中持续发生呛咳,最好在每次饮水或经口进食训练前做详细的吞咽评估。

(二)认知、心理和精神功能分析

1. 在取餐具时患者对餐具有基本的认知。

2. 将食物分成一口大小时患者要理解分食物工具的使用方法。

3. 将食物夹起或舀起时患者应对食物的性状有所了解。

4. 将食物送至口边的过程中患者应处于清醒状态并保持注意力集中。

5. 咀嚼和吞咽过程患者应能保持文明的进餐礼仪并能与他人共同进餐。

6. 患者及家属应了解吃饭或饮水过程中呛咳的表现。如果持续发生,最好在每次饮水或经口进食训练前做详细的吞咽评估。

7. 患者及家属应了解如何将食物分类并选择适合自己的食物种类及性状。

(三)环境和社会条件分析

1. 根据患者的坐位平衡和身体耐力情况,选择是否有靠背、扶手、安全带、基座稳定的椅子。

2. 椅子的高度需恰好使患者双足平放在地面上,髋关节、膝关节屈曲 90°,可在患者足下添加一稳定的踏板。

3. 食物应放在患者面前一个稳定的台面上。

4. 必要时应提供对进食有用的辅助设备,包括防掉垫、万能袖套、合适的刀叉、弯角勺子、防滑盘子、有把手的杯子等。

5. 盛水到杯中的过程使用电热水瓶比较容易和安全。用隔热杯可帮助延长持续注水的时间。

6. 对于卧床的患者,饮水时用有盖的小壶、小杯或吸管比较容易。

二、餐具及进食辅助器具的选择

(一)常见的进食辅助器具

1. 筷子、刀、叉、勺子类餐具

(1)弹簧筷子(图 9-1):在两根筷子中间安装一根弹簧片,此筷子松手后由弹簧的张力而自动分离,适用于仅能完成抓握而不能主动伸指或伸指力弱,特别是拇指、示指掌指关节伸展困难、不能自行释放筷子的患者。

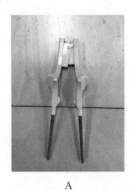
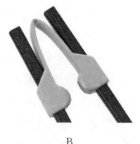

A   B

图 9-1 弹簧筷子

(2)加粗手柄餐具(图 9-2):包括刀、叉、勺子等进食类餐具,加粗的把手易于握持,适用于抓握

功能不佳或手指屈曲受限的患者,如手部关节屈曲活动严重受限的类风湿关节炎患者。手柄的粗细应根据患者手部抓握及屈曲受限的程度进行选择(图 9-3)。

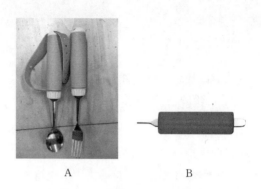

A   B

图 9-2 加粗手柄的勺和叉子

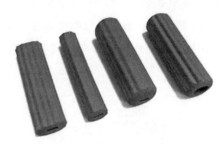

图 9-3 手柄的选择

(3)加长手柄勺:适用于肩关节、肘关节活动受限、够不到碟或碗的患者。

(4)成角勺(图 9-4):适用于手关节僵直、变形,前臂和腕关节活动受限,取食或送食困难者,勺与碗碟的角度无法正常配合。为方便手指抓握,成角勺也可与加粗勺结合使用(图 9-5)。为方便手屈曲痉挛、手指变形或不能抓握者,也可搭配万能袖套或腕支具使用。

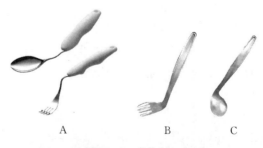

A   B   C

图 9-4 成角勺

(5)叉勺合用勺(图 9-6):一头可当叉,一头可当勺,或者一头设计的形状既可以做叉子也可以做勺子,省去患者频繁更换叉勺的麻烦。

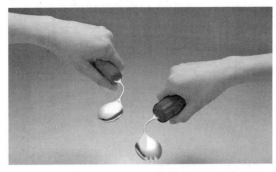

图 9-5　成角勺结合加粗勺

（6）自制简易粗把勺：将勺插入一个小的球体中或把勺把插入一个线轴心内均可达到此目的。

（7）勺把向下弯曲的勺：适用于不能将勺放在碟上的患者。

（8）可旋转勺（图9-7）：勺柄呈转动式，在重力作用下可保持所盛食物向上以利于进食。适用于患侧上肢分离、运动不充分或前臂旋转受限的患者。

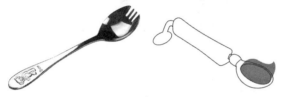

图9-6　叉勺合用勺　　　图9-7　旋转勺

2. 杯、碗和碟类餐具

（1）带吸管或盖子的杯子（图9-8）：适用于上肢协调能力较差、患者的手根本无法持杯时，可用长或长而弯的吸管插入杯中吸水。为使用方便，可在水杯上安装一个吸管卡。针对上肢协调性差的患者可在水杯上加盖，水从盖面上的小孔流出。

（2）C形握把杯：对于握力不足、单手稳定性和协调性较差的患者，可在杯的一侧或双侧安装握把（双耳杯）（图9-9），以便于单手或双手使用，用时四指一起穿入"C"形把的中空部分。

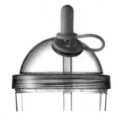　　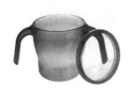

图9-8　吸管杯　　　图9-9　双耳杯

（3）有"T"形把的杯：适用情况同上，将示指、中指和环指及小指分为上下两级手指，夹住其水平部分。

（4）防洒碗（图9-10）：碗的下部有吸盘设计，可以固定在桌子上不会移动。适用于手功能不佳者或单手操作者。

（5）带碟档的碟：适用于手功能不佳者或单手操作者，防止食物被推出碟外。

（6）分隔凹陷式碟子（图9-11）：可将盘中的菜分开。其边缘深陷而接近垂直，这样用勺取食物时，食物不易被推出碟外。对偏瘫只能单手操勺进食的患者很有用。

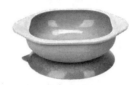　　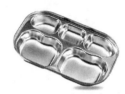

图 9-10　防洒碗　　　图 9-11　分隔盘

3. 直接操作的刀类　手指力弱，不能以示指掌面下压刀背，切物时只好借助整个手和臂的力量来进行切割。

（1）倒"T"形锯刀：利用垂直的大压力和呈锯齿状等优势来克服切割的困难。

（2）"I"字形摇切刀：不仅可利用握力，而且可以利用向两边摇动的刀进行切割。

（3）"L"字形刀：亦可用手握力进行摇切。

（4）锯刀：可利用手和臂的力量以及刀呈锯齿状的优势，来克服切割的困难。

4. 万能袖带（图9-12）　万能袖带是用皮革、帆布或软塑料制成的环形固定带。其有多种形状：有的为宽型，其中带有 ADL 套，套口有一"V"形缺口，以便将勺、刀、笔等插入。万能袖带的开口从掌指关节示指的桡侧套入，直至包住示指至小指的背和掌面。有的为封闭型，无开口。还有的为开口型，带有可以转动的 ADL 套，可根据需要改变 ADL 套的方向。万能袖带适用于 C$_7$ 脊髓损伤、偏瘫、类风湿关节炎等疾病造成的握力减弱或消失、手指屈曲功能受限的患者。

5. 腕关节背伸位固定夹板　适用于腕关节伸展功能和手指屈曲功能低下或丧失的患者。

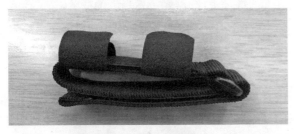

图 9-12　万能袖带

6. 万能袖带和长对掌支具的配合应用　当患者仅能屈肘而腕部活动困难且无分指动作时,单用万能袖带也困难。为了防止垂腕畸形和加强腕部力量,常用长对掌支具或背腕夹板与万能袖带配合应用,$C_5 \sim C_6$ 脊髓损伤的患者常需这种用具。

在长对掌支具中,最远端的部分是开放的或封闭的 C 形夹。这种用具可用于偏瘫手可能出现垂腕畸形时或其他神经系统疾病后手腕力弱,而且有可能出现垂腕畸形时。

7. 自动喂食器　适用于手功能严重障碍而无法用手或上肢进食者。

（二）进食辅助器具的选择

1. 偏瘫患者常用的辅助器具　有带弹簧片筷子、加粗手柄器具、防滑垫、防洒碟、防洒碗、万能袖套等。

2. 四肢瘫患者常用的辅助器具　有万能袖套、带 C 形夹的勺子、带腕固定带的勺子、防滑垫、防洒碟、防洒碗、自动喂食器等。

3. 脑性瘫痪患者常用的辅助器具　特制筷子、加粗手柄器具、万能袖套、带 C 形的勺子、带腕固定带的勺子、防滑垫、防洒碟、特制碟、特制碗、万能袖套等。

第二节
进食训练的目的、原则和注意事项

一、进食训练的目的和原则

当患者被别人喂食时,不但失去进食的主动性和趣味性,也使其依赖性增加。因此,训练患者尽可能地独立进食十分重要。进食训练的目标是使患者能在躯干直立、头颈部中立的姿势下完成进食活动。

二、进食训练的注意事项

1. 在行进食训练之前,必须对患者的吞咽功能进行评估,选择适宜的食物,以防呛咳。

2. 当患者不能维持良好坐姿及患肢姿势,在行易化手法训练的同时,应调整好患者的轮椅设置,使其长期处于良好的姿势。

3. 如果患者有肩关节半脱位,肩关节复位是必需的,在做任何训练之前,都需要减少半脱位。

4. 在进行任何进食训练活动前都要先检查并纠正患者坐位时的头部、颈部、躯干姿势。

5. 必要时需选用有用的辅助设备,以降低难度。

6. 治疗师应位于患者的患侧进行治疗。

7. 治疗师需根据患者的具体情况调整训练方式。

第三节
进食训练

一、偏瘫

进食动作的训练在发病后必须马上开始。在不明确是否能保持独立坐位时,最好进行床上坐位,在患者的背部或患侧分别放一枕头以保持坐位平衡,同时患侧上肢有一定依托,防止患侧肩胛带后撤下沉。通过分析进食过程中坐位平衡功能和上肢功能水平,确定患者缺失的基本功能要素。坐位姿势不仅影响进食活动的安全性,还影响上肢在进食活动中的运动模式。患侧上肢不同的功能水平导致其在进食中不同的参与度。

（一）针对头颈部及躯干控制障碍的患者可选择的方法

每次进食训练前,要先指导患者进行头颈部及躯干的控制,然后才是上肢及手的训练;指导患者保持头颈部中立位和前屈姿势及躯干的对称姿势;胸廓外展及骨盆前倾训练。

（二）针对患侧协调障碍的患者可选择的方法

1. 适应或代偿方法

（1）增加肢体重量。

（2）一侧上肢固定另一侧上肢，躯干、肘部、腕部都靠在桌子上以保持上肢稳定。

2. 适应性辅助用具

（1）使用增加阻力的设备。

（2）使用增加重量的餐具。

（3）使用防滑垫。

（4）使用加盖及有饮水孔的杯子，或用吸管喝水。

（5）饮水设备安装在轮椅上或床旁。

（6）双手使用前后滚动式刀具来切割食物。

（三）针对患侧上肢的功能障碍可选择的方法

1. 偏瘫上肢实用性动作　以下5个动作均不能完成为失用手，5个动作只能完成1个为辅助手C，5个动作只能完成2个为辅助手B，5个动作只能完成3个为辅助手A，5个动作可以完成4个为实用手B，5个动作均能完成为实用手A。

（1）使用健手把患手放在信封上，健手使用剪刀在患手帮助下剪开信封。

（2）使用患手在躯干前悬空拿着钱包，用健手从中取出硬币。

（3）患手单独撑伞，需将伞支在空中，持续10秒以上垂直支撑，立位、坐位均可。

（4）用患手拿着未经过改造的指甲刀剪指甲。

（5）把衬衣的一只袖子穿在健手上，用患手系上袖口的扣子。

2. 针对患侧手为利手且为失用手时可选择的方法

（1）进食目标：健侧手持筷子或勺进食，患侧上肢在桌上或椅子上负重；健侧手握水杯饮水，患侧上肢在桌上或椅子上负重。

（2）任务导向训练：如果患者患手尚无主动运动时，必须使用非利手（健手）逐渐开始进食。这时OT要开始进行利手交换训练。患侧上肢前臂支撑体重，健侧上肢练习进食或喝水。治疗师在患者腋窝处抬起患者肱骨并旋前至中立位，将前臂置于靠近肘部的位置以增加前臂承重的感觉输入。在

日常的进食中，既需要考虑患者的疲劳，又需要鼓励患者用勺子自行进食，开始时不应勉强患者。患者自己进食疲劳时，应立即给予辅助。

（3）配合进食训练的基础功能训练：对于有肩关节半脱位的患者，进食训练前应对肩关节进行复位；可通过肩胛骨的活动保持正常的肩肱节律，进行诱发肩关节主动活动的训练；进食所需的肩关节屈曲活动可通过双上肢的够物活动来获得和加强；可用健侧上肢在患侧进行够物训练，通过增加患侧上肢肩关节及肘关节伸展位下的负重及感觉输入来刺激肩部肌肉的主动收缩，此训练还可有效减少患侧上肢的联合反应；令患者将上肢放在桌上的标记位置，以方便患者能意识到自主运动并重新学习负重的姿势。

（4）适应或代偿方法：健侧上肢辅助患侧上肢送食品入口；使用盘挡以防止饭菜被推出盘外；使用吸盘碗等辅助用品固定碗或盘子。

3. 针对患侧手为辅助手时可选择的方法

（1）功能障碍：患侧上肢屈肌共同运动模式会阻碍患手扶碗时的稳定性，前臂的异常运动模式也会在握水杯时将其推向健侧；患侧上肢分离运动不充分会导致在够水杯或用勺子将食物送入口中的过程中产生障碍；患手粗大抓握不充分，如拇指外展不充分会影响抓握物品的初始过程；患手释放物品不充分，如过高的屈肌张力会让物品从手中滑脱或无法放下；手指侧捏及三指捏不充分会导致患手无法持勺并将食物放入口中。

（2）进食目标：患手为非利手时，目标为患侧上肢在桌上扶住碗，健手或双手合握水杯喝水；患手为利手时，目标为患侧手持汤勺进食，健侧上肢在桌上扶住碗，患手或双手合握水杯饮水。

（3）任务导向训练：在腕部设置一根挡杆能帮助患者纠正共同运动，因为共同运动使前臂不自主旋前，腕部和手指屈曲可能会导致患者打翻碗筷；在患者的患手尚未出现分离运动时，在OT训练时可以进行正常的手部抓握和伸展训练。若患者出现痉挛或联合反应等异常姿势时，应马上纠正异常姿势，同时诱发正确的姿势；在OT训练中，若患者的患侧上肢出现共同运动并具备一定的稳定性，且患手可作为辅助手但仅有共同运动即实用性较差

时,可练习使用患侧上肢固定碗、餐盘,健手使用勺和筷子以及双手合握水杯喝水;患者的患手如能用勺子把食物送到口中,那么在平时的进食中治疗师可以试着让患者自行使用勺子及握水杯饮水,最初可用粗柄的勺子;患侧上肢使用勺子将食物从碗转移至口中时,治疗师可使用胶带来简化患者的捏握动作,可帮助减少屈肌张力对抓握的影响。治疗师将勺子绑在患者的示指上,通过轻柔按压第一掌骨来帮助拇指外展,按压第二掌骨和第五掌骨以扩大手掌弧来帮助抓握,通过控制肘部关键点,能引导患者稳定地将食物用勺子送入口中;当患侧上肢分离运动不充分时,可进行双手抓握杯子的训练,可令患者的健手与患手交叉握在杯子上;饮水后放开杯子的训练,当患者屈肌张力过高时需先将拇指松开至外展位,患手均离开杯子后应指导患者进行自我牵伸以降低手部肌张力。

(4)配合进食训练的基础功能训练:训练前活动肩胛骨以保证持续正确的肩肱节律;训练前活动肘关节、腕关节、手指关节,为能更加协调控制的够物做准备;训练前通过患侧上肢伸展位的重心转移活动以加强对患侧上肢屈肌的牵伸;利用 Bobath 球或棍在手指伸直或抓握的情况下练习患侧上肢肩关节前屈、肘关节伸展的分离运动;用患侧上肢稳定一个球进行肩肘运动控制训练,若需增加难度,可结合健侧功能性活动,如拼拼图、平板电脑游戏等,如图 9-13 所示,可随患者的身体功能及认知水平调整球的大小、软硬及拼图的种类、难度等。双手共同在抓握或伸展位下进行够物;训练患侧前臂从旋前位至中立位的分离活动、腕关节屈伸的控制以稳定碗及准备使用勺子;训练患手抓握和释放的协调控制,以准备完成双手握杯的活动。若需增加难度,可训练患手多个角度的抓握和释放,以适应不同直径的杯子;也可以通过改变不同重量和材质的物品来增加双手配合的实用性;增强并提高侧捏和三指捏的稳定性以使用勺子,通过转小圆盘或翻书来训练拇指向手指活动以及手指向拇指活动。

(5)适应或代偿方法:将肘关节放置在较高的台面上以利于手到达唇边;运用抗重力的上肢支持设备,如用活动性前臂支持板、悬吊带辅助患者移

动上肢将食物送入口中。

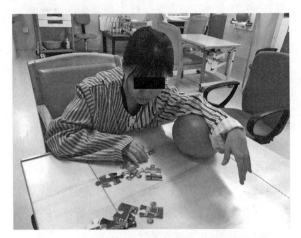

图 9-13　患侧上肢肩关节前屈、肘关节伸展位下健侧完成拼图

将餐具(勺)绑或夹在手指间;针对仅有粗大抓握的患者可使用加粗勺柄;针对患侧上肢分离运动不充分、前臂旋转受限的患者可使用成角勺或手柄呈转动式的勺;如图 9-14 所示,使用上肢机器人为患侧上肢减重,在正确的运动模式下持餐具将食物送入口中,可随患者的上肢与手功能情况调整减重的比例及手持餐具的种类(加粗勺、成角勺等)。

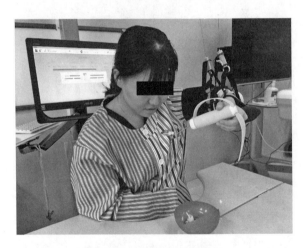

图 9-14　用叉、勺代替筷子

4. 针对患侧手为利手且为实用手时可选择的方法

(1)功能障碍:在够物或将食物送入口中的过程中患侧上肢分离运动仍不充分;持勺进食的过程中侧捏及三指捏不充分;患手持餐具时的稳定性不够;患手灵活性欠佳,侧捏及三指捏不充分。

（2）进食目标：患侧手持筷子或汤勺进食，健侧手在桌上扶住碗；患侧手握水杯饮水。

（3）任务导向训练：患手的精细功能较好，可以让患者练习使用筷子，开始时可以用胶布将拇指、示指和中指绑到筷子上以帮助动态的三指捏，可将环指和小指绑到筷子上以稳定筷子；练习夹取不同的食物种类，从软到硬、从大到小、从方到圆，可根据患者的饮食习惯选择；治疗师引导患者上肢够取水杯、手指屈曲抓握水杯并将杯子送至唇边，前臂旋前喝水动作，开始可用空杯练习，慢慢加半杯水至整杯水，根据患者的分离运动水平，在倾斜水杯时可让其腕关节轻度桡偏；如图9-15所示，在进行喝水动作训练时，可根据患侧上肢分离运动的水平调整水杯内容物，如空杯、纸团、水等，也可通过翻转水杯倒内容物训练患侧上肢分离运动及运动控制能力，通过调整杯子本身的大小、形状及重量以提高患手及上肢功能。

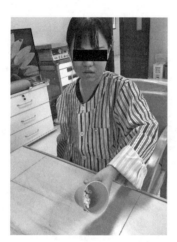

图 9-15　喝水动作训练

（3）配合进食训练的基础功能训练：可用套杯模拟训练患侧上肢单手端杯子饮水，令患者前臂保持中立位以模拟端杯子姿势，通过改变套杯的个数以增加难度；使用水平面的套板游戏来训练端碗进食；通过拧螺丝来训练侧捏及三指捏，以便操作筷子；动态三指捏拧螺丝时，可以在前臂处于旋前位时模拟伸手取食物的过程；在前臂处于中立位时模拟用筷子在口部夹取食物，如图9-16所示；转移1个或2个乒乓球以训练手指伸展、屈曲、小鱼际肌和大鱼际肌的协调性；类似的活动可以通过改变球的大小、材质、数量和重量来实现，例如让球的表面有黏

性或光泽，或用一只手操作等大的或不同大小的多个球等；如图9-16所示，可通过肘关节屈伸、前臂旋转角度的不断变化以模拟日常生活进食动作。

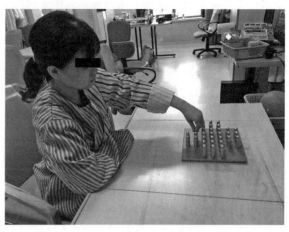

图 9-16　模拟进食动作

（5）适应或代偿方法：针对患侧手灵活性较差的患者可使用加粗筷子或连体筷子。

5. 针对伴有认知障碍的患者可选择的方法

（1）注意障碍：使用各种方法激发患者对进食训练的兴趣，如强调进食训练的重要性，将模拟进食的食物换为患者喜爱的食物，将训练器具换为患者平日使用的器具等；示范想要患者做的活动并通过语言提示，以多种感觉方式将要做的活动展现在患者面前，这样有助于指导患者集中注意的信息，例如指导患者饮水，需让患者一边看到治疗师示范的饮水的动作，一边同时向患者讲解动作要领，使患者视觉、听觉都调动起来，加强注意；用词语称赞或其他强化刺激增加所希望的注意行为出现的频率和持续的时间，希望的注意反应出现之后，立即给予奖励；在进食训练中可使用代币法，具体操作为在每次进食训练中治疗师每2分钟记录患者是否注意治疗任务，连记5日作为行为基线，在之后的进食训练中应用代币法，每当患者能注意治疗时就给予代币，每次治疗中患者得到的代币数要达到给定值可以换取患者喜爱的物品，以激发患者的热情。当注意力改善时，训练者可逐步提高上述给定值；采用分类法可选用多种物品，让患者按一个标准分类夹取或挑选其中一类物品夹取，以让患者注意力更加集中；当患者的注意力有改善时，可增加环境的复杂性以让患者能面对日常生活中的特殊挑战,如在进食训练中增加背景音乐以面对实际生活中可能出现的嘈杂的环境、听短文回答问题以模拟在日常生活中边吃饭边聊天的情景。

(2)视觉失认:在进食训练前及过程中反复识别常用的进餐用具及食物,也可用相应的图片,找出图片与实物的联系,随着患者的进步,可换为不常用、不同角度的碗筷及食物,将常用进食物品的识别迁移至更广泛的实际生活中;进行非语言的感觉—运动指导,如通过使用勺子来辨识勺子;运用视觉外的正常感觉输入方式,如颜色失认的患者,指导患者通过食品的其他特征,如形状、重量、气味来辨识;调整生活环境,如在进餐用具上贴标签或把不能识别的餐具名字写在不同的拍摄角度和光线的实物照片上。

(3)触觉失认:用粗糙的物品沿患者的手指向指尖移动进行触觉刺激,用手掌握水杯等柱形或锥形体刺激压觉感受器,摩擦刺激和压力刺激交替进行;闭目用手感觉和分辨不同质地的餐具材料,如不锈钢、塑料、玻璃,有无花纹、是否光滑等,强调把注意力集中在体会物品特征上;利用视觉或健手的感觉帮助患肢进行感知,重视对餐具、食物的形状、材料、温度等特质的体验,让患者了解触觉失认在进食中潜在的危险性,避免受伤。

(4)单侧忽略:改善功能的作业活动包括视觉搜索训练、感觉刺激、病灶同侧单眼遮蔽、患侧上肢的使用、基本动作训练、ADL训练;功能代偿包括可在餐盘左侧贴上颜色鲜艳的标签、患者进食时不断用言语提示勿忘吃患侧的食物,如向患侧注意困难,应把所需物品(餐盘、水杯等)放在能注意到的空间范围内;为避免碰撞和伤害患者,应避免使用易碎的玻璃制品。

(5)意念运动性失用:改善功能的作业活动包括进食训练前先给肢体以本体感觉、触觉、运动觉刺激,进行肢体主动活动和被动活动等,加强正常运动模式和运动计划的输出;对于动作笨拙和动作异常者尽量不用语言来纠正,而应握住患者的手帮助其完成,并随动作的改善逐渐减少辅助量;进食训练前先进行想象或观摩,即让患者在头脑中以流畅、精确和协调的运动模式想象,或观看治疗师演示一套完整的动作,然后再进行尝试;功能适应性

训练应尽量让进食活动在患者无意识的水平上自发完成。

(6)意念性失用:选择日常生活中的系列动作训练,如泡茶后喝茶、洗菜后切菜、摆放餐具后吃饭等。把进食活动分解为若干步骤练习,逐步串联起来完成一整套系列动作,如取水杯饮水可分为够取水杯并平放在桌上、够取暖壶并打开瓶盖、倒水、盖上暖壶瓶盖、端起水杯饮水5个步骤;由于动作顺序常混乱,除将动作分解外,治疗师有时还需要对下一个步骤给予提醒或用手帮助患者进行下一个运动,直到动作改善或基本完成动作;让患者大声说出进食活动步骤逐渐变为低声重复,直至默念;若不能通过描述活动顺序来促进运动改善时,应回避口头提示而采用视觉或触觉提示;如患者的知觉技能改善困难,可集中改善其中某个单项的技能,如取水杯饮水,通过组织良好的学习程序,并让其进行大量的重复训练来学会该技能。

(7)结构性失用:复制几何图形,如用积木复制结构;用火柴棍、木钉板或几何拼图或图画拼图进行复制练习;进行ADL训练,如做饭、摆餐具、将食物分成一口量大小或摆放造型等。

(8)图形-背景分辨困难:将几种不同的餐具放在患者面前,要求患者通过视觉进行辨认(避免使用触觉),随着功能的改善逐渐增加物品的数量和相似性;进行ADL训练,如在厨房的橱柜中找出一件工具,从未分类摆放的抽屉中找出勺子,从吃的菜中找出肉末等。

(9)空间关系障碍:通常先训练患者确定自己在空间中的位置,然后训练物体与物体间的定向(将食物分在不同的餐盘上等);进行功能适应性训练,如将常用餐具摆放在相对固定的位置。

(10)物体恒常性识别障碍:辨识训练,包括训练前先触摸餐具或食物(如菜花、黄瓜),增加触觉刺激,反复描述、区分和演示形状、大小相似的食物的外形特征和用途,将同一餐具或食物以不同角度、多种规格呈现,对外形相似的餐具或食物通过示范其用途强化识别等;匹配和食物分类训练,包括根据某一标准令患者将餐具或食物分类,将食物分成指定大小(如一口量)以让其更好地区分等;若识别困难时可采用视觉、触觉和自我提示相结合的

方法。

(11)距离与深度辨认障碍：尽可能利用触觉，如在往杯子里倒水时可将手指尖放进杯子上段。

（四）针对合并吞咽障碍的处理

患者要采用容易吞咽的体位，通常是90°坐直，头稍向前。食物要放在口中最佳的位置，一般放在口腔的健侧。对食物形态的选择原则是：选用液体食物时，从高黏度到低黏度；选用固体食物时，食物表面要光滑，从不需要咀嚼到轻微咀嚼，逐渐选择咀嚼难度大的食物。另外，在食物的材料上，要选择易吞咽的食物，避免那些不易进食的食物，如难以形成食团、不易切、水分多等的食物。关于勺的形状，要特别注意勺的大小、深浅、厚薄、轻重及形状，例如，如果勺子过大过深，一口量过多，就难以吞咽。吞咽困难的患者，常有注意力、记忆力、主动性差等认知问题，从而使训练困难，因此应同时进行认知训练。对于需使用鼻饲管或胃造口术后的偏瘫患者，其食物成分的配制需由专科医生决定。

吞咽障碍患者常用的液体类食物分为3类：①稀的食物，如清汤、咖啡、果汁、茶、牛奶等；②稠的食物，如花蜜、奶油汤、稠饮料等；③更稠的食物，如粥、酸奶油、布丁、牛奶蛋糕等。

固体类食物可分为3类：①正式的食物，如面包、馒头、肉泥、土豆泥、香蕉、蛋沙拉等；②带颗粒状的食物，如烤鱼、汉堡包等；③多质地的食物，如烤土豆、胡萝卜、豌豆、大米、面条、瓶装水果等。

二、四肢瘫（以 C_6 脊髓损伤为例）

四肢瘫患者大都不具备手的抓握功能，因此需要借助自助具（万能袖带）完成进餐动作。该自助具还可以用于完成刷牙、写字、敲击键盘等动作。但患者必须具备肘关节的屈曲功能方可进行。C_5 脊髓损伤患者利用自助具可自己进食，C_6 脊髓损伤者经训练可独立完成进食。

C_6 脊髓损伤的患者肩部、肘部仍保存部分力量，手指抓握力量不足，且有意愿进食，可将进食训练结合上肢和手功能训练，既可提高自理能力，也可以增强肌力。一般从较轻的物体开始，伴随着肌力的改善，逐步增加难度。如可通过使用沙袋、滑轮、滑板、臂支撑架、上肢机器人、肌电生物反馈等

进行上肢肌力训练，也可进行传统的作业活动，如磨砂板作业、手工编织、橡皮泥作业等。此外，应进行肌腱固定抓握练习，即腕关节背伸使手指屈曲；腕关节掌屈使手指伸展，利用肌腱固定式抓握方法拿起玻璃杯或棒状食品，杯子可选用有 T 形、倒 L 形或是双握把的设计，以方便避开使用手指力量。

患者进食时选择具有相对高度的桌面与椅面的辅助具，使上肢有支撑点以避免疲劳。为增加腕关节背伸时的握持能力，C_6 脊髓损伤患者也可使用万能C形夹等辅助具（如可叉勺子、笔、梳子等），使用时将其套在手上，完成进食动作。也可使用有活动关节、可随重力固定食物于勺内的旋转汤勺以代偿前臂旋前、旋后肌肉力量的不足；也可以利用4个手指上下交错固定进食用具的握把，如以示指、环指在上，中指及小指在下的方式固定汤勺。

三、脑性瘫痪

在进行指导进食技能的课程时，一致性是不可或缺的。应先决定使用哪一种教学方法及使用哪些器材。然后所有与患儿有关的工作人员都要遵循这些方法，例如，在指导患儿如何舀取时，先决定是否要采取手把手（治疗师的手在上面）的教学法，以及患儿是否要使用有握柄的汤勺和有深度的盘或碗来取用食物。要在自然的场合与日常惯例有关的时间点，进行进食技能指导。与其在治疗室设立作业活动来切食物，不如在加餐或午餐时间，在餐厅指导这项技能。

基本原则为抑制躯干和肢体肌张力增高，避免或抑制原始反射和不自主运动出现，头居中，躯干对称。在进食训练过程中，要注意营造愉快的气氛，不要强迫患儿，对患儿的微小进步要及时给予足够的鼓励和表扬，要耐心地给患儿尝试不同味道和软硬度的食物。

（一）进食体位

在给脑性瘫痪患儿喂食时，最重要的是应保持患儿正确的姿势，即头和肩部向前，髋关节屈曲，可协助患儿的前臂外旋，拇指根部向外旋，食物来自身体的前方。患儿坐在椅子上时，头、躯干端正，下肢髋关节、膝关节、踝关节均保持屈曲90°。用奶瓶喂食时，要鼓励患儿自己拿奶瓶，家长可在患儿吸

吮时用手控制其口唇,并在胸前加压。用勺喂食时,也要保持正确的姿势。坐不稳的患儿用背架支持喂食可以较为轻松。或使患儿坐稳后,将患儿的两腿分开,跨坐在母亲的大腿上,并控制其肩部保持向前。喂食时,若患儿的下肢过度伸展,可把下肢垫高,膝关节屈曲,使患儿的髋关节屈曲角度加大。若勺从口唇的上方进入口腔,会引起患儿头部过度伸展。喂食时要注意避免引起患儿的头部过度伸展和向一侧回旋。

(二)口部控制法(下颌控制技术)

利用拇指压在患儿耳前的颞下颌关节,示指压在下唇与下颌之间,中指放在下颌后面,给予持续稳定的压力,让患儿吃手中或勺中的食物。左、右侧方法相同。

(三)增加口唇的力量

上下唇处放上甜的食物,伸舌舔食;切牙内侧和腭后部放上黏物品,舔食。

(四)增加咀嚼力量

可放一小块硬性食物于患儿一侧牙齿之间,借助下颌控制技术帮助其口部闭合。

(五)控制伸舌

可用一头部浅平、边缘圆钝的勺子对舌施以一定的压力,阻止舌外伸。

(六)进食建议

偏瘫型患儿很容易养成只用健侧手的习惯,导致患侧手的使用越来越少。因此,鼓励采用限制健侧手活动同时促进患侧手合理使用的训练方法。在患儿能够耐受的情况下,可为健侧手戴上不分指的手套,或把衣袖拉长包裹住手指,必要时采用夹板固定,同时在专业人员指导下对患侧手进行有针对性的功能训练。在不限制健侧手时,要设计一些必须用双手才能完成的动作,鼓励患儿双手配合完成,如打开糖纸取出糖果、双手抱皮球投篮、双手端托盘等。偏瘫型患儿如果右侧损伤程度较轻,经评估功能改善的潜能比较大,可以双手同步训练精细动作。如果到了学龄前期,患儿仍不具备独立进食的能力或协调性差,则应明确选择用左手握勺及筷子。对于右侧损伤较重的患儿,则应在更早的时期训练其左手握勺、使用筷子,而右手作为辅助手进行扶碗、餐盘、与左手配合端手杯等进食训练,只有

这样才不会影响患儿未来的学习和日常生活。

(七)生活辅助具与自助具的使用

通常治疗师应坐在患儿身后以便于采用自然的进食动作进行训练,如患儿不能自然进食,可借助自助具,如D形环、防滑垫、盘挡等,使用可固定的杯、碗、盘,也有利于进食。可选用边缘平浅、柄长而粗的勺子,也可选用水平勺子,无论握拿哪个方向,都可以保持水平状态,不会把食物翻倒。如患儿握持能力不好,可使用万能袖带将勺子套在手上;饮水时使用带缺口的杯子,可避免头部后仰所引起的躯干后伸僵硬而产生呛咳。如果有条件,应设计患儿专用的座椅,颈托的高度和坐椅靠垫的角度可以调节。

四、其他功能障碍的训练策略

(一)口腔颌面部关节活动受限、肌力低下及协调性障碍者

1. 端正头、颈部及身体的位置以利于吞咽。

2. 改变食品的硬度及黏稠度。

3. 借助于设备帮助患儿维持进食的正确体位:头中立位稍前屈、躯干直立、髋关节屈曲90°、双足着地。

(二)精神疾病患者

精神疾病患者入院后的饮食问题,是训练人员需要关注的重点之一,训练目标是出院后能正常进食。患者进食问题,可表现为饮食过量或过少、吃异物、偏食等,有时还会出现与别人抢吃食物的问题。精神分裂患者有时会出现"怀疑食物中有毒药"的被害妄想,在独自进食时表现得更加明显。

训练方法是组织患者集体进食,使患者体会"家庭"的温馨感觉与患者之间的感情交流,减少寂寞感。同时,集体进食还有利于增强患者食欲。

(崔婷捷)

参考文献

[1]刘璇.日常生活技能与环境改造[M].北京:华夏出版社,2013.

[2]窦祖林.作业治疗学[M].2版.北京:人民卫生出版社,2013.

［3］陈立嘉.基础作业学[M].2 版.北京:华夏出版社,2013.

［4］何成奇.作业治疗技能操作手册[M].北京:人民卫生出版社,2017.

［5］薛漪平.生理疾病职能治疗学[M].2 版.台北:禾枫书局有限公司,2013.

［6］Activities of Daily Living Manual for Stroke application of motor relearning and neuro-developmental treatment approach. Hong Kong Occupational Therapy Association,2006.

第十章

修 饰

修饰(grooming)是日常生活活动中每天都必须要完成的重要活动之一,包括洗脸、梳头、口腔卫生(刷牙、漱口)、化妆、修剪指甲、剃须、皮肤护理等。这些活动对于普通人来说,是很容易就能完成的活动。对于有功能障碍或认知障碍的患者来说,可能会出现刷牙和(或)洗脸笨拙、剃须刮伤脸等情况;对于偏瘫患者来说,做这些活动时,需要身体向前倾,头部要靠近水龙头,洗时不让水顺着手掌流向肘部,这些动作对于患者来说也许太难了。对于脊髓损伤的患者来说,可以使用自助具帮助其进行修饰活动。皮肤护理、化妆、剃须、修剪指甲活动成分的训练方法与洗脸、刷牙、梳头3项任务基本相同,在此,仅就洗脸、梳头、刷牙3部分进行阐述。

盆轻微向前或维持中立位(图10-1);或是在站位下完成动作(图10-2)。

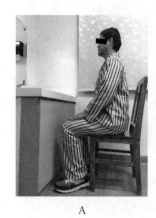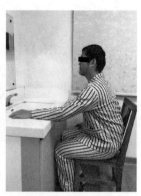

A   B

图 10-1　坐位姿势

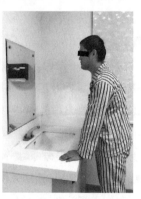

图 10-2　站位姿势

修饰活动分析

一、修饰活动分析

通过分析修饰过程中坐位平衡和7级上肢功能评估(funtional test for the hemiplegic upper extremity,FTHUE),确定患者缺失的基本功能要素。坐位姿势不仅影响修饰活动的安全性,还影响上肢在修饰活动中的运动模式。患者上肢不同的功能等级导致其不同的运动参与度。

(一)身体功能分析

身体功能包括关节活动度、肌力、姿势控制、运动协调性、耐力等。

1. 躯干运动　活动要求患者能够坐在椅子上,足置于地面休息,髋关节屈曲90°,上身直立,骨

2. 上肢　根据 FIHUE 分级,患者受累上肢可在3种不同功能水平下完成修饰。方法 A(上肢功能处于1～3级),受累上肢可以稳定物体或支撑于水池台;方法 B(上肢功能处于4、5级),受累上肢可以挤压或抓握物体以及伸肘及物;方法 C(上肢功能处于6、7级),需要更多协调性的及物及手操作技巧(图10-3)。

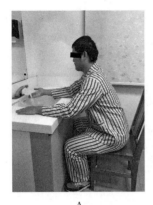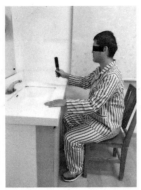

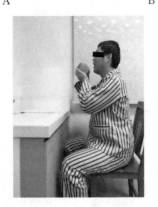

图 10-3 FIHUE 分级

A. FIHUE 1～3 级；B. FIHUE 4、5 级；C. FIHUE 6、7 级

（二）认知、心理和精神功能分析

1. 认知功能对修饰活动的影响 患病后患者认知功能（包括记忆、思维、知觉、判断注意力等）有不同程度的障碍，对修饰活动造成不同程度的影响。因此，要评估患者的认知障碍程度、对任务的执行力是否明白及指令的执行能力有多大，再制定相应的方法进行训练。如意念失用的患者，在梳头或刷牙等失用方面经常会出现错误。另外，患者使用的工具数量越多越容易出现混乱现象，因此，要尽量减少使用工具的数量。如刷牙时，最初先不用牙膏，先训练患者从牙刷和杯子等简单物品的使用开始，待其动作逐渐熟练后再进行挤牙膏的动作练习。

2. 心理、精神对修饰活动的影响 由于疾病的影响，患者会产生不同程度的心理和情感障碍（如紧张、恐惧、焦虑甚至抑郁），如发病早期，有的患者表现对疾病的不理解和否认。大多数患者有倒霉、怨恨甚至愠怒心理，以至于态度生硬、拒绝合作，尤其容易对亲属反映出来，这时会造成治疗师和亲属疏远患者。实际上此时是患者最需要心理

治疗的时候。因此，治疗师对患者进行必要的心理评估及针对性的心理治疗十分重要。应以宽容的态度来对待患者，不与其争辩，要有耐心，时刻注意患者的情绪变化，防止自伤、自杀等现象发生。

（三）环境和社会条件分析

环境包括自然环境（如气候、温度、地域等）、物质环境（physical environment）[如各种建筑结构（家具、社区及公共建筑）、交通工具、各种可利用的空间、设备及物品等]和社会环境（social environment）（如居住方式、家人的期望值、社会及邻里朋友的支持、公众的态度与偏见等）。修饰活动中根据患者不同环境及坐位平衡和耐力情况，选择是否有靠背、扶手、基座稳定的椅子。患者可以选择坐在椅子上或站立在水池台前，椅子的高度应允许患者的足充分置于地面休息，髋关节屈曲>90°。一个稳定、高度适宜的水池让患者前臂舒服地支撑于台面上（笔直的姿势），使其更具有安全感。对于吞咽困难的患者，应高度关注刷牙时漱口这个动作。

（四）动作分析

1. 洗脸动作分析（表 10-1，图 10-4）

表 10-1 洗脸动作分析

动作	障碍		
	单侧上肢或躯体功能障碍	双侧上肢功能障碍	双侧上肢协调障碍
（1）打开和关上水龙头	患手：靠近洗涤间或卫生间内的脸盆；前臂支撑（坐位）或直臂支撑（站位）于水池或桌面上健手：单手操作打开或关上水龙头，将一条小毛巾放入脸盆	步骤：（1）（2）同"单侧上肢或躯体功能障碍"	在双侧手臂和小腿上绑一个小沙袋，坐在有扶手的椅子或轮椅上；其余同"单侧上肢或躯体功能障碍"
（2）搓揉毛巾	搓揉毛巾		搓揉毛巾
（3）拧干毛巾	用一只手紧握小毛巾并将其拧干或用一只手将其缠在手龙头上拧至足够干	双手分别抓住毛巾的两端将其拧干或缠绕在水龙头上，两只手一起拧毛巾至足够干	拧干毛巾
（4）擦脸	平拿在手掌擦脸	双手拿住毛巾或一只手托住另一只手肘，擦脸	用双手拿住毛巾或将手抵在桌面以增加稳定性，擦脸
	重复（2）～（4）步骤几次直至洗干净脸为止		

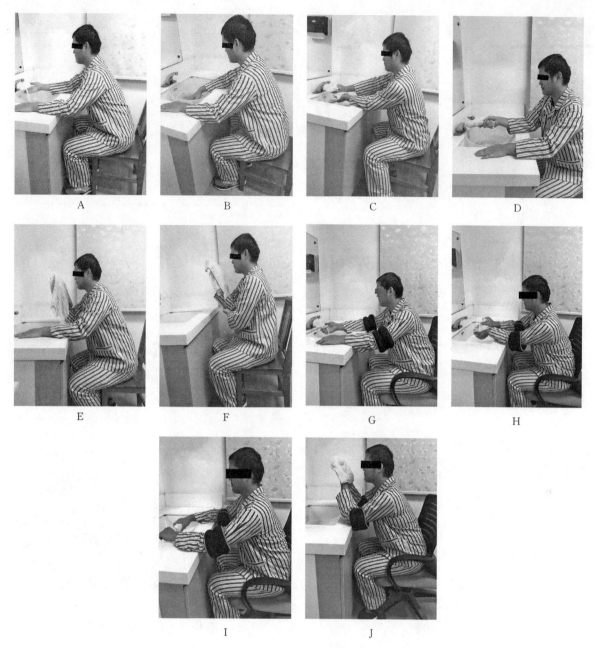

图 10-4　洗脸动作分析

A~E. 单侧上肢或躯体功能障碍洗脸动作分析；F. 双侧上肢功能障碍洗脸动作分析；G~J. 双侧上肢协调障碍洗脸动作分析

2. 梳头动作分析（表 10-2，图 10-5）

表 10-2　梳头动作分析

动作	障碍		
	单侧上肢或躯体功能障碍	上肢或颈部关节主被动活动受限	上肢协调障碍
(1) 拿起梳子	靠近梳妆台安全坐下；照着放在面前的镜子，拿起放在台上的梳子；如果鼓励患者用患侧手来梳头，建议使用加长或加粗手柄的梳子	将前臂置于较高的平面上，缩短上肢移动的距离；用双手握住梳子，使用加长梳柄辅助器具或用一只手抵住另一上肢的手肘部	在前臂或手腕上绑适量的小沙袋；靠近梳妆台并安全坐下；然后照着放在前面的镜子，用一只手固定另一上肢，拿起放在台上的梳子；或双手同时拿起梳子
(2) 梳前面的头发	先梳前面的头发	先梳前面的头发	先梳前面的头发
(3) 梳后面的头发	再梳后面的头发	再梳后面的头发	再梳后面的头发

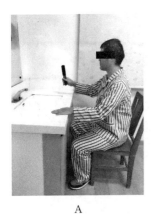
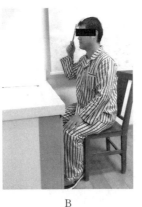

A　　　　　　　　　　B

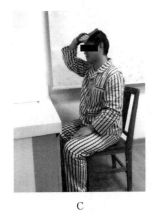
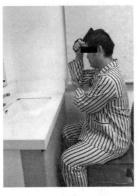

C　　　　　　　　　　D

图 10-5　梳头动作分析

A～C. 单侧上肢或躯体功能障碍梳头动作分析；D. 双侧上肢或颈部关节主被动活动受限梳头动作分析

3. 刷牙、漱口动作分析（表 10-3，图 10-6）

像洗脸一样，教会患者用健侧手完成这一活动，患者同样要先靠近放在卫生间或洗涤间内的脸盆，坐下来完成这一活动。

表 10-3　刷牙、漱口动作分析

动作	障碍		
	单侧上肢或躯体功能障碍	双侧上肢功能障碍	双侧上肢协调障碍
（1）口杯里装满水	靠近洗漱间或卫生间内的脸盆，打开水龙头，将口杯装满水后关上水龙头，将口杯放在脸盆里或脸盆旁	靠近卫生间内的脸盆，用两只手或单侧手打开水龙头，将口杯装满水后关上水龙头	靠近卫生间内的脸盆，在双侧手臂和小腿上绑小沙袋以增加其稳定性，坐在有扶手的椅子或轮椅上，打开水龙头并将口杯装满水后关上水龙头
（2）将牙膏挤到牙刷上	将牙膏放在湿毛巾上或防滑垫上稳定；用健手拧开牙膏盖，然后将牙膏挤到牙刷上	一手拿住牙膏，另一手拧开牙膏盖，把牙膏挤在牙刷上	用一只手固定牙刷，另一只手把牙膏挤在牙刷上

（续表）

动作	障碍		
	单侧上肢或躯体功能障碍	双侧上肢功能障碍	双侧上肢协调障碍
（3）刷牙	放下牙膏并用健手拿起牙刷（如有可能，尽量用健手辅助患手来完成刷牙动作）	双手握住牙刷刷牙	用加粗柄的牙刷，把手抵在桌面增加稳定性，刷牙
（4）彻底漱口	放下牙刷并拿起口杯漱口；重复（3）（4）步骤直到活动完成		

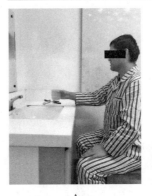
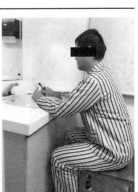

A　　　　　　　　　　B

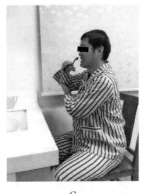
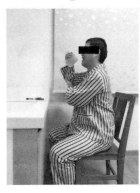

C　　　　　　　　　　D

图 10-6　刷牙、漱口动作分析

4. 剃须动作分析（图 10-7）　对于男性患者，教会患者剃须这一活动，患者要坐下来完成这一活动（可参考梳头动作）。

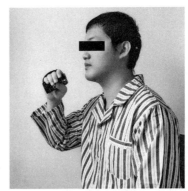

图 10-7　剃须动作分析

（五）训练顺序

手功能再学习可以逐步从被动运动升级为主动运动。将患者前臂置于水池台上承重，肘关节控制可为屈曲一半（前臂承重或稳定物体）来协调肘关节伸展和屈曲（及物和洗脸或梳头）。手功能再学习可从双手抓握杯子、单侧抓握杯子及打开牙膏盖子到拧毛巾（表10-4）。

表10-4 手功能训练顺序

训练顺序	刷牙	洗脸	梳头
1	拿起并握住牙刷	打开水龙头	手持梳子
2	拧开牙膏盖子	在流动水下搓揉毛巾	单手或双手从前到后、左右交替梳头
3	挤牙膏于牙刷上	拧毛巾	
4	刷牙	关水龙头	
5	喝水漱口	用双手拿毛巾擦脸	

（六）修饰活动训练的基本要求

1. 修饰最好于洗漱间里完成，患者应有满意的静态和动态坐位平衡。

2. 修饰所必需的全部工具应放在容易拿到的地方。

3. 用按压的小牙膏会比普通尺寸的牙膏好。

4. 用一只手拿一条小毛巾或一块小海绵将会比较容易完成。

5. 从安全角度考虑，建议男性患者使用电动剃须刀代替普通剃须刀，并使用充电的电动剃须刀，因为患者用一只手换电池通常也十分困难。

6. 如有必要，可使用加粗把柄或万能袖套等辅助器具帮助抓握。

二、修饰辅助器具的选择

辅助器具的选择和使用要根据患者的功能障碍程度、残存功能和实际需要，还需要治疗师对患者的动作进行分析，在充分训练的基础上寻找出躯体功能的不足之处，给予适当的辅助器具和自助器具，帮助其完成一系列的修饰活动。

（一）插在万能袖带内的梳子或牙刷

适用于手指抓握功能差、不能握住梳子或牙刷的患者（图10-8）。

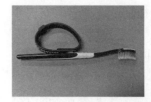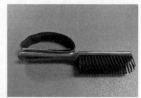
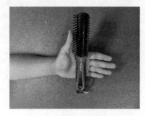
图10-8 万能袖带牙刷、梳子

（二）延长手柄并弯曲成一定角度的梳子

适用于肩关节、肘关节活动受限，手不能够到头部的患者（图10-9）。

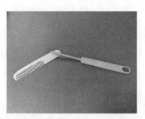
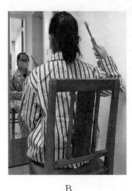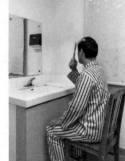
图10-9 延长手柄的梳子

（三）有延长把手的镜子

患者可以用来检查自己皮肤的完整性（图10-10）。

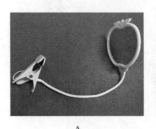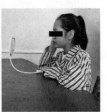
图10-10 延长把手的镜子

（四）用蛇形管制成把柄并在柄上配有夹子的镜子

易于患者抓握，角度也可以根据患者需要而调整。

（五）单手操作的指甲刀

适用于只能单手操作的患者，如偏瘫患者可用此种指甲刀给健手剪指甲（图 10-11）。

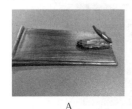
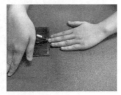
A   B

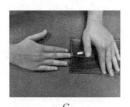
C

图 10-11　单手操作的指甲刀

（六）有吸盘底座的指甲刀

适用于不能完成手指对掌或对掌力量弱的患者，利用手掌或腕关节按压指甲刀来完成剪指甲的动作。

（七）带负压吸盘的毛刷

适用于患者单手清洗指甲缝等，使用时患者只需轻轻将毛刷一按即可将其固定在桌面上或水池壁（图 10-12）。

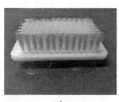
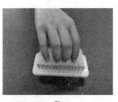
A   B

图 10-12　带吸盘的毛刷

（八）带有固定带的电动剃须刀

适用于手指抓握功能差，不能稳固握住剃须刀的患者（图 10-13）。

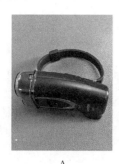
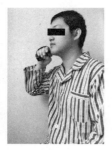
A   B

图 10-13　带固定带的电动剃须刀

（九）带有弹力带的轻便毛巾

适用于手指抓握功能差，不能稳固抓握毛巾的患者（图 10-14）。

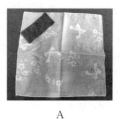
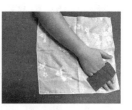
A   B

图 10-14　带弹力带的轻便毛巾

第二节
修饰活动训练的目的、原则和注意事项

一、修饰活动训练的必备条件、目的和原则

（一）修饰活动训练的必备条件

1. 良好的洗漱能力和个人卫生习惯，具有维持健康、预防疾病的作用，确保清洁、舒适、健康的生活，是每天必须做的重要活动之一。

2. 作为基础，首先要充分训练每个洗漱活动的基本动作。如上肢的正常关节活动范围、肌力、肌张力、协调性、手指抓握能力等。

3. 训练稳定的坐位或站立姿势的保持能力。

4. 根据不同患者的需要，设计、开发、制作相应的辅助器具，帮助患者进行修饰活动的完成。如将梳子或牙刷加上手柄或套子，将刷子用吸盘固定在桌子上或洗手盆边上，在剃须刀手柄处加装固定用的搭扣或带子等。

5. 对患者生活的环境进行适当的改造。例如，将洗手池调整至适合患者使用的高度。

6. 对患者进行生活技巧的指导和建议。例如，单手拧毛巾时可借助水龙头的把手；漱口杯可选择带手柄样式且比较轻便的材质；可选择大号的指甲刀，将其安装在一个小平台上便于患者使用。

（二）修饰活动训练的目的

通过修饰活动训练，达到以下目的。

1. 充分发挥患者的主观能动性,提高其生活自我照料能力,重新建立独立生活的自信心。

2. 允许患者在进行修饰活动时采用躯干和头颈部中立位的姿势。通过这个任务,进一步改善患者的躯体和上肢功能,在梳头、刷牙、洗脸及剃须等不同方向的活动中转化为支撑、稳定、及物和操作的角色。

3. 发现患者存在的问题,找出新的、实用的操作方法,解决问题,省时、省力地进行功能活动和日常自我料理活动。

4. 训练患者使用辅助器具或自助器具,使其在辅助装置的帮助下达到最大限度的生活自理能力。

(三)修饰活动的原则

1. 分析患者的文化背景和需求,承担角色和生活习惯相适应。训练不仅要考虑患者的残存功能,更要尊重患者的人格和个人价值,尊重患者及家属的意见和要求,使患者积极主动参与训练。当患者的欲求和要求靠自身不能重新获得功能时应采取代偿的方法,尽可能为其创造条件,包括必要的支具、自助器具及改变环境。例如,当患者抓握困难时,可以通过加粗手柄使其完成动作。在训练的过程中还应注意在实际环境中检验训练效果,选择适当时机向患者提供有益反馈,使其获得完成感和成功感,增强自信心。

2. 根据患者的功能情况,选择和设计最合理的训练方式和操作顺序。完成同一动作有多种方式可选,治疗师应正确判断患者残存的功能,确定采用辅助或代偿的方式完成,并教会患者新的生活方式,使其最省力、最安全地独立完成。

3. 分析完成动作应具备的基本条件,患者已具备的条件,为其创造条件实现 ADL 的自立。

4. 分析患者的认知水平,确定其在活动中所需要或能获得的认知能力。

二、修饰活动训练的注意事项

1. 修饰活动应在康复进程的早期开始,此活动可以使患者进行姿势再学习及患手的使用。

2. 在进行修饰活动训练时需要坐位的患者,应先检查并纠正其坐位时头部、颈部、躯干的姿势。

3. 除了运动再学习,患肢去触摸放置于患侧的物体,施以冷、热感觉刺激和患手摩擦毛巾,利用镜子提供视觉输入以及患侧上肢本体感觉的输入,

这些都对患者提高患侧早期自我照顾意识有帮助。

4. 必要时需选用有用的辅助器具以降低难度,可使用加大手柄的梳子以训练抓握,当功能逐渐增强时可逐渐调至细手柄。

5. 在进行漱口训练之前,必须对患者的吞咽功能进行评估,以防呛咳。

6. 治疗师需根据患者的具体情况及时调整治疗方案。

第三节
修饰活动障碍的具体训练策略

一、修饰活动的主要障碍表现

1. 躯干控制不好,身体不能向前靠近水池边。

2. 肩关节障碍,手不能触到头面部,不能触到水龙头。

3. 双手不能配合进行修饰相关活动,如拧毛巾、拧牙膏盖等。

4. 不能拿起或抓握杯子、牙刷等洗漱用具。

二、障碍的原因

1. 上肢及颈部的肌群肌力低下。

2. 上肢及颈部的关节活动度受限。

3. 上肢及颈部的协调障碍。

4. 认知及知觉障碍。

5. 偏瘫导致的肢体功能障碍。

6. 截瘫。

三、修饰活动障碍的具体修饰策略

(一)基本要素训练

1. 坐位时头部、颈部及躯干的控制　在进行修饰活动前,姿势易化手法应先于肩部或手的易化;纠正躯干的不对称姿势;促进骨盆前倾;促进胸部和腰部的伸展;促进头部、颈部处于中立位或稍微屈曲位。

2. 上肢功能处于1～3级　根据上肢功能分级(FTHUE 1～7级),上肢功能处于1～3级的患者主要是在洗脸或漱口过程中在桌面上支撑,另一只手单手操作完成洗脸或漱口,或在健手辅助下,

双手握水杯饮水(图 10-15)。

（1）肩关节分离训练：可通过肩胛骨的运动保持正常的肩肱节律；修饰所需的肩关节屈曲活动可通过双侧上肢的及物活动来获得和增强(图 10-16)。

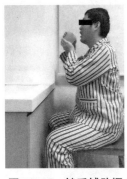
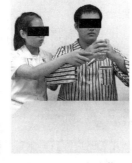

图 10-15　健手辅助握杯饮水训练　　图 10-16　肩关节分离训练

（2）躯干和上肢的中心前倾：可通过增加患侧上肢肩部及肘部的负重来刺激肩部肌肉的主动收缩，在患侧进行及物活动时更明显(图 10-17)。

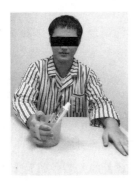

图 10-17　增加患侧上肢肩肘负重训练

3. 上肢功能处于 4 级或 5 级

（1）训练及物活动的分离控制。

（2）在手指伸直或抓握的情况下练习单独和协同的上肢活动(图 10-18)。

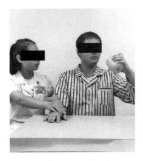
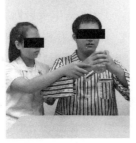

A　　　　　　　B

图 10-18　协助单独和协同上肢活动训练

A. 协助单独上肢活动训练；B. 协助协同上肢活动训练

（3）通过对痉挛上肢的复位和直臂支撑活动可以减少共同运动(图 10-19)。

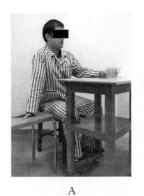
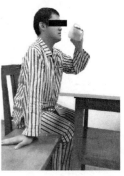

A　　　　　　　B

图 10-19　前臂支撑结合运动训练

（4）屈肌肌张力降低后，用患侧上肢稳定一个球，同时检测上肢进行功能活动(图 10-20)。

（5）训练患侧前臂从旋前位到中立位的分离活动和手腕的分离活动，以稳定抓握杯子或牙刷(图 10-21)。

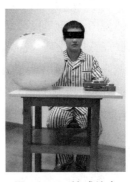
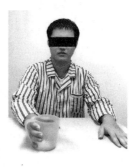

图 10-20　控球结合运动训练　　图 10-21　前臂旋前到中立位分离活动训练

（6）训练抓握和释放的协调控制，以完成握杯的活动(4 级)，也可以通过物体的重量来促进手指的伸展(图 10-22)。

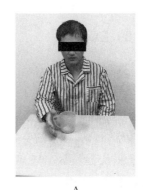
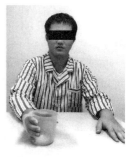

A　　　　　　　B

图 10-22　抓握释放协调控制训练

（7）增强并提高侧捏和三指捏的稳定性以使用牙刷和剃须刀等。通过转小圆盘或翻书来训练拇指向手指活动以及手指向拇指活动（图10-23）。

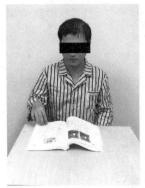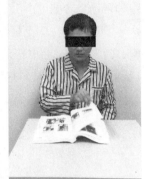

A　　　　　　　　　B

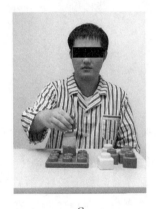

C

图 10-23　增强侧捏、三指捏稳定性训练

4. 上肢功能处于 6 级和 7 级　受累上肢主要的运动功能是实施牙刷、剃须和洗脸的所有步骤。可能会出现以下问题：动态三指捏力不足以拧开牙膏盖子；侧捏力不足以将牙刷、剃须刀握在手里；握力不足以拧毛巾；单独手指运动不足以实施精确的清洗活动，如洗鼻子、眼睛。

（1）训练动态的三指捏来强化拧开或旋转动作；伴随或不伴环指和小指握住物体，以行手内分离控制训练（图10-24）。

（2）用尼龙粘扣抗阻侧捏，从管状塑料网挤出球以及模拟挤牙膏（图10-25）。

（3）训练单手握杯：通过增加杯内物体的重量或将乳液抹到杯子、瓶子的表面以挑战握力和控制（图10-26）。

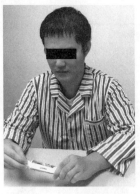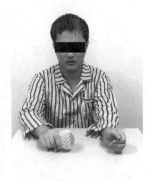

图 10-24　三指旋捏训练　　图 10-25　塑料网挤球训练

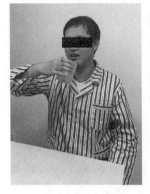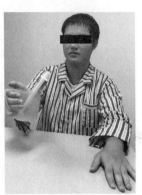

图 10-26　单手握杯训练

（二）训练方法

对于上肢和颈部关节活动受限、肌力低下及协调障碍者，可根据患者不同情况选择以下方法进行训练（表10-5）。

表 10-5　刷牙、洗脸、梳头训练方法

分任务	训练方法		
	方法 A：上肢功能处于 1～3 级	方法 B：上肢功能处于 4、5 级	方法 C：上肢功能处于 6、7 级
刷牙	患手：坐位下前臂支撑或站位下直臂支撑于水池台面之上 健手：单手完成挤牙膏、刷牙及握杯漱口	患手：拿起并握住牙刷，挤牙膏于牙刷上，用加大手柄的牙刷刷牙，漱口（4 级双手协作；5 级单手操作） 健手：拧开牙膏盖	患手：使用能用的方法来进行抓握、捏，单手来拿杯子漱口，完成所有动作
洗脸	患手：前臂支撑（坐位）或直臂支撑（站位）于水池或桌面上 健手：单手操作打开/关上水龙头，搓揉毛巾 双手：患手被毛巾覆盖后，双手用毛巾擦脸	尽量用患手打开/关上水龙头并主动固定毛巾 健手：搓揉、拧毛巾 双手联合作用擦脸；清洁眼睛、口、鼻、耳	患手：打开/关上水龙头，双手搓揉、拧毛巾，双手握住毛巾擦脸、口、鼻、耳

（续表）

分任务	训练方法		
	方法 A:上肢功能处于 1～3 级	方法 B:上肢功能处于 4、5 级	方法 C:上肢功能处于 6、7 级
梳头	患手:前臂承重于水池台面或桌面上 健手:操作整个梳头活动	若患手分离控制或上肢协调不足以梳理到头顶,可将肘关节放至桌面上休息 健手:握住患手,梳理患手不能单独梳到的部分	患手:通过上肢主动控制来完成梳头活动

二、偏瘫患者修饰活动障碍训练策略（以右侧偏瘫为例）

在脑卒中早期,部分脑卒中患者不能维持端坐位静态平衡,患者躯干不能充分伸展,患侧无力。当脑卒中患者不能下床活动时,通常初次的修饰活动是在床上完成的,治疗时需根据患者身体功能改善的情况,随时指导患者,逐渐调整修饰活动所采取的姿势。脑卒中患者因为躯体、肢体功能与认知功能的下降,心理状况的改变,角色转变等原因,早期不能独立完成自理活动,通常依赖家属或陪护来照顾。为了更好、更快地提高患者的生活自理能力,尽早地参与自理活动是十分重要的,治疗师教会患者如何在床上完成个人卫生中的刷牙、洗脸等修饰活动,同时也要教会家属或陪护这些训练策略。以下是指导偏瘫患者刷牙、洗脸训练的具体内容。

（一）刷牙

所需材料:床上桌子、水盆、牙刷、口杯 2 个(1、2 号)、毛巾 2 条(1、2 号)。

1. 活动顺序

（1）治疗师活动(图 10-27)。治疗师帮助患者坐起。在床上坐稳有两种方法:一是患者可以长坐位在床上坐稳,不需要靠在床上;二是患者不能以长坐位在床上坐稳,需依靠在抬高的床头上。①治疗师帮助患者把毛巾 1 平铺于桌面上,将口杯装满水。②治疗师在床上摆好桌子,并依次将空盆、牙刷、牙膏、口杯、毛巾摆放在桌子上。③活动结束后,治疗师收拾工具与现场环境。这一环节在所有的患者活动完成后进行。

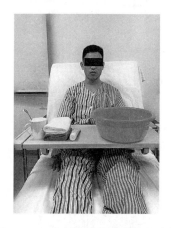

图 10-27 右侧偏瘫患者长坐位姿势

（2）患者活动(右侧偏瘫)(图 10-28):①调整坐姿,左手将右手拿到桌上放稳(掌心朝下)。②左手拿起口杯,先漱口,然后把口杯放在桌上,最后将漱口水吐入水盆中。③左手拿起牙刷放在右手(掌心朝下),右手可压住牙刷柄(刷毛朝上)。④左手打开牙膏盖,将牙膏挤在刷毛上,然后将牙膏放于桌面。⑤左手拿起牙刷往口杯里沾水,然后开始刷牙。⑥刷牙结束,左手将牙刷放在口杯 1 中清洗。

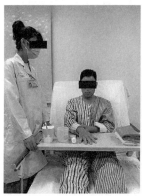

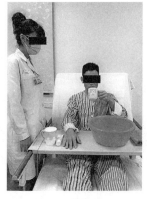

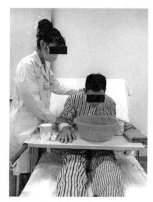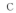

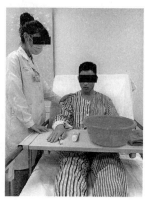

| A | B | C | D |

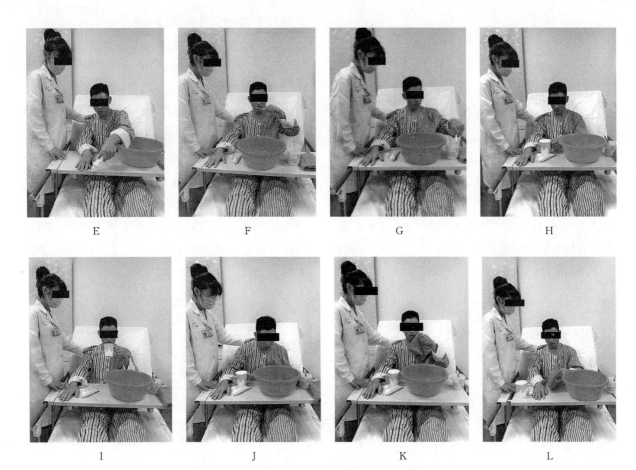

图 10-28 右侧偏瘫患者漱口训练过程

⑦左手拿起口杯2漱口,把杯子放在桌面上,最后把漱口水吐于空盆内。⑧左手拿起毛巾擦干净面部,然后把毛巾放在桌面上,刷牙活动结束。

2. 环境和空间设置

(1) 保持床面平整,利于床上桌子放稳。

(2) 开灯或拉开窗帘使环境明亮。

3. 治疗降级策略(图 10-29)

(1) 若患者难以长时间维持长坐位平衡,治疗师可稳定患者头部,使其头部维持直立(或在身体正中线上),还可以稳定患者躯干,不让其躯干倾斜。

(2) 患者患手难以放稳,治疗师可帮助患者各个手指充分伸展(也可嘱家属用手来轻压患者的患手)。

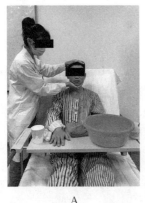
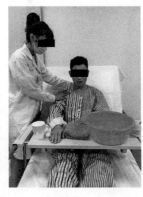
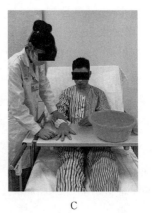

图 10-29 右侧偏瘫患者漱口训练降级策略

（二）洗脸

所需材料：床上桌子、洗面奶、水盆、毛巾2条。

1. 活动顺序

（1）治疗师活动。①帮助患者坐起。在床上坐稳有两种方法：一是患者可以长坐位在床上坐稳，则不需要靠在床上；二是患者不能以长坐位在床上坐稳，则依靠在抬高的床头上。②帮助患者把毛巾平铺在床上的桌面上。③床上桌子、毛巾、洗面奶、装好水的水盆，由治疗师摆放好。④活动结束后，治疗师收拾工具与现场环境。这一环节在患者所有活动完成后进行。

（2）患者的活动（图10-30）：①调整坐姿，左手将右手拿到桌子上放稳（掌心朝下）。②左手把毛巾1放在装有水的水盆里，然后用毛巾洗脸，洗完后把毛巾放在盆里。③左手打开洗面奶，把洗面奶挤到右手手背上，然后将洗面奶放于桌面。④左手将右手手背上的洗面奶擦到脸上并揉搓面部。⑤左手拿起水盆里的毛巾1，清洗脸上的洗面奶，然后将毛巾放入水盆。⑥左手拿起毛巾2，拧干后再次清洗面部。⑦左手将毛巾放入水盆中清洗，然后将水充分拧干，最后将毛巾放在桌上。⑧左手先用毛巾擦干患手，然后将擦过的毛巾放在桌面上，最后将左手放在毛巾上擦干，洗脸结束。

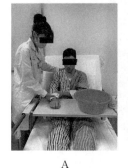 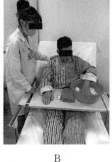 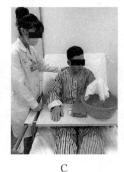 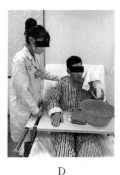 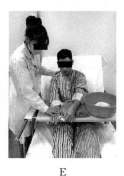

A   B   C   D   E

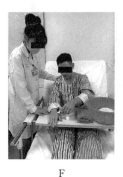 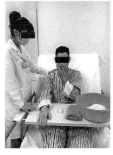 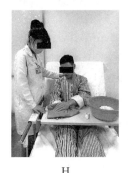 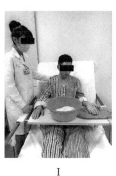

F   G   H   I

图10-30　右侧偏瘫患者洗脸训练过程

2. 环境与空间设置

（1）保持床面平整，利于床上桌子放稳。

（2）开灯或拉开窗帘使环境明亮。

3. 治疗降级策略（图10-31）　若患者在完成任一活动环节中出现困难，家属或陪护可使用合适的降级策略，及时给予口头指示或辅助。

（1）若患者的非患侧手不能将毛巾2挤干，则治疗师或家属帮助挤未能挤干的那部分，注意不能完全辅助挤干毛巾2这一环节。

（2）若患者不清楚洗脸程序，先进行口头指示，

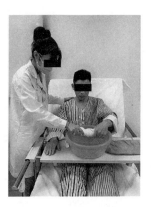

图10-31　右侧偏瘫患者洗脸训练降级策略

若进行口头指示无效时,治疗师或家属则引导患者使用患侧手,指导患者完成这一活动。

（3）当患者病情逐渐好转,功能有所恢复时,则建议患者在靠近洗漱间或卫生间内的水盆进行修饰活动,为患者提供一个适合高度的椅子或轮椅,如果患者能移动,最好移至洗脸池边完成洗漱等活动。利用健手持毛巾洗脸,然后利用水龙头拧干毛巾并擦脸;利用患侧上肢弯曲的前臂和腹部夹住毛巾,健手在毛巾上来回擦拭;利用改造后的细毛刷(毛刷背面加两个吸盘固定)吸在洗手池的壁上,将健手在毛刷上来回刷洗。如果患手有少许辅助功能,可利用患手把持牙刷或利用辅助器具固定牙刷,健手挤牙膏,然后用健手刷牙;随着功能的逐渐恢复,如果患侧上肢出现共同运动(屈曲),则可以在抑制肌张力的同时练习用患手做洗脸动作。偏瘫较严重的患者,做单手动作时可利用辅助器具。例如,剪指甲所用的自助器具,洗手时用的吸附毛刷等(图10-32)。

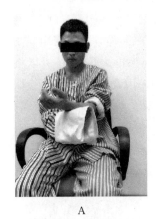
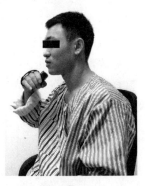

A   B

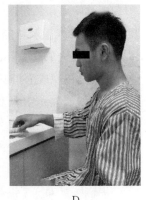

C   D

图 10-32　右侧偏瘫患者修饰活动训练

三、截瘫患者修饰活动障碍训练策略（以 C6 脊髓损伤为例）

在脊髓损伤患者中,不同脊髓节段造成的损伤,残留的运动功能水平各不相同,其康复目标和治疗方法也有所区别。脊髓损伤患者的 ADL 能力程度与脊髓损伤水平有关,由于残存肌群量和肌力的程度不同,导致获得 ADL 的能力产生差异,因此,在做康复训练前,首先要评定残存功能的程度,预测将来能够获得什么样的动作,必须根据设定的康复目标实施针对性的训练和指导。另外,ADL 能力的获得还与患者个人的基本能力有关,如训练的欲望、身体的协调性、柔韧性、耐力、运动技能等。

下面依照国际通用的 Zancilli 上肢残存功能分类（表 10-6）,分别叙述脊髓损伤患者的日常生活活动训练和指导的相关内容。

表 10-6　脊髓损伤残存运动技能分类（Zancolli 上肢残存功能分类）

Zancolli 上肢残存功能分类					Moberg 分类	一般分类
C5	肱二头肌 肱桡肌	A	肱桡肌的功能无残存		0	C5
		B	肱桡肌的功能残存		1	
C6	桡侧腕长伸肌	A	腕关节背伸弱		2	C6
		B	腕关节背伸强	I	旋前圆肌、桡侧腕屈肌的功能无残存		
				II	旋前圆肌、桡侧腕屈肌的功能残存	3	
				III	旋前圆肌、桡侧腕屈肌、肱三头肌的功能残存	4	
C7	指总伸肌 小指固有伸肌 尺侧腕伸肌	A	尺侧手指可完全伸展;桡侧手指和拇指不可伸展		5	C7
		B	手指可完全伸展;只是拇指伸展较弱			
C8	指伸肌 拇长伸肌 示指固有伸肌 尺侧腕屈肌	A	尺侧手指可完全屈曲;桡侧手指和拇指不可屈曲,拇指可完全伸展		6	C8

C₆脊髓损伤的患者,缺乏屈腕、伸肘能力,手功能丧失,其余上肢功能基本正常,腕伸肌群肌力达3级,可以完成肩关节屈曲、内收动作;腕背伸以肌腱固定效果完成手指捏握动作,利用腕带动的手支具可以增加独立性,可借助滑行板且以肩内收及外旋动作代替肘伸直。因此,治疗师可根据患者的不同情况进行刷牙、洗脸等修饰活动的训练。

(一)刷牙

所需物品:桌子、水盆、牙膏、牙刷、带耳杯子、毛巾1条。

1. 活动顺序　患者稳坐在合适高度的水池旁,把所需用品放在水池旁的桌子上。右手拿起带耳杯子,左手打开水龙头,将杯子装水后漱口,右手放下杯子后,手持牙刷进行刷牙这一活动,如肌力较差者可借助万用袖套辅助器具,套在牙刷上进行刷牙,教会患者如何使用万用袖套。大多数患者可以独立掌握这个方法。患者第一次尝试往往需要治疗师的帮助才能学会该活动的程序。

(1) 调整坐姿,使身体靠近水池。

(2) 左手打开水龙头,右手拿起口杯接水,先漱口,然后把口杯放在桌上,将漱口水吐入水盆中。

(3) 左手拿起牙膏,右手拧开牙膏盖,将牙膏挤在刷毛上,然后将牙膏放在桌面上。

(4) 右手拿起牙刷往口杯里沾水,握住牙刷开始刷牙,也可借助万用套套在牙刷上进行辅助。

(5) 刷牙结束,右手将牙刷放在口杯中清洗。

(6) 左手拿起口杯漱口,把杯子放在桌面上,最后把漱口水吐于空盆里。

(7) 左手拿起毛巾擦干净口,然后把毛巾放在桌面上,刷牙活动结束。

(二)洗脸

所需物品:桌子、洗面奶、水盆、毛巾1条。

1. 活动顺序

(1) 调整坐姿,稳坐在洗脸池前,把盆放在水龙头下,双手或单手拧开水龙头往盆里接水。

(2) 左手把毛巾放在装有水的盆里,然后用双手捧毛巾洗脸,洗完后把毛巾放在盆里。

(3) 左手拿洗面奶,右手拧开盖子,把洗面奶挤到右手上,然后将洗面奶放于桌面上。

(4) 双手搓洗面奶擦到脸上并揉搓脸部。

(5) 左手拿起水盆里的毛巾,清洗脸上的洗面奶,然后将毛巾放入水盆中。

(6) 双手握紧毛巾拧干,肌力较差者,也可把毛巾缠绕在水龙头上,拧干后再次清洗面部。

(7) 将毛巾放入水盆中清洗,然后将水充分拧干,最后将毛巾放在桌上,洗脸结束。

在治疗过程中,治疗师根据情况可给予少许帮助,或借助把持性自助器具,将牙刷固定在手部就可以自己完成刷牙动作,或穿戴腕关节支撑矫形器也可以自行完成。可以用双手夹着挤牙膏,剃须时既可以使用电动剃须刀,也可以使用普通剃须刀。C₆水平以下脊髓损伤的患者不用把持性自助器具也可以使用牙刷。练习从牙膏管内挤出牙膏时,可以将牙膏直接挤入口中,这是一种非常实用、有效的方法。C₆脊髓损伤的患者洗脸时,一般可以在洗脸池完成,轮椅与洗脸池纵向或横向放置,清洗时经常采用将毛巾的一半沾湿后洗脸,另一半干的部分用来擦拭的方法。洗脸时,如果将毛巾全部弄湿,毛巾会变得很重,操作起来会很困难,并且挤毛巾里的水也是非常困难的事情,所以可以使用尼龙毛巾,且尽量使用轻便的小毛巾。另外,还可以将香皂放入吊起的尼龙袋中使用,这样做既利于涂抹又容易搓出泡沫(图10-33)。

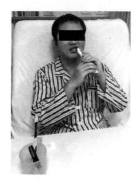
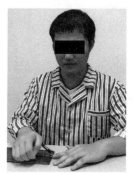

A　　　　　　　B

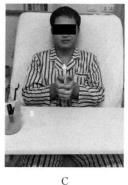
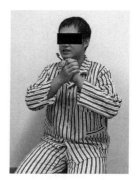

C　　　　　　　D

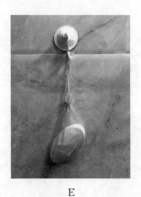

E

图 10-33 C₆ 脊髓损伤患者修饰活动训练

四、脑性瘫痪患者修饰活动障碍训练策略

儿童的生活自理能力是逐步获得的，最先得到的基本自理能力是控制大小便，其次是进食，然后是穿衣、睡眠，最后是个人卫生。当然，这几个方面是交叉发展的，达到基本自理后，自理能力仍在发展，即自理的水平是不断提高的。患儿日常生活能力低下，多是由于患儿肢体运动功能障碍、姿势异常、智力受损以及社会心理等方面所致，从而使其移动、生活自理能力明显受限或落后于正常儿童，因此，日常生活自理能力训练前必须先进行康复评定后再进行。对于脑性瘫痪患儿日常生活活动的训练，应培训家长并让其参与其中。在治疗中，家长应与治疗人员密切结合，鼓励患儿增强信心，克服困难，自食其力，掌握最基本的生活技能，为将来参与社会做好准备。

（一）口腔卫生

口腔卫生对所有孩子都非常重要，脑性瘫痪和进食困难的孩子将面对额外的口腔健康威胁：舌部控制能力低下和流涎，意味着舌部不能在口腔中自主地运动来帮助用唾液清除食物残渣、清洗牙齿和牙龈。张口呼吸会限制液体摄入。另外，一些药物可造成口腔内腺体分泌减少，导致酸性物质堆积，如果患儿有严重的胃-食管反流，也可助长口腔内酸性物质的积聚。

建立良好的牙齿清洁习惯非常重要，对于经历过不愉快的口腔刺激，如鼻饲管、机械通气、药物、胃-食管反流或早期进食困难的患儿，常会导致口腔高度敏感，因此会抵抗牙齿清洁动作。有些患儿不乐意接受牙刷在口腔中的感觉，因此需要积极地刺激

他们的面部和口腔周围部分，以弥补其消极的体验。抚摸、亲吻面部和口，如让患儿咬或吸吮父母的手指，均可帮助患儿体会愉快的口腔体验。通过对患儿的面部和口腔进行触觉训练，如果能够适应清洁牙齿时的敏感性，大多数患儿可以克服这种不适感，一旦患儿的口腔能够接受父母的手指，父母就可以用一把软的橡胶手指牙刷去摩擦患儿的牙龈，接着患儿能进展到使用橡胶牙刷去训练刷牙的阶段，最后能使用软毛牙刷。另一种替代方法，可以用湿纱布或小毛巾缠绕在手指上去"刷"患儿的牙龈或牙齿。可以把口腔分为4个区域：上左、下左、上右、下右，从孩子口腔侧方伸入一根沾湿的手指或橡胶牙刷，轻轻地、稳固地抚摸口腔中的4个区域，这可能是孩子最乐意接受的训练方法。如果开始就去触摸患儿的口腔后部，会刺激患儿产生恶心感，从而让患儿非常抵触，因此活动需要循序渐进。清洁牙齿会刺激患儿流涎，因此最好采用侧卧位，如果患儿已经在努力地咽下这些额外的腺液，则可以用毛巾擦拭过多的腺液。

（二）洗手及洗脸

随着年龄的增长，患儿必须要学会如何洗手及洗脸，给予机会和合适的设施，教会他们洗手和洗脸是很有必要的。为了实现洗手、洗脸这一任务，患儿需要具备一定的稳定、平衡及手功能的能力。完成所有这些技能并不是要马上获得，但是完成这一任务所需的许多动作，在其他的日常生活活动中也同样会用到。治疗师可以先教孩子坐着完成洗脸和洗手活动，如坐位平衡逐渐稳定，可过渡到站位下进行洗手及洗脸活动。如患儿控制能力及手功能比较好时，可鼓励患儿尝试去练习开关水龙头，包括在保持站立姿势下练习伸手和抓握功能。

1. 坐位洗脸活动顺序（图 10-34）　所需物品：矮桌一张、靠背小椅子一张、水盆、毛巾。

（1）孩子稳坐在椅子上，桌上放装水的水盆。

（2）孩子把毛巾放到盆内湿水。

（3）治疗师帮助把毛巾拧干并放到患儿手里。

（4）引导患儿完成洗脸动作。

2. 站位洗脸顺序（图 10-35）　所需物品：一张合适高度的椅子、洗手液、毛巾。

（1）治疗师帮助患儿到洗手池前的椅子上站稳。

（2）帮助患儿用右手拧开水龙头。

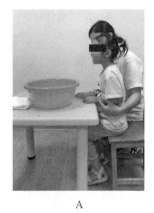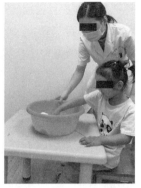

A   B

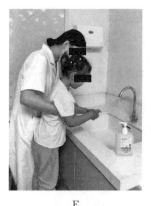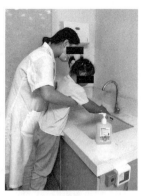

E   F

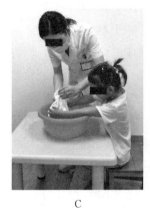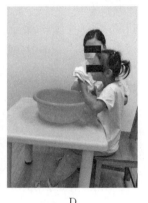

C   D

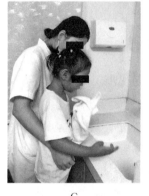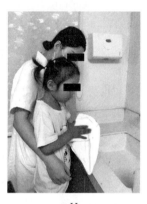

G   H

图 10-34　脑性瘫痪患儿坐位洗脸活动训练

图 10-35　脑性瘫痪患儿站位洗脸活动训练

（3）患儿双手伸到水龙头下湿手。

（4）按压洗手液并来回搓手。

（5）将手放在水龙头下冲水。

（6）拿起毛巾湿水。

（7）治疗师帮助患儿拧干毛巾。

（8）把毛巾递给孩子，帮助其完成洗脸动作。

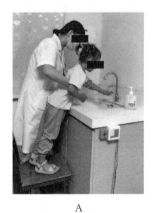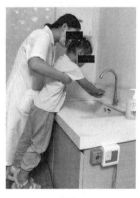

A   B

对于平衡能力和手功能尚可的患儿，可让其自己练习口腔清洁和洗脸的活动。如果患儿开始对这些活动感兴趣，可以把这些活动融入到游戏当中，鼓励他增强自信心的方法就是告诉他"你将要做什么""你一定能做得到""你真棒"……在这种情形下，很可能你会发现，患儿更容易集中注意力，并愿意配合做这些活动（图 10-36）。

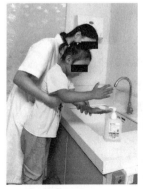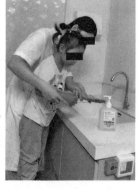

C   D

获得功能性日常技能逐步进步的要点是：把一项任务分解成可以完成的任务小块。尽可能地应用举一反三的学习方式去学习掌握另一项任务和大部分其他任务，最重要的是，要不断激励患儿接受挑战，当患儿做的很好时，多用言语或行动表扬。但绝不要用患儿能力范围之外的任务来让他体验挫败感，这样会让患儿感到沮丧。当患儿拒绝去做

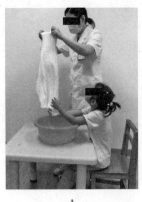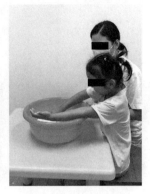

A   B

图 10-36　脑性瘫痪患儿将洗脸训练活动融入游戏中

一件事时,往往不是因为他不愿意做,而是因为他不能做到。因此,我们应重视尽早获得患儿配合的重要性,根据患儿自身情况与治疗师一起,促使其取得最大独立能力。

(危　静)

参考文献

[1] 燕铁斌,梁维松,冉春风.现代康复治疗学[M].2版.广州:广东科技出版社,2012.

[2] 何成奇.作业治疗技能操作手册[M].北京:人民卫生出版社,2017.

[3] 燕铁斌,窦祖林,冉春风.实用瘫痪康复[M].北京:人民卫生出版社,2010.

[4] 刘璇.日常生活技能与环境改造[M].2版.北京:华夏出版社,2013.

[5] 窦祖林,姜志梅.作业治疗学[M].2版.北京:人民卫生出版社,2013.

[6] CASE S J. Occupational Therapy for Children. 6th ed. St Louis: Mosby/Elsevier, 2009.

[7] 李晓捷,唐久来,杜青.儿童康复学[M].3版.北京:人民卫生出版社,2018.

[8] 李晓捷,陈秀洁,姜志梅.实用小儿脑性瘫痪康复治疗技术[M].2版.北京:人民卫生出版社,2009.

[9] EVA BOWER. 史惟,杨红,王素娟,译.脑瘫儿童家庭康复与管理[M].上海:上海科学技术出版社,2016.

[10] FOLIO M R, FEWELL R R. Peabody Developmental Motor Scales 2[M].北京:北京大学医学出版社,2006.

[11] 帕特里夏.M.戴维斯.循序渐进:偏瘫患者的全面康复治疗[M].2版.刘钦刚,主译.北京:华夏出版社,2014.

第十一章

入 浴

入浴(bathing)是日常生活活动(activities of daily living,ADL)中必不可少的组成部分,常规的日常生活活动能力评估中,洗澡的评估主要侧重清洁、冲洗及擦干的环节,而在实际的入浴活动分析中,还需侧重考虑入浴前后的相关活动以及实际的入浴环境,包括进出浴室方式、洗浴方式、在浴室内体位转移能力、穿脱衣物能力、使用洗浴用品用具的能力等。治疗师应全面观察、评估与分析患者整个入浴活动表现,分别从身体功能、认知心理精神功能、不同的环境及社会条件进行分析,从而提供针对性的入浴训练方法。

第一节

入浴活动分析

在实际的日常生活活动中,整个入浴活动包括入浴前、入浴过程中和入浴后3个环节。

一、身体功能活动分析

(一)入浴前身体功能分析

1. 入浴前 首先应充分了解病情和高风险因素,确保生命体征稳定、意识清醒、心血管功能稳定,如存在异常情况应避免入浴。对于糖尿病、高血压、心肺疾病的患者,必要时应严密监测呼吸、脉搏、血压、心率,并全面评估个体的平衡能力、移乘方法、运动耐力等实际情况,结合临床与评估结果以及个人喜好确定最安全恰当的洗浴方法,例如不稳定性骨折患者、有开放性创面或伤口的患者、昏迷患者禁忌淋浴或盆浴,宜采取擦浴。

2. 正常入浴前需具备的基本条件 进入浴室;准备好所需物品;脱衣物(详见穿脱衣物章节);选择洗浴方式(淋浴、坐浴、池浴);具备良好的站位平衡或坐位平衡能力以及一定的耐力;能够正确使用洗浴用品及用具。

(二)入浴过程中身体功能分析

入浴时可采取站位、坐位或端坐位,洗浴方式可采取站立位淋浴、坐位淋浴、端坐位池浴。维持安全的姿势是入浴活动的前提,应避免跌倒,确保整个洗浴过程能够安全有效地进行。

1. 正常站立位淋浴需要具备的基本条件 良好的站位平衡能力、重心转移能力、手眼协调能力、运动与姿势控制能力、上肢及手的精细协调能力等,动作时序分析如下。

(1)站在花洒垂直位置的外侧。

(2)调试水温及水流速度,正常在38～41 ℃,避免水温过高或过低引起烫伤或其他不良反应。

(3)清洗:走入花洒下,进行清洁、冲洗,包括头颈部、腋下、双上肢及手、躯干、会阴部、双下肢及足,能够正确使用洗浴用品及用具,比如沐浴露、浴巾等,举例说明。

1)清洗头颈部:需要双上肢及手协调配合、闭眼、头微屈、躯干伸展与旋转、双下肢良好的负重能力、腕及手指各关节的协调灵活性、指尖的按压等。

2)清洗双上肢、手及躯干:需要躯干伸展、良好的负重及重心转移,一侧手握浴巾去搓洗另一侧上肢,可从肩部开始清洗,依次到肘部、腕部、手掌、手背以及躯干前后,然后将浴巾换到另一只手,搓洗这一侧的上肢、手及躯干前后,最后双手交替搓洗躯干前后。

3)清洗双下肢及足:一侧手握浴巾,弯腰搓洗双侧下肢及足,也可坐在坐便器上以保持平衡,避免跌倒。

2. 正常的坐位淋浴需具备的基本条件 良好的坐位平衡能力、手眼协调能力、运动与姿势控制能力、上肢及手的精细协调能力、良好的躯干屈伸和旋转运动能力。所需条件与步骤同站位淋浴，入浴前需选择合适的冲凉椅以确保安全，动作时序基本同站位淋浴。

3. 正常坐浴需具备的基本条件 在浴缸/浴盆里能够维持良好的坐位，坐位能进行上肢和手的各种操作、躯干的前屈和旋转、双下肢的屈伸等，动作时序主要包括转移进入浴缸/浴盆、坐位充分清洗、转移出浴缸/浴盆。

（三）入浴后身体功能分析

正常入浴后需要擦干身体、穿衣物、整理物品、清洁浴室、离开浴室。

1. 擦干身体：为了减少能量消耗，可以围上一件特大的浴巾或厚毛长绒浴衣，可将浴巾先搭在一侧肩上，手伸到背后并抓住浴巾的另一端，拉下浴巾盖住后背。在对侧肩部重复相同的步骤。

2. 穿衣物（详见穿衣物章节）。

3. 整理物品及清洁浴室。

4. 离开浴室：注意防滑，避免跌倒。

二、认知、心理和精神功能分析

（一）认知功能对入浴活动的影响

首先应对自身的功能障碍有客观的认识，清楚运动障碍与感觉障碍，然后判断环境是否安全便利，是否为无障碍的环境，清楚入浴流程，合理使用入浴用品及工具，对可能出现的意外情况和身体不适等有提前预知，并有应急处理办法，一旦出现，能够合理应对意外情况发生（跌倒、扭伤、呛水、误吸、憋闷、心慌、低血糖等）。

（二）心理和精神功能对入浴前活动的影响

正常入浴需要具备的基本心理与精神功能条件：心态稳定，独立入浴的主观动机强烈，充分做好入浴前的心理准备，对入浴没有恐惧感和反感，能够积极主动参与各项动作，并能够及时调整错误的姿势，正确认识较难独立完成的步骤，愿意接受他人的帮助，对可能出现的意外情况有客观的心理预期并能及时合理应对。

平时如有慢性焦虑、抑郁情绪者，需确保入浴前情绪稳定，并且在整个入浴过程中能合理控制情绪；如有卒中后焦虑、抑郁情绪，且正在服药期间，要保证在服药1～2小时后或服药前进行入浴，避免药物引起的镇静作用及浴室憋闷诱发心绞痛等缺血性疾病发生；有精神类疾病或存在异常行为者应格外注意。

三、环境和社会条件分析

无论是在家庭或医院，病情稳定患者的入浴活动均需在专业人士指导下进行，浴室需配备取暖设备，入浴前室温调节在28℃左右，需备好换脱衣服用的椅子、衣柜等，确保浴室内干净卫生、消毒设施完备、周围环境安全隐秘，同时要保护患者隐私。

康复机构提供模拟环境，并能提供针对性的入浴技巧及指导、宣教视频及指导手册，辅助家庭环境改造，提供无障碍洗浴条件，浴室设置基于安全无障碍设计。以下例子供所需人群参考。

（一）水温

对水温的要求因地、因季节、因人而异，一般夏季水温在38～40℃，冬季水温在40～42℃为宜，可先从低温开始，根据个体情况逐渐调节水温。

（二）水深

循序渐进，尤其有心脏病的患者，首次水深不宜过乳头水平，适应以后可达肩部水平，其后达颈部水平。

（三）时间

开始洗浴时间可控制在5～8分钟，经常洗澡的患者可以酌情延长时间，避免动作幅度过快过大，若患者前额部出汗、自感憋闷时应出浴池或选择淋浴。另外，也要注意脉率，每分钟增加脉率不宜大于20次。

（四）入浴的次数

冬季最好每周2～3次，夏季天热时可增加次数，每日1次，做好保暖措施，谨防感冒。

（五）无障碍设施

浴室环境确保安全，需配备防滑地面、防滑垫、浴椅、收纳台等，如果患者不能独立维持安全的姿势，辅助者需考虑跌倒等风险问题，做好安全防范的措施，例如将冲凉椅固定牢靠，在墙上安装扶手或握柄，外加安全带保护等。以下举例说明。

1. 浴室　保持浴室内部宽度应便于轮椅进出,浴室应安装扶手或握柄,可以随时依靠扶手、握柄来维持身体平衡以及借助外力起坐起站,水平握柄的高度应距离地板 80～90 cm,握柄宽度为 3～4 cm,以便于有效抓握。如果握柄是邻墙安置,墙与握柄间的距离为 3～4 cm,以便患者手指可达到而手臂又不至于滑入。浴盆或淋浴器周围也应安置握柄(图 11-1),握柄应牢靠固定于墙内螺栓中,避免患者过度用力拉松握柄,导致意外摔倒。

2. 浴盆/浴池　设置浴帘代替玻璃门,可提高患者移动的安全性。浴池最佳高度为 40～50 cm,便于患者从轮椅上水平转移,浴池内安装扶手(图 11-2)。对不能自主移乘者,推荐使用旋转式淋浴器。同时应在浴盆内外、淋浴器等处放置防滑垫,以防患者跌倒。

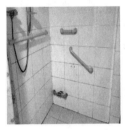 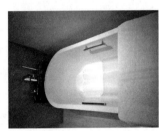

图 11-1　握柄装置　　图 11-2　扶手

3. 淋浴凳　金属或塑料制的凳子,轻便而稳定,适用于行动不便、下肢无力、站位平衡较差但坐位平衡较好者洗澡时使用,比如四脚带吸盘的浴凳(图 11-3A)和可安装在墙上的可折叠浴凳(图 11-3B)。

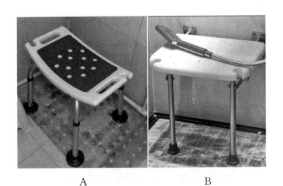

A　　　　　　　B

图 11-3　沐浴凳

A. 四脚带吸盘浴凳;B. 可折叠浴凳

4. 浴椅　适用于站立困难及平衡能力差者淋浴时使用。浴椅应带有扶手,以方便患者支撑起身。浴椅可放置于浴盆旁,以减少地面与浴盆边沿的高度差,从而增加入浴者进入浴盆的安全性。此外,浴椅一定要确保稳固牢靠,可选择四脚带吸盘的浴椅(图 11-4)。

5. 移乘台　与浴池相搭接的移乘台,用于入浴者从轮椅转移到移乘台,再从移乘台移入浴池。也可选择滑轮坐位移位板,更便于入浴者转移(图 11-5)。

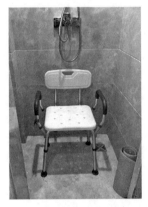 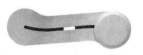

图 11-4　四脚带吸盘的浴椅　　图 11-5　移乘台

6. 浴盆座椅　放在浴盆里的座椅,应确保固定牢靠,适用于身体功能障碍不能直接坐在浴盆里洗澡的患者。

7. 防滑垫　可以选择表面具有防滑功能、底面带有吸盘更便于固定的防滑垫,铺在浴盆内和地面上防止滑倒(图 11-6)。

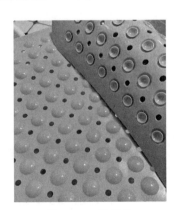

图 11-6　防滑垫

8. 洗浴用品及用具　根据不同的需求购买或个体化改造制作,例如使用带有控制水流的手持淋浴器软管以预防烫伤;电动洗澡按摩刷(图 11-7A)省时省力,更适用于体质较弱或关节活动受限者;弯曲的长把浴刷(图 11-7B)、墙上可安装清洗背部的装置(图 11-7C)或加长版两边加绑带的长条搓澡巾(图 11-7D),均便于清洗后背部及腰部;使用装在按压泵式容器内的沐浴液;加长加宽、强吸水性浴巾便于擦干身体等。

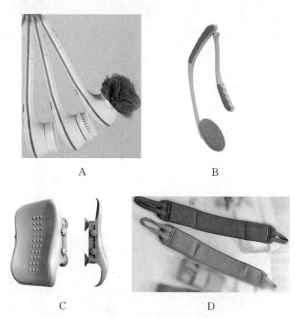

图 11-7　洗浴用品及用具

　　A. 电动洗澡按摩刷;B. 长把浴刷;C. 清洗背部的装置;
D. 加绑带的搓澡巾

第二节

入浴活动训练的目的、原则和注意事项

一、入浴活动训练的目的和原则

(一)目的

　　对患者本身,入浴可以清洁身体,消除疲劳,保护隐私,获得舒适感,调节皮脂腺与汗腺,增进皮肤新陈代谢和增强抗病能力,促进全身的血液循环,使皮肤光亮而有弹性,缓解痉挛与疼痛状态,对运动障碍、压力性损伤都有改善和防治作用,解放或减少照料,让患者实现独立入浴。

(二)原则

　　确保安全、丰富环境、分级训练、任务导向、循序渐进、持之以恒。

二、入浴活动训练的注意事项

　　入浴前进行充分的沟通与讲解,使患者了解训练的目的和方法,取得患者的理解与配合,尽量在合适的时间及环境下进行训练。

　　1. 给患者提供一个安全卫生、便利、隐秘、无障碍的空间环境及设施。

　　2. 入浴过程中充分发掘患者潜能,让其能够更多地主动参与进来。注意观察患者的每一步骤,做好记录,入浴后应及时同患者沟通,共同讨论在这一过程中出现的问题,总结,分析。

　　3. 给患者以多鼓励、少负面打击,时刻增加患者的信心,鼓励患者能自己洗的部位自己洗,保持自理能力,维护个人隐私。

　　4. 严密观察患者身体不适等反应,必要时监测血压、心率、血糖等,尤其针对患有高血压、心脑血管疾病的患者,必要时需提前备好急救药品及应急预案。

　　5. 严格把控入浴时间,一次入浴时间不宜过长,以 10～20 分钟的时间为佳。

　　6. 患者入浴结束后,应立即补充水分并将头发吹干,注意保暖。

　　7. 入浴时既不要空腹,也不宜吃得过饱,避免洗澡时感到过度疲劳和发生意外,避免产生低血糖及腹部受凉所致的消化不良。

第三节

入浴活动障碍的具体训练策略

一、偏瘫(以左侧偏瘫为例)

(一)不同辅助下入浴训练

　　根据患者的功能情况及个人习惯,完全卧床患者宜采取擦浴,有条件的可利用升降床进行池浴,辅助下可坐位患者可采取坐位固定下淋浴或辅助下池浴,能够独立坐位者可采取坐位淋浴、池浴,站位平衡较好者可采取监督下站位淋浴。

　　1. 完全/大量辅助下入浴训练

　　(1)擦浴:完全卧床的患者主要采取擦浴,可先擦洗面部及上肢,再擦洗胸腹部及背部,当水、毛巾换过后,再擦洗会阴部,最后擦洗下肢,先用温毛巾擦,然后用蘸香皂水的毛巾擦,再用湿毛巾进行清洁,最后用柔软的干毛巾擦干水分即可。强调患者先主动参与,先练习用患手擦洗健侧肢体、头部、面部、颈部、躯干等可触及的部位,必要时给予一定的辅助,然后用健手擦洗未能清洁到的部位,辅助患者完成整个擦浴过程。擦浴时,应做到边脱、边擦洗、边穿衣,以防患者受凉感冒。对于无法移动的部位,可用热毛巾敷一敷,切不可强行搬动,平时容易脏的颈部、腋下、臀部、足等部位,应经常擦洗,以保持清洁。条件及病情允许的患者也可选用天轨系统机械升降器(图 11-8),先将患者的身体放在多体位吊床中,应用天轨系统,可以使患者悬吊在浴池中。

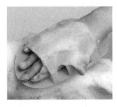
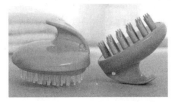

图 11-9　辅助患手伸展的浴巾手套　　图 11-10　洗发用具

2. 少量辅助下入浴训练

(1)坐在浴缸内洗浴

1)抬起健腿进入浴缸:浴缸内事先放好温度适中的水,患者的健侧靠向浴缸站立,当手抓住靠近他的浴缸边缘后,抬起健腿进入浴缸。治疗师在旁辅助以保证安全(图 11-11)。

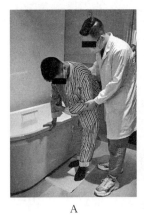
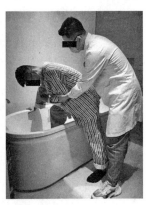

A　　　　　　　　　　　B

图 11-11　抬起健腿进入浴缸

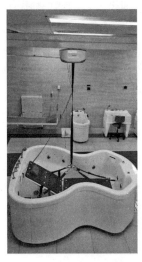

图 11-8　天轨系统机械升降器

(2)坐位固定下淋浴:辅助下可坐位患者可坐在轮椅或带有靠背、四脚带吸盘的浴椅上进行淋浴,外加一条固定带以确保安全坐姿。动作时序为先脱衣物,调试水温,淋湿身体,涂抹洗发水、香皂或沐浴露,再进行冲洗,最后擦干,穿衣物离开浴室。鼓励患者尽可能多用患侧肢体,健手辅助,同时可选用直接套于手上的浴巾或洗发用具以便于清洗肢体和头发,对于后背难够及的部位,可选择弯曲的长把海绵、电动洗澡按摩刷、辅助患手伸展的浴巾手套(图 11-9)、方便患手握持的洗发用具(图 11-10)等,应用绳子或肥皂吸引固定器防止肥皂滑落或掉入水中,擦干身体时可选用吸水性好、加长的浴巾,例如擦后背时,可将加长的浴巾先搭于患侧肩部,然后用健手从健侧后背分别拉向健侧肩部和腰部,便于擦干健侧后背。

2)患侧腿跨入浴缸:患者移动健手到浴缸另一侧,向前上方抬起患侧腿进入浴缸。治疗师帮助其充分屈曲膝关节和髋关节,让患者向后抬腿进入浴缸几乎是不可能的,因为这是一种很强的选择性运动,即主动屈曲膝关节的同时伸展髋关节(图 11-12)。

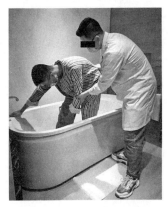

图 11-12　患侧腿跨入浴缸

3）在浴缸中坐下：患者把住浴缸边缘，屈膝屈髋坐下。水产生的浮力能帮助患者运动。治疗师的一只手放在患者患侧骨盆，平稳控制患者的向下运动。另一只手向前移动患者的手臂，防止患臂出现屈曲联合反应（图11-13）。

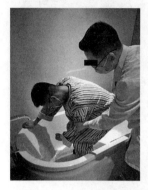
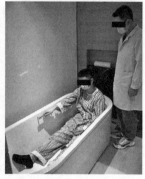

A　　　　　　　　　　B

图11-13　在浴缸中坐下

4）在浴缸中转身：洗完澡后拔掉塞子，然后尽可能屈曲双腿准备从浴缸中出来，患者用健手使双膝充分靠向健侧，双足尽量靠近另一侧浴缸壁。让患者拉自己患侧手臂向前横过身体，并且身体尽可能向后转，使患肩充分前伸，达到躯干旋转。然后，患者将健手置于身后以支持在浴缸底或按在浴缸端头，抬起臀部使自己完全转过身来，让体重落在跪着的双膝上。治疗师扶着患者骨盆两侧，以促进患者抬起臀部和转身（图11-14）。

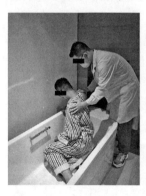
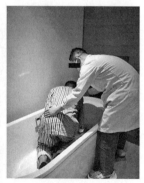

A　　　　　　　　　　B

图11-14　在浴缸中转身

5）在浴缸中单腿跪位至直立：上身直立成跪立位，直起上身，伸髋向前，健手把住浴缸边缘，一条腿向前（最好是健侧腿）形成单腿跪位，起身直立（图11-15）。

6）健足跨出浴缸：重心向前移至患足上，躯体向前弯曲，健手扶浴缸壁，然后抬起健足跨出浴缸

（图11-16）。

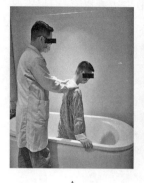
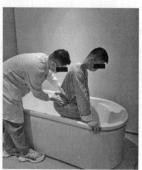

A　　　　　　　　　　B

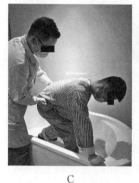
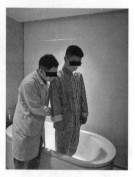

C　　　　　　　　　　D

图11-15　在浴缸中单腿跪位至直立

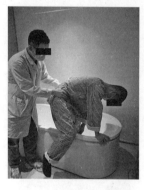
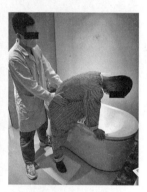

A　　　　　　　　　　B

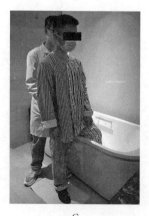

C

图11-16　健足跨出浴缸

7）辅助患足出浴缸：当患者外旋健侧髋使足踏在地面上时，手仍把住浴缸边缘以支持身体，站起，上抬健腿并跨出浴缸。治疗师一手扶住患者健侧骨盆以确保安全，一手辅助患者抬起患侧腿并跨出浴缸（图 11-17）。

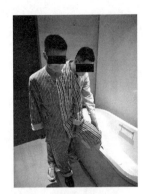

图 11-17　辅助患侧腿跨出浴缸

（2）坐在木板上淋浴

1）进入浴缸：使用轮椅及从坐位到站立有困难的患者，可用一块宽木板放在浴缸一端上面，木板下面用螺丝拧上两个橡皮柱以固定该板在浴缸上的位置。患者在治疗师帮助下从轮椅向木板上转移，健侧先上木板，健手撑住木板，抬起健腿进入浴缸（图 11-18）。

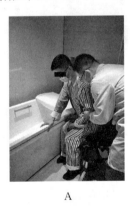 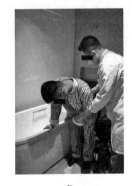

A　　　　　　　　B

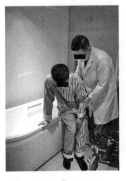 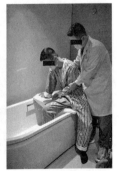

C　　　　　　　　D

图 11-18　辅助健侧腿进入浴缸

然后，患者健手扶浴缸壁，治疗师辅助患侧腿进入浴缸（图 11-19），调整好位置后开始洗浴。

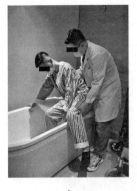 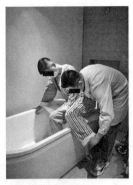

A　　　　　　　　B

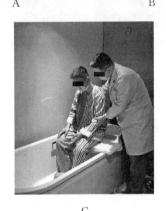

C

图 11-19　辅助患侧腿进入浴缸

也可将木板移开，辅助患者转移到较矮的洗澡凳/坐垫上（图 11-20）。

2）出浴缸：患者擦干身体后，在帮助下转移到轮椅上。首先患者充分前倾身体从洗澡凳/坐垫上抬起臀部，治疗师将木板放回，辅助患者坐到木板上。由于这种坐位较低，患者手臂可能需要前伸并把住浴缸边缘以便支持自己（图 11-21），而不是双手叉握在一起，患者在这个位置上擦干自己后，将浴缸中水排尽，患者在治疗师帮助下转移到轮椅上。

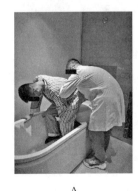 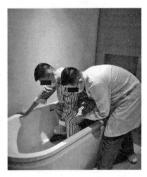

A　　　　　　　　B

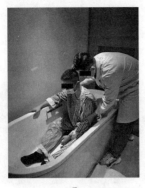

C

图 11-20 辅助转移到较矮的洗澡凳/坐垫上

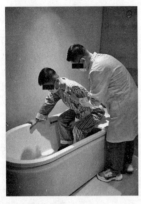

图 11-21 辅助下患者前伸手臂把住浴缸边缘支持自己

（3）坐位淋浴：某些患者可能喜欢淋浴或发现进行淋浴较容易，在淋浴室中，必须有座位使患者能坐着洗澡。根据患者功能水平，可选择四脚带吸盘的浴凳（图 11-3A）、安装在墙上的可折叠浴凳（图 11-3B）或四脚带吸盘的浴椅（图 11-4），必要时可外加一条固定带以确保安全坐姿。动作时序为先脱衣物，调试水温，淋湿身体，涂抹洗发水、香皂或沐浴露，再进行冲洗，最后擦干身体，穿衣物离开浴室。强调患者主动参与，积极使用患侧肢体，可适当使用如前所述的辅助用具。

（二）日常生活入浴应用

OT 在患者入院后，进行实际的入浴情况评定，确认哪些方面有问题，并与病房联系教他们辅助的方法。主要包括在浴室的转移，穿脱衣，使用洗浴用品及用具。确认浴室里是否有台阶、浴盆和椅子的高度、淋浴和把手的位置等。由于偏瘫侧不同，扶手及浴盆的放置位置也应有所不同。另外，还要评估是否能洗背、用单手洗发、使用浴液及肥皂等。实际的入浴场所由 PT、OT 共同参与评定及设计，明确各人的分工，设定病房及训练室的具

体训练计划，针对存在的具体问题进行专门训练。由于患者出入浴盆的难度较大，所以浴室设计需与入浴训练相配合，如要备有与浴盆高度相同的椅子，浴盆的一端搭有一块木板；浴盆一侧安装扶手等。

按照实际的入浴流程，可将流程分解细化，针对每一个环节进行训练。

1. 准备好要换的衣服，把衣服装在一个塑料袋内带进浴室，将袋子挂在容易拿到的地方。

2. 转移到浴室，在浴盆底部及淋浴的地面上应铺上防滑垫。

3. 准备好水，独立脱下衣服（具体见脱衣服、裤子章节），脱衣服时最好坐在浴椅或浴缸上的木板上完成，以防跌倒或不便。

4. 根据障碍程度选择不同的入浴方式，不管哪种方式，日常训练中都要重点训练转移能力、不同体位转换能力、平衡能力以及上肢和手的协调配合能力。

5. 淋湿身体→擦洗身体→擦干动作与技巧训练。

6. 常用入浴设施、辅助器具、洗浴用品的正确使用。

7. 转移出浴缸。

8. 穿上衣服，患者可选择只穿内衣并用大毛巾裹住身体从浴室出来，然后安全地坐下并按穿衣步骤穿上其他放在床上的衣服。

9. 清洁浴室，离开。

二、截瘫

（一）不同辅助下入浴训练

根据患者的功能情况以及个人习惯，完全卧床的高位截瘫患者宜采取擦浴，有条件的可利用天轨系统机械升降器，先将患者的身体放在多体位吊床中，应用天轨系统，可以使患者悬吊在浴池中，在辅助下洗浴，也可应用电动移位机辅助转移。中、低位截瘫患者可采取辅助下坐位淋浴或池浴。

1. **完全/大量辅助下的入浴训练**

（1）擦浴：完全卧床的高位截瘫患者主要采取辅助下擦浴，方法大致同前描述的完全卧床的偏瘫患者的擦浴方法。

（2）坐位固定下淋浴：辅助下可维持坐位的中、低位截瘫患者可采取坐于轮椅或带有靠背、四脚带吸盘的淋浴椅上进行淋浴，必要时外加一条固定带以确保安全坐姿，如双足不能固定良好，应将双足放于轮椅的脚踏板上或防滑垫上，以避免向后滑时跌倒。动作时序大致与偏瘫患者相同，中、低位截瘫患者双上肢功能相对较好，基本可独立进行洗浴环节。对于躯干力量较差的患者，清洗后背部比较困难，可使用弯曲的长把浴刷或将浴巾加长加宽、两边加绑带系于手上，或选择相对省力的电动洗澡按摩刷。对于手部力量较差者，可将洗浴用品的出口调整成大面积按压式，在毛巾上做一个固定带，套在手上擦脸、洗脸，将牙刷插在万能袖带上刷牙等，以实现最大化的自理。

2. 少量辅助下入浴训练　对于可独立坐位的截瘫患者可以选择坐位淋浴或池浴，除了洗浴身体外，学习如何独立安全地转移到浴椅或进出浴池同样重要。治疗师应循序渐进地帮助患者学习该活动时序，大多数患者最终将能够掌握独立洗浴的方法。

（1）从轮椅到浴缸：在浴缸上安置一块稳定的木板（图11-22A），木板下面用螺丝拧上两个橡皮柱以固定该板在浴缸上的位置，足下放防滑垫，在治疗师的监督下，患者利用双上肢支撑，将臀部从轮椅上直接转移至木板上（图11-22B和C），注意无论是轮椅还是椅子，都应尽量和浴缸的高度相近，以便于截瘫患者转移。

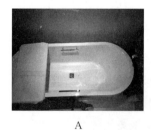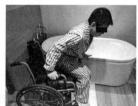

A　　　　　　B

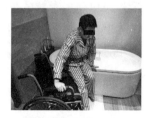

C

图11-22　从轮椅到浴缸

（2）转移至浴缸木板上：将臀部充分挪到木板中央，坐稳后将双下肢分别放入浴池中（图11-23）。

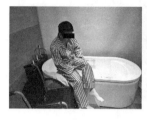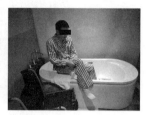

A　　　　　　B

图11-23　转移至浴缸木板上

（3）坐于浴缸：患者两手向前扶浴缸边，以双上肢支撑，向前弯腰，将臀部抬起，治疗师一手引导并保护患者，另一手迅速拿掉厚木板，辅助患者逐渐坐进浴缸，如果浴缸较深，可在浴缸内放置一张小凳子以方便患者（图11-24）。

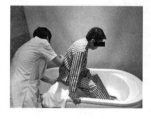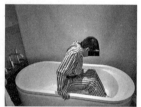

A　　　　　　B

图11-24　患者坐于浴缸

（4）调试水温及水流速度，清洗身体（图11-25），若取直腿坐位时双下肢浮起，可用压腿棒或在足踝处绑沙袋以保持平衡。

（5）洗完澡，准备出浴缸前，治疗师先放好厚木板并稳固好，患者依靠双上臂支撑和治疗师的辅助抬高身体，将臀部转移至木板上（图11-26），放干浴缸的水，擦干身体，穿好衣服。

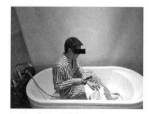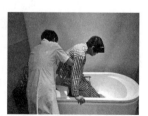

图11-25　患者坐于浴缸中　　图11-26　患者将臀部转
　　　　　清洗　　　　　　　　　　　移至木板上

（6）辅助出浴缸：治疗师站于患者后方以确保患者安全，辅助其将身体向浴缸外侧靠近，坐稳后将双下肢依次转移到浴缸外（图11-27）。

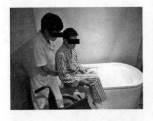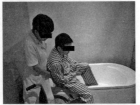

图 11-27　治疗师辅助患者出浴缸

（7）辅助患者转移至轮椅上（图 11-28）。

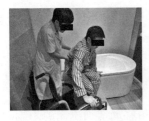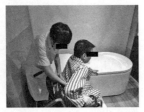

图 11-28　辅助患者转移至轮椅上

（二）日常生活入浴应用

OT 在患者入院后需对患者进行全面的评估，对患者进行实际的入浴情况评定，包括在浴室的转移能力，穿脱衣物能力，洗浴能力，使用淋浴用的器具及肥皂、毛巾等工具的能力以及安全评估。根据截瘫级别和程度选择适宜安全的入浴方式，不管哪种方式，日常训练中都要重点训练截瘫患者的双上肢支撑力量、转移技巧、不同体位转换能力、平衡能力、上肢和手的协调配合能力以及维持躯干、双下肢的关节活动度。按照实际的入浴流程，可将流程分解细化，针对每一个环节进行训练。

对于需要家庭改造的患者，治疗师应确认浴室内是否有台阶、浴盆的高度、淋浴的位置、把手的位置、椅子的高度等，确认用什么样的扶手及浴盆的出入口在什么位置等。由于患者出入浴盆的难度较大，所以浴室设计需与入浴训练相配合，如要备有与浴盆高度相同的椅子，浴盆的一端搭有一块木板、浴盆一侧安装扶手使用起来会更为方便等。以下简要介绍日常简易洗澡器具的改造，可根据实际情况选择应用。

1. 根据需要可将水龙头进行修改，如通过加或粘上一个杠杆臂等，从而加长水龙头把手（图 11-29），使用起来会更为方便；可将金属沐浴管的把手进行修改，如将把手增大、加上魔术 D 形环带或钩式把手等。

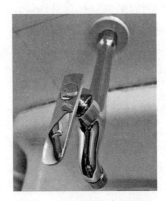

图 11-29　加长水龙头把手

2. 在浴缸或淋浴装置的周围安装扶手。

3. 洗浴的手套：可用毛巾或较轻柔的材料，将 3 个边缝起来制成，手套口用魔术带调节松紧。

4. 肥皂的使用：要用肥皂时，可将肥皂放在手套里或将肥皂钻个孔，套上一段绳子挂在脖子上。

5. 浴室座椅：平衡能力差、转移困难的患者，洗浴时需要用浴室座椅。如果患者的平衡能力太差，则需要将靠背加宽、加高，有时在浴缸内需要放置一个足凳，可将浴室座椅的高度提升至与轮椅座位相同的高度或将浴缸的基底部提高。

6. 洗浴用具及用品的相关改造可见截瘫患者坐位淋浴部分。

三、四肢瘫

（一）四肢瘫的患者多采取完全/大量辅助下入浴训练

1. 擦浴　完全卧床的四肢瘫患者主要采取辅助下擦浴，方法大致与完全卧床的偏瘫患者的擦浴方法相同。

2. 淋浴　能在辅助下坐轮椅的四肢瘫患者可以选择坐在有靠背的浴椅上淋浴，照料者需掌握转移技巧（详见转移章节），有条件的可利用天轨系统机械升降器并在其辅助下洗浴，也可应用电动移位机辅助转移。

（二）日常生活入浴应用

在四肢瘫患者的日常入浴应用中，照料者学会安全的转移技术和辅助入浴方法是十分必要的，四肢瘫患者由于长期卧床，照料者需定时给患者翻身,做好皮肤的清洁与护理。除了常规的擦浴和淋浴之外,有条件的可利用移动辅助技术,例如滑轨式升降式移乘洗浴辅具(包括移动装置、升降装置、洗浴床和滑轨对接装置)。其中洗浴床还分为折叠式、滑轨式、升降移动式等,康复治疗师需指导照料者辅助患者正确安全地转移。

四、脑性瘫痪

对于脑性瘫痪患儿,洗浴绝非易事,患儿功能障碍情况不同,洗浴时所采取的体位也不尽相同。患儿洗浴时,必须选择一个舒适、稳定、安全的体位,必要时应给予扶持,让患儿有足够的安全感。脑性瘫痪患儿可根据个体情况选择如下体位。①俯卧位:患儿俯卧在治疗者双膝上,髋关节伸直,保持头高于髋部。②扶坐位:患儿坐在治疗者的双膝上,保持髋关节屈曲。③靠坐位:如果患儿正在学习坐,患儿可坐位洗澡,鼓励患儿双手放在一起或用手抓住浴盆边沿。④站立位:如果患儿正在学习站立,可以采取这种体位洗澡。⑤固定于座椅上:可以利用一些简单形状的座椅,在椅子的脚下装上吸盘,避免打滑;也可根据情况选择能勾住浴缸的座椅、可调整高度的座椅等。

(一)不同辅助下入浴训练

1. 完全/大量辅助下的入浴训练　对于年龄较小、不能维持坐位、手功能极度低下的患儿,在完成入浴动作的过程中需要他人帮助,在把患儿放进浴缸或抱出浴缸之前,要注意抱进或抱出时的姿势,应先屈曲患儿的身体,使髋关节弯曲,躯干和手臂都向前,这样相对容易控制。不同类型的脑性瘫痪患儿可选择的体位、方式及注意事项如下。

(1)肌张力高型:可选择仰卧位,宜盆浴,避免淋浴,注意抑制异常反射,水温适宜,避免淋浴和水温不适带来的不良刺激。

(2)肌张力低下型:可选择半坐位,盆浴、淋浴皆可,应给予头部、颈部、躯干足够的支持,水深浸泡到胸部为宜。

(3)手足徐动型:可选择坐位,宜盆浴,必要时躯干加固定带谨防跌倒和扭伤。

2. 少量辅助下的入浴训练　对于有着良好的头部和躯干控制能力,但只有中度坐位平衡能力的

患儿来讲,可以选择坐位淋浴或池浴。为了增加趣味性和入浴的依从性,可选择不同颜色、不同造型的儿童沐浴安全坐椅(图11-30)。

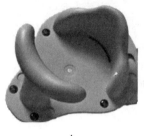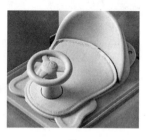

A　　　　　　　　B

图11-30　儿童沐浴安全坐椅

池浴时,在浴缸中放一块可以吸在底部的垫子会使患儿觉得更安全(图11-31)。既提供支撑让他觉得安全,又能让他自由移动增加洗澡的乐趣。引导患儿最大程度地参与,增加其积极性,必要时给予辅助。

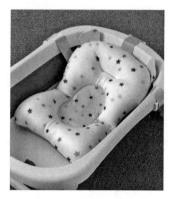

图11-31　可吸在浴盆底部的坐垫

3. 独立入浴训练

(1)借助辅助器具入浴训练:当患儿到了能独立洗澡的阶段时,其可能还不能单独进出浴缸,可给予其某些支撑、辅助器具或改造用具,例如防滑的浴垫、手套状的浴巾、长柄的刷背部的刷子、大的浴巾,在其伸手可及的位置安置放衣服的凳子或椅子,浴缸装有扶手,确保其始终有扶手可以支撑。

(2)对于平衡能力和手功能尚可的患儿,可让其自己练习沐浴。从安全和提供方便的角度考虑,可在浴盆周围安装扶手及特殊装置,可使用四脚带有吸盘的小凳,患儿坐的部位可放上毛巾或橡胶垫;也可用悬挂固定的供患儿坐的洗浴用具以及能调节高度、板上刻有浅沟的坐具等。

（二）日常生活入浴应用

在功能性日常技能方面逐步达到独立自理的要点是,把一项任务分解成可以完成的任务小块。对于脑性瘫痪患儿,需要有移动能力、稳定能力和手部功能。完成这个任务所需要的许多动作在其日常生活中也会用到。在训练中给予足够的安全感,不断鼓励患儿,增加其自信心,逐渐增加任务难度,但决不要用其能力范围之外的任务来让其体验挫败感。

根据不同的患儿功能障碍特点,选择适宜的入浴方式和洗浴用具非常关键,水的温热刺激和冲撞的机械刺激有利于脑性瘫痪患儿全身痉挛状况的缓解,由于肌张力的改善,便于其在水中完成各种正确姿势和进行各种运动。由于水的浮力作用,减轻自身重力影响,增加患儿对身体各部分的自我控制能力,促进各种姿势和动作的完成。

1. 训练方式及条件 治疗师在水中可以开展一对一的训练,亦可开展集体训练游戏。水疗室温度一般保持在 20～25 ℃,水疗的温度因人而异,为 34～38 ℃。水温过低,肌张力增高者入浴后不易缓解;反之,水温过高,患儿容易出汗过多,丢失体液中的盐类,致使患儿无力,不易完成水中训练治疗。

2. 辅助器具的个体化使用及环境改造 选择大小适宜的浴盆/浴缸,最好选择可以支撑患儿背部并带有轻度斜坡的浴缸,浴缸的支架要牢固、稳定,高度可调节。底部放防滑垫或垫一块毛巾,视情况对洗浴用品和用具进行改造,如果患儿头部需要支撑,可以在浴缸有斜坡的头侧端放一个可以吸水的泡沫枕头。

3. 将训练融入到游戏中 水中可放一些塑料的活动船、球、鸭子等玩具,教给患儿洗澡用具的名字及用法,用水、毛巾给予感觉性刺激,将游戏和运动结合起来,鼓励其练习抓握和放开不同物体的方法,在其感兴趣的小活动中调整姿势,增加运动控制,让患儿听大流量水和小流量水发出的不同声音,并让其感觉到这种不同,用粗糙的毛巾擦干孩子时,动作时轻时重,也可以当成一个游戏,这是另一种提高患儿对被摩擦身体部位意识的方法,通过这种引导式教学方法,可以提高患儿感觉意识,强化运动学习。

（李 红）

参考文献

[1] GREIMAN L, FLEMING S P, WARD B, et al. Life starts at home: bathing, exertion and participation for people with mobility impairment[J]. Archives of Physical Medicine & Rehabilitation, 2018.

[2] WHITEHEAD P J, DRUMMOND AVRIL E R, WALKER M F, et al. Interventions to reduce dependency in personal activities of daily living in community-dwelling adults who use homecare services: protocol for a systematic review[J]. Clin Rehabil, 2013, 2(1):1-7.

[3] MURPHY S L, NYQUIST L V, STRASBURG D M, et al. Bath transfers in olderadult congregate housing residents: assessing the person-environment interaction[J]. Journal of the American Geriatrics Society, 2006, 54(8):1265-1270.

[4] 系田多穗. 日常生活活動学テキスト[M]. 2 版. 株式会社南江堂,2014.

[5] 窦祖林. 作业治疗学[M]. 2 版. 北京:人民卫生出版社,2013.

[6] NANCIE R F. 脑瘫儿童家庭康复管理[M]. 芬尼,杨红,王素娟,译. 上海:上海科学技术出版社,2008.

[7] 王俊华,曾科学,韩红. 脊髓损伤病人社区和居家康复训练指导手册[M]. 武汉:华中科技大学出版社,2012.

[8] 张通. 偏瘫病人康复治疗图谱[M]. 2 版. 北京:人民军医出版社,2011.

[9] 汪家琼. 日常生活技能与环境改造[M]. 北京:华夏出版社,2005.

[10] 李建军. 综合康复学[M]. 北京:求真出版社,2009.

[11] 康成. 中风病如何用药与食物疗法[M]. 哈尔滨:黑龙江科学技术出版社,2013.

[12] 付克礼. 社区康复学[M]. 2 版. 北京:华夏出版社,2013.

[13] 包向阳,张立秋. 偏瘫病人的康复指南[M]. 北京:中国医药科技出版社,1989.

[14] 李映兰,卢桂珍. 老年健康照护[M]. 长沙:中南大学出版社,2008.

[15] PATRICIA M D. 循序渐进:成人偏瘫康复训练指南[M]. 刘钦刚,倪朝民,李鹏虹,等译. 合肥:中国科学技术大学出版社,1996.

[16] 服部一郎. 康复技术全书[M]. 周天健,译. 北京:北京出版社,1989.

[17] 张玉芳. 社区护理学[M]. 北京:中医古籍出版社,2009.

[18] 静进. 小儿心理与心理行为疾病[M]. 广州:广东科技出版社,2005.

第十二章

更 衣

更衣(dressing)是日常生活活动中必不可少的组成内容,包括穿(脱)上衣、裤子、鞋和袜子等。

第一节
更衣活动分析

一、身体功能分析

(一)穿/脱上衣

正常穿/脱上衣需要具备以下基本条件:①躯干必须有稳定支撑面及平衡能力,如果自身平衡能力较弱,可坐在有靠背的椅子或轮椅上,稳定肌群力量尚可者可以床边完成。②必要的协调性、感觉能力(包括视觉追踪、触觉及本体感觉等)。③认知能力,能清晰理解各种衣物的穿衣流程,并且能根据环境需要选择并备置好需要更换的衣物,可以区分衣物的正反面、里衬与外面。④运动要素。包括静态和动态坐位平衡;头颈部和躯干的稳定性控制及活动能力;骨盆及腰背需要承受重量来维持静态和动态平衡;上肢近端肩胛骨的前伸与回缩,上旋与下旋;肩关节及肘关节的屈伸;手腕和掌指关节的精细活动等。

1. 正常穿开襟上衣的时序 分5个阶段。

(1)衣着准备:包括根据环境选择需要更换的衣物,并将衣物放置于便于穿着的位置。例如,在穿着前把放反的衣服内面翻进里面。

(2)一手抓取衣物衣领,前屈、上举该侧上肢,展开衣物并露出里面袖管。

(3)另一侧肩关节内收屈曲,对准并穿进在对侧的袖管,穿进后该侧肩胛骨前伸,上肢外展、前屈使全上肢贯穿袖管直至手腕伸出袖口(另一手可将衣物拎起,上拉领口或袖口以配合)。

(4)未穿衣袖的一侧肩关节屈曲、内收、内旋,前臂屈曲至身后抓取对侧衣领,抓住后肩关节外展、后伸,将衣领拉至该侧肩头。

(5)套好袖管的一侧上肢拉住衣领,另一侧肩关节外展、前臂和手伸展并伸进另一只袖管。穿进袖管后该侧肩胛骨前伸,上肢外展前屈使全上肢贯穿袖管直至手腕伸出袖口。

(6)单手或双手系上纽扣(亦可以是系带/拉链/魔术贴/压扣等)。

(7)调整衣物的松紧,修正衣领、袖口等。

2. 脱开襟上衣的时序 动作与上述步骤基本相反。

(1)用单手或双手解开纽扣(亦可以是系带/拉链/魔术贴/压扣等)。

(2)对侧肩胛骨回缩,上肢内收、屈曲将对侧衣领拉下,露出一侧肩膀。

(3)退下衣领侧的肩胛骨回缩,上肢后伸、前臂屈曲从袖管中抽出(可利用另一侧上肢后伸拉住衣袖口,协助脱出)。

(4)脱出袖管的上肢抓住另一侧袖管,另一侧肩关节后伸,肘关节屈曲将该侧上肢脱出袖管。

(5)将脱下的衣物整理好并放置归位。

3. 穿套头衫的时序

(1)衣着准备。

(2)将手伸进衣物里面的袖管,之后一侧肩胛骨前伸,肩关节屈曲、前臂伸直将手完全穿进正确的袖管,露出手腕部,同时,另一上肢内收、前屈,用手协助抓取使对侧衣物袖管至对侧肩膀处。

（3）按同样的方法将袖管穿上另一侧上肢。

（4）单手或双手抓住衣领拉开以暴露领口，后将头套进领口，伸展上肢及躯干使双侧上肢完全贯穿袖管，使衣物覆盖住肩膀及颈部。

（5）单侧或双侧上肢后伸，手指屈曲并抓住衣物底部下拉，躯干后伸配合使衣物全部套住身体。

（6）整理衣襟。

4. 脱套头衫的时序

（1）肩胛骨前伸，上肢屈曲，用手抓住衣领往上往前拉。

（2）在上拉过程中依次将头、躯干脱出衣物。

（3）一侧上肢内收、屈曲，用手抓住另一侧袖口，另一侧肩胛骨回缩，肩关节后伸，肘关节屈曲，使该侧上肢脱出袖管。

（4）另一侧上肢按同样的方法脱出袖管。

（5）将脱下的衣物放置归位。

（二）穿/脱裤子

正常穿/脱裤子需要具备以下基本条件：①躯干必须有稳定支撑面及平衡能力，可根据自身平衡能力强弱选择活动体位。卧位适合腰背控制差的患者，而且是一种安全的方法。坐位适合绝大多数患者。站位一般不推荐，因为站位需要患者有很好的动态站位平衡。有时可组合体位穿/脱裤子，如坐-卧位方法适合站位平衡差的患者；坐-站位方法适合于用"空手"扶持下能站立一会的患者。②必要的协调性（例如，双腿交替踢蹬动作、双手交替上拉动作）、感觉能力（包括视觉追踪、触觉及本体感觉等）。③认知能力，能清晰理解该活动的目的，可以区分裤子的正反面、里外面。正确了解各种裤子（如拉链裤、运动裤、短裤等）的不同穿着流程，并且能根据环境、场合的需要选择并备置好需要更换的裤子。

现介绍坐位下穿/脱裤子的活动分析。

1. 坐位下穿/脱裤子　这种方法适用于患者有好的坐位平衡能力，至少可独立完成卧、坐转移，但在没有支撑的情况下，不能独自站立。

2. 运动要素　不同程度的坐位和站位平衡，下肢负重，躯干前屈、后伸的活动度，骨盆前倾、后倾的活动度，髋关节及膝关节的屈曲、伸展，上肢的抓握功能和肌力。

3. 穿裤子的时序

（1）摆好腿的位置以便于手能够到其踝部并穿上相应裤腿。

（2）单手或双手抓住裤腰并撑开裤管，将一侧腿伸入对应的裤管，该侧下肢伸直、外展膝关节以便完全穿进裤管。

（3）按同样的方法将另一侧下肢穿进另一侧裤管。

（4）双手抓住裤腰，配合骨盆前倾及躯干、髋关节后伸将裤腰拉至腰部。

（5）用手整理裤脚，调节裤腰松紧（有的裤子需要系上纽扣、拉链或皮带）。

4. 脱裤子的时序

（1）用手解开腰带或拉链、皮带等。

（2）用手抓住裤腰配合骨盆前倾和躯干前屈，将裤子脱至腰部，然后髋关节前屈、骨盆后倾配合手部动作将裤子退至大腿部以下。

（3）膝关节屈曲配合手部下拉动作使全下肢脱出裤管。

（4）整理好裤子并归位。

（三）穿/脱鞋子

1. 基本要求

（1）患者坐在扶手椅上或床边完成此动作，取决于患者动态坐位平衡能力。

（2）鞋子应放在容易拿到的地方，如果有必要，可采用长柄穿衣钩将鞋子从地上捡起。

2. 运动要素　坐位平衡，下肢负重，躯干的活动度，骨盆控制，髋关节屈曲、外展和外旋，上肢近端的屈伸功能，远端抓握及手指精细运动功能，踝关节屈伸功能。

3. 穿鞋子的时序

（1）准备好需要穿的鞋子，并摆放好位置。

（2）上肢伸展拾取一只鞋子后，屈曲该侧的膝关节及髋关节，提起足部后外旋髋关节、内旋踝关节使该侧足部放在另一腿的大腿上，将鞋面朝上拿至被提起的足部，将鞋口套住足尖。

（3）踝关节背伸使足前部完全套入鞋中，然后用手提拉鞋口后帮部使足跟完全穿进鞋中。

（4）按同样的方法将鞋子穿上另一足。

（5）调整鞋子的松紧，必要时系上鞋带、鞋扣。

4.脱鞋子的时序

（1）一侧下肢屈曲膝关节及髋关节，提起后外旋髋关节、内旋踝关节使该侧足部放在另一腿的大腿上。

（2）解开鞋带或鞋扣等。

（3）上肢伸直，手部抓握鞋子后帮处，踝部背伸协助手将鞋子退出足的后跟部。

（4）手掌拖住鞋子前部脱出足掌（踝部前屈以协助）。

（5）按同样的方法将鞋子脱出另一足。

（6）将鞋子整理好。

二、认知、心理和精神功能分析

（一）认知技能和素质

包括主动参与能力、学习能力（记忆力、注意力、理解力）、解决问题的能力、交流能力（口头和文字的语言交流、非语言交流及思想表达）、逻辑思维能力（综合、分析、抽象、逻辑推理等）、融会贯通能力（运用自己已经学过的知识和经验，创造性地完成新的作业任务）、组织能力（计划、实施等）、判断力、空间定向力、安排和利用时间能力等。

（二）心理、精神技能和素质

包括独立性或依赖性、顺应能力（对自然条件、家庭关系、社会处世等方面的适应性或灵活性）、积极性（对事物有无兴趣、有无发明和独创性、破坏和进攻性、个人主动参与的程度等）、务实性、自制力、自尊心、情感表达等。

三、环境和社会条件分析

（一）不同环境下更衣动作

床上坐位（长腿坐位/短腿坐位）、仰卧位、轮椅坐位，椅子坐位。

（二）社会技能和素质

可提供单独或小组活动，共同协作，相互交流，合用设备、工具、材料，考虑他人的需要与安全，竞争意识，现实感。与患者的价值观、承担的角色和生活习惯相适应。

更衣活动训练的目的、原则和注意事项

一、更衣活动训练的目的和原则

（一）训练的目的

1.从 PEO 的角度分析导致更衣活动障碍的原因，通过改善肢体功能，调节个人及环境因素，调整出最佳的作业表现。

2.让患者能够重新学会穿/脱上衣的运动时序和运动构成。穿/脱上衣需要动态躯干控制，并且伴随着重心在不同方向上的转移。在整个穿衣过程中，需要关注和纠正由于异常的反射所导致的异常对线（如上肢屈曲共同运动模式、下肢伸展共同运动模式）。治疗师需要尽可能使患肢的参与最大化，从支撑、稳定的功能到操作的功能。

3.让患者能够使用躺、坐和站的姿势来重新学习运动程序和穿/脱裤子的基本要素。防止患者下肢异常的反应，如伸肌共同运动。此运动包含下肢的负重、力量和躯干平衡。

4.建立患者的自我康复意识，充分发挥其主观能动性，提高其自信心。

（二）训练的原则

1.分析患者的文化背景和需求，使作业活动与患者的价值观、承担的角色和生活习惯相适应，提高其进行作业活动的欲望。

2.根据患者的功能情况，选择和设计最合理的活动方式和操作顺序。根据活动的重要性和难易程度决定训练的顺序，首先训练最常用的、较易掌握的动作。

3.分析更衣活动应具备的基本条件和患者已具备的条件，为其创造条件实现独立更衣。

4.训练内容要尽量丰富，训练环境要尽可能接近实际生活或在实际环境中练习。要督促和指导患者将训练内容应用于日常生活活动中。

5.训练应由易到难，从简单到复杂，突出重点。训练中，可将每一动作分解成若干个部分进行练习，熟练后再结合起来整体练习。

6.训练时间最好与患者作息时间相吻合，更衣活动应在早晨或晚间进行训练。

7. 患者在进行更衣训练时，可适时充分地配合其他治疗性活动和功能锻炼，以促进患者机体体能的恢复、增加关节活动度、增强肌力和提高动作的协调性等。

二、更衣活动训练的注意事项

1. 训练前，可以先让患者自己尝试穿衣，如果患者能够运用自己独特的习惯穿衣，治疗师只需要提醒患者活动过程中的注意事项和纠正不良的用力方式，如防止患侧肩膀的过度牵拉等。

2. 在进行任何穿衣训练活动前都要先检查患者头部、颈部、躯干的活动度，以选择更为安全便捷的穿衣方式，治疗师应根据患者的具体情况选择合适的训练方法。

3. 治疗师应位于患者的患侧进行治疗。

4. 如果患者的上衣太紧，建议选择宽松的开襟衫或套头衫。

5. 如果患者不能用一只手系纽扣，可用魔术贴替代，必要时可选用大的扣子或按扣。

6. 用穿衣钩和扣钩可帮助患者穿衣和系纽扣，但要试着尽可能地不用辅助设备。

7. 在患者的后背和椅背之间要留有一定空间，否则会令穿后襟困难。

8. 手工操作时，上肢应尽量靠近身体，坐位平衡不稳定时给予支持。

9. 在坐位下穿过裤腿时更加安全，在站位下需要具备一定的动态站位平衡，对患者来说是一个挑战。

10. 治疗师应考虑患者的角色和日常生活情况是否有站位下穿裤子的必要。

11. 对老年患者，因为安全问题很少考虑站位下穿裤子这种方法。

12. 坐位和站位穿裤子的安全性应被重视，治疗师应在患者的患侧寻找自身良好的体位以有效地控制患者的关键点，需要时应让患者家属或陪护参与协助及保护，以防患者跌倒。

13. 如果有必要，建议用松紧鞋代替普通的系带鞋。

14. 鞋子不宜太重或太硬，鞋跟应是平底而非高跟。

15. 建议穿用魔术贴扣住的运动鞋。

更衣活动障碍的具体训练策略

一、偏瘫

（一）更衣动作

进行更衣训练时，需要观察患者实际的更衣过程，了解和发现问题所在，进行针对性的训练。指导患者按照正确的穿/脱衣的顺序和方法完成穿/脱衣动作。更衣动作的正确顺序是穿衣时先穿患侧再穿健侧，脱衣时先脱健侧再脱患侧。常见的辅助器具和改造方法有：首先应注意选择宽松、简单的衣服，以使患者能够更容易、更快捷地学会穿衣的步骤，必要时可对现有的服装略加修改以易于患者穿脱。如将纽扣换成按扣或尼龙搭扣，将裤子的腰带改成松紧口，从而使更衣动作变得容易。用尼龙搭扣替换纽扣的功能，而纽扣仍缝在外面起装饰作用，这样既不影响服装的美观，又方便患者的操作。在患者不能正确判断衣服的前后左右时，可以在衣服上做记号。辅助更衣的自助器具有很多，作业治疗师不是单纯地为患者提供自助器具，还要指导患者正确使用的方法。

1. 偏瘫患者穿前开襟衣训练　患者取坐位，先穿患侧，后穿健侧（图 12-1）。

（1）患者取坐位，将衣服的内面向上平铺在双腿上。

（2）将患手放入衣袖内，用健侧手抓住衣领及对侧肩部，将袖口自患侧上肢穿过，并将领口部分拉至肩部，让患手穿出袖口。

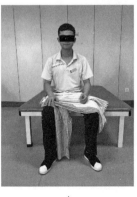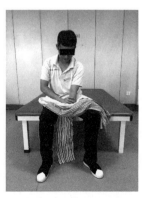

A　　　　　　　　　　B

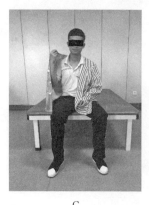 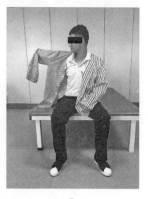 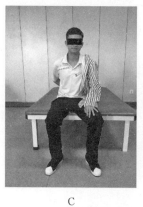 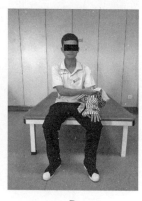

C　　　　　　　　　D　　　　　　　　　　　　C　　　　　　　　　D

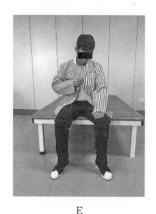 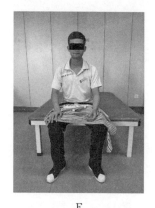

E　　　　　　　　　　　　　　　　　　E

图 12-1　穿前开襟衣　　　　　　　图 12-2　脱前开襟衣

（3）健侧手抓住最靠近健侧的衣领，身体前倾，将上衣从患侧经颈部后方拉到健侧。

（4）将健侧上肢穿入衣袖中。

（5）系好纽扣并整理妥当。

2. 偏瘫患者脱前开襟衣训练　与穿衣相反，先脱健侧，再脱患侧（图 12-2）。

（1）把扣子解开。

（2）先将衣服自患侧肩部褪下，露出患侧肩部。

（3）脱下健侧的衣袖。

（4）再用健手将患侧衣袖脱下，完成脱衣动作。

3. 偏瘫患者穿套头上衣训练　患者取坐位，先穿患侧，后穿健侧（图 12-3）。

（1）将套头上衣前面朝下平铺在双腿上，下摆朝向胸部，领子在远端。

（2）用健侧手将套头上衣后片底边向上卷起，露出患侧的袖孔。

（3）辅助患侧手放在袖孔内，将袖子向上拉过肘关节并使患侧手穿出袖口。

（4）健侧手穿入另一只衣袖。

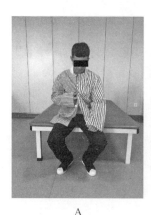 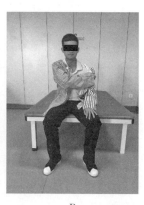 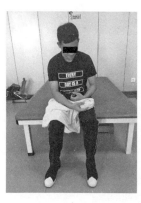 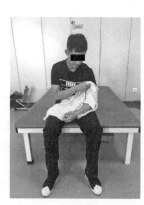

A　　　　　　　　　B　　　　　　　　　　　　A　　　　　　　　　B

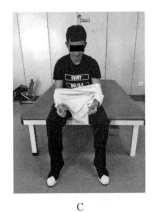
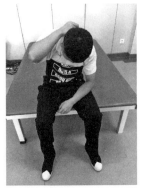

C　　　　　　　　　D

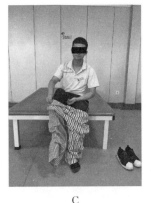
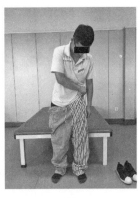

C　　　　　　　　　D

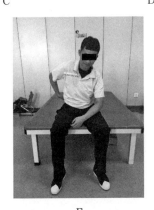

E

图 12-3　穿套头上衣

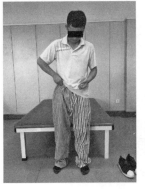
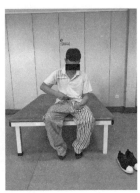

E　　　　　　　　　F

图 12-4　坐位下穿/脱裤子

（5）将套头上衣从底部向领口收拢，身体前倾，低下头将套头上衣从头套入。

（6）将套头上衣整理平整。

4. 偏瘫患者脱套头上衣训练　与穿衣相反，先脱健侧，再脱患侧。

（1）偏瘫患者健手抓住衣衫后领向上拉。

（2）在背部从头脱出，随之脱出健侧衣袖。

（3）最后脱出患侧衣袖，完成脱衣动作。

（二）坐位下穿/脱裤子的方法（图 12-4）

（1）患者取椅坐位。

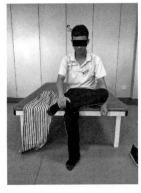
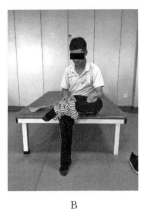

A　　　　　　　　　B

（2）患侧下肢交叉放在健侧膝关节上，用健侧手将裤腿穿过患足套在患侧腿上并向上拉至膝部，放下患侧下肢。

（3）健侧下肢穿入另一侧裤腿。

（4）站起后把裤子向上拉过髋部，系上扣子和拉锁。脱裤子时，先解开扣子和拉锁，把裤子尽可能向下拉，站起身后使裤子向下滑落过膝。然后坐下，脱下健侧裤腿，把患侧腿放在健侧腿上，脱下患侧裤腿，最后把患侧腿放下。

（三）床上长坐位下穿/脱裤子的方法（图 12-5）

（1）患者取床上长坐位。

（2）患侧腿屈髋屈膝放在健侧腿上，用健侧手先将患侧腿穿过患侧下肢。

（3）健侧下肢穿入另一侧裤腿。

（4）将裤腿尽量向上拉。

（5）患者躺下取仰卧位，做桥式动作努力向上抬起骨盆，同时用健侧手向上提拉裤子至髋部。

（6）臀部放下，系上扣子和拉锁。脱的顺序与穿的顺序相反。

（四）穿/脱袜子的方法（图 12-6）

（1）患者取坐位。

（2）抓住患侧腿的足踝，抬起后放在健侧腿上。如果患侧腿维持这种姿势有困难，可在患侧腿下放一个小凳子，用来增加髋关节屈曲的角度，以保持患侧腿的稳定。

（3）用健侧手将袜口张开，向前倾斜身体把袜子套在足上。

（4）穿上健侧的袜子。

（5）脱袜子的姿势与穿袜子时相同，用健手把袜子脱下。

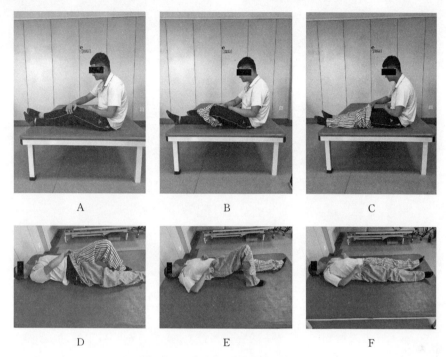

图 12-5　床上长坐位下穿/脱裤子

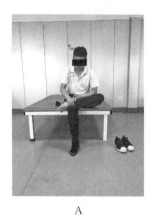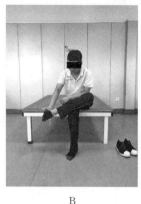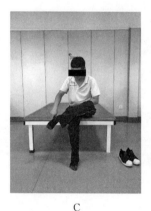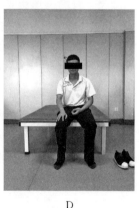

图 12-6　穿/脱袜子

（五）穿/脱鞋子的方法（图 12-7）

（1）把患侧腿的鞋子从地上拿起，鞋面向下放在床上或身体旁边的椅子上；将健侧腿放在身体的正中线上，将患侧腿提起并交叉放于健侧腿上。

（2）拉开鞋面部分（有时拿住鞋跟才可以这样做），将患侧足"穿进"鞋内，特别要当心小趾；然后穿足掌；再用健侧手指钩上鞋跟。

（3）用健侧手系上鞋带或粘上魔术贴，最后放下交叉的患侧腿。

（4）脱鞋子：解开鞋带（或拉开魔术贴），弯腰用健侧手帮助将患侧腿交叉于健侧腿上并脱掉患足上的鞋子，或用健足蹬掉患足鞋跟后再用健侧手脱下鞋子。

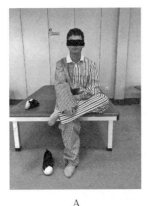 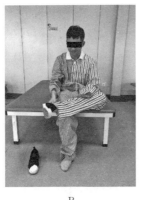

A　　　　　　　　　　B

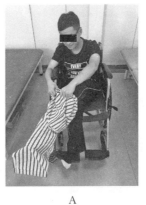 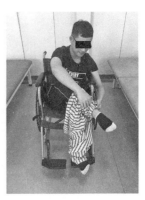

A　　　　　　　　　　B

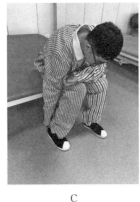 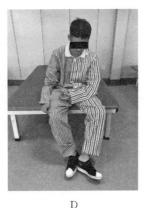

C　　　　　　　　　　D

图 12-7　穿/脱鞋子

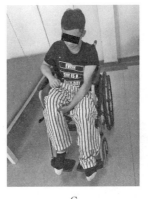 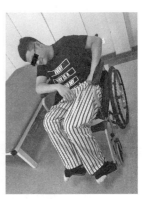

C　　　　　　　　　　D

图 12-8　截瘫患者坐轮椅穿裤子

二、截瘫

(一)脊髓损伤患者穿衣训练

上肢具备一定功能的患者可按正常的方式穿衣,例如先将一手伸入同侧衣袖并伸出手腕,同法完成另一手;然后躯干前屈、双手上举,使衣服越过头并落于背后,整理衣服。

(二)截瘫患者穿裤子训练

截瘫患者穿裤子应注意在操作时维持身体的稳定性;当把裤腰拉过臀部时固定一侧,活动另一侧。穿裤子方法根据脊髓损伤平面不同和个人习惯不同,方法各异。下面介绍几种截瘫患者常用的穿裤子方法。

1. 截瘫患者坐轮椅穿裤子训练(图 12-8)　此方法存在一定危险性。

(1)患者坐在轮椅上,双手将一条腿置于另一条腿的膝部上方。

(2)将抬起的一条腿伸入裤腿里,用手钩起裤腰拉过膝部,把足放在脚踏板上。

(3)重复以上动作穿进另一条裤腿。

(4)然后把一只手伸进一侧裤腰的后侧,另一只手放在扶手板上,重心偏向这一侧,抬起另一侧臀部,同侧手伸进裤腰后侧,把裤腰拉过胯部。注意扶手成为维持平衡的支撑点,能帮助患者抬起臀部。

2. 截瘫患者坐位穿裤子训练(图 12-9)

(1)患者坐在床上,把裤子散开放在面前。

(2)把手伸进小腿下面,屈膝,抬起下肢并使其外旋,使足指向裤口,另一只手张开裤子,用双手把腿穿进裤腿内,再将腿放下。

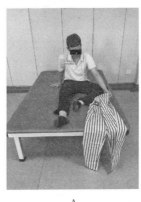 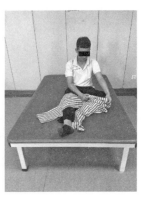

A　　　　　　　　　　B

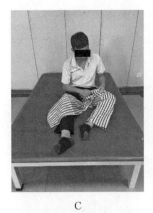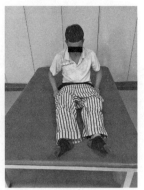

C　　　　　　　　D

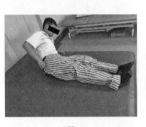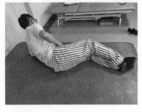

E　　　　　　　　F

图 12-9　截瘫患者坐位穿裤子

（3）以同样的方法穿另一条腿。当裤子穿到臀部时，用一侧肘支撑着，身体向后倾抬起一侧臀部，把裤子拉过臀部。

3. 截瘫患者侧卧位穿裤子训练（图 12-10）

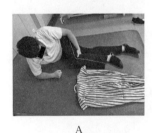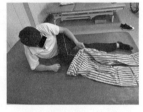

A　　　　　　　　B

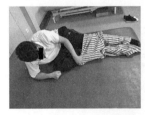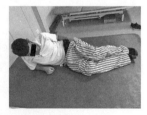

C　　　　　　　　D

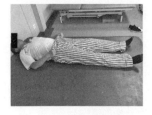

E

图 12-10　截瘫患者侧卧位穿裤子

（1）患者取侧卧位，用同侧肘部支撑床面，另一只手伸到小腿下，屈膝，把上面的腿拉近身体。

（2）先穿上面腿的裤腿。

（3）以同样的方法穿上另一条裤腿。

（4）最后将躯干左右交替倾斜，分别将两侧裤子拉过臀部。

（三）轮椅坐位脱裤子的方法

（1）将裤子脱下腰部，右肘支撑在轮椅扶手上，身体向右倾斜，左手抓住后腰的裤口并向下推，将裤子从左侧臀部脱下。右侧重复相反动作。

（2）将裤子褪到双腿的大腿部并脱出踝部，将裤子脱至双膝下。用手抬起腿，将裤子从腿部脱下，并脱出足踝。

（四）截瘫患者穿鞋、袜训练

不同的脊髓损伤患者可以采取不同的姿势。

姿势一：如果患者髋关节活动能力很好，平衡功能较好，可坐在轮椅上向前移动身体，保持稳定性，再利用一只手抬起一侧足穿鞋、袜。

姿势二：患者坐在轮椅上，把一侧踝部置于另一侧的膝部，保持身体的稳定性，使用双手穿鞋、袜，为防止踝部倾斜滑下，可以用前臂顶住。

姿势三：患者坐在轮椅上，可先将一条腿放在床上，另一条腿屈膝使其踝部置于其腿的根部，使足尽可能靠近身体。这种姿势相当稳定，也可以方便患者使用双手穿鞋、袜。

1. 截瘫患者穿袜子训练　要求袜口不能太紧，袜口里面也可缝上一个指环带，方便患者利用指环带撑开袜子。下面介绍两种常用训练方法。

方法一：用双手大拇指把袜口打开，将袜子向两侧拉，使其容易套在足上，当足掌穿进袜内时，双手大拇指移到袜后部成钩状，向上拉袜，使袜子通过足跟，再用手擦拭袜子使之易于穿好。

方法二：利用穿袜器穿袜训练。患者可以将袜子撑开套在穿袜器上，再将其套在足上，然后，可以抽出穿袜器，把袜子向上拉。使用穿袜器时，要求患者具有一定的姿势稳定性，并且双手的功能较好。

2. 截瘫患者穿鞋子训练（图 12-11）　要求鞋子大小合适，易于穿脱。或对鞋子进行改进，如在鞋扣上增加一个尼龙搭扣，也可在上面缝上一个指环带，便于扣紧鞋子，或在鞋后面装上一个指环带以助于将鞋子穿上,还可以借助鞋拔,使患者坐着不用弯腰便可较容易穿鞋。

(1)患者坐在轮椅上,将左腿放在椅子/床上,右腿交叉在左腿上,若右腿有从左膝上滑下去的倾向,可用右手拉住右腿。

(2)摸到足并将足放入要穿的鞋内,用左手将鞋子穿到足上。

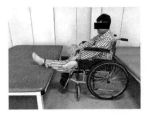
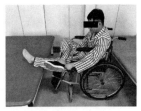

A   B

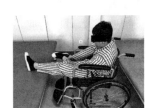

C

图 12-11　截瘫患者穿鞋子

(3)穿上鞋,拉上鞋跟,系上鞋带。

(4)脱鞋子,解开鞋带(或拉开魔术贴)。用手帮助将一条腿交叉于另一条腿上并脱掉足上的鞋子。用同样的方法再脱掉另一侧的鞋子。

三、四肢瘫

四肢瘫患者由于躯干和双下肢瘫痪,双上肢和双手只有部分功能,平衡困难,所以穿衣时应注意:①采用一定的姿势和方法;②增大衣服尺寸;③选择有伸展性的布料;④改进纽扣,在拉链上装一个小环;⑤使用加长鞋拔;⑥使用各种类型的长把钳;⑦使用弹性鞋带等。下面介绍两种四肢瘫患者常用穿衣方法。

(一)四肢瘫患者穿上衣训练方法

要求衬衫的袖口大,衣袖宽松,布料结实。同时,根据患者的平衡能力和扣紧衬衫所需的时间来选择穿衣方法。

1. 方法一(图 12-12)

(1)用一只手的拇指钩住衣服,将衣袖完全穿

好至上臂和肩膀。

(2)身体前倾,使衬衫落到肩后,尽量绕过背部,颈部后伸,用拇指或其余四指钩住衣领,将衬衫更进一步拉过背部。

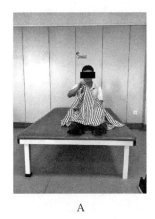
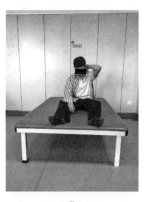

A   B

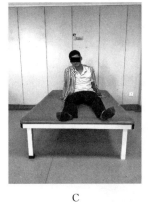
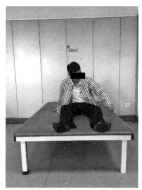

C   D

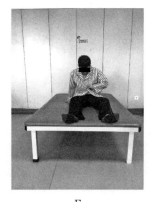

E

图 12-12　四肢瘫患者穿上衣

(3)身体前倾,将一肘放在膝上,另一只手沿背后下降,伸进另一袖口,将臂伸直,通过抖动穿上衣袖。

(4)坐起,整理衣服。

2. 方法二(图 12-13)

(1)将衬衫前身打开,后身放在膝上,领子朝

下放置。

（2）双臂伸入衣袖，腕关节伸出袖孔，双手游离，将手放在胸前衬衫下面，将衬衫推至胸部、低头，再将衬衫向上甩过头，当衬衫达到颈背部时，臂伸直，使衬衫落到肩部。

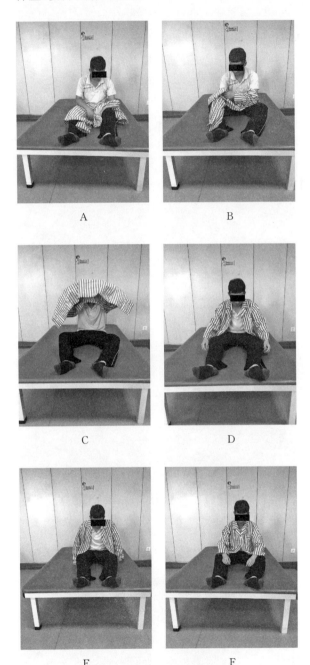

图 12-13　四肢瘫患者穿上衣

（3）身体前倾，使衬衫后身沿躯干滑下，整理衣服。

（二）四肢瘫患者系扣方法

四肢瘫患者双手功能较差，常需借助技巧和自助具完成系扣动作。

1. 徒手系扣　利用手指的残余功能抓住纽扣和纽扣孔，将纽扣慢慢通过纽孔，系扣时，可用牙齿拉紧衣服贴边。

2. 用尼龙搭扣　用手掌的根部或手指将尼龙搭扣压在一起。

（三）四肢瘫患者系裤训练

四肢瘫患者由于手功能较差，难以把裤腰系紧，为方便系裤需要改进裤腰。下面介绍两种常用方法。

1. 改用松紧带　松紧带除具有能把裤子系紧的功能外，还能使裤子易于穿着。

2. 装上拉链　拉链扣处可加一个指环带以帮助拉上拉链，指环带大小应能让拇指通过。患者需要一手抓住拉链的基部，另一手拇指伸进指环带内，钩起环带并向上关闭拉链。

四、脑性瘫痪

脑性瘫痪患儿要学习更衣，必须配合坐、立、手部动作等训练的进步才能逐渐进行，并且需要患儿的理解和配合。更衣训练可分为以下 3 个阶段进行。

（一）认识阶段

更衣训练时要选择吸汗、不易起皱且富有弹性的衣服。颜色尽量单一，样式简单明了，这样衣服的领、袖、扣都十分清楚，便于患儿辨认。上衣的领口要宽大，尽量用拉链或尼龙搭扣代替扣子；裤子也要宽大，并采用松紧带式。治疗师要教会患儿区别衣服的上、下、前、后、里、外、领口、袖子等部位。

（二）模仿穿衣阶段

这个阶段，治疗师可先让患儿用绳圈练习穿脱的动作，反复练习直到熟练。

（三）实际更衣练习阶段

患儿熟练掌握了穿脱动作后，可使用日常衣服进行实用性练习。更衣训练的体位可选择仰卧位、倚靠物体稳定坐位、独立坐位、立位等进行。训练的基本原则是根据患儿的能力选择姿势和方法。

1. 独自坐位穿/脱开衫　穿开衫时，让患儿仍取椅坐位，治疗师指导患儿用双手抓住衣服领子的两端，双上肢肩关节前屈 90°，肘关节伸展，双手用力向后将衣服披在身上，然后再指导患儿用左手拉住衣服右侧前襟，将右上肢穿进袖子，再用右手拉住衣服左侧前襟，将左上肢穿进袖子。脱开衫时，治疗师让患儿取椅坐位，并协助患儿将扣子解开，指导患儿双上肢交叉，用一手抓住对侧上衣的衣袖向下拉，同时对侧上肢向上向后从衣袖中抽出，再指导患儿用同样的方法脱去另一袖子。

对于偏瘫型的患儿，治疗师指导患儿脱衣服时，应先脱健侧，再脱患侧。方法是：治疗师协助患儿将扣子解开，用健侧手将健侧衣服拉至肩下，再将健侧上肢从袖子中抽出。然后用健侧手将患侧衣袖脱下。穿衣服时，治疗师应指导患儿先穿患侧，再穿健侧。方法是：指导患儿先将衣袖套到患肢上，然后向上拉动衣袖至患肩以上，再用健侧手从颈后绕过并抓住衣领，拉至对侧的健肩，最后将健肢穿好。对于偏瘫型患儿或手部精细动作较差、协调性不佳的患儿，治疗师应考虑用按扣、尼龙搭扣代替普通纽扣，也可考虑使用系扣自助具，以方便患儿穿脱，使其最大限度地达到生活自理。

2. 倚靠物体稳定坐位穿/脱套头衫　脱套头衫时，首先要让患儿倚靠物体坐稳，治疗师指导患儿用双手抓住套头衫领子的两端，令患儿头部、躯干尽可能前屈，同时双手先向上拉动衣衫，继而双手同时向下将衣衫拉过头部，然后将左、右上肢脱出。穿套头衫时，治疗师应指导患儿略微前倾头部和躯干，先将衣领套好，然后将左、右上肢分别伸进左、右袖子穿好。

3. 仰卧位穿/脱裤子　穿裤子时，治疗师指导患儿先取侧卧位，双下肢充分屈曲，用一只手抓住裤子一端的裤腰，将同侧下肢伸进裤管，再指导患儿翻至另一侧，将另一下肢伸进裤管，然后翻成仰卧位。双下肢屈曲，双足用力下蹬并将臀部抬起，双手抓住裤腰两端同时向上拉至腰部穿好。脱裤子时，治疗师指导患儿取仰卧位，双手抓住裤腰两端，再将双下肢屈曲，双足平放在床面上同时用力下蹬并将臀部抬起，此时双手将裤子脱至臀部以下，然后治疗师再指导患儿翻至侧卧位，下肢进一步屈曲，将其中一个裤管脱下，再翻至另一侧，脱下另一裤管。对于不能双足同时下蹬并抬起臀部的患儿，治疗师可指导患儿用左右翻转身体的方法一步一步完成穿脱动作。

4. 立位穿裤子　治疗师让患儿扶物站稳后，指导其用一手抓住裤腰的一端，将这侧下肢伸进裤管，再用这只手扶物，用另一手抓住裤腰另一端并将另一下肢伸进裤管，然后左右手交替将裤子拉至腰部穿好。

五、其他疾病

（一）双侧肢体协调障碍

1. 穿开襟上衣（图 12-14）

（1）将上衣背面向外放在大腿上，袖子和领子靠近膝关节。

（2）双侧手臂穿过衣服滑进袖子里，并把袖子拉到肘关节以上。

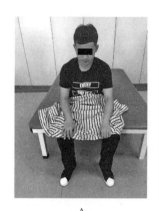
A

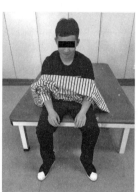
B

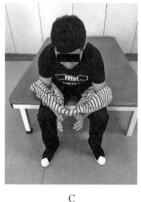
C

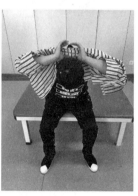
D

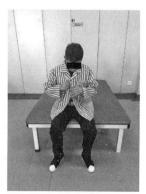
E

F

图 12-14　双侧肢体协调障碍患者穿开襟上衣

（3）把衣服的后面拉到一起并拉过头。也可以把肘关节放在膝关节或桌子上，弯下头穿过衣领，前伸、后缩、上抬、下压肩部，使上衣穿到肩上。或用一侧上肢先把衣服拉过对侧肩部，然后再拉另一边；下压肩部，身体轻微向前弯曲使衣服从身后落下。

（4）把衣服前排扣眼对准纽扣，并逐一扣上。

2. 脱开襟上衣

（1）解开纽扣。

（2）方法一：把上衣的领口区域脱出肩部，外展上肢，回缩肩部，帮助袖口脱到肘关节以下。

（3）方法二：把一只袖子拉离开肩部，伸出对侧上肢并固定住袖管口，抬高肩部，伸展手臂，屈曲肘关节使手臂脱出袖口。

（4）把衣服拉向对侧衣袖，把另一手臂脱出衣袖。

3. 穿套头衫（图12-15）

（1）将套头衫正面向下放在大腿上，袖子和领子靠近膝关节。

（2）双侧手臂穿过衣服并滑进袖子里，然后把袖子拉到肘关节以上，将套头衫的领口用双手握紧。

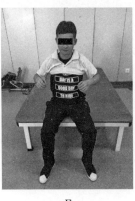

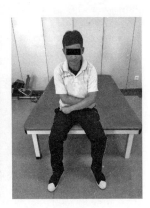

图 12-15　双侧肢体协调障碍患者穿套头衫

（3）把衣服的后背拉到一起并拉过头。也可以把肘关节放在膝关节或桌子上，弯下头并穿过衣领。前伸、后缩、上抬、下压肩部，使上衣穿到肩上，或用一侧上肢先把衣服拉过对侧肩部，然后再拉另一边。

（4）把手伸进套头衫内，拉住前襟并稍向后拉离身体，向下向两侧拉，使衬衫全部拉下来。

4. 脱套头衫

（1）患者将套头衫前面上推，直至在腋窝水平卷成一团。

（2）低头将头部退出。

（3）把手放进套头衫里，伸到对侧袖管，把袖子拉到肘关节以下。

（4）重复以上步骤拉下另一只袖子。

5. 穿裤子

（1）患者坐在稳定的床上（或轮椅、扶手椅上），把裤子放在身旁手容易够到的地方，手臂和小腿上均可绑缚小沙包以稳定肢体；在用手去触摸足面时，用上肢顶住腿部以保持稳定。患者先将左腿架在右侧膝关节上，身体前倾，将裤子套在左腿上，将左足放在地面上，将右足架在左侧膝关节上并将裤子套在右腿上。

（2）患者将右足放在地面上，交替抬高两侧腿，尽可能将裤子拉到一侧臀下。

（3）交替抬高两侧臀部，以便拉上裤腰的部分。

6. 脱裤子

（1）患者坐到轮椅或有扶手的椅子上，在手臂和小腿上绑缚适当重量的沙袋，在操作时肢体尽量

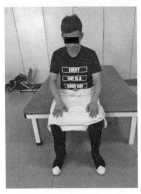

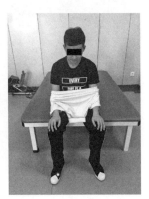

A　　　　　　　　　　B

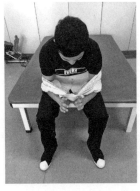

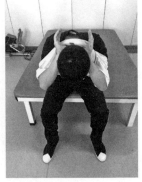

C　　　　　　　　　　D

靠近躯干。右侧肘关节支撑在轮椅扶手上，身体向右倾斜，左手抓住后腰的裤口并向下推，将裤子从左侧臀部脱下。右侧重复此动作。

（2）将裤子脱至双膝下。用手抬起腿，将裤子从腿部脱下，并脱出足踝。

7. 穿/脱鞋子（图 12-16）

（1）在患者手臂和小腿上绑缚适当重量的小沙包，患者坐在轮椅上或有扶手的椅子上，将健腿放在身体的正中线，将患腿提起并交叉放于健腿上。

（2）在用手去触摸足面时，用上肢顶住腿部以保持稳定，将拿着的鞋子穿到一侧足上，用同样方法把鞋子穿到另一侧足上。

（3）使用弹性鞋带或尼龙搭扣等，扣紧鞋子。

（4）脱鞋子：解开鞋带（或拉开魔术贴）。用手帮助将一条腿交叉于另一条腿上并脱掉足上的鞋子。用同样的方法再脱掉另一侧鞋子。

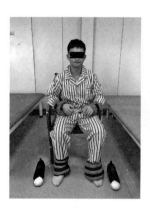 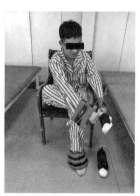

  A   B

图 12-16　双侧肢体协调障碍患者穿/脱鞋子

（二）双侧上肢功能障碍

1. 穿开襟上衣（图 12-17）

（1）患者将上衣的背面放在膝关节上，领子对着自己，上衣的前面向上并打开。

（2）患者将一侧手臂伸入袖孔至袖孔处于肘上部，手可以露出来；用同样的方法将另一侧手臂伸入另一个袖孔。

（3）低头将上衣上举过头顶，此时上衣到了颈后部。手臂伸直，让上衣垂落至肩部，身体前倾，使上衣沿躯干和椅背之间的空隙滑下。

（4）把衣服前排扣眼对准纽扣，并逐一扣上。

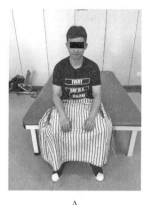 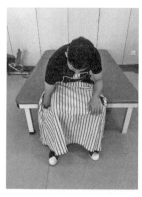

  A   B

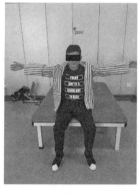 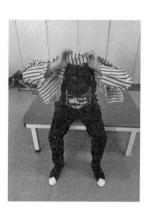

  C   D

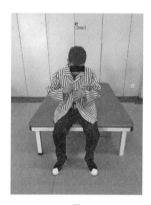

  E   F

图 12-17　双侧上肢功能障碍患者穿开襟上衣

2. 脱开襟上衣

（1）解开纽扣。

（2）右手拇指伸入左肩的上衣里面，将衣物推落肩头，推至左肘下方（在此过程中肩应上耸以帮助动作完成）。

（3）屈曲左侧肘关节，左肩后伸，袖子滑落至左手臂下，左手抖搂出来。此时，上衣的大部分已落在椅后部。

（4）用相同的方式再脱另一只袖子。

3. 穿套头衫(图 12-18)

(1)患者将套头衫放在膝部,里面向外,前面朝下,衣领对着自己。

(2)患者将双手臂插入袖孔。

(3)患者手臂插入袖孔后,把袖子拉至肘上。

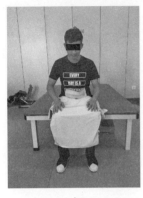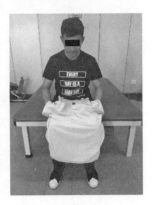

A   B

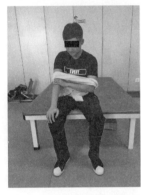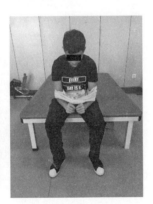

C   D

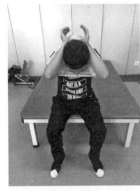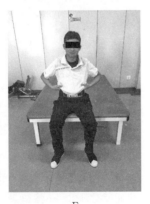

E   F

图 12-18 双侧上肢功能障碍患者穿套头衫

(4)将套头衫的领口用双手握紧,举高手臂,使袖口滑至肘关节以上,再弯曲手臂从头上放下,衣服也随之套入。

(5)最后将手伸入套头衫内并整理好。

4. 脱套头衫

(1)患者将套头衫前面上推,直至在腋窝水平卷成一团,将两手拇指伸入套头衫中,这样套头衫的前面置于虎口。

(2)低头向上推,推过头顶,屈伸颈部使衣物落于颈后。

(3)将左手臂放在椅背后,用轮椅的推柄钩住袖孔,前倾身体和耸左肩、屈曲左侧肘关节,将袖子推至左肘下,袖子即自左臂上滑落。

(4)用左手钩住另一只袖子的袖孔,很容易将袖子退下。

(三)认知、感知或感觉障碍

认知、感知或感觉障碍患者的更衣步骤与其相关疾病训练的步骤基本相同,然而,对于这种类型患者的介入有其特殊的适应技术。

1. 改变环境,提供适当的刺激。

2. 设定正向或反向处理程序执行时的渐进等级。

3. 保证环境、任务结构和任务顺序的一致性。

4. 根据患者的能力设定适当提示语的次数和任务的复杂性。

5. 利用文字或图形的清单帮助患者记忆完成任务所需要的成分。

6. 选择与患者以前完成任务方式最接近的方法去完成任务,避免患者重新学习。

7. 在服饰上做标记,以方便患者辨别服饰的方向。

(郑 玉)

第十三章

如　厕

如厕(toilet)是基本日常生活活动中非常重要的组成内容,是个人保持卫生健康所必需的基本活动。不良的如厕习惯,例如因如厕弄脏衣物或因缺乏如厕技能等而造成社会不适应行为,会明显影响个体回归社会;同时,会给功能障碍者及其照顾者带来各种心理健康隐患。因此,如何有效提高患者的如厕自理能力具有重要意义。如厕训练需经过评估、资料整理、活动分析与训练4个阶段。本章内容涵盖如厕转移、大小便的控制、穿脱裤子、便后清洁,如厕辅具(尿壶、便盆、润滑剂、纸尿裤)的使用、间歇性导尿等如厕训练内容。重点是如厕活动分析及大小便的管理。

第一节
如厕活动分析

完成如厕活动,患者必须具备以下的基本功能,包括认知功能、感觉功能、运动功能、协调功能,并且需要考虑环境因素的影响。因此,作业治疗师须认真分析每一个阶段动作所伴随的动作要点,以及其必要的基本功能。临床分析参考《国际功能、残疾和健康分类》ICF 理论框架。

一、身体功能分析

正常如厕活动需要具备的基本条件包括:正常膀胱和直肠的感知觉,如厕转移、穿脱裤子及便后清洁活动所需的肢体正常运动功能(肌力、关节活动范围)、平衡功能及协调功能等。正常如厕活动的时序分为8个阶段,包括进出卫生间、转移至便器上、穿脱衣物、完全排空膀胱或直肠、清洁会阴、

冲便器、手卫生、保持衣物洁净＞1～2 小时(以便完成其他作业活动)。分析如下。

(一)如厕转移

转移是实现正常如厕活动的前提条件,包括进出卫生间并转移至坐便器上。具体内容包括:如厕时的体位转移;截瘫患者从床到轮椅、轮椅到坐便器的转移(详见本书第5章如厕转移)。

(二)脱、穿裤子

如厕活动中的穿脱衣物,以穿脱裤子为例,只需要完成将裤子褪到大腿中部及穿起的过程,并可在坐位及站立位下完成。需要具备以下 3 个基本条件:站立或坐位平衡能力 2 级及以上,手固定衣物的能力,上肢一定范围内的屈伸运动功能(详见本书第 12 章更衣)。

(三)大小便管理

即完全排空膀胱或直肠,包括采用导尿及润滑剂通便的方式,需要具备以下基本条件:正常大小便感知觉能力,即正常的便意;正常膀胱、直肠功能。采用导尿及润滑剂时,还需要较好的手功能。

1. 小便活动分析　正常的排尿活动由脊髓反射中枢及交感神经、副交感神经、体神经共同参与,与排尿有关的神经受到损害引起的排尿功能障碍称为神经源性膀胱。神经源性膀胱功能障碍产生复杂的排尿症状,排尿不畅或尿潴留是其中最常见的症状之一。尿潴留属于病态,极易并发尿路感染;长期尿潴留还可引起膀胱过度膨胀,压力增高,发生输尿管反流、双侧输尿管及肾积水,最终可导致肾功能受损。急性尿潴留是临床工作中经常遇到的问题,情况紧急,需要临床及时处理。

2. 大便活动分析　神经源性直肠是支配肠道的神经组织失支配或由神经因子诱发的或神经调

控障碍导致的直肠功能障碍,表现为大便失禁、便秘或排空困难。正常情况下,人的排便活动受意识控制,自然、无痛苦。一般成人每天排便1～3次,量为100～300 g。排便功能障碍是指各种因素导致大便失禁或排便困难的状态。排便困难是由于肛门、直肠的感觉或动力异常引起的。感觉异常的患者常表现为少有便意,频繁的便意,下坠感,排便不畅快。动力异常主要是肛门外括约肌和耻骨直肠肌松弛,或者是腹肌无力致使排便时直肠内压力不能升高,造成排便困难。

(四)便后清洁

便后清洁包括清洁会阴、冲便器、手卫生、保持衣物洁净4个部分。

1. 正常清洁会阴的时序 分为4个阶段。

(1)手够取纸巾。

(2)将纸巾移动到会阴部。

(3)擦拭干净。

(4)将纸巾放入垃圾桶。

2. 正常冲便器时序 分为2个阶段。

(1)够到并启动便器冲洗按钮。

(2)确认冲洗完成。

3. 正常手卫生时序 分为4个阶段。

(1)够到并开启水龙头。

(2)清洗手。

(3)关闭水龙头。

(4)擦干手。

4. 至少保持衣物洁净1～2小时 分为4个阶段。

(1)够取干净衣物。

(2)脱下弄脏的衣物。

(3)更换护理垫。

(4)穿上干净的衣物。

二、认知、心理和精神功能分析

(一)认知功能对如厕活动的影响

与如厕相关的认知功能包括:意识水平、参与任务的主动性、学习能力、指令的执行能力。

1. 意识水平低的患者,如昏迷患者,不能配合治疗和训练,如厕活动需要完全帮助。

2. 学习能力低的患者,不能在自然环境下学习如厕技能,如厕活动时序混乱,模仿能力差,注意力较易分散,在训练中容易被自己或外界干扰,导致习得如厕活动时间延长,甚至不能学会独立如厕。

3. 指令执行能力低的患者,在如厕训练中不能执行正常如厕时序指令,造成训练难度增加、照顾者的心理压力增加等不良影响。

建议治疗师将训练安排在相对安静且布置简单的环境,以减少过于复杂的物质环境在如厕训练时对患者注意力的影响;对于指令执行能力低的患者,建议考虑适合的训练时间,例如清晨情绪状态比较好的时候;以及采用简化指令、增加训练趣味等方式。

(二)心理和精神状态对如厕活动的影响

紧张、恐惧、抑郁、焦虑等心理和精神状态对如厕活动会产生消极的影响。这种负性情绪一方面来自于患者自身,如拒绝自行如厕,不能执行饮食计划,不能按要求接受康复训练;另一方面,来源于外界,如家庭其他成员、照顾者或社会人士对患者的态度。情绪较为不愉快、不友好的患者,在接受新的排便方式时会有一些负性情绪,对这类患者训练时应尽量调动其情绪,多给予鼓励,也尽量不被其负性情绪所影响,使训练较为愉悦而轻松地进行。对于儿童,如活动水平高的患儿,为了防止其因为玩耍而忘记排尿,这类患儿的照顾者可以为其准备方便穿脱的裤子,并增加适时的提醒,减少失禁受挫。坚持午睡、适当地减少睡前的活动将有助于增加患者夜间对膀胱充盈的觉醒,减少失禁情况的发生。如厕训练中宜给予适时的鼓励,让患者及时发现自己的进步,对患者参与如厕活动非常重要。

三、环境和社会条件分析

对于如厕障碍患者,恢复独立自主解决大小便问题是患者及家属的急切期望,但并不是所有功能障碍患者都能恢复自主解决大小便。对于无法改善的患者需要考虑借助环境和社会条件,以环境代偿方式解决如厕困难问题。必要时能使用尿壶、便盆或使用栓剂等;照顾者需要掌握大小便护理技巧,如直肠造口的护理等技巧。分析如下。

(一)辅具资源正确选配和使用

1. 上肢关节活动受限、截肢或手指感觉缺失者可使用安装在坐便器上的自动冲洗器及烘干器清洁。

2. 采用高度可调节坐便器(图13-1),升高坐便器的高度有助于下肢关节活动受限者。

3. 夜间在床旁放置坐便器(图13-2),以免去转移至厕所的不便。

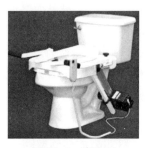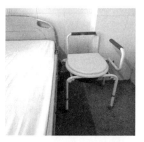

图 13-1　高度可　　图 13-2　床旁放置便器
调节坐便器

4. 纸尿裤(图13-3)或护理垫用于大小便失禁者。

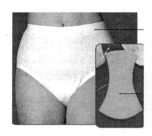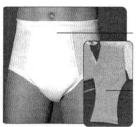

图 13-3　成人纸尿裤

5. 导尿管:成人使用 12~14 号一次性导尿管,儿童根据年龄选择粗细适宜的型号。

(二)如厕无障碍环境

1. 进出卫生间无障碍。

2. 卫生间防滑处理。

3. 加装合适高度的扶手(图13-4)。

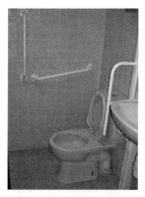

图 13-4　坐便器加装扶手

4. 装配合适的水龙头开关,如延长开关的操作手柄或装配感应开关等。

(三)照顾者掌握护理技巧

1. 辅助抬起臀部技巧(图13-5)。

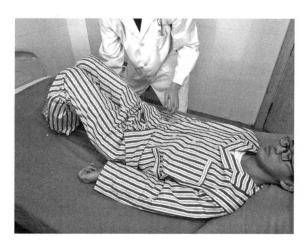

图 13-5　辅助抬起臀部

2. 床、椅到坐便器间辅助转移技巧(图13-6)。

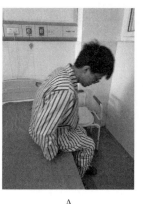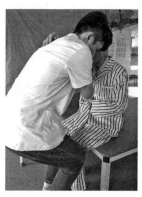

A　　　　　　　　　B

图 13-6　床、椅到坐便器间辅助转移

3. 导尿技巧(图13-7)。

4. 饮食搭配技巧:食物的搭配、饮水量的多少、频次与大小便功能情况密切相关;便秘患者需增加果蔬等粗纤维食物摄入量及增加饮水量,饮水量不足,还可导致大便干结,出现如羊便状颗粒样便。

5. 与健康相关的如厕活动观察技巧:按护士指导要求,观察尿液颜色、容量(图13-8),观察大便颜色及形状;掌握异常情况出现时最基本的判断能力,及时发现并寻求医务人员处理。

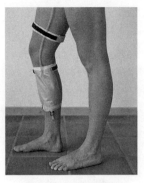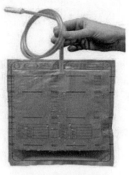

图 13-7　留置导尿　　　　图 13-8　观察留置
袋示意图　　　　　　　　　尿液情况

第二节
如厕活动训练的目的、原则和注意事项

一、如厕活动训练的目的和原则

（一）目的

1. 个人层面　如厕活动训练是满足个人需求、实现个人生活自理期望的重要措施,提高患者生活质量,同时帮助患者融入家庭及社会,发挥个人角色,创造社会价值。

2. 家庭层面　如厕活动训练可以消除对家庭生活、家庭成员产生的不良影响,让家庭生活更加从容,减少家庭成员在时间、精力和经济上承受的巨大压力。此外,如厕活动训练可以减轻照顾者体力劳动强度,降低照顾难度。

3. 社会层面　如厕活动训练达到的基本的、社会认可的如厕技能和卫生技能可以使患者重新融入社会,实现正常社交活动,促进社会文明和谐。

4. 教育层面　对于儿童患者,开展如厕活动训练可以促进其回归正常学校教育;同时,如厕活动训练作为教育内容的一部分,本身需要深入实践、不断发掘如厕教育的艺术。

（二）原则

1. 安全性原则　如厕活动训练首先必须把握安全原则,充分考虑训练中的危险因素,如损伤风险、摔倒风险、血压变化、体能情况等;提前做好安全保护措施,如转移时使用安全腰带、轮椅固定;高血压者监测血压;注意训练强度,训练中密切关注患者情况等。

2. 实用性原则　根据如厕能力评定的结果,分析如厕活动缺失的作业成分,与患者一起制订最容易、最切实可行的训练计划,防止训练方法公式化。训练时间最好与患者作息时间吻合,要督促和指导患者将训练内容应用于日常生活活动中。

3. 循序渐进原则　根据患者的生活习惯、活动表现及学习能力,选出患者最可能完成的活动,根据活动的重要性和难易程度决定训练的顺序,首先训练最常用的、较易掌握的动作,不断增加患者参与如厕活动的能力。

4. 综合训练原则　配合其他治疗性训练和活动,促进体能和运动的协调性,增强如厕活动的技巧;吸收家庭成员共同参与训练过程,鼓励患者尽量自己完成所有的训练步骤,指导照顾者学会用最恰当的方式帮助患者完成如厕活动;把握如厕训练中的环境因素,适时提供环境改造、辅助器具及其他代偿技术;并注意如厕技能泛化训练,增强外出活动能力。

二、如厕活动训练的注意事项

1. 对如厕作业活动给予一定的重视。如厕活动不仅关系到患者的生活质量,甚至可能影响其生命,需引起重视。

2. 根据评估结果选择合适的如厕训练方案。每个患者日常生活活动作业需求不一样,治疗师应仔细观察评估患者的实际活动能力,根据评定结果,结合患者的家庭环境、家庭成员态度、经济条件、心理状态等,遵从安全、实用的原则,制定最容易、最切实可行的训练方案。

3. 如厕活动与家居环境有密切的关系,训练包括辅助器具使用及家居环境改造建议,适当的辅助器具常给患者以极大帮助,故需要发挥治疗师的专业知识,为患者选用适当的辅助器具。必要时需对环境条件做适当的调整,如厕所门的开关方向、厕所的空间大小、坐便器的高矮、扶手的位置、为轮椅转移者将台阶改为斜坡、除去门栏等障碍物等。

4. 训练应注意循序渐进,切忌急躁。患者在完成一项作业时可能要花费很长时间,治疗师及家属都要有极大的耐心,及时肯定和赞扬患者的每一个细小进步。

5. 训练内容、方法和时间应与患者的实际需要和生活方式相结合。只要可能,训练应尽量在"真实的生活情境"中进行,故要选择恰当的训练时间和地点,训练方法应灵活多变,增加活动的技巧性和趣味性。

6. 保证患者如厕活动训练与其他的康复治疗同步。如物理治疗师已经使患者的膝关节活动范围改善,则在如厕训练时,要利用已经改善的活动范围的活动。

7. 患者良好的心理状态在训练的全部过程中都会起到重要作用。可通过家庭成员鼓励、请成功康复的患者讲述经验,激励患者实现如厕活动独立。

第三节
如厕活动障碍的具体训练策略

如厕活动训练策略同样包括致能、复能、代偿训练 3 个层面;作业治疗过程包括评定、设定预期目标、制定治疗方案、治疗的实施、再评定、决定康复后去向 6 个步骤。目标的设定需把握"SMART"原则。具体性(specific):必须说明如厕目标的具体方面;可测量性(measurable):标准要明确到是独立还是辅助及辅助程度;适用性(applicable):适用患者如厕的实际情形,可到达的;切题性(relevant):患者对完成如厕的意愿;时间性(timeframe):具体达到目标所需的时间,必须合理。功能化目标公式:人物+时间+地点(环境/情景)+功能活动。例如,肖斌 4 周后能借助转移板独自完成从轮椅到坐便器间转移。

一、偏瘫

偏瘫患者表现为一侧肢体感觉及运动障碍,如厕活动往往需要健侧独立完成。部分偏瘫患者还伴有认知障碍及心理障碍,患病前能轻易完成的转移、穿脱裤子、便后清洁,在患病后却显得格外困难,需要重新适应和训练,才能应用于日常生活。

(一)如厕转移训练

根据病情不同可有以下 4 种如厕方式。

1. 床上如厕　对于需要卧床的患者,如厕活动在床上进行,需要部分辅助。

(1)方法一

1)患者取仰卧位,需要时可使用枕头将身体适当垫高,健腿屈髋屈膝,足立于床上,抬起臀部。

2)健侧手在身体前、后从左、右侧反复向下将裤子褪到大腿中部。

3)将尿壶放于两腿间或将便盆垫于臀下,完成如厕(图 13-9)。

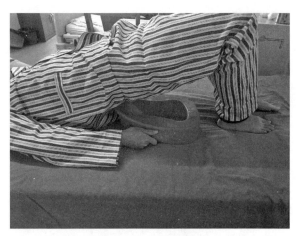

图 13-9　仰卧位如厕

(2)方法二

1)患者取仰卧位,健腿屈髋屈膝,足立于床上,抬起臀部将身体向健侧床沿移动,然后往患侧侧卧。

2)健侧手在身体前、后从左、右侧反复向下将裤子褪到大腿中部。

3)将尿壶放于身体前侧或将便盆放于身体后侧,完成如厕(图 13-10)。此方法适用于仰卧位如厕不习惯的患者。

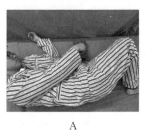 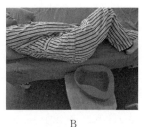

A　　　　　　　　　　B

图 13-10　侧卧位如厕

2. 在卧室内如厕　对于不使用轮椅而又行走

不便的患者,可以使用床边坐便器。

（1）将坐便器置于患者健侧床尾一侧。

（2）患者坐起后,用健侧手掀开床边坐便器的盖子,然后褪下裤子,用健侧手扶住床栏起立,旋转身体并背向坐便器坐下,完成如厕。

（3）完成如厕后用相反的动作返回床上（图13-11）。

（4）照顾者辅助完成坐便器冲洗。

3. 辅助转移至坐便椅如厕

（1）将坐便椅（图13-12）推至床旁,靠近患者健侧,使坐便椅与床之间成30°～45°,刹车固定,翻起脚踏板,患者身体向前移动,双足放至地上。

（2）照顾者与患者面对面弯腰站立,用膝关节顶住患者患侧下肢膝关节,用手抱起患者腰背部,嘱患者同时用力,协助站起。

（3）在患者站稳后,将患者裤子褪到大腿中部。

（4）以健腿为轴,协助患者缓慢转动身体,臀部对准座厕平稳坐下。

（5）调整患者坐位姿势,完成排便。

（6）返回时,按辅助"站起—擦拭—穿起裤子—辅助转移至床"顺序进行。

（7）将患者安排妥当后冲洗坐便器。

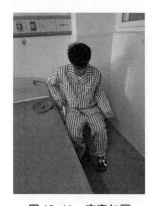 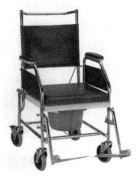

图 13-11　床旁如厕　　　图 13-12　坐便椅

4. 去卫生间如厕　按照"椅厕间转移"方法进行,便前先脱下裤子再转移至坐便器,便后先穿好裤子再坐回轮椅。

（二）穿/脱裤子训练

平衡较差的患者需要他人辅助或将身体倚靠固定,或使用扶手辅助;在患者对动作掌握不充分时,需有人在旁保护以确保安全。

1. 站立位穿/脱裤子

（1）患者保持站立位。

（2）训练患者手在身体前、后或从左、右侧向下将裤子褪到大腿中部。

（3）将裤子穿起并整理好衣物。

2. 坐位下穿/脱裤子

（1）患者保持坐位。

（2）患者躯干侧倾,交替抬起左、右侧臀部,训练患者手向下将裤子褪到大腿中部。

（3）躯干侧倾,交替抬起左、右侧臀部,训练手向上将裤子穿起并整理好衣物。

（三）便后清洁训练

1. 取卫生纸:卫生纸应固定在患者健侧手可以触碰到的位置。

2. 撕纸动作:用中指和环指按住纸架上方的挡板,用拇指和示指捏住卫生纸一点点撕开。

3. 擦拭:患者在擦拭时躯干略微前倾,抬起臀部,然后用健侧手擦拭即可。

4. 冲坐便器:选择既便于操作又无须很大力量型号的坐便器冲水开关,安装在患者健侧手可以够到的位置。

5. 正常洗手并擦干。

二、截瘫

截瘫患者表现为两上肢功能良好,双下肢感觉、运动功能障碍,部分患者伴有大小便功能障碍,为提高患者生活质量,必须进行如厕活动训练,使患者能够部分参与甚至独立地完成如厕。

（一）卫生间如厕

需使用合适高度的坐便器,其高度应与轮椅等高,在坐便器的两侧或上方安装扶手,这样易于患者完成轮椅与坐便器之间的转移。

1. 移动到坐便器上　利用"椅厕间转移"技术,从轮椅转移到坐便器上。

2. 穿/脱裤子训练　截瘫患者需要训练坐位下穿/脱裤子。

3. 便后清洁　学会便后自己使用手纸擦拭,注意清洁卫生。女性患者应训练学会自己清洁会阴部;准备一些使用方便的器具,如放置适宜高度的淋浴花洒或使用具有自动冲洗功能的坐便器等。

（二）大小便功能障碍管理

1. 小便管理　小便障碍包括尿潴留和尿失禁两种情况。小便障碍的康复目标是促进膀胱排空，避免感染，保护肾功能。小便管理总的原则是：改善膀胱残存功能，提高小便控制能力，预防并发症。首先，改善膀胱残存功能，包括恢复膀胱的正常容量，恢复储尿功能，恢复控尿能力；其次，提高小便控制能力，包括排尿间隔时间，儿童1～2小时，成人不短于3小时，以便从事日常活动，并且夜间睡眠不受排尿干扰；最后，预防并发症，包括预防膀胱-输尿管反流，避免泌尿生殖系感染和结石形成。

（1）潴留型障碍：此类排尿障碍主要表现为膀胱内潴留尿液而不能自主排出，康复目标是促进膀胱排空。训练方法如下。

1）留置导尿：损伤早期或恢复期无法进行间歇性清洁导尿的患者，需行留置导尿。要注意保持导尿管的正确方向，加强对留置导尿管的观察，注意保持整个引流通路的密闭性。保持尿道口干燥，不要随意打开引流通路做消毒或清洗，以免带入外界病菌。留置导尿期间应鼓励患者每日摄水量＞2 000 ml，以达到生理性膀胱冲洗的目的。

2）清洁间歇导尿：是指在清洁条件下，在需要时将导尿管插入膀胱，排空尿液后立即拔去尿管的方法。间歇导尿被国际尿控协会推荐为治疗神经源性膀胱功能障碍的首选方法，有利于保持膀胱容量和恢复膀胱的收缩功能；同时，可以降低尿路感染率；通过患者或家属学会正确间歇导尿方法，还可减少患者对医务人员的依赖性，提高患者的生活独立性。在制订间歇清洁导尿计划前进行膀胱容量、压力测定，对设定间歇清洁导尿的具体时间点及防止膀胱感染有重要的指导价值，为治疗提供依据。

具体方法如下：将便盆置于会阴下，患者先尝试自主排尿，之后用香皂或沐浴露清洗会阴部并用清洁干毛巾擦干。操作者用香皂或洗手液清洗双手并用清洁干毛巾擦干。用液状石蜡或开塞露润滑导尿管前端。手持导尿管轻缓插入尿道，直到尿液流出。在为男性患者插管时应注意尿道口朝腹部方向，以避免尿道峡部的损伤。排空膀胱后将导尿管缓慢拔出。撤除用物，将导尿时间和尿量记录在排尿记录表上。

导尿宜在病情基本稳定、饮水规律、无尿路感染、无须大量输液的情况下开始，一般于受伤后早期（8～35天）开始。导尿间隔时间取决于残余尿量。一般每日导尿次数不超过6次；随着残余尿量的减少可逐步延长导尿间隔时间。残余尿量＞300 ml，每日导尿6次；残余尿量＞200 ml，每日导尿4次；残余尿量100～200 ml，每日导尿2～3次；当每次残余尿量＜100 ml时，可停止间歇导尿。

每次导尿前，应先让患者试行排尿。一旦开始自主排尿，则需测定残余尿量。患者建立定时、定量饮水和定时排尿的制度，以便合理选择导尿时机。在进行导尿前1～2天，教会患者按计划饮水，24小时内均衡地摄入水分。每天饮水量控制在1 500～2 000 ml。导尿时，注意润滑导尿管前端，同时插入导尿管时动作轻柔，不可有暴力，以避免尿道损伤，尤其是男性患者。当尿管通过尿道外口的狭窄部、耻骨联合前下方、下方的弯曲部和尿道内口时，嘱患者缓慢深呼吸，慢慢插入尿管，切忌用力、过快、过猛致尿道黏膜损伤。如在导尿过程中遇到障碍，应先暂停5～10秒并把导尿管拔出3 cm，然后再缓慢插入。在拔出导尿管时若遇到阻力，可能是尿道痉挛所致，应等待5～10分钟再拔管。如遇下列情况应及时报告处理：出现血尿；尿管插入或拔出失败；插入导尿管时患者出现痛苦加重并难以忍受；泌尿道感染、尿痛；尿液混浊、有沉淀物、有异味；下腹或背部疼痛，有烧灼感等。男性患者每次导尿后应使包皮复原，防止龟头外露水肿。

3）反射性排尿训练：反射性排尿训练是临床重点推荐的排尿训练方法。对于尿潴留患者，整个训练过程像是寻找控制排尿的阀门，找到它，并学会正确使用它。常用的"刺激点"包括耻骨上区或大腿上1/3内侧，阴毛、阴蒂（茎）或肛门等部位，每个患者的敏感点不一定相同，所以需要一个部位一个部位尝试，通过轻轻扣击（图13-13）、手指触摸等方式刺激会阴部区域引起膀胱反射性收缩而产生排尿。一般在导尿前20分钟叩击10～20分钟。扣击频率为每分钟50～100次，扣击次数为100～500次。叩击时宜轻而快，避免重叩，以免引起膀胱尿道功能失调。需要说明的是反射性排尿应用范围有限,前提条件需要逼尿肌、括约肌功能协调,这样膀胱收缩容易触发,且收缩时压力在安全范围,收缩时间足够。较高位脊髓损伤患者一般都可以恢复反射性排尿。

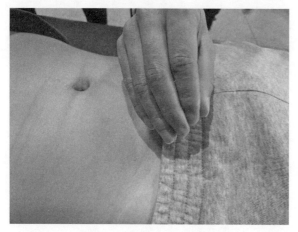

图 13-13　耻骨上扣击方法

4) 意念排尿:在每次放尿或间歇性导尿前 5 分钟,患者卧或坐于床上,指导其全身放松,想象自己在一个安静宽敞的卫生间,听着潺潺的流水声,准备排尿,想象过程中,强调患者利用视觉、听觉甚至嗅觉、触觉等全部感觉,试图自主排尿,然后由陪同人员缓慢放尿或导尿。指导患者有意识地做正常排尿动作,能站立的患者进行站立排尿意识训练。

5) 代偿性排尿训练:所谓代偿性排尿,即是通过辅助手段增加腹部压力,将尿液挤出膀胱;包括手法按压(图 13-14)及屏气法。增加膀胱内压训练只可用于逼尿肌和括约肌均活动不足的患者;代偿性排尿训练存在膀胱-尿路反流风险,很少使用。

手法按压法:患者取坐位或卧位,手握拳置于脐下 3 cm 处并用力向耻骨方向滚动加压,同时患者身体前倾,直至尿液流出为止。注意加压时须缓慢轻柔,避免使用暴力和在耻骨上直接加压,以免损伤膀胱及尿液向肾反流。

屏气法:患者取坐位,身体前倾、腹部放松,快速呼吸 3~4 次后深吸气,再屏住呼吸 10~12 秒,向下用力做排便动作,将腹压传到膀胱、直肠和骨盆底部,同时使大腿屈曲并贴近腹部,防止腹部鼓起,增加腹部压力,促使尿液排出。

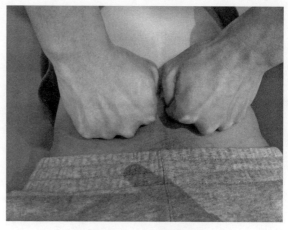

图 13-14　手法按压法

(2) 失禁型障碍:此类排尿障碍主要表现为排尿失去控制,尿液不自主地流出。康复目标是促进膀胱储尿功能。训练方法如下。

1) 尿意习惯训练:根据患者病前排尿习惯规定患者每天排尿时间,以建立规律性排尿的习惯。训练在特定时间内进行,如晨起、睡前或餐前 30 分钟,每隔 2~5 天排尿间隔时间增加 5~10 分钟,直至合理的间隔时间为止。鼓励患者如厕排尿。一般白天每 3 小时排尿 1 次,夜间 2 次,可视具体情况恰当调整。对于无法入厕者,应尽量提供坐便器,定向力差者应给予帮助。

2) 盆底肌肉训练:适用于盆腔器官,包括膀胱、子宫和直肠下垂所造成的尿失禁问题。嘱患者在不收缩下肢、腹部及臀部肌肉的情况下自主收缩耻骨、尾骨周围的肌肉(会阴及肛门括约肌),每次收缩并维持 10 秒,重复做 10 次为 1 组,每天 3 组,配合呼吸、桥式运动(图 13-15)。

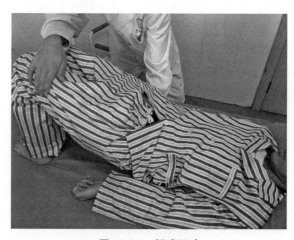

图 13-15　桥式运动

3）骨盆肌肉收缩运动疗法：训练前先放松10～15分钟，闭上双眼，感觉全身困重，想要睡觉的感觉，想象坐在坐便器上轻微分开双腿，放松双腿，自由排尿、憋尿这种感觉。重复收缩肛提肌，尤其是耻骨，夹紧肛门周围和会阴部周围的肌肉，反复训练。收缩时数5秒，再放松，可先做3～5次收缩，然后再逐步增加。每天至少3组，每组每个动作做20次以上，每次收缩5秒然后慢慢放松，5秒后再重复收缩。运动全程正常呼吸，保持身体其他部位放松，如手、足、腹部等尽量不要用力。

4）使用外部集尿器装置接尿：女性可用固定于阴唇周围的乳胶制品或尿垫，也可以用女式尿壶紧贴外阴接取尿液；男性可用长颈尿壶接尿或将一个保鲜带扎在阴茎上接尿。使用保鲜袋接尿时，每次更换前通过向新保鲜袋吹气，然后挤压的方式检查保鲜袋是否完好，确保不漏尿。注意每日清洗会阴部，以免引起局部感染。

（3）饮水计划：由于患者的饮水量或进食量会直接影响其排尿的次数及容量，甚至影响肾功能等，所以正确的饮水计划在膀胱功能康复中至关重要。

1）膀胱训练期间饮水量应限制在1 500～2 000 ml，并平均分配于早上6时到晚上8时之间进行，每次不超过400 ml，入睡前3小时尽量避免饮水。可将饮水计划表放置于床边，提醒患者及家庭照顾者按计划执行。

2）在限水的同时应特别注意患者有无出现脱水或意识不清的现象，脱水可使尿液浓缩，加重对膀胱黏膜的刺激，导致尿频或尿急等现象。

3）交代患者尽量避免饮用茶、咖啡、酒精等利尿性饮料，同时注意清淡饮食，尽量避免摄入刺激性、酸辣性食物。

4）患者口服抑制膀胱痉挛的药物时会有口干等不良反应，交代患者不要因此而大量进水，只须间断少量饮水湿润口腔即可。

5）进食或进饮后，请即时准确地记录入量（表13-1），每天的进出量须保持平衡，如未能达到目标，需根据情况做出适当的调节。

表 13-1　饮水及排尿情况记录表

姓名：　　　性别：　　　年龄：　　　科室：　　　病案号：

日期	时间	进水量	自解	漏尿	导尿	记录人	备注

说明

（1）进水量包括水、汤、果汁、粥、麦片、其他饮品，每日总量不超过2 000 ml。

（2）临睡前3小时不饮水。

（3）自主排尿量请在"自解"栏上填上容量。

（4）"漏尿"：尿湿裤子、尿湿床单、尿湿尿片，请在"漏尿"栏上填上＋、＋＋、＋＋＋。

（5）"备注"：如尿中带血（▼）、尿有臭味（※）、混浊（●）、有沉淀物（◆）、插尿管有困难（⊙）、发热（×）等，请在"备注"栏上填上症状符号。

2. 大便管理　大便功能障碍康复的目的是使患者能控制大便和有规律地排便，通过饮食管理和排便训练提高患者独立管理肠道功能的能力，预防并发症。具体训练方法如下。

（1）便秘的康复

1）重建排便习惯：每天同一时间排便，餐后20～30分钟出现的胃结肠反射可协助排便，告诉患者不要抑制便意；自然排便需要直肠的收缩力、腹压和重力的作用，指导患者坐位排便。

2）腹部按摩：以指尖稍微用力按压，比周围硬的部位就是积存粪便的乙状结肠。可以先用指尖慢慢按压约10次，接下来用掌心按压乙状结肠所在位置，按摩1～2分钟以促进肠运动，按摩结束后若再饮一杯水，效果更好。

3）肛门括约肌训练术：患者侧卧、放松，操作者四指并拢或手握拳于肛门向内按压5～10次。两手或单手于肛周有节律地往外弹拨，使肛门外括约肌收缩-扩张-收缩，左右方向各10～20次，以刺激直肠、肛门括约肌，诱发便意。

4）肛门牵张技术：操作者示指或中指戴指套，涂润滑油，缓缓插入肛门，把直肠壁向肛门一侧缓慢持续牵拉或在肛门口环行按摩30～60秒。每日定时做 1～2 次,每次 10～15 个,可有效刺激肛门括约肌,引起肠蠕动,建立反射性排便。

5) 运动疗法:比平常稍快速度的散步,步行 20～60 分钟,用前屈腿、后屈腿的运动刺激腹部,或是仰卧,将足高举过头,像踩脚踏车一样运动,加强排便力量。

6) 体位训练:对于长期卧床患者导致便秘的情况,可使用电动起立床或站立架站立的方式,促进大便的排出。每次 20～30 分钟,每天 1 次。

7) 使用栓剂:脊髓损伤患者经常出现便秘或排便困难,对于便秘较严重且频繁的患者,可以训练使用开塞露等润滑剂。

方法:患者褪下裤子,侧卧于床上,将开塞露或润滑剂挤入肛门,促进排便。

8) 配合针灸治疗或灌肠:小量不保留灌肠可采用灌肠液(33% 硫酸镁 30 ml、甘油 60 ml、温开水 90 ml)或 50% 甘油灌肠。大量不保留灌肠可采用生理盐水或 0.1%～0.2% 肥皂液 500～1 000 ml 灌肠。

(2) 大便失禁的康复

1) 肛门括约肌和盆底肌肌力训练(缩肛运动):操作者协助患者平卧,双下肢并拢,双膝屈曲并稍分开,叮嘱患者尽可能轻抬臀部并缩肛、提肛 10～20 次,以促进盆底肌肉功能恢复,每天练习 4～6 组。

2) 改善饮食结构,保持合理的水平衡:多食粗粮、杂粮,多喝水可增加肠管内的容积,足够的量,才足以刺激肠蠕动。

3) 间歇性刺激排便:应设法培养患者定时的排便习惯,以使直肠和肛门保持空虚。利用胃-结肠反射的原理,鼓励患者在餐后 30 分钟排便。初期,可在进餐结束时直肠内置甘油栓剂,该药借其渗透压作用,可吸收肠腔内水分,引起直肠扩张,进而促发反射性排便。

4) 皮肤护理:长期卧床的大便失禁患者常有会阴部或臀部损伤,应给予皮肤护理,也可使用大便失禁袋收集液态大便,防止污染肛周皮肤,及时清洗,局部可涂氧化锌软膏。

5) 心理支持:大便失禁患者常有心理障碍,惧怕社交,由此引起孤寂和抑郁,因此应给予心理支持,鼓励他们回到社会。可嘱患者穿弹性紧身裤,以增加大便节制能力。

三、四肢瘫

四肢瘫患者表现为四肢感觉、运动功能障碍,患者如厕活动往往需要完全照顾,此时,要提高患者生活质量,对照顾者技能的训练就显得非常重要。照顾者辅助时,尤其需要考虑到患者隐私及自尊心,注意在相对独立封闭的场合如厕。

(一)如厕辅助转移技巧

1. 辅助侧卧位如厕技巧

(1) 患者仰卧,将双下肢屈髋屈膝,足立于床上,操作者一手稳定患者膝关节,一手抬起患者臀部,将患者裤子褪到大腿中部。

(2) 将患者往一侧翻身成侧卧位,在胸前和两腿间用软枕将患者安置在舒适体位,在臀下铺上小床垫。

(3) 将尿壶放于两腿间,先鼓励患者尝试自行排便,必要时使用手法、开塞露或润滑剂辅助排便(图 13-16)。

(4) 排便完成后,辅助患者清洁擦拭,穿起裤子。

(5) 将患者安排妥当后冲洗便器。

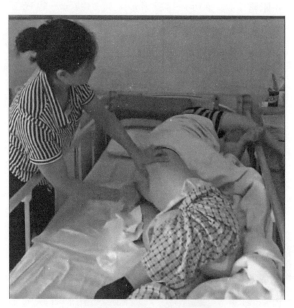

图 13-16 辅助侧卧位如厕

2. 辅助转移至坐便椅如厕技巧

(1) 将坐便椅推至床旁并靠近患者健侧,使坐便椅与床之间成 30°～45°,固定制动器,翻起脚踏板,患者身体向前移动,双足放到地上。

(2)辅助患者坐起,躯干略前倾;照顾者屈髋,面向患者站立,双下肢分开位于患者双腿两侧,双膝夹紧患者双膝外侧并固定,双手抱住患者臀部或拉住腰部皮带,患者双臂勾住照顾者的颈部,并将头放在照顾者靠近轮椅侧的肩上。照顾者挺直后背并后仰将患者拉起、完全离开轮椅并站立。

(3)在患者站稳后,快速将患者裤子褪到大腿中部。

(4)以足为轴旋转躯干,协助患者转动身体,臀部对准座椅坐下。

(5)调整患者坐位姿势,完成排便。

(6)完成排便后,抱着患者身体往一侧移动,靠在操作者身上,完成清洁擦拭。

(7)返回时,按辅助站起—穿起裤子—辅助转移至床顺序进行。

(8)将患者安排妥当后冲洗便器。

(二)大小便障碍管理技巧

留置导尿时采用定时开放导尿管,让膀胱适当地充盈和排空,促进膀胱肌张力的恢复。日间根据饮水量的多少和膀胱安全容量,每 4～6 小时开放导尿管 1 次,入睡后持续开放。待病情有一定恢复后,可嘱患者在开放导尿管时做排尿动作,每天几次,直至拔管后患者可自行排尿。注意加强对留置导尿管的护理,注意保持整个引流通路的密闭性。保持尿道口或穿刺口干燥,不要随意打开引流通路做消毒或清洗,以免带入外界病菌。留置导尿期间应鼓励患者每日摄水量＞2 000 ml,以达到生理性膀胱冲洗的目的。必要时掌握清洁间歇导尿技术。

(三)饮食技巧

患者摄入的食物中应含有充足的水分和纤维,如新鲜蔬菜、水果、粗粮等,避免进食刺激性和难以消化的食物。成人每日摄水量为 1 500～2 500 ml,纤维素应维持在 40 g 以上。食物中减少产气的食物,如红薯、大量肉类。一般晨起后让患者饮一小杯温水,可以刺激肠胃蠕动,促进排便,增强身体代谢,有益于身体健康。喝水时也要小口慢饮,保持患者每 2～3 小时饮一次水的习惯。

(四)与健康相关的如厕活动观察技巧

1. 正常小便的颜色淡黄、透亮。摄入水分多时尿液颜色会很淡或无色;摄入水分少时则尿色较深。正常人每天的饮水量应达 2 500 ml,除去机体代谢及出汗,一般 24 小时内尿量应在 1 000～2 000 ml。对于排尿次数,白天排尿次数在 4～6 次、夜晚 0～1 次为正常。一般来说,水在体内正常代谢需要 30～45 分钟,如果吃的过咸、过多、过冷,过于紧张或喝水过快都会改变排尿次数。

2. 正常的大便为黄色成形的软便(通常称为香蕉便),正常的排便次数为每天 1 次或 2 次,或隔 1 天 1 次。只要没有痛苦的症状,每天都很规律,就属于相对比较正常的排便情况。大便不成形、溏便都属于大便不正常的状态;如果每日排便超过 3 次或以上,就属于腹泻;如果便质稀薄不成形,且伴随有黏液或脓血(血色鲜红或暗红),以上情况都应及时告知医务人员。

四、脑性瘫痪

脑性瘫痪患者一般存在不同程度的肢体感知觉、运动功能障碍,部分患者伴有认知障碍,感知觉异常、沟通障碍以及动作计划障碍等,都有可能严重影响其学习如厕技能;对于脑性瘫痪患者,如厕训练没有统一的开始训练和结束训练的年龄期限,但是如厕活动训练中粗大运动所需要的力量、膀胱和肠道的控制达到生理以及神经成熟需要 18 月龄左右,因此可以在该时期开始训练,但要考虑每个患者个体的差异,尤其是活动水平、情绪本质、坚持性、注意力等特征。儿童如厕训练的主要方法有如厕活动自理流程图、录像示范法和社会故事法等。智力残疾儿童如厕活动训练时可以提供如厕强化时间表,如使用结构化的如厕程序,训练时让患儿熟悉大小便的流程。

(一)如厕活动自理流程

1. 便意示意训练:以奖励方式训练患者有便意时用语言或动作示意。

2. 走去洗手间。

3. 打开坐便器盖,脱裤子,坐在坐便器上排大便。

4. 便后,用卫生纸清洁会阴部。

5. 起身,穿裤子,整理好衣物。

6. 用手摁下坐便器上的冲水按钮,冲坐便器。

7. 去洗手盆处洗手并擦干水。

(二)录像示范法

使用如厕活动录像或如厕动画片,每天晨起、晚饭后播放给患者看,再让患者去卫生间如厕;患者独立且成功去卫生间完成如厕活动次数越多,看录像的次数随之减少。干预策略制定后,向照顾者做示范,然后用一天时间督导照顾者,使其基本掌握教导独立如厕活动训练的策略,以指导和鼓励的方式帮助脑性瘫痪患者训练,实现生活自理。

(三)制作如厕强化时间表

在如厕训练时,用一张视觉日程表标明饮食时间,以增进排便的规律性。确定一些适合如厕的时间,并在视觉日程表里注明强化这些时间,并把以下如厕内容看作完整如厕常规的一部分:查看日程表,进入卫生间,脱裤子,坐在坐便器上,清洁会阴部,冲坐便器,穿裤子,洗手并擦干,然后返回检查下一项预定活动。制作如厕强化时间表程序如下。

1. 访谈确定如厕的时间 向主要照顾者了解患者实际饮食及排便时间规律(表 13-2)。

表 13-2 访谈及结果分析表参考

姓名: 　　性别: 　　年龄: 　　科室: 　　病案号:

领域	指标	访谈问题	结果	分析
身体功能与结构	感知觉是否异常	当衣服被弄湿时,会不会觉察到	弄湿了衣服就不分场合地立刻脱掉;在家会自己找衣服穿上	排除因寻求"凉快"的刺激而如厕异常
		能不能安静坐在坐便器上	有便意时拉他坐在坐便器上可以呆一会,否则很难拉他坐在坐便器上	坐坐便器上的感觉可能是不舒服的,导致逃避厌恶刺激
	视、听觉等是否异常	进入洗手间后,是否有异常表现	没什么太异常表现	排除因洗手间内的噪声或光线等因素导致其不愿意进洗手间
	肠道是否紊乱	现在一天几餐?大概是什么时间点?是否规律	三餐,早上8点、中午12点、晚上7点左右,很规律	饮食规律,肠道能够规律性蠕动
活动	自主学习	家里其他人去洗手间是否会注意到	不会关注周围环境的变化,没啥反应	不能在自然环境下学习如厕技能,模仿能力差,机会少
	如厕相关其他技能	是不是可以独立脱、穿裤子	可以自己穿裤子,但不分正反面	与如厕相关的技能掌握的比较差,整个如厕过程的难度加大
		能不能独立完成冲坐便器	有时会主动冲坐便器,有时需要提醒	
		能否独立完成洗手	不主动洗手,弄湿了就算完成	
参与	监护人异常反应	当失禁时,家人的反应如何	会生气,认为总是学不会自己拉大便	主要照顾者的责备对患者是厌恶刺激,为了逃避,不喜欢拉大便,而是尽力在憋着
	表达如厕需求	上厕所之前,会不会告知他人或有所示意	要小便就直接去,大便就不去,也不表示想要便便,没有示意过我们	沟通困难可能导致与照顾者的交流不顺畅,以致于无法有效获取指令或教导

2. 制定如厕日程表干预 将排便时间规律作为参考,制定日程表,并执行。

3. 持续跟进与完善 根据训练中发现的问题,及时修正完成。例如,面对那些由于持续摄入食物或饮料而每小时会排泄好几次的患者,需考虑对他们进行严格按时间表摄取食物和饮料的训练。

4. 效果评价 根据目标设定按期评价效果并分析。

五、其他

(一)如厕技能的泛化训练

泛化训练是指以现实活动为目标的如厕活动训练,使活动不局限在居家环境或只使用坐便器,而是将如厕活动训练泛化到社区环境以及其他陌生的厕所设施。

对于有大小便功能障碍的患者,外出需充分考虑环境等因素,比如附近公共厕所是否有坐便器,厕所是否有扶手，是否方便轮椅进出等。除此之外，配合饮食、饮水计划，养成定时大小便习惯也是有效的措施，外出前先解决大小便问题。

（二）如厕环境改造

1. 物理环境无障碍　如厕活动家居无障碍环境符合要求，能够独立完成从卧位到坐位的转移，并能够独立或在帮助下行走至少 5 m，能够设法打开和关上卫生间的门，家里卫生间的门可换成"折叠"型或完全拆除，最好不要用那些有很大弹性的门。注意卫生间的门槛，如果太高，根据需要可降低或拆除，卫生间里面应安装扶手。用盒装卫生纸或准备好叠放在一起的卫生纸，放在伸手易取到的地方。公共卫生间，应符合残疾人使用的需要，例如，加装扶手、洗手盆空间及高度等。

2. 社会环境无障碍　通过如厕活动相关知识宣教、发放健康教育手册、举办公益讲座等方式，改善家庭成员及社会人士对如厕失能患者的态度，增加包容和理解，营造和谐良好的社会氛围。

（三）如厕的社区康复

1. 社区资源调查

（1）医疗健康资源：包括隶属各部门和社会兴办的医院、康复机构、辅助器具等单位数量、分布、业务范围、技术人员等情况。

（2）教育资源：包括特教学校、入学程序等情况。例如，本社区有一名教生理卫生的教师，就是一个很好的教育资源。

（3）社会资源：包括无障碍卫生间、休闲娱乐设施、法律保护等。

（4）组织资源：如厕障碍患者自助组织、残联组织、红十字会、慈善机构等。

2. 社区康复人员培训

（1）评估：评估如厕障碍相关知识、如厕活动训练掌握程度。

（2）培训内容：根据评估情况，讨论制定培训内容。

（3）培训方式：培训方式需要考虑社区康复人员文化程度、时间、场地等因素，目前随着网络的普及，可使用微信平台的方式进行培训，交流。

（4）效果评价：了解如厕障碍患者被照顾情况，是否有可能发生安全意外，泌尿系感染等并发症发生率、照顾者心理压力，患者自我体验等评价指标。

（肖燕平）

第十四章

交　流

交流(communication)是指通过相互理解的手势、记号及符号学规则，将蕴含意义的信息从一个实体或群体传递到另一个实体或群体的行为。交流可以通过视觉、听觉、触觉(盲文)、嗅觉、电磁及生化等渠道进行，而人类的交流因广泛使用抽象语言而独具特色。

交流是工具性日常生活活动能力(IADL)中必不可少的组成部分。它不仅是单纯的构音器官的活动，更需要高级脑功能如认知、心智、视听、感知、记忆、执行、语言、情绪等全面的发展与参与，因此，交流功能的障碍与器质性损伤及功能性损伤均有关系，也与心理、情绪、精神等方面的状态息息相关。交流是信息的传递与交换。

生物之间的交流，有的通过气味，有的通过行为，而人类作为目前已知的最高等动物，其交流模式也是最高级且最复杂的一类。不仅是语言，行为、眼神、情绪，甚至一个表情、符号，都可以传达信息。人类的交流方式多种多样，根据不同的分享需求，可直接，可间接，可直白也可隐晦，是工具性日常生活活动能力(IADL)中极其复杂又微妙的一项内容。

言及"交流"，最常提到的便是"说话"。"说话"，在认知神经科学中，又是"言语"和"语言"两个独立的内容。言语系统的基本功能是与声音和意义对应的。

言语的过程并不是简单地将听到的内容解码再合并，而是极其复杂的，其机制一直在研究中。言语感知理论，目前尚无定论，但是，似乎解码言语的神经系统兼有两个特征：区域特异性与区域普遍性。在解码言语的过程中，最佳分析单位尚未达成共识。言语的产生与言语的感知关系密切，卒中这类疾病，很容易损伤解码语言的脑区。而言语的处理，有模型认为，早期言语解码处理的脑区位于两侧半球的听觉区，而后续关于词义和语法的处理，主要位于左半球。

语言，是一种人类特有的能力，可以跨时空传播知识，目前语言的脑机制尚待破译，传统的语言区域已经被拓展和细化，理解能力、学习能力、认知、情绪刺激等都会对语言产生影响。

口语、言语的计划和产生、听说功能的发育、词义概念的学习、语法和韵律的发育、陈述等都可能影响语言和言语的能力。

交流，不仅仅通过语言和言语。身体的"语言"(如手势、手语)、增强和替代交流工具(augmentative and alternative communication，AAC)，甚至一个眼神、一个语气的变化均可以用来传递信息，也可算日常生活活动中的交流内容。

身体语言，包括约定俗成的动作，例如挥手、握手、点头等，还包括手语等受过专业化训练的标准化动作，以及心理情绪相关的微表情或微动作。约定俗成的动作，与所处的时代、环境及文化背景密切相关。不同时代、不同社会背景和文化背景之下，动作的意义及代表的情绪均有差异。例如，有的国家将点头作为肯定，但是在某些文化背景下，点头则是否定的意思，所以在人与人的交流中，了解对方的文化背景十分重要。对于标准化手语，因为其规范化，所以产生的歧义稍小，但其对认知及肢体功能的要求更高，包括视觉、注意力、手指灵活性和协调性、节奏等，一般多应用于聋哑残疾人或特殊工作环境中。近年来，微动作也成为交流中被人们关注的一个细节。例如，在两个人的交流过程中，一方身体的转动方向、头的动作、抱胸、摩擦自己的双手等微小的动作,均有可能在交流中被对方捕捉,体现出个体真实的感受及意图,成为两个人交流的助力或隐患。

随着信息化的发展,电子设备被广泛使用,交流已经变得多样化,不仅是面对面的沟通,电子输入、视频、音频、投影、电码等方式,都可以作为替代语言进行交流的方便途径。近年来,增强和替代交流(AAC)的一些软件及设备被大量推广使用,很多在言语和语言交流上存在障碍的人,可以通过操作多媒体及电子设备来与他人分享信息进行交流。增强和替代交流设备可以通过肢体操作、声音操作,甚至是脑电活动或虹膜识别的眼球活动来达到沟通的目的。目前的技术和理念,更倾向于通过前沿的科技来简化交流所需要的言语和语言过程及交流中对人类操作工具时所需的肢体功能要求。

心理、情绪及精神层面在交流过程中也需要被关注。当环境要求无声或声音和动作被限制时,眼神、表情、口型等都可以作为交流的方式。很多微表情,例如眨眼、目光、眉毛的动作、撇嘴等都可表达自己在交流中的态度。除了微表情,语气和语言的速度、节奏也可以表达个人在交流中的态度。

在本章中,将主要讨论 13 项与交流相关的内容,分别是口头表达、主动沟通(口头表达与非口头表达)、阅读、持书、翻页、书写、打字或使用键盘、处理邮件、使用呼叫设备、使用固定电话、使用手机、检索信息,使用记事簿。在活动分析中,以口头表达与非口头表达两部分来进行分析。

第一节
交流活动分析

一、身体功能分析

交流所包括的内容中,与身体功能相关的包括口头表达中的发音、听力,非口头表达中的运用设备。在分析中,笔者将分别叙述。口头交流方面的活动分析,其中发音和听力是比较重要的内容。非口头交流方面,以运用设备为主。

(一)活动适合性

1. 口头表达适合所有具有语言能力的人群
一般认为人在幼儿期就会自觉发音并伴随终身。但随着年龄的增长或疾病的影响,个体可能会出现发音困难或听力障碍。从身体功能方面分析,一旦出现这些问题,则此个体在口头表达中可能面临极大的挑战。目前的研究认为,男女在能否发音层面无性别差异,但在音调水平或表达能力上稍有性别差异,但不影响日常生活中的正常交流。

2. 非口头表达适合有身体表达及理解能力的人群 先天缺乏口头表达能力的人,或因心理因素等导致无法或不愿意进行口头表达的人,非口头表达的方式也是他们的一种适宜的交流方式。目前认为在非口头表达能力上,并无明显的性别差异,但其表达的方式及技巧与个体的社会文化及受教育背景相关。

(二)活动使用的物品及性质

1. 口头表达使用的物品 主要包括有助于发音、听力及口腔管理的一切设备和耗材,例如扩音器、声音转换器、助听器和口腔清理设备及相关耗材。这类物品通常不是人们的日常用品,所以在患者佩戴这些设备过程中,可能引起其他人的好奇或关注,导致使用者的心理压力增加,因而拒绝使用。在这种情况下,可以对患者进行心理疏导及支持,以鼓励患者采取代偿的方式来提高交流能力。其用品的选择也可参考医师或康复治疗师的建议,并需要定期维护及检测。目前这些物品大部分属于自费产品,不能进入保险报销,这也可能成为患者个人及家庭的一笔负担,增加患者的压力,需要治疗师帮助患者选择适宜的产品或降低成本自行制作辅助器具,以达到改善交流的目的。

2. 非口头表达所使用的物品 包括键盘、办公用品、电子设备、网络信号等。这些在日常生活中比较常见。随着科技的发展,网络使人们的生活越来越便利,这些相关物品的价格也慢慢下降至普通经济水平的人可以接受的范围内。治疗师可根据患者的具体情况对物品进行改造,以帮助患者提高交流的能力。

(三)活动的步骤和时间

1. 口头交流 步骤一般包括思考、组织语言、发音、表达,听、理解、回应。口头交流的步骤涉及身体功能的内容主要在发音和听,其他内容将在心理认知层面具体解释。

人的声道是个管子,包括两个灵活的声带,随着声带的关合和口型的变化,伴随舌、软腭等结构的参与,人类可以发出不同的声音和语调,同时,发音还涉及呼吸及面部肌肉。

由于言语系统需要解码复杂信号,所以大脑需要短暂的时间来处理多种混杂的声音。我们所听到的声音,是声波振动在空间中传播并与耳接触产生的效果,并非纯音,而是混杂的,有不同强度和频率,又要经过鼓膜等器质传递到听觉中枢,所以其中任何一个环节出现问题,都可能产生"听"的问题。听觉通路的完整性,也是保证听力的一个重要因素。而"听到"被认为是一个知觉过程,将在下一部分进行分析。一般听和说都是短时间内互动性的操作,如果间断时间过长,可能产生比较大的心理压力。

2. 非口头交流 步骤一般包括思考、表达、接受信息、理解、回应。在身体功能方面,主要是利用书写、键盘打字、电子设备发送信息,利用身体姿势、发电报等动作来进行交流。这些步骤对信息交换中的回应时间要求比较宽松,给患者造成的心理压力稍小。

(四)活动需要的技巧

1. 口头表达需要的技巧 主要是发音中的技巧。语速、咬字、节律及回应的语气、表情及听到后的回应性反应都包括在内。其中的动作技巧,包括发音中的换气、声道的开合节律、口唇和口腔中其他结构的配合、听到声音之后的回应及调整发音设备和听力设备所需要的技巧。

2. 非口头表达需要的技巧 包括操作、调试、摆放设备,学习必要的礼貌,加强文字能力,加大身体动作,控制过度反应等技巧。还包括维护、报修设备的能力和技巧。

(五)活动的安全性考量

1. 口头表达的安全性 在身体功能方面需要注意的是防止呛咳与操作发声及听力设备时的风险,尤其是老年患者或在压力下可能出现的异常行为,例如焦躁时动作用力过大过猛,注意力不够集中,可能跌落或丢失助听器。

2. 非口头表达的安全性 主要风险在于使用设备的安全性。例如用电安全、设备的质量安全监测及维护、办公用品的使用安全(尖锐的笔或文具)、网络等长期的辐射等。

(六)活动可训练的目标

1. 口头交流方面 可通过身体功能训练来改善患者的发音及听力接受速度,加强对设备的使用熟练度训练。根据目前的一些研究,发现某些儿童在佩戴电子耳蜗之后听觉可塑性的证据,也可能指引未来训练的新方向。

2. 非口头交流方面 通过肢体功能训练可改善动作的准确性与稳定性,从而增强非口头交流方面的能力,例如通过训练上肢耐力及手功能,改善患者使用键盘的能力或书写能力。

(七)活动的难易分级

1. 口头交流在身体功能方面的难易分级 主要涉及发音的准确性、语言的流畅性、语速及听力的辨别能力。

2. 非口头交流的难易分级 主要涉及设备是否便于操作、有无改造,需要进行动作的大小与速度,对交流过程中回应的时间和空间的要求,有无操作指导及线索。

二、认知、心理和精神功能分析

认识、心理和精神功能对交流的影响十分巨大。交流作为 IADL 中很重要的一项,需要的不仅是身体功能上的允许,更需要在认识层面、心理和精神层次具有一定的水平,才能保证交流的完整性和效率。

(一)认知方面

1. 口头交流 我们获取言语与语言,需要完整的神经通路,在大脑相对应的区域进行整合和分析等一系列复杂的过程,才能达到口头交流的过程。很多混杂的声音被我们收入耳中,然后需要进行选择、编码、解码、分析处理等一系列过程。整个过程不仅仅是听觉系统单方面的操作,也包括感觉、认知、记忆、学习、运动等多个系统的分工协作。

我们的大脑对信息的处理具有局限性和大容量特性。在认知层面,思考、计划及执行等过程都需要注意力来进行整合，来帮助我们有选择性地筛选信息。在交流中，捕获刺激——例如突然的声音、有意义的单词、自己的名字、有威胁的表情等，我们就需要通过努力，将有限的注意力集中在听、理解及表达之上。一些疾病，例如卒中、脑外伤、阿尔茨海默病等均会导致脑损伤，影响声音和语言的处理。这些患者的口头表达能力，可能因为理解和处理信息产生问题而出现"听到"但是"听不明白"或说出口的并不是真正想说的内容等情况。

失语症是口头表达障碍的一个主要的原因。目前根据神经解剖学关于语言脑区的研究，发现了两个对语言很重要的脑区——布洛克区和韦尼克区。根据脑区受影响的不同，出现"言语产生缺陷"被归类为布洛克区失语症，出现"对言语理解缺陷"则被归类为韦尼克失语症。对于大部分右利手的人来说，语言功能偏向于左半球，但语言系统并非是一个单一的系统，最近的关于听觉语言系统的模型认为，早期语言解码处理的脑区在两侧半球的听区，而后期处理词义和语法的脑区主要位于左半球。

语言的输出与语句的感知和理解，也是一项复杂的流程。我们接收到语音、句子的语法、词义、语调，都需要被我们感知及理解。目前的研究认为除了皮质，小脑也参与一部分对语言的控制及一些工作记忆和认知活动，所以在口头交流方面，认知的影响十分深远。学习和记忆对口头交流的影响也不容忽视。在对话和交流中，我们需要记住之前表达的观点和需要探讨的问题。如果丧失了记忆和学习能力，很可能存在无法继续交流的情况，给患者造成压力及交流障碍。

2. 非口头交流　非口头交流所涉及的认知方面的问题，主要包括视觉、注意力、执行能力、学习和记忆。

在非口头交流中，视觉的参与十分重要。在不存在视觉缺陷（如弱视或全盲）的情况下，视觉的影响也属于认知范畴。我们的大脑加工处理基本的视觉特征，然后感知它们的属性与表征，与先前知觉经验中的物体进行匹配，得到最后的结论，这个过程非常复杂。如果视觉、知觉有损伤，我们则可能产生视觉盲区或对运动知觉丧失，例如无法判断

周围物体的运动速度与自己的关系。患者也可能出现视觉失认证，无法辨别面孔，无法识别物体，这些都对交流产生一定的影响，尤其是非口头的交流。

如果出现注意力障碍，无法集中或转移注意力，那么我们将无法意识到身边的事物，无法意识到周围的变化，无法意识到时间的变化甚至交流的目的和过程。例如在阅读中，如果我们无意识地面对一个词，可能无法将其当作一个有意义的词来处理，那么对于它的含义也无法理解。在交流的过程中，无法转移注意力，也可能导致交流无法进行下去。例如无法判断话题转换或情绪的变化，无法确定设备的进程，也会影响我们对信息的理解。

如果学习和记忆能力受到损伤，在非口头表达中，也会遇到很大的问题。例如在使用设备或身体姿势的过程中，缺乏学习和记忆能力，让我们难以记住约定俗成的表达方式，并难以做出正确的回应，造成交流障碍。另外，如果记忆出现问题，那么设备的管理及安全防护方面也将受到影响。

执行能力受损也会直接影响非口头交流的能力。我们完成一件任务，包括计划、设定目标、发起行为、中途纠错、处理改变及意外情况、选择最佳备选等内容。非口头交流中，可能面对很多的情况，包括选择表达的方式和理解的方式，对其处理并解决，这些都需要执行能力的完整性。执行控制能力与心智发育将在心理部分阐述。

（二）心理因素

1. 口头交流中受到的心理因素影响　包括心因性失语及癔病性失语。心因性失语症通常是受到较大的惊吓或家庭变故，突然不能发音，经检查，其构音器官及神经系统无器质性病变，患者可以正常咳嗽，但无法或拒绝讲话，这种情况需要与神经系统性的失语相鉴别。除了心因性失语症，因心理压力、焦虑、抑郁等原因减少口头交流也很常见。例如，有些人担心自己因咬字不清、命名障碍、语句不连贯或语速减慢而被嘲笑产生挫败感，进而减少口头交流，这与心理因素密切相关。

2. 非口头交流中受到的心理因素影响　一部分与口头交流相同，是拒绝交流而封闭自身，甚至在身体功能允许的情况下拒绝交流，另一部分影响

非口头交流的原因是心智水平。人的很多行为,不仅需要预见自己的行为会产生什么结果,还需要去预测别人的行为,通过认知神经心理学来理解别人的心理和反应。在非口头交流活动中,个人的自主控制与心理成熟度也会影响交流的成败及质量。在操作设备中由于各种障碍导致的心理挫败感,也可能带给患者负面刺激,造成交流的终止。

(三)精神因素

1. 口头交流中可能受到的精神因素影响 一般涉及精神疾病,例如精神分裂症、双相情感障碍、物质滥用、进食障碍、疼痛与临终关怀等。精神疾病可能造成幻听、言语失当或退化、拒绝交流或用词具有攻击性等问题。疼痛与临终关怀情况下,身体和心理的双重压力可导致口头交流的质量下降或情绪失控。情绪问题可能导致口头交流中的态度和用词异常,例如狂怒、恐惧、欲望降低等。

2. 非口头交流中可能受到的精神因素影响 精神疾病患者可能存在行为上的异常,过度紧张合并思维涣散、幻觉等可能导致非口头交流中的问题。在疼痛剧烈或持续疼痛的情况下,可能出现拒绝交流或交流过程中因为情绪暴躁而发生意外事件。

三、环境和社会条件分析

(一)活动的空间需求

1. 口头交流需要的空间 口头交流需要的空间比较自由,可当面交谈,也可利用视频、音频进行远距离交流。当面交流时,环境越安静及私密越便于口头交流。安静的环境可以创造良好的听力环境,使"听"的过程更容易完成,相对私密的环境,比较容易让患者放松心态,尤其是有言语障碍的患者,可以有更充裕的时间及信心进行口头交流。虽然相对空间比较自由,但口头交流的距离也不能过近或过远,过近的距离,会导致心理压力的增强,易出现社交问题;而过远的距离,不利于听力及一些配合言语的表情的识别。视频或音频交流,需要网络信号和设备的使用操作和维护,同时麦克风及耳机、音响的调试,需要一定的能力。一些患者有某些心理问题或对电话、视频等焦虑或恐惧,而无法采用音频、视频交流方式。

2. 非口头交流需要的空间 分为当面非口头交流和非当面的远距离非口头交流。比如利用身体语言或面对面书写的文字交流属于当面非口头交流,利用书信、网络、电码进行交流属于非当面的远距离非口头交流。当面的非口头交流,由于不需要发音和听力,所以可较少地考虑环境是否嘈杂。但是非口头的当面交流,如果利用身体语言,需要视觉可见的范围,要求距离不能过远,否则难以看到细微表情或动作,可能会使沟通产生误解。当面的非口头交流如果使用书写的方式,需要的空间较自由,只要可以看到文字即可。非当面的远距离非口头交流需要设备、网络、电,需要考虑的空间主要是放置设备的空间。

(二)活动的社会需求

1. 口头交流所需要的社会和文化需求 主要是交流活动需要至少两个人甚至更多人之间的互动,在谈话中要考虑参与人的关系,并根据其关系来决定交流的时间、技巧和态度。口头交流中一切默认的规则,例如面对询问的回答方式,如何开始并结束话题,如何使用文明用语等都需要考虑,同时交流对象的文化背景也需要考虑。比如面对不同年龄和文化的对象,使用的态度用语及禁忌,还有音量的大小、语调的高低、语速的快慢、对方听不清楚时采取的应对方式等均需考虑。交流中的表情在不同的文化中也常有不同的含义。例如在北美洲,如果沟通时不看对方,会被认为怯懦或缺乏热情,但在一些东亚国家,交流中的对视可能会被认为是威胁、挑衅或暗示性欲。交流的空间其实也受到社会和文化的影响,东方人对空间的需要比较大,但是拉丁语系和中东人可能身体靠得更近。如果因为文化差异导致一些交谈中出现"后撤"的行为,可能导致不同文化的碰撞与误解。在言谈过程中是否有身体触碰,在各个文化中也有很大的区别。东方人一般会减少触碰对方,但拉丁语系的人喜欢热烈拥抱或亲切地拍对方的背。对对方的称呼,也跟文化背景相关,要避免使用一些涉及种族和人权的用词和表述。

2. 非口头交流所需要的社会和文化需求 由于非口头交流使用身体语言,虽然去除了不同语种的障碍,但是对社会规则和文化背景的要求更高。

很多相同的动作在不同的社会和文化背景之下有着不同的意义,例如拇指和示指合成一个圈,其他3个手指伸直或略屈,在很多国家代表数字"3"或"0",有的国家代表"OK",表赞同,但是在突尼斯却代表"傻瓜"。翘起拇指的动作,在中国表示"很好""了不起",但是在希腊,该动作表示厌恶。面对不同社会或文化背景的人,在使用身体语言交流时,一定要提前了解各地的风俗,辨别不文明的示意动作。还有一些行为,例如吹口哨,在北美洲一些特定的场合(例如运动场或表演现场),表示赞美和喝彩,但在欧洲可能表示嘲笑,在东方也代表不尊重。使用网络语言或文字时,也需要考虑对方的社会背景,尽量避免引起歧义、不尊重人权和种族及不文明用语。

第二节
交流活动指导和训练的目的和原则

一、交流活动指导和训练的目的

(一)交流活动指导和训练的目的

作业治疗本着"以个案为中心"(client-centered)的思想,对患者进行活动的指导和训练。其范围包括作业治疗领域、作业技巧、作业表现形式、情景与环境及个体因素。作业治疗的过程包括评估、介入和结局。作业治疗的目的是通过建立目标来促进健康,恢复或矫正功能,维持或代偿以及预防失能。

交流活动作为 ADL 能力中工具性日常生活活动能力的一个重要部分,更倾向于与环境互动及社会参与,除了基本的技巧与表现形式,还需要对环境及个体因素进行分析。交流活动指导的主要目的如下。

1. 制订康复干预计划 根据评估结果制订康复干预计划。其计划包括期望值的确立、长短期目标的设立及干预方式的选择。

(1)对患者交流能力期望值的确立:根据患者目前的情况(评估的结果),通过对患者自身价值的判断和自我定位,来分析其交流能力、身心健康、社会参与的能力及安逸度,并关注患者的生活质量及其是否可以获得公平的参与机会。例如,患者口头交流和非口头交流是否可以达到沟通目的,是否能够独立或在一定辅助下参与社会活动,生活质量是否受损,是否因为交流障碍影响其参与活动及工作的公平性。

(2)长、短期目标的设立:当确立了患者的期望值后,可设置长期及短期的训练目标,以明确治疗方向。长期目标指患者在终止治疗时所能达到的成果,是终止事件时患者各方面能力的综合,包括患者参与社会的能力。短期目标一般指为达成长期目标所一步步实现的,可以是个体功能上的进展,也可以是活动的某一个步骤的进展。例如,长期目标可以是患者达到参与社区活动,口头表达自己的观点,或利用书写或键盘等远程操作参与感兴趣的活动,或与家人相聚等。在设置目标的过程中,要根据患者需要和病情发展进行调整。长期目标的设定,是根据患者自身定位及对任务调整的接受度来决定的,一般是最终回归家庭与社会的状态。短期的目标可以是很多个,不同的阶段根据患者不同的身体状况和外在环境的变化而调整。短期目标一个个实现后,逐步增加其难度级别,以求最终达到长期目标。短期目标可设定为利用辅助器具来操作键盘或通过训练来加强发音及语速的控制等。

2. 确定干预的途径

(1)促进患者的健康:改善交流能力不仅可以帮助患者促进身体健康,也维持患者的精神和心理健康。交流作为人与外界信息交换的方式,直接影响人的生活与参与。通过制订计划,确定如何促进患者健康。

(2)维持患者的功能:维持患者目前的交流功能,包括身体功能及精神心理功能,其维持的方法及介入量均需计划。

(3)恢复或矫正患者的能力:患者的交流能力可以通过一些治疗技术来进行恢复或矫正,在指导过程中需要对此项内容进行计划。

(4)调整任务与代偿:当患者失去一些交流功能和能力时,我们要通过指导来帮助患者调整任务降低难度或教会患者代偿的手段。

（5）预防能力退化：防止患者因为身体功能的下降而减少自发活动与参与能力。预防能力的退化是作业治疗师必须考虑的内容。

3. 维持自尊与自我效能感　自我效能是指一个人在特定的情境中从事某种行为并获得预期结果的能力。在一定程度上，自我效能是指自己对自我有关能力的感知，也指对自己实现特定领域行为目标所需要能力的信心或信念。自我效能感与成就行为相互促进。自尊，亦称"自尊心"，是个人基于自我评价产生和形成的一种自重、自爱和自我尊重，并要求受到他人、集体、社会尊重的情感体验。自尊是人格自我调节结构心理成分。过高或过低的自尊感度都可能成为问题，自尊在一定意义上也可以是维护良好自我形象的需要。交流障碍的患者很容易失去自尊和自我效能感降低，之后产生心理甚至精神方面的问题。如自我封闭、不愿意参与到社会生活中。交流指导训练的目的之一是帮助患者维持自尊与自我效能感，帮助患者建立正确的自我角色定位。

4. 提供能力技巧和作业表现的干预　为患者提供在交流动作的技巧及社交技巧上的帮助，帮助患者实现更好的与环境、与其他人及事物的互动，以融入社会与文化。

5. 针对个体因素提供帮助与指导　患者个体因素包括个人价值观、信仰、身体功能、身体结构情况、个人能力（认知、感觉、社交）等，治疗师需要针对患者个体情况进行帮助和指导。如果患者身体结构出现问题，例如听力缺损或构音障碍，作业治疗师要提供相对应的帮助与指导。如果是因为心肺功能降低而造成交流障碍或肢体活动功能障碍造成书写或打字障碍，则可通过相应的作业治疗进行干预。

（二）交流活动指导和训练的干预内容

1. 口语表达　口语表达包括发音、音调、语速等。在进行康复过程中，要考虑患者是否存在构音障碍，是否有无意义的言语，命名是否正确，言语可否被理解，语速是否适当，节律有无规律等。在口语表达指导和训练干预中，包括对构音的练习，在认知层面对语言的指导，对谈话技巧的训练和指导，辅助器具的选择和应用，包括助听器、扩音器

（图 14-1）、声音转换器等，还要对患者进行心理支持及社区援助。

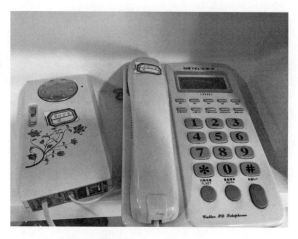

图 14-1　扩音器电话

2. 发起交流（口头交流或非口头交流）　发起交流不仅要有一定的功能及能力水平，还需患者的自我效能感和自尊心。患者对自己的角色定位、心理状态、经济情况、保险情况、周围环境和人员的尊重都影响患者的心态，在一定程度上决定患者是否能够发起交流。有时患者拥有发起交流的愿望和能力，但在低自尊心的作用下或处在一个效率极高的环境中，可能会因挫败感而难以参与交流，甚至因挫败感而产生攻击行为，所以在发起交流指导和训练方面，除了对交流技巧的指导和身体功能的训练外，还包括心理支持和对环境的分析，对社区和职场的支援以及对整体社会环境的宣教和倡导。良好的环境可矫正患者一些应激性或创伤后的情绪障碍，增强患者自信心，帮助患者提高发起交流的愿望和能力并付诸行动。

3. 阅读　阅读是一项较为私人的行为，不是必须与别人一同合作才能完成。但是阅读作为非口头交流中获取信息的一个重要手段，需要的身体功能包括视觉或触觉（盲文）（图 14-2）。安静的环境可帮助患者集中注意力，能更有效地完成目标阅读任务。视觉识别需要的光线要考虑。在阅读的训练中，除了视知觉，还要进行对认知和思考分析能力的训练，对记忆力和学习能力的训练和指导等。如果患者有一定的阅读障碍，可采用某些代偿手段。例如，将阅读资料转换为声音来代偿视觉缺陷；用调整任务的方式改善患者注意力不集中问

题;利用提示法来代偿记忆力缺陷;或将信息简单化处理以降低阅读难度等。

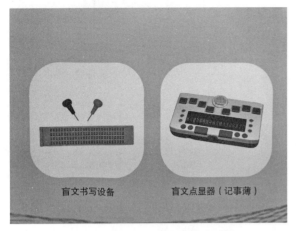

盲文书写设备   盲文点显器(记事薄)

图 14-2 盲文书写器及盲文点显器

4. 持书 持书要考虑的内容包括身体的功能、平衡能力、协调性、上肢功能等,还需考虑书的自重、种类(平装或精装本)及是否允许折痕等。如果患者身体功能稍差,难以负担整本书的重量,可将难度降低。例如将整本书拆分为单独章节以减轻重量,或尽量阅读平装本和非珍藏版本以降低对书的保护要求,也可使用阅读书架等辅助器具来帮助持书(图 14-3),同时要考虑患者持书的时间和疲劳度。

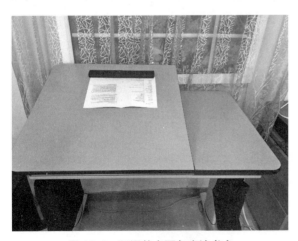

图 14-3 可调整桌面角度读书台

5. 翻页 对于传统纸质书籍的翻页动作需要身体的平衡、上肢和手的协调性及较好的功能,还要求手部的正常感觉,以保证准确地翻页和保护手部的安全。一些电子书的翻页可能只需要一个手指的接触便可完成,那么手部皮肤状况就需要特别注意。如果有皮肤缺损,如烧伤、脱皮等,可采用专

门的手套或其他的工具帮助点击翻页,但电子书的使用需要一定的认知和学习能力。

6. 书写 书写作为非口头交流的一个重要的发出信息的行为,需要持笔在纸或电子触摸板上完成。书写首先需要的是认知能力、记忆力、注意力及执行能力等。视知觉如有缺损,可由盲文及其他方式来代偿,例如声音提示。从书写的动作上分析,持笔并能使用笔,需要身体平衡、上肢的功能、手的功能及协调性。过度震颤或持笔不稳,可通过辅助器具或改造笔的重量和形状来解决。在触摸屏上书写,需要的力量较小,但是稳定性和动作转换要求更多,所以可根据患者的具体情况来选择书写方式。书写的技巧及礼仪也可由治疗师来进行指导。要保证书写质量以确保文字的可识别性。

7. 打字或使用键盘 多媒体和电子设备等增强和替代交流工具的应用,使打字和使用键盘可以在一定的情况下代替书写。但是键盘的使用需要比较高的文化水平或专业教育,也需要较高的认知水平。首先需要熟悉并学会使用键盘,记住键盘使用的方式,并需要身体的平衡和上肢及手的功能。同时手部的感觉功能对打字及使用键盘也有一定的作用,良好的感觉可以帮助提高效率,避免出现安全问题。如果使用打字机,可能对手指肌力的要求更高。但使用普通键盘或某些触感键盘可解决这个问题。随着科技水平的不断提高,选择更方便的设备代偿患者功能上的缺陷,同时需要考虑一些患者在心理上对电子设备的排斥。

8. 处理邮件 邮件包括纸质邮件和电子邮件。如果邮箱与患者的主要生活区域有一段距离并有锁的话,则需要患者在转移方面具有一定的能力,同时还需要一定的认知能力及身体协调性,使患者可以转移到信箱前并开锁取出邮件。拆开邮件的过程不能损伤信件本身,如果患者有集邮的习惯,要可以成功的完整取下邮票,这些都需要比较高的认识能力、身体平衡,以及上肢和手部操作能力,也要求手的感觉能力。如果处理电子邮件,需要患者使用计算机,连接网络,可以记住或根据提示验证用户名及密码,进入电子邮箱,然后辨别有效邮件、进行正确的处理并决定是否回复。如果患者处理的邮件只是作为普通的联络方式之一,则不

需要过度要求处理效率,但如果患者的职业是以处理邮件为主要方式,那么除了正确处理邮件,还增加了提高效率的需求,则需要加强训练或利用一些代偿的方式来增加处理能力并减少错误,例如声音提醒来代偿记忆障碍,或扩大字体及设置电子邮箱的属性,或改造实体邮箱。处理邮件的技巧与礼仪可由治疗师对患者进行指导和训练。

9. 使用呼叫设备　呼叫灯或是呼叫器作为交流的信号,大多应用在患者难以表达或难以被注意但又有交流需求时。首先呼叫设备要保持电量及正常使用状态,同时,呼叫设备的放置要保证患者随时可以轻松使用。使用呼叫设备需要患者有一定的觉醒状态和认知状态,并需要患者心理健康,可以与护理人员保持正常的沟通或共识,以保证呼叫设备可以及时、准确地获得效果,得到关注。可以根据患者的身体功能来选择呼叫设备的呼叫方式,可以是声控,也可以是按钮,甚至是面部识别或虹膜识别。作为作业治疗师,一定要保证有觉醒状态和一定认知能力的患者学会使用呼叫设备,以防万一。同时要对患者进行心理支持,以保证呼叫的效率与真实可信度,并对呼叫的紧急程度分级,并设定相应的处理方法。

10. 使用家庭电话　这里的家庭电话一般指座机电话。座机电话目前分为有线电话和无线电话,同时,也有一些家庭电话有视频功能。如果是单纯语音通话功能的电话,使用有线电话的好处是如果电话不小心脱手,可以很快找到,但同时带来的危险也包括线的缠绕和被绊倒的风险。而无线电话虽然没有被绊倒的风险,但是其脱手后可能离开较远,在拾起的过程中增加移动的风险。单纯语音通话的电话,对患者的口头交流能力要求较高,如果是带有视频功能的电话,可以采取一些非口头的方式来进行沟通。使用家庭电话对认知功能也有一定的要求(图 14-4)。

11. 使用手机　现在的手机具有各种功能,包括视频、音频及打字等交流方式可供选择。手机轻巧、方便握持,在一定的情况下可以减少对肢体力量的要求,但由于其操作复杂,需要一定的认知功能,并需要更多的肢体协调性和手指功能。同时,设备的使用要求比较高的技巧性,需要作业治疗师

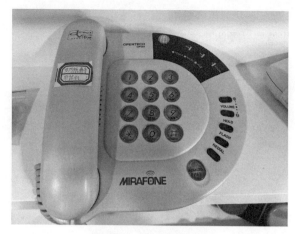

图 14-4　多功能电话机

的指导和训练。如果患者年龄偏大或视力受限、认知水平较低,也可以换成大按钮的简单手机以降低使用难度(图 14-5)。

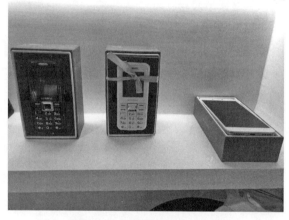

图 14-5　各种型号功能的手机

12. 检索信息　检索信息是交流中搜索素材的一种方式,通常在有疑问或需要更多的信息时采用检索信息的方式来增加信息量。一般检索信息可以通过询问、传统的纸质资料查找和较为先进的电子查找的方式。其中,询问是较为快速得到信息的方式,但需要有机会接触到所需信息的持有人并获得对方的同意,得到的信息可靠性较低。纸质查找包括通过去图书馆或在其他纸质的资料中查找,这种查找方式用时长,需要一定的检索技巧、一定的信息量及较高的认知水平,同时需要视觉和注意力以提高效率。同时,如果身体功能障碍也可能给这种传统的检索方式造成难度。较为先进的信息检索方式包括使用计算机、应用电子图书馆、网络或手机软件等方式检索,这种检索可以通过视觉、

输入、手写或声音等方式来检索需要的信息。检索信息属于交流中相对比较高级的内容,其中的技巧和代偿手段也可以由作业治疗师来进行指导。

13. 使用记事簿 使用记事簿是一种对记忆力代偿的方式,在交流中不属于必须过程。但是,使用记事簿可以提高交流效率,减少思考时间和记忆中的错误。使用记事簿包括纸质手写记事簿和电子记事簿。纸质手写记事簿的使用涉及之前的持书(本)、翻页、书写、阅读等内容。电子记事簿的使用包括之前的使用键盘、手写、阅读等内容。作业治疗师可以对其使用技巧及整理、记录技巧进行指导,以增强效率。

二、交流活动指导和训练的原则

(一)交流活动指导和训练的总体原则

1. 要选择有意义的活动 通过以"案例为中心"的思想对患者的障碍及期待值和需求进行分析,然后了解哪些活动对改善患者的作业表现最为重要,哪些更有意义,能达到增加交流目的。有意义的活动可以增加患者的兴趣与参与性,提高其交流的兴趣和能力。

2. 选择适合的干预方式 对于听力正常及无听解障碍的患者,可以进行口头指导,如果听力稍差可以放大声音或减慢语速。如果患者存在少量认知障碍或注意力问题,但视觉尚可,可通过文字或动作示范的方式让患者了解干预的方法。

3. 活动分级 将活动按照难度和所需帮助量来分级,循序渐进,遵循从简单到复杂的原则来进行干预指导,减少患者早期遇到的挫败感,减少患者的心理压力与反抗情绪。通过简单任务的完成,逐步加难任务,使患者的能力得以提高,同时加强患者的自我效能感和自尊、自信心。

4. 治疗的环境选择 交流活动既需要有他人参与,又需要一个相对适当的环境,这种环境的设置,包括参与人数、干扰情况和关注度。交流能力较弱时,建议从单纯的环境开始进行训练,减少患者的心理压力。当患者具有一定的交流能力,需要更复杂的环境以加强训练时,可以考虑增加环境中的混杂因素。环境的分级也对治疗干预起到重要作用。

5. 干预的个性化 每个有交流障碍的患者,都可能有不同的问题。有的患者存在身体功能的障碍,有的是认知或心理或精神方面的问题,在制订干预计划时就需要根据患者的个体化问题来制订个性化的干预方案,以保证能够有效率、有针对性地解决患者的问题,提高交流能力。

6. 定期的评价及修改干预计划 患者在接受干预的过程中,状况会发生变化,那么作业治疗师需要及时发现问题或变化,定期进行规范性评价,并修改干预的计划,以达到最终的长期目标,帮助患者改善交流,回归生活与社会。

(二)不同功能障碍的交流活动指导和训练原则

不同的功能障碍通常会导致不同的交流活动障碍。以下将简要叙述不同功能障碍相对应的交流问题,其干预手段将在下一节具体阐述。

1. 关节活动度障碍或肌力障碍 存在关节活动度障碍或肌力障碍的患者,交流中主要的问题是在非口头交流时使用设备的过程中可能出现障碍。例如,使用键盘的手指无力或难以够取物品。握笔障碍也可能成为一个影响交流的重要原因。口头交流中的障碍,主要表现在配合动作困难,以及助听器或扩音器的使用困难。

2. 协调障碍 协调障碍对交流产生的障碍主要是在构音及操作设备方面。构音器官的协调障碍,可能导致发音和调音的问题,影响交流。而身体协调障碍对设备的使用,例如使用键盘或呼叫器等产生影响。

3. 偏瘫或一侧肢体难以活动 偏瘫患者的交流问题,主要是脑损伤后是否影响认知及觉醒状态,是否对其精神产生影响。身体功能的问题,在于单侧肢体难以配合固定纸张或书本、键盘等设备。

4. 截瘫 截瘫患者最主要的问题是转移困难及心理障碍。一般截瘫患者上肢功能、认知、言语的完整性均不受影响,需要考虑的是交流范围的扩大及心理因素。

5. 四肢瘫 相比截瘫,四肢瘫患者神经损伤节段更高,对上肢及躯干的功能影响更大,而且可能影响膈肌活动,造成发声弱、呼吸弱等问题。其使用设备的借助量也更多。

6. 弱视　弱视对交流的主要影响表现在因为视觉的原因,所以在非口头交流过程中必须依靠听力来获取信息,那么对于环境中噪声量的要求更高。同时在口头交流中因为难以看清或无法看到对方的表情及动作,可能降低沟通交流的质量。

不同疾病的交流指导与干预

一、脑血管疾病交流障碍

脑血管疾病可能造成的交流障碍,一般包括由于脑血管疾病造成的认知障碍、知觉障碍、心理功能障碍、运动功能障碍及失语症。这些问题造成的障碍均需要通过训练或代偿的方式来进行干预,以提高交流能力。

(一)认知功能障碍

通过对脑血管疾病患者认知功能的评价,发现患者可能出现注意力难以集中、注意力转移困难、理解能力减弱、记忆力减弱、失用症等问题。这些认知功能障碍均会导致交流障碍。注意力难以集中和转移,可能导致患者在交流中获取信息量降低。理解能力减弱,会造成患者处理信息困难。记忆力减弱,在沟通的过程中,难以保存信息。失用症可能导致患者在交流的过程中顺序错乱。

针对认知功能障碍患者的交流训练,可以选择一些有意义的任务来代替基础性的任务。例如可以尝试着通过交流来安排患者完成一项任务,例如叙述一件事情,随着对细节的谈论的增加来提高患者的注意力水平,从简单的对话发展到复杂的交流,使患者可以逐渐增加交流的注意力及收集信息的能力。

针对认知功能障碍的补偿措施,包括使用写日记的方式来减少患者注意力的分散或记忆力的低下,减少环境的干扰,也可以通过特定的提示和流程,帮助患者缓解因为执行能力低下或失用症导致的交流任务无法完成。

(二)知觉障碍

知觉障碍对患者的影响主要是躯体构图障碍、视觉识别障碍及失认症。躯体构图障碍是缺乏对自身关系的理解,缺乏对身体结构的认识,如单侧忽略、左右失认、手指失认等问题。这些身体结构上的知觉障碍,可能导致患者在交流时忽略某一侧肢体的情况或难以识别左右手指等结构,导致接受信息不全面或无法与人交流。视觉失认会导致患者无法分辨颜色、大小、景深及位置。对深度知觉和图形背景识别及空间关系的障碍,使患者难以获取信息或获取不正确的信息,或难以使用设备来进行交流活动。视觉失认造成的面孔失认,难以辨别交流对象,综合图画失认(simultagnosia)会造成患者在阅读时难以获取完整的字母或文字,颜色失认及听觉失认可能使患者无法区别颜色和来自不同差异的声音,例如难以分辨汽车和吸尘器的声音。

知觉障碍的治疗,如果患者存在单侧忽略,则尽量在患者可以注意到的范围内进行交流,然后慢慢通过移动及声音诱导患者慢慢将视线转移至忽略侧。同时可以对患者进行语言的提示,包括口头提示、视觉提示及声音提示,使患者能够反复学习和实践,加强交流的能力。鼓励患者进行口头的排练,可将交流活动分成几个部分来训练,即时纠正错误,对正确的行为进行强化。遮挡良好的视觉侧也是一种强制性训练方式,但其使用尚在探讨中。

知觉障碍的补偿措施,包括在忽略侧划线,以提示患者阅读时完整获取资料。尽量将资料摆放在同一位置,并鼓励患者描述物体,去除环境中混乱的干扰,将材料或设备放置在不同颜色对比的表面上,以提示的方式代偿患者的失认症状,提高患者交流能力。

(三)心理及精神功能障碍

脑血管疾病可能使患者产生抑郁或焦虑等心理功能障碍,甚至精神症状。这些因素在与人交流的过程中都将有所表现。这些心理和精神因素,可能导致情绪障碍,患者对自己的角色及定位产生偏移,拒绝交流或拒绝遵守交流中的规则与标准。

心理及精神问题可以通过服用药物治疗或进行心理咨询来改善交流中的问题。

(四)运动功能障碍

脑血管疾病导致的运动功能障碍主要是由于偏瘫导致的障碍。如前所述,偏瘫的身体功能问题所导致的交流障碍主要在于单侧肢体难以配合以固定纸张或书本、键盘等设备,或患侧为利手侧,无法持笔书写。

运动功能障碍的训练包括患侧上肢的稳定性及手功能训练,改善握笔能力,增强书写、翻页、持书或使用键盘的能力。

运动功能障碍的补偿措施包括一手技术(one-hand techniques):单手书写或使用键盘、利手交换、使用剪贴板、用镇纸以稳定纸张、使用书架来稳定书本、使用电子阅读器或单手拨号、使用手机扬声器或将常用电话号码输入手机设置简单拨号等手段,都可以简化使用设备交流的过程。

(五)失语症

由脑血管疾病造成的失语症,是影响患者口头交流的最重要的一个因素。失语症是一种由于后天脑器质性损伤造成的语言和相关认知过程的降低和功能障碍,包括语言识别、理解、记忆、思维障碍,具体表现在听、说、读、写4个方面。其症状包括听理解障碍、口语表达障碍、阅读障碍和书写障碍。

其治疗方法通常由言语治疗师和作业治疗师合作,其中常用的一些治疗方法包括以改善言语功能为主的治疗,如阻断去除法及程序介绍法,以及以改善日常生活交流能力为目的的治疗方法,如交流效果促进法和功能性交际治疗,以及一些听理解、阅读和书写的专项训练。

其代偿方式,大部分为转化为非口语的交流方式,比如打字或点头、摇头,或使用对话板等手段,目前一些先进的高科技设备也简化了交流过程,可以利用残存能力进行简单的沟通和交流(图14-6,图14-7)。

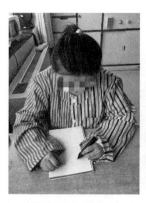 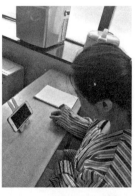

图14-6　加粗笔杆,　　图14-7　通过手机支
代偿手握笔能力　　撑手机进行视频通话

二、脑外伤交流障碍

脑外伤包括贯穿性脑外伤与闭合性脑外伤,脑部由于撞击或急速加减速的力量,在颅骨内发生旋转和移位,可能导致大脑原发性与继发性损伤。车祸后的脑损伤可能造成脑神经损伤、骨折、脑供血不足等问题。与脑血管疾病不同的是,脑外伤可能造成大脑多种损伤部位,后遗症也大不相同。如果单侧大脑半球局部损伤可能与脑血管病变相同,但其他部位或弥漫性脑损伤,其损害程度很难预期,个体差异较大。造成脑外伤患者交流障碍的,与脑血管疾病有区别的主要是昏迷状态,认知功能、知觉与感觉障碍,身体功能障碍,情感改变与行为异常。以下对脑外伤比较特殊的交流障碍进行简述。

(一)昏迷状态

意识的产生依赖于大脑半球及脑干的网状活化系统的交互作用,当脑外伤造成的干扰降低清醒程度,形成不同程度的意识障碍。当患者处于昏迷状态,可能对外界有反应或完全嗜睡,此时缺乏与外界的交流。

在昏迷状态下,作业治疗的唤醒治疗对交流的促进可以起到一定的作用,例如可以通过声、光、触觉等刺激,对昏迷状态的患者进行唤醒,当出现局部反应时,可以通过对异常行为的矫正,例如控制暴力行为、处理虚构语言、提醒患者集中注意力等行为,渐渐帮助患者维持短时间的交流活动。随着患者清醒程度的提升,逐步引导患者认清现实世界,遵从简单口令,在保护患者安全的情况下,选择一些患者有兴趣的社交活动,改善交流,使患者重新回到生活中。

在唤醒过程中,可依据当时患者的情况使用一些代偿的手段和设备来加强交流能力。

(二)认知障碍、知觉障碍与感觉障碍

脑外伤患者最容易出现注意力及记忆障碍,同时,如果前额叶损伤,执行能力及判断能力等均受损。缺乏安全意识及判断力,缺乏信息处理能力与抽象思考能力及执行能力,对患者的交流可造成严重的问题。视觉功能受损导致的视力下降、眼球震颤及知觉障碍都将造成交流问题。失语症与失用症,也是重要的交流障碍原因。而感觉问题即疼

痛,也可能会造成患者交流及使用设备的障碍。

应对认知、知觉及感觉障碍,方法与脑血管疾病相似,通过训练及补偿措施来应对。通过设定有目的的任务来提高患者的注意力和记忆力水平,将任务分解或指定不同难度来训练咨询处理及执行能力的障碍。利用药物来解决视觉功能障碍如视力模糊、眼球震颤等。通过知觉训练改善知觉水平,语言治疗及感觉再教育来改善语言及感觉情况,用药物治疗及物理治疗等方式来解决疼痛(图14-8)。

其代偿的手段包括视觉和听觉提醒、计划、书写代替记忆、设备等代替口头表达,加强安全以适应感觉缺损或安全意识减弱。

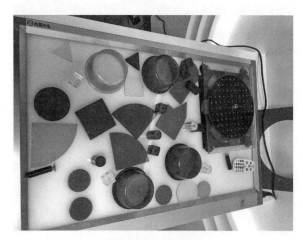

图14-8　认知训练

(三)身体功能障碍

脑外伤特别的身体功能障碍包括异常肌张力(僵直与痉挛)及其造成的肌肉挛缩与关节活动度受限、原始反射的出现、肌肉效率降低、运动失调、姿势控制障碍等问题。

关于身体功能障碍造成交流障碍的训练,包括关节活动度训练、肌力及耐力训练、抑制原始反射、增加肌肉效率的训练,以强化运动技巧、改善协调性、提高姿势控制。这些身体功能的训练可以改善非口头交流中姿势及设备使用能力,以加强交流。

对于短时间内无法解决或后遗症的身体功能障碍,可以用代偿、调整任务、改造设备、改造环境的方式来增强交流能力。例如,如果手指肌力减弱,可改造键盘或将笔杆加粗,无失语症的患者可以选择音频、视频来代替书写和打字。

(四)情感改变与行为异常

左脑的损伤更容易造成情绪不稳定,抑郁和强哭强笑等高张力情绪及降低情绪也可能发生,而右脑的损伤更多,造成缺乏对疾病认识的反应。而在恢复期之中的异常行为如躁动,经常成为交流的障碍之一。

情绪的不稳定或过激情绪及抑郁,可能造成患者交流的欲望不正常,需要药物治疗和心理治疗(图14-9)。过度的攻击性需要通过镇静药物处理,并在行为上进行约束。

情绪障碍和行为障碍造成交流障碍的代偿,一般是较少环境干扰,减少交流频率和远离压力源,使用约束带等辅助器具控制异常行为或通过远程非口头交流的方式,增加交流的空间和时间间隔,改善交流状况。

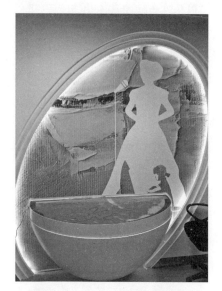

图14-9　通过沙画活动调整情绪

三、神经退化性疾病交流障碍

神经退化性疾病是慢性进行性疾病,包括帕金森病、多发性硬化、肌萎缩侧索硬化、吉兰-巴雷综合征等。此类疾病会随时间进展,由于一般在成年后发病,所以患者的自我价值感有强烈的下降趋势,其心理情绪等问题所造成的交流问题与身体功能障碍所造成的问题均很明显。需要更多的家庭、社区支持与照顾。

(一)认知障碍、疼痛、情感与行为障碍

帕金森病与阿尔茨海默病等患者比较容易出现认知及智力衰减的问题。认知障碍造成的记忆

力下降,伴随出现的疼痛与情绪障碍、抑郁、敌对情绪、冷漠、重复性行为,都对交流产生不良的影响。

通过药物控制和认知训练与心理治疗,可以适当缓解症状,并减缓病情的发展,增加交流的信心与欲望,提高交流的水平。

也可以通过科技手段设置各种提醒及技巧帮助,利用书写记忆的方式,携带各类信息以防记忆力衰减造成的交流问题。使用特殊改造的用具来缓解震颤或书写困难,用改造环境和设备的方式,利用电话或网络等方式提高交流的便捷性。

(二)身体功能障碍

神经退化性疾病的身体功能障碍,一般表现为运动能力的下降、协调性减弱、姿势异常并持续进展,给患者造成行动及操作设备的不便。

神经退化性疾病的身体功能障碍,可以通过训练来维持和减缓退化。例如,进行肌力的训练来维持力量,协调性训练及姿势训练来改善异常的姿势及协调性问题。通过身体功能的改善,提高对非口头交流的操作设备能力。同时通过构音训练改善口头表达的能力,加强交流。

一些代偿的手段可以使用,以应对逐渐退化的功能。例如改造笔或键盘以减少费力,减少设备使用而改用视频或语音交流,或应用声音转化器,通过高科技手段来提高交流能力(图 14-10)。

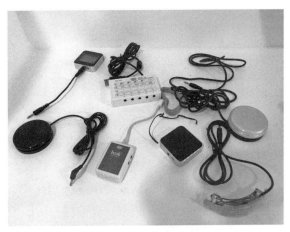

图 14-10　多功能设备

(三)心理障碍

由于病程的进行性发展,患者承受巨大的心理压力及落差感。由于自信心与自尊心及自我价值感的下降,导致交流的意愿减少。

通过药物干预或心理治疗来改善患者的心理状况,提高其交流的意愿。

同时,家属、治疗师、社区的支持,环境的改造与任务的调整,都可以代偿一部分心理障碍带来的交流丧失。

四、脊髓损伤的交流障碍

脊髓损伤造成的交流障碍主要原因是身体功能障碍、疼痛与心理障碍。

(一)身体功能与疼痛方面

截瘫患者双上肢功能较好,但是躯干功能与移动受限,他们的口头交流一般没有影响,对于非口头交流,在交流设备的使用及移动过程中可能出现问题,需要进行相应的训练。而四肢瘫患者的上肢功能较差,同时呼吸、排痰及换气功能减弱,可能造成口头表达时气短或声音无力等情况,可以进行相关的肢体功能训练来改善并维持上肢肌力与手部抓握能力,并改善呼吸功能与发音。而疼痛需要通过药物治疗或物理治疗等方式来缓解。

一些代偿手段和辅助器具的使用,可以帮助脊髓损伤患者更方便地使用交流设备,例如利用视频、音频来代替书写,利用智能手表来取代手机进行通话,或利用万能袖带等辅助器具来改善患者的书写、打字、翻页等能力(图 14-11、图 14-12)。

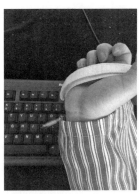

图 14-11　脊髓损伤患者可利用万能袖带代偿打字　　图 14-12　手掌控制鼠标

(二)心理障碍

脊髓损伤患者经过震惊、焦虑、否认、抑郁、退缩、内心愤怒、外衍攻击性及接受适应等一系列心理发展过程,很多都患有抑郁并存在酗酒、药物滥用等心理问题。一方面需要药物调整及心理治疗,一方面需要心理支持及社区、家属的支持。可以通过控制信息量、重新建立患者期望值等方式的介入与代偿，来改善患者的交流欲望与交流能力。

五、具有交流障碍的儿童

正如前文所述，语言的发展不仅是单纯的构音活动，更需要高级脑功能、语言、情绪等全面的发展与参与，其中任何一个环节出现问题，均可存在交流障碍。正常儿童的语言及交流能力，是基于一套完整的发音器官及听力的基础上，通过学习积累词汇、增长生活经验，随着年龄增长，慢慢开始学龄期系统的语言训练，使语言更加社会化，表达能力更加完善。语言发育对能力发展的影响极为显著，它提高儿童了解外部世界的能力，对思维、记忆、推理的发展起到促进作用。从作业治疗的角度看，儿童最早的沟通技能，其意义在于与伙伴建立相互关注，以参与共同的社交活动。儿童期面对的交流问题，包括与身体结构相关的器质性损伤或发育不全，以及认知、心理相关的交流障碍等。

（一）构音器官发育不全或听力障碍等导致的交流障碍

如果不伴有智力及心理问题等发育性问题，仅仅因为发音或听力不完整，可以通过使用手语、佩戴助听器（图14-13）、使用交流辅助工具等方式来进行干预。婴儿手语混合了聋哑人的标准手语与婴儿天生就会使用的一些手势，最初目的就是为了让还没有学会说话的孩子提前接触与人交流。对于单纯的因为听力受限或言语不能交流的孩子，婴儿手语可以在早期介入，有研究认为通常8个月的婴儿就能使用一些简单的手势来表示"再来一点"之类的需求。

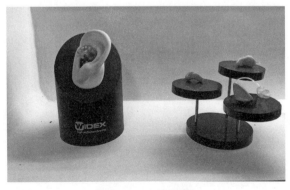

图14-13 助听器

（二）发育障碍导致的交流障碍（排除单纯器质性问题）

交流作为一种社会交往能力，通常不仅仅是单纯的语言问题，更多的包括智力、心理等因素。儿童与他人沟通有困难，他们可能听不懂或不能发出声音，可能在对话中难以选择单词来表达自己的想法，没有办法理顺单词顺序或句子结构，也可能因为心理或精神问题，缺乏参与社交的能力及意愿。目前国际上常用的《美国精神疾病诊断与统计手册》第5版（DSM-5）中将交流障碍（communication disorder）分为以下几种。

1. **语言障碍** 包括接受-表达混合型语言障碍和语言表达障碍。

（1）接受-表达混合型语言障碍：儿童发育迟缓，理解口语和口语存在问题。

（2）表达性语言障碍：儿童发育迟缓，说话有问题。

2. **语音障碍** 构音器官结构、功能正常，听力正常，但发音出现障碍、语言清晰度低于常人。

3. **儿童期发作的流畅性障碍** 也被称为口吃。它从童年开始，可以一直延续一生。

4. **社交障碍** 儿童的语言交流和非语言交流有困难，但不是由思维问题引起的。

一般来说，发育障碍儿童在认知、知觉和社会功能方面均可能出现障碍，导致他们的语言学习过程被中断。儿童的个体差异，导致其交流互动模式复杂而各异。由于儿童获取和利用信息的能力不同，他们在环境中获得的经验也有着很大的差异。这种发育中的个体差异需要得到技能上的训练，以及在环境方面的调整及支持。

可能造成儿童交流障碍的常见疾病包括儿童孤独症、唐氏综合征、口吃、社交障碍等。下文将对这几种疾病可能出现的交流问题进行简要介绍。

1. **儿童孤独症** 孤独症是广泛性发育障碍的一种亚型，以男性多见，起病于婴幼儿期，主要表现为不同程度的言语发育障碍、人际交往障碍、兴趣狭窄和行为方式刻板。约有3/4的患者伴有明显的精神发育迟滞，部分患儿在一般性智力落后的背景下某方面具有较好的能力。孤独症儿童可能会使用眼神或手势来提出表达需求，但与他人共享感受、获取评论或展示，通常不是他们的交流目的。他们很少注意社会刺激，所以在早期（18个月）便可以表现出一些社会导向性的交流行为异常。由于缺乏对外界刺激的注意，孤独症儿童很难从环境中获取持续的反馈，难以学会处理日益复杂的社会信息。对孤独症儿童的交流干预，需要在社交活动中通过吸引患儿的注意力等方式来帮助其保持与外界接触，并与他人发展出共同关注来促进交流。在过程中如果发现患儿感兴趣的话题，可以通过各种激励方式来引导患儿进行进一步的交流。目前也经常应用音乐治疗来获取患儿的注意力，帮助患儿提高交流能力。

2. 唐氏综合征　唐氏综合征即21-三体综合征，是由染色体异常而导致的疾病。60%的患儿在胎内早期即流产，存活者有明显的智力落后、特殊面容、生长发育障碍和多发畸形。唐氏综合征儿童在交流方面比孤独症儿童更具有社会性，对人也更有兴趣，甚至比一般发育中的婴儿更容易发声，但在互动中，唐氏综合征儿童有目的性的请求行为较少出现，一般与智力、认知能力相关。对唐氏综合征儿童的交流干预，需要鼓励他们与游戏中的对象接触，为他们提供更丰富的言语刺激，扩大他们语言学习的实践机会。

3. 口吃　口吃是一种发育性言语障碍，其言语的前进流动性被重复的声音、单词和延长的声音打断。一般发育性口吃多发生在学龄前几年，但儿童期及成人期均可能存在口吃。儿童期口吃的症状并不稳定，经常以周期的形式出现或消失，也可根据情境及情绪的变化而不同。目前认为大多数儿童可以从口吃中自然恢复，但不存在任何指标作为判断依据。口吃可能伴有肌肉紧张，包括面部表情、眨眼和失去眼神接触。在认知方面除非共病，一般不会出现问题，所以他们经常发展出一些回避策略作为交流障碍的代偿，例如避免口头表达等。儿童期口吃患儿在与同龄人的社交中可能因为口吃而感到愤怒及尴尬。针对儿童口吃的治疗由于有部分儿童可自然恢复，所以其治疗态度一般倾向使儿童自然发育，建议家属调整自己与孩子的交流模式，以减轻儿童的焦虑，但也有一些治疗方法倾向于训练儿童的言语及表达能力。

4. 社交障碍　根据DSM-5（2013），社交障碍作为一个独立的诊断从语言障碍及孤独症谱系障碍中独立，但这个决定还存在着较大的争议。有研究表明，有一些患有社交障碍的儿童并没有孤独症的其他症状，例如兴趣狭窄或重复性行为。目前在诊断上，社交障碍患儿可能与孤独症、阅读障碍及注意缺陷多动障碍（ADHD）共病。对于社交障碍的儿童，可能很难学会对话的基本规则，例如难以理解对话的开始及结束时机，不懂如何聆听及表达，不知道如何保持话题。可以在学校、家庭等不同的环境下，通过一些言语技能训练及角色扮演游戏来改善其社交技巧，鼓励社交企图。

（三）作业治疗对儿童交流障碍的干预及支持

综上所述，针对儿童期可能出现的交流障碍，要根据不同的个体情况来判断及干预。作业治疗对交流障碍儿童常用的干预方式包括环境支持、增强和替代交流（augmentative and alternative communication，AAC）、互动方面的教育。

1. 环境支持　良好的语言环境有利于儿童发展语言技能，宽容及支持的社会态度及家庭环境，有利于减轻交流障碍患儿的焦虑等心理问题。由于儿童的交流对象中更多是同龄人，儿童的心理发育并不完全，可能出现对一些异常行为即表现出嘲笑的情况，需要学校及家人对其进行教育，例如采取以"学会尊重他人"为主题的一些集体性活动，但需要考虑患儿的心理及需求，也许有些患儿并不希望自己被过分关注。

2. 增强和替代交流　AAC是一种辅助策略，可以通过一些设备来补充及替换口语交流，从传统的交流板（图14-14）到高科技的计算机、平板电脑及手机应用APP，都可以被用来帮助自己与他人交流（图14-15）。

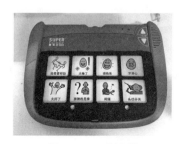

图14-14　交流板

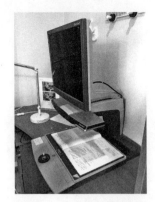

图 14-15　电子放大阅读设备

3.互动方面的教育　包括鼓励儿童参与到交流活动中,提高儿童的交流意图,并通过共同游戏等方式来促进儿童学习语言及社交。学龄前期儿童一般通过游戏来与同龄人进行一些交流,学龄期儿童更多在学校环境中进行交流能力的发展,针对不同的环境和互动对象,可以教育患儿及成人,教会他们交流技巧,帮助他们更好地进行沟通。

六、其他

其他包括骨科疾病、烧伤、肿瘤、心肺功能疾病、获得性免疫缺陷综合征(艾滋病)及老年化。这些患者的交流问题基本上都分为身体功能障碍和心理障碍。

在解决身体功能障碍方面,通常通过患者功能的评定来确定影响交流活动的因素,并通过训练或代偿手段解决。这些疾病一般不会影响口头表达,除非是面部烧伤影响开口或肿瘤等损伤构音器官。在口头交流方面,更多的问题在于心理障碍造成的避免当面口头交流,并存在自尊心下降的情况,多

选择通过音频或其他非口头交流方式。非口头交流的方式,如果因病或受伤造成操作设备困难,可通过肢体功能训练、矫形器或辅助设备的帮助来进行交流。

而心理障碍包括接受疾病、接受自身状态和调节情绪的困难。通过药物治疗和心理治疗及家属、治疗师的多方面支持,可以改善患者的交流能力。疲劳感与疼痛都将给患者的交流造成不良的影响,需要在治疗中予以重视。

(刘静娅)

参考文献

[1] LYNETTE M. Occupation Analysis in Practice. Blackwell Publishing Ltd, 2011.

[2] JUDIE. Occupational Therapy and Stroke. 2nd Edition. Blackwell Publishing Ltd, 2010.

[3] JENNY P. Occupational therapyand neurological-conditions. John Wiley & Sons, Ltd, 2016.

[4] MARJORIE E S. OccupationalTherapyin thePromotion ofHealth and Wellness. F. A. Davis Company, 2010.

[5] HEIDI M P. Pedrettis Occupational Therapy Practice Skills for Physical dysfunction, 8th edition. Elsevier Inc, 2018.

[6] 薛漪平.生理疾病职能治疗学[M].2版.台北:禾枫出版公司,2016.

[7] 李胜利.言语治疗学[M].2版.北京:华夏出版社,2016.

第十五章

健康状况管理

健康管理是日常生活活动的重要组成部分,是保持健康状态的重要内容。世界卫生组织对健康下的定义是:一个完整的个体应包括心身两部分,两者相互影响,以心理为主导,对外界环境的刺激,心身作为一个整体来反应。根据《国际功能、残疾和健康分类》(ICF),影响人的健康状态包括身体功能与结构、活动与参与、个人因素和环境因素4个方面的内容。因此,需要从以上4个方面进行健康状态管理。

第一节

健康状况分析

一般来说,人的健康状态大致可分为3种功能状态,即健康功能态、临界功能态(又称亚健康功能态)和疾病功能态。本节从身体功能、认知、心理和精神功能以及环境和社会条件分析等方面,阐述与人体健康相关的身、心和社会等因素。

一、身体功能分析

传统上,习惯于从生物医学的角度来理解健康,认为生物的指标是制定健康的最终标准。但许多疾病早期无症状,一般的常规检查未必能查出来,不能说明其身体健康。特别是,人们生活在不同的社会群体中,其疾病的标准也不一致,受不同国家和不同民族文化背景、社会道德规范、政治经济制度、年龄、经济情况、居住条件等许多因素的影响。因此,对于个体健康的概念应从心理、社会经济、文化等角度综合考虑。

(一)人体的概述

人体是一个复杂而统一的有机体。构成人体最基本的结构和功能的单位是细胞。细胞群和细胞外基质构成组织(包括上皮组织、结缔组织、肌肉组织和神经组织)。几种组织按照一定方式组织起来,形成具有一定形态结构和功能的器官,如心、肺和肾等。形状结构和功能相关的许多器官,共同构成执行某种特定功能的系统。运动系统、消化系统、呼吸系统、泌尿系统、生殖系统、脉管系统、感觉器、神经系统和内分泌系统等九大系统构成完整的人体。运动系统,执行躯体的运动功能,包括人体的骨骼、关节(骨连接)和骨骼肌;消化系统,主要执行消化食物、吸收营养物质和排除代谢产物的功能;呼吸系统,执行气体交换的功能,吸入氧气、排出二氧化碳,并具有内分泌功能;泌尿系统,排出机体内溶于水的代谢产物,如尿素、尿酸等;生殖系统,主要执行生殖繁衍后代的功能;脉管系统,包括心血管系统和淋巴系统,运送血液和淋巴在体内流动;感觉器,感受机体内、外环境刺激并产生兴奋的装置;神经系统,协调人体全身各器官系统活动的和谐;内分泌系统,配合神经系统调控全身各器官系统活动。

(二)正常人体功能

正常人体功能的研究任务就是阐明人体正常生命活动的现象、过程、发生机制和影响因素等,从而掌握各种生命活动发展、变化的规律,揭示各种功能活动对保持和促进人体健康的意义。

1. 正常人体研究内容 正常人体功能的研究融合了传统的"生理学""生物化学"和"遗传与优生"等多门学科的基本知识,将宏观的整体功能与微观的代谢机制有机结合起来,从整体水平、系统和器官、细胞和分子 3 种水平探索生命活动的奥秘,是一门重要的医学基础课程。细胞和分子水平的研究是以细胞和构成细胞的分子为研究对象,研究其理化特性、结构功能和代谢规律。当今生命科学研究的重大课题——人类基因组计划,就属于这一水平的研究。系统和器官水平的研究,是研究各器官、系统的功能、活动规律、调节机制和影响因素等。例如,心脏为什么会有规律的跳动? 它是如何泵血的? 在整个生命活动中起什么作用? 受哪些因素的影响和调节等。整体水平的研究是以完整的机体为研究对象,研究人体在各种环境条件下各器官、系统之间的相互影响和配合,作为完整机体与环境变化相适应的规律和机制。

2. 生命活动的基本特征 生命活动的基本特征是指人类和自然界中所有的生物体均具有的最本质的共同特征,即生物体与非生物体之间最本质的区别。包括新陈代谢、兴奋性、生殖和适应性等特征。

(1) 新陈代谢:是指机体与周围环境之间不断地进行物质交换和能量交换,以实现自我更新的过程。是生命活动的最基本特征,机体的一切生命活动都是在新陈代谢的基础上实现的,新陈代谢一旦停止,生命也就随之终结。

(2) 兴奋性:是指组织或细胞接受刺激后产生反应的能力或特性。

(3) 生殖:是生物体发育成熟后,能够产生与自己相似的子代个体的过程。任何生物个体的寿命都是有限的,只有通过生殖活动产生新的个体才能使生命得以延续,种族得以繁衍。所以,生殖是生命活动的基本特征之一。

(4) 适应性:是机体能根据所处环境的变化来调节自身活动以适应变化的能力,是长期进化的结果。可分为生理性适应和行为性适应。

3. 环境 机体与环境机体的一切生命活动都是在一定的环境中进行的。脱离环境,机体或细胞将无法生存。环境分为外环境和内环境。

(1) 机体与外环境:人体所处的不断变化的外界环境,称为外环境。可分为自然环境,如空气、阳光、水、土壤、动植物、微生物等,是生存的物质基础;社会环境,如社会制度、文化教育、人际关系、居

住条件、医疗条件等。随着科学技术、社会经济的发展,人类赖以生存的自然环境不断受到破坏,如环境污染、植被破坏、水土流失、生态失衡等。因此,人体作为生态系统的重要组成部分,既要依赖环境、适应环境,又要不断地影响环境、改善环境,以保持人与自然的和谐统一。

(2) 机体与内环境:机体的绝大多数细胞并不直接与外环境相接触,而是生活在体内的液体环境中(细胞外液)。因此,细胞外液是细胞直接接触和赖以生存的环境,称为机体的内环境。内环境是细胞直接进行新陈代谢的场所,对细胞的生存以及维持细胞的生理功能十分重要。其作用是为细胞提供物质、接受细胞排出物以及为细胞活动提供条件。内环境的稳态是指内环境中各种物理、化学性质保持相对稳定的状态。其含义不随外环境的变动而变动,这种稳定状态不是静止不变的,而是在微小波动中保持相对稳定。稳态的意义在于为细胞活动提供理化性质相对恒定的环境,维持正常新陈代谢和生命活动。

4. 人体功能的调节 人体功能的调节方式包括神经调节、体液调节和自身调节。

(1) 神经调节:是指通过神经系统的活动对机体生理功能进行的调节,基本方式为反射。反射是指在中枢神经系统参与下,机体对刺激产生的规律性反应。反射包括非条件反射和条件反射。整个机体的一切活动,就其本质来说,都属于反射活动。只要感受器感受到内、外环境的变化,机体就可通过相应的神经反射,对内、外环境的变化产生恰当的应答,以适应环境的变化,维持内环境的稳态。神经调节是机体最主要的调节方式。

(2) 体液调节:指体液中的化学物质通过体液运输的方式对机体功能进行的调节,分为远距分泌调节(主要方式)和旁分泌调节(辅助方式)。其特点为调节速度较慢、作用范围较广、持续时间较长。体液调节的主要方式是远距分泌,参与体液调节的化学物质主要是内分泌腺或内分泌细胞分泌的激素,如胰岛素、生长激素、肾上腺皮质激素等。这些激素通过血液运输到全身的组织细胞,对其功能活动产生调节作用,称为远距分泌,是体液调节的主

要方式。体液调节的辅助方式为旁分泌调节,由组织细胞产生的代谢产物,如 CO_2、H^+、乳酸等,可经局部组织液扩散调节邻近细胞的活动。还有一种调节方式称为神经-体液调节,是指人体内大多数内分泌腺或内分泌细胞接受神经系统的支配,在这种情况下,体液调节便成为神经调节反射弧的传出部分,是反射传出通路的一种延伸,这种调节称为神经-体液调节。

(3)自身调节:是指体内的某些组织细胞不依赖于神经和体液因素的作用,自身对刺激产生的一种适应性反应。自身调节的特点是调节范围局限,幅度较小,灵敏度较低,但对维持某些组织细胞功能的相对稳定具有一定作用。例如,心肌的收缩力在一定范围内与收缩前心肌纤维的初长度成正比,收缩前心肌纤维越长,其产生的收缩力越大;收缩前心肌纤维越短,其产生的收缩力越小。这一现象在脱离神经和体液因素影响下的离体灌流心脏中同样存在,说明自身调节完全是由体内组织细胞自身的特性决定的。

5. 人体功能调节的反馈控制 由受控部分通过反馈信息反过来调节控制部分的过程,称为反馈。反馈的类型分为正反馈和负反馈。负反馈(negative feedback)是指反馈信息与控制信息作用相反的反馈。也就是说,当某种生理活动过强时,通过这种反馈控制可使该生理活动减弱;而当某种生理活动过弱时,又可反过来引起该生理活动增强。例如体温调节和降压反射。人体功能调节中的反馈作用大多数为负反馈。人体内一些相对稳定的生理功能,通常都是在负反馈的调节下得以保持的。负反馈的意义在于维持机体各种生理功能的相对稳定。前面所说的内环境的稳态,主要是通过负反馈控制实现的。正反馈(positive feedback)是指反馈信息与控制信息作用相同的反馈,对控制部分的活动起增强作用的,称为正反馈。其特点是该反馈是不可逆的、不断增强的过程,在体内较少见。例如分娩过程、排尿和排便反射、血液凝固等。正反馈的意义在于促使某些生理活动一旦发动,就迅速加强,直到其生理过程完成为止。

二、认知、心理和精神功能分析

(一)认知功能分析

认知是机体认识和获取知识的智能加工过程,涉及学习、记忆、语言、思维、精神、情感等一系列随意、心理和社会行为。认知障碍指与上述学习记忆和思维判断有关的大脑高级智能加工过程出现异常,从而引起严重的学习、记忆障碍,同时伴有失语或失用或失认或失行等改变的病理过程。认知的基础是大脑皮质的正常功能,任何引起大脑皮质功能和结构异常的因素均可导致认知障碍。由于大脑的功能复杂,且认知障碍的不同类型互相关联,即某一方面的认知问题可以引起另一方面或多个方面的认知异常(例如,一位患者若有注意力和记忆方面的缺陷,就会出现解决问题的障碍)。因此,认知障碍是脑疾病诊断和治疗中最困难的问题之一。

认知功能障碍是常见的临床症状之一,常见于脑血管意外、脑外伤、帕金森病、多发性硬化等。除疾病和脑外伤外,生理的疼痛和心理上的忧郁、焦虑也可能导致患者的认知问题。各种不同层次的认知功能障碍不但影响患者接受康复治疗的疗效,也会对其日常生活的独立程度造成影响,甚至降低自我能效(self-efficacy)和胜任感,影响其社会参与能力和生活质量。

1. 分类

(1)感知障碍:如感觉过敏、感觉迟钝、内感不适、感觉变质、感觉剥夺、病理性错觉、幻觉、感知综合障碍。

(2)记忆障碍:如记忆过强、记忆缺损、记忆错误。

(3)思维障碍:如抽象概括过程障碍、联想过程障碍、思维逻辑障碍、妄想等。

上述各种认知障碍的原因是多种多样的,除器质性疾病原因外,大多为精神疾病所致。如神经衰弱、癔症、疑症、更年期综合征、抑郁症、强迫症、阿尔茨海默病、精神分裂症、反应性精神病、偏执型精神病、躁狂症、躁郁症等。

2. 认知障碍的主要表现形式 人脑所涉及的认知功能范畴极其广泛,包括学习、记忆、语言、运动、思维、创造、精神、情感等,因此,认知障碍的表现形式也多种多样,这些表现可单独存在,但多相伴出现。

(1) 学习、记忆障碍:学习、记忆是一种复杂的动态过程,对学习、记忆基本机制的了解得益于对一种低等无脊椎动物海兔(aplysia)的简单的神经系统的研究。记忆是处理、储存和回忆信息的能力,与学习和知觉相关。记忆过程包括感觉输入→感觉记忆→短时记忆→长时记忆→储存信息的回忆等过程。短时记忆涉及特定蛋白质的磷酸化和去磷酸化平衡,而长时记忆除特定蛋白质的磷酸化改变外,还涉及新蛋白质的合成。在大脑皮质不同部位受损伤时,可引起不同类型的记忆障碍,如颞叶海马区受损主要引起空间记忆障碍,蓝斑、杏仁核区受损主要引起情感记忆障碍等。

(2) 失语:失语是由于脑损害所致的语言交流能力障碍。患者在意识清晰、无精神障碍及严重智力障碍的前提下,无视觉及听觉缺损,亦无口、咽、喉等发音器官肌肉瘫痪及共济运动障碍,却听不懂别人及自己的讲话,说不出要表达的意思,不理解亦写不出病前会读、会写的字句等。传统观念认为,失语只能由大脑皮质语言区损害引起。CT问世后证实,位于优势侧皮质下结构(如丘脑及基底核)病变也可引起失语。

(3) 失认:失认是指脑损害时患者并无视觉、听觉、触觉、智力及意识障碍的情况下,不能通过某一种感觉辨认以往熟悉的物体,但能通过其他感觉通道进行认识。例如,患者看到手表而不知为何物,通过触摸手表的外形或听手表走动的声音,便可知其为手表。

(4) 失用:要完成一个复杂的随意运动,不仅需要上、下运动神经元和锥体外系及小脑系统的整合,还须有运动的意念,这是联络区皮质的功能。失用是指脑部疾病患者在无任何运动麻痹、共济失调、肌张力障碍和感觉障碍,也无意识及智力障碍的情况下,不能在全身动作的配合下正确地使用一部分肢体功能去完成那些本来已经形成习惯的动作,如不能按要求做伸舌、吞咽、洗脸、刷牙、划火柴和开锁等简单动作,但患者在不经意的情况下却能自发地做这些动作。一般认为,左侧缘上回是运用功能的皮质代表区,由该处发出的纤维至同侧中央前回,再经胼胝体而到达右侧中央前回。因此,左侧顶叶缘上回病变可产生双侧失用症,从左侧缘上回至同侧中央前回间的病变可引起右侧肢体失用,胼胝体前部或右侧皮质下白质受损时可引起左侧肢体失用。

(5) 其他精神、神经活动的改变:患者常表现出语多唠叨、情绪多变,焦虑、抑郁、激越(agitation)、欣快等精神、神经活动方面的异常改变。

(6) 痴呆(dementia):是认知障碍最严重的表现形式,是慢性脑功能不全产生的获得性和持续性智力障碍综合征。智力损害包括不同程度的记忆、语言、视空间功能障碍和人格异常及其他认知(概括、计算、判断、综合和解决问题)能力的降低,患者常伴有行为和情感的异常,这些功能障碍导致患者日常生活、社会交往和工作能力的明显减退。

(二)心理功能分析

面对疾病的侵袭,可能失能的不确定性,特别是突然而来的意外造成的残疾及后遗症,每个人都会经历一段或长或短的适应期。在这个过程中,首先对于疾病(或意外)的发生感到难过、失望,但渐渐会在这样的境遇中寻找个人的出路与希望。患者如果治疗得当,则会顺利度过心理障碍期,如无法及时正确的引导,则造成心理适应障碍,影响其康复的疗效。因此,治疗师应尽早关注患者心理功能的评估与治疗。

1. 常见心理反应类型及临床表现

(1) 震惊期心理:处于震惊期的患者由于不能正视和接受疾病所带来的巨大的打击和刺激而感到紧张、害怕或惊慌失措。临床表现为①患者不能正视和接受巨大、严重事件的打击,甚至不敢想它的后果;②患者表现为震惊、迷惑、不知所措;③通常会表现冷漠、对事物无感觉或无反应。

(2) 否认期心理:否认是患者常用的心理防御机制,也称自我保护,多发生在急性期。患者在面对自己的伤残或疾病时会抱有侥幸心理,对病情产生部分或完全的曲解,否认事实的真相,以躲避心理上的负担和痛苦,长此以往会使患者偏离现实,躲避一切消极的现实处境。临床表现为①反驳他人有关患有疾病和损伤的说法;②拒绝承认存在明显的运动或认知障碍;③对于功能缺陷对其生活的影响漠不关心;④在讨论健康状况及其结果时,行为表现的欢快或轻率,并维持夸大乐观的观点。

(3)抑郁期心理:这是患者预感自己的病情严重时的一种情绪反应。面对一些不利健康的功能缺陷,会出现情绪低落、悲伤、沮丧、绝望,轻者心理压抑,重者痛不欲生,甚至会有自杀的念头。临床表现为①容易感到悲伤和平淡无奇;②对死亡的话题异常地感兴趣;③有自杀的想法和行动;④常表现为暴躁、不耐烦和不停地抱怨;⑤躲避,不愿意和朋友、家人接触。

(4)反对独立期:是继抑郁期后出现的一组与患者前人格特征有关的症状。在此期,部分患者感到躯体的残损对自己是不公平的,今后前途已无指望。随着悲伤、忧愁的心情逐渐减轻,情绪相对平稳时,患者开始以残疾作为谈判的条件,尽量依靠单位或社会照顾,希望今后有所依靠,不想参加社会活动。有些患者在得知自己会终身残疾后,深感自己无能为力,怕被社会抛弃,凡事都想依靠别人的帮助,产生独立无援的感觉。临床表现为①在经济和生活上尽量依靠社会和他人的帮助,不想自己奋斗,不想发挥自己的潜能;②抑郁症较轻;③自觉懒散、乏力,精神不振,满足现状,不想参加康复训练,找种种借口躲避治疗;④自动反对自己照顾自己,凡事不想自己动手,尽量依靠别人;⑤虽已达到出院标准,但不愿意离开医院,找理由拖延出院,或不断转科、转院,以求长期住院;⑥患者早期惯用的防御机制可能是依靠。

(5)适应期心理:经过上述几个阶段后,尤其是给予一定的康复治疗以及家庭、社会环境的双向适应后,患者逐渐认识到健康残损的现实,从心理到行为逐渐开始适应,抑郁、焦虑、悲观、愤怒、对抗、独立等情绪好转或消失,行动上积极配合康复治疗和日常生活自理能力的训练,有主动争取生活自理、争取回归社会的想法,努力参加部分或全部的家庭事务活动,恢复参加部分或全部的工作。临床表现为①患者情绪稳定,接触合作;②逐渐接受现实并平静地对待周围事物;③积极配合医务人员治疗疾病,出现积极向上的意念。

2. 心理功能评估

神经心理学的研究对象是心理现象和大脑生理结构的相互关系,主要是对大量的脑损伤病例开展行为观察和分析。

(1)神经心理测验:神经心理评估心理或行为的范围很广,包括感觉、知觉、运动、言语、注意、记忆、思维、情绪和人格等涉及脑功能的各个方面。最常见的神经心理测验分为单个测验和成套测验;按检测的脑区可分为额叶功能测验、颞叶功能测验、顶叶功能测验、枕叶功能测验和判别大脑左、右两侧功能的测验;按不同的认知领域,还可分为测查注意、信息处理速度、运动技能、词语流畅、工作记忆、抽象或执行功能、学习和延迟回忆等测验。较常用的有韦氏记忆量表、Halstead-Reitan 成套神经心理测验、LOTCA 成套检验法等。

(2)人格测验(personality test):也称个性测验。测量个体行为独特性和倾向性等特征。最常用的方法有问卷和投射技术。问卷法由许多涉及个人心理特征的问题组成,进一步分出多个维度或分量表,反映不同人格特征。常用人格问卷有艾森克人格问卷(EPQ)、明尼苏达多项人格测验(MMPI)和卡特尔16因素人格测验(16PF)。投射技术包括几种具体方法,如罗夏克墨迹测验、逆境对话测验、语句完成测验等。

(3)情绪测验:情绪是人对于客观事物是否符合人的需要而产生的一种反应。临床上常见的消极情绪状态有焦虑与抑郁。情绪测验的适应证包括脑血管意外、脑外伤、缺氧性脑损害,脑性瘫痪、中毒性脑病以及老年变性脑病等脑部伤病引起的情绪障碍;慢性疾病及残疾引起的情绪障碍;心因性情绪障碍(包括环境因素、社会因素等);药物性情绪障碍(包括乙醇、毒品等兴奋剂或抑制剂等)。情绪测验的禁忌证包括全身状态不佳、病情进展期或体力差难于耐受检查者;意识丧失或障碍者。常用量表主要有汉密尔顿焦虑量表(HAMA)及汉密尔顿抑郁量表(HAMD)等。

情绪测验的注意事项,包括①评定环境:应选择安静的房间,避免干扰;②检查前要向患者说明目的、检查方法和注意事项,以充分取得患者的合作;③资料收集:临床专科资料及患者个人史、生活环境资料等;④应在了解患者的背景资料后,根据患者的情况,事先进行检查内容(包括用具)和顺序的准备;⑤测验前应对患者或家属说明测验目的、要求和主要内容,以取得同意及充分合作;⑥检查要在融洽的气氛中进行,检查中注意观察患者的状态,是否合作,是否疲劳;⑦检查中不要随意纠正患者的错误反应;⑧检查中不仅要记录患者反应的正误,还应记录患者的原始反应(包括替代语、手势、体态语、书写表达等);⑨最好一对一(即评定者与患者之间)进行,陪伴人员在旁时,嘱其不得暗示或提示患者。

(4) 智力测验:又称普通能力测验,是有关人的普通心智功能的各种测验的总称。编制这类测验的目的是为了综合评定人的智力水平。一般智力测验都是为了给自己的智力确定一个范围。智力测验有各种类型,如个人智力测验、团体智力测验、特殊人口(如婴幼儿、智力落后者、言语障碍者和身体残疾者等)用的测验及学习能力测验等。心理学家强调测验的标准化,认为智力是对受测验者在某些工作中操作水平的描述性标记。智力测验多数以言语推理测验为主要内容,如对词汇、词的异同及类比等项目进行测量;另外,还包括一些测量一般常识、数值推理、记忆以及感知技能与组织技能的项目。常用测验包括比奈-西蒙智力量表(Binet-Simon Tests),主要适合测量小学生和初中生的智力;韦克斯勒智力量表(Wechsler Intelligence Scale);韦氏成人智力量表(Wechsler Adult Intelligence Scale, WAIS, 1955),适用于 16 岁以上的成人;韦氏儿童智力量表(Wechsler Intelligence Scale for Children, WISC, 1949),适用于 6~16 岁儿童;韦氏学前儿童智力量表(Wechsler Preschool and Primary Scale of Intelligence, WPPSI, 1963),适用于 4~6.5 岁的儿童;斯坦福-比奈智力量表(Stanford-Binet Intelligence Scale)等。

(三)精神功能分析

精神障碍(mental disorder)指的是大脑功能活动发生紊乱,导致认知、情感、行为和意志等精神活动不同程度障碍的总称,指任何先天或后天的心理障碍。

1. 分类　我国精神障碍分类系统依照《中国精神障碍的分类与诊断标准》(Chinese Classification and Diagnostic Criteria of Mental Disorder, CCMD),分类如下:①器质性精神障碍;②精神活性物质与非成瘾物质所致精神障碍;③精神分裂症和其他精神病性障碍;④心境障碍(情感性精神障碍);⑤癔症、严重应激障碍和适应障碍、神经症;⑥心理因素相关的生理障碍;⑦人格障碍、习惯和冲动控制障碍、性心理障碍;⑧精神发育迟滞与童年和少年期心理发育障碍;⑨童年和少年期多动障碍、品行障碍、情绪障碍;⑩其他精神障碍及心理卫生情况。

2. 常见精神症状

(1) 感知觉障碍(disturbances of sensation and perception)。

(2) 思维障碍(disturbances of thinking)。

(3) 注意障碍(attention disorders)。

(4) 记忆障碍(dysmnesia)。

(5) 智力障碍(disturbance of intelligence)。

(6) 定向障碍(disorientation)。

(7) 心境障碍(disturbance of mood)。

(8) 意志行为障碍(disturbance of volition and act)。

(9) 意识障碍(disturbance of consciousness)。

(10) 自知力缺失(lack of insight)。

三、环境和社会条件分析

(一)环境分析

1. 环境分析的目的

(1) 期待患者在出院后,家庭居住、工作场所、社区等场所能够让患者更方便、适应与安全地在这些环境中生活、工作与活动,以及避免意外发生。

(2) 如果发生伤病,让患者能够快速恢复伤病前的功能及执行角色活动,重返伤病前的生活状态。同时,预防环境对于患者造成二次损伤。

2. 环境分析的步骤

(1) 了解患者想要做什么(确定患者所关心的问题)。

(2) 评估患者本身所具备的能力,患者能获得怎样的社会支持以及患者的经济能力等。

(3) 分析患者如果想要从事某特定的作业活动应具备哪些能力(分析作业活动)。

(4) 分析患者执行此项作业活动时,在建筑物或设备、设施上有哪些障碍(评估物理环境)。

（5）确认患者的作业表现是否有缺憾。

根据上述步骤，作业治疗师可以定义哪些环境因素阻碍患者执行与参与作业活动，并找出这些环境阻碍因素的问题。

（二）社会条件分析

1. 我国健康管理现状　在我国，健康管理目前正处于"市场热、医院冷"的状态，健康管理理念还没有得到充分认可，医院现行的运作模式和管理构架还是按照疾病医学模式设立。2005 年，国家劳动和社会保障部在三季度发布的新职业中确定了"健康管理师"这一职业，健康管理师培训的热潮由此在全国快速地掀起，随后大多就职于私人企业的健康管理中心或健康体检中心。据不完全统计，2008 年，我国的健康管理师约有 6 000 人，但不足的是，这些"专业人员"往往缺乏医学基础，甚至高中毕业参加培训即可获得专业证书，其专业能力更有待考察。目前，高质量的健康管理专业人员在我国还极度缺乏，我们所定义的专业健康管理人员包括健康管理医师（通过健康管理培训的全科医生）与疾病管理师（通过健康管理培训的护士）。因此，医院更具有开展健康管理服务得天独厚的优势。与此同时，越来越多的综合性公立医院开始创建健康管理中心，开辟医疗卫生行业发展的新道路。

2. 目前存在问题

（1）政府对健康管理的投入不够。

（2）符合我国国情的健康管理模式还不成熟。

（3）专业技术人员缺乏。

（4）民众对健康管理缺乏认识。

第二节

健康状况管理的目的、原则和注意事项

一、健康状况管理的目的和原则

（一）目的

健康管理是对个体及群体的健康危险因素进行全面检测、分析、评估、预测、预防和维护的过程，即对健康危险因素的"检查监测"（发现健康问题）到"评价"（认识健康问题），再到"干预"（解决健康问题）循环的不断运行。健康管理的实质是预防医学与临床医学的结合，实行三级预防，它帮助、指导人们成功有效地把握与维护自身的健康。我国健康管理服务的宗旨是"不生病、少生病、晚生病、不生大病"，对于已患病的人则是"早诊、早治及提高带病生存质量"。其目的如下：①完善健康和福利；②减少健康危险因素；③预防疾病高危人群患病；④易化疾病早期诊断；⑤增加临床效用效率；⑥避免可预防的疾病相关并发症的发病；⑦消除或减少无效或不必要的医疗服务；⑧对疾病结局做出度量并提供持续的评估和改进。

（二）原则

1. 健康管理以控制健康危险因素（包括可变危险因素和不可变危险因素）为核心。可变危险因素为通过可自我行为改变的可控因素，如不合理饮食、缺乏运动、吸烟酗酒等不良生活方式，高血压、高血糖、高血脂等异常指标因素。不可变危险因素为不受个人控制因素，如年龄、性别、家族史等因素。

2. 健康管理体现一、二、三级预防并举。一级预防，即无病预防，又称病因预防，是在疾病（或伤害）尚未发生时针对病因或危险因素采取措施，降低有害暴露的水平，增强个体对抗有害暴露的能力，预防疾病（或伤害）的发生或至少推迟疾病的发生。二级预防，即疾病早发现、早治疗，又称为临床前期（或症候前期）预防，即在疾病的临床前期做好早期发现、早期诊断、早期治疗的"三早"预防措施。二级预防是通过早期发现、早期诊断而进行适当的治疗，来防止疾病临床前期或临床初期的变化，能使疾病在早期就被发现和治疗，避免或减少并发症、后遗症和残疾的发生或缩短致残的时间。三级预防，即治病防残，又称临床预防。三级预防可以防止伤残和促进功能恢复，提高生存质量，延长寿命，降低病死率。

3. 健康管理的服务过程为环形运转循环。健康管理的实施环节为健康监测（收集服务对象个人健康信息，是持续实施健康管理的前提和基础）、健康评估（预测各种疾病发生的危险性，是实施健康管理的根本保证）、健康干预（帮助服务对象采:取行动控制危险因素,是实施健康管理的最终目标)。整个服务过程,通过这3个环节不断循环运行,以减少或降低危险因素的个数和级别,保持低风险水平。

二、健康状况管理的注意事项

1. 首先与患者沟通,并进行健康筛查引导。

2. 个性化健康管理服务的实施:根据病历、健康问卷、健康咨询、体检报告等采集患者健康状况信息,建立健康档案,科学评价健康状态及健康风险,出具健康管理及健康干预方案、预防保健方案,后续跟踪服务。

3. 通过科学的营养搭配,帮助患者改善亚健康和慢性病的状态。

4. 确保患者的服务要求或其他健康咨询能够得到专业的解答。

5. 建立良好的医患沟通关系。

6. 负责定期跟踪患者的健康状况,及时更新调整方案。

第三节
健康状况管理的具体实施

一、疾病管理

疾病管理必须包含人群识别、循证医学的指导、医师与服务提供者协调运作、患者自我管理教育、过程与结果的预测和管理,以及定期的报告和反馈。疾病管理是一种国际通行的医疗干预和沟通辅助系统,通过改善医师和患者之间的关系,建立详细的医疗保健计划,以循证医学方法为基础,对于疾病相关服务(含诊疗)提出各种针对性的建议、策略来改善病情或预防病情加重,并在临床和经济结果评价的基础上力争达到不断改善目标人群健康的目的。

(一) 疾病管理的特点

1. 目标人群是患者特定疾病的个体。

2. 不以单个病例和(或)单次就诊事件为中心,而关注个体或群体连续性的健康状况与生活质量,这也是疾病管理与传统的单个病例管理的区别。

3. 医疗卫生服务及干预措施的综合协调至关重要。疾病本身是疾病管理关注健康状况的持续性改善过程,而大多数国家卫生服务系统的多样性与复杂性,使得协调来自于多个服务提供者的医疗卫生服务与干预措施的一致性与有效性特别艰难。正因为协调困难,也显示了疾病管理协调性的重要性。

(二) 疾病管理的目标

健康管理主要是一种以预防为主,控制疾病危险因素的策略研究。通过健康产业链的各组织和各部门的相互协作提供持续、优质的健康保健服务,以提高成本效益或得到最佳效果、降低成本,并在此基础上提高疾病好转率和目标人群对健康保健服务的满意度。

(三) 疾病管理的方式

疾病管理强调注重以临床和非临床相结合的干预方式。任何时候,这两种干预方式的结果都能发挥其积极有效的影响。理想情况下,疾病管理可以预防疾病的恶化并控制昂贵的卫生资源的使用,以预防手段和积极的病例管理作为绝大多数疾病管理计划中的两个重要组成部分。

二、用药管理

安全用药是指用药时要根据病情、体质和药物等全面情况,适当地选择药物、对症下药,同时以适当的方法、剂量、时间准确用药。并且注意该药物的禁忌、不良反应、相互作用等。据世界卫生组织最新统计,药物性损害已上升至全球死亡原因的第5位,因不合理用药发生药物不良反应而导致住院的患者比例为10%～20%,其中有5%的患者因严重药物不良反应而死亡。因此,正确、合理的管理用药尤为重要。

(一) 明确药品有效期及失效期

有效期,是指药品在一定的条件下,能够保证药品质量的期限。一般来说,药品的有效期为1～5年,没有规定或没有标明有效期的药品一般按5年计算。过了有效期的药品则不能使用。例如,有效期为2003年11月,说明该药可以使用到2003

年 11 月 30 日。失效期，是指药品在一定的储存条件下，其质量不符合国家认可的质量标准和要求，不能继续使用的日期。例如，失效期若为 2001 年 9 月，说明该药只能使用到 2001 年 8 月 31 日。

（二）判断药品不良反应及应对措施

根据用药后反应出现的时间顺序判断：①在用药后数秒至数分钟内发生——过敏反应。皮疹、灼热、胸闷、心悸、面色苍白、喉头紧塞、血压下降等。②在用药数分钟至数小时内发生——固定性药物疹。多在皮肤黏膜交界处出现，瘙痒、起疱、紫红。③在用药后 30 分钟至 2 小时内发生。恶心、呕吐、腹泻等。④在用药后 1～2 周发生。多形性红斑、剥脱性皮炎。⑤停药后较长时间发生。链霉素等所致的耳聋常在停药 6 个月后发生，氯霉素等引起的再生障碍性贫血常在停药 1 年以上发生，而非拉西汀所致的肾癌、膀胱癌常在停药后数十年发生。

发生药物不良反应后应采取的措施：①即刻停药，向医药专职人员咨询，到医院就医，使用药物等及时排除已使用的药物并保护有关脏器。②向省、市药品监督管理部门或药品不良反应监测中心报告。③个人做一记录，避免再次发生。

（三）如何安全、合理地用药

1. 告诉医师病情　要说清楚病情，便于医师根据你的自身情况有针对性地选择用药。

2. 药房取药　要看清楚、问明白。药房取药时要看清楚，确定是自己的药品时再拿，药品名称、用法、用量、服法打印是否清楚，有疑问的要马上问清楚。

3. 回到家吃药　在光线充分的情况下，仔细看清楚药品说明书上所有的提示，遵照医嘱，将药品依规定的服法服用完毕。

4. 放置药品　要标示清楚，储放正确，尽可能坚持原有包装及说明书，标示清楚，应将药品置于高处，通常以"避光、干燥、阴凉"为原则，正确储放。

5. 对药有疑问　要有病看医师，问药找药师。有病要看医师，不要随便服用来路不明的药品，服药后有任何的不适症状或问题，要找药师或医师问清楚。

6. 服药时间　一般按早、中、晚餐时间，分早、

中、晚 3 次服用；空腹服药——在餐前 1 小时服；餐前或餐后服——餐前、餐后半小时服；睡前服——睡前半小时服；中药溶剂或成药——一般早、晚空腹服；维生素类药一般应在饭后服，而不宜在饭前服。

7. 正确服用不同剂型药品　冲剂——加开水溶解后冲服；胶囊——有软、硬及肠衣胶囊，均应整粒服用；片剂——薄膜片、普通片可嚼碎或溶化后服；肠衣片——不可嚼碎或溶化后服；控释片、缓释片、多层片必须整粒吞服，否则会破坏药品结构，影响疗效；泡腾片、咀嚼片——用水溶解或嚼碎后服，以增加吸收面积，见效快。

8. 服药方式　错误服药不但直接影响药效的发挥，而且还会对身体造成伤害。服药时要坐或站位用温开水服，多次饮少许水，服药后不要马上躺下，最好站立或走动 1 分钟，以便药物完全进入胃内。千万不要因为生病而躺在床上服药，也不要干吞药物，这样易致药品粘在食管上造成损害。

三、疼痛管理

（一）疼痛概述

现代医学所谓的疼痛（pain），是一种复杂的心理活动，是临床上最常见的症状之一。它包括伤害性刺激作用于机体所引起的痛感觉，以及机体对伤害性刺激的痛反应［躯体运动性反应和（或）内脏自主性反应，常伴有强烈的情绪色彩］。痛觉可作为机体受到伤害的一种警告，可引起机体一系列防御性保护反应。另一方面，疼痛作为报警也有局限性（如癌症等出现疼痛，已为时太晚）。而某些长期的剧烈疼痛，对机体已成为一种难以忍受的折磨。因此，对于疼痛的管理是医务工作者面临的重要任务。

（二）疼痛的分类

1. 急性疼痛　通常指发生于伤害性刺激之后短期内的疼痛。如软组织及关节急性损伤所致疼痛、手术后疼痛、产科疼痛、急性带状疱疹疼痛、痛风等。

2. 慢性疼痛　包括慢性非癌性疼痛和慢性癌性疼痛。慢性疼痛的时间界限尚未统一，大多数学者认为在无明显组织损伤的前提下，持续 3 个月以

上的疼痛为慢性疼痛。慢性疼痛常可导致患者出现焦虑和抑郁,严重影响其生活质量。如软组织及关节劳损性或退变性疼痛、椎间盘源性疼痛、神经源性疼痛等。

3. 顽固性疼痛 三叉神经痛、疱疹后遗神经痛、椎间盘突出症、顽固性头痛等。

4. 癌性疼痛 晚期肿瘤痛、肿瘤转移痛。

5. 特殊疼痛类 血栓性脉管炎、顽固性心绞痛、特发性胸腹痛。

6. 相关学科疾病 早期视网膜血管栓塞、突发性聋、血管痉挛性疾病等。

7. 疼痛程度的分类

(1)微痛:似痛非痛,常与其他感觉同时出现,如瘙痒、酸麻、沉重、不适感等。

(2)轻痛:疼痛局限,痛反应出现。

(3)甚痛:疼痛显著,痛反应强烈。

(4)剧痛:疼痛难忍,痛反应强烈。

8. 疼痛性质的分类

(1)钝痛:酸痛、胀痛、闷痛。

(2)锐痛:刺痛、切割痛、灼痛、绞痛。

9. 疼痛形式的分类

(1)钻顶样痛。

(2)爆裂样痛。

(3)跳动样痛。

(4)撕裂样痛。

(5)牵拉样痛。

(6)压榨样痛。

(三)疼痛的生物-心理-社会模式

长期以来,作业疗法一直支持生物-心理-社会模式,因为其强调个体的躯体、心理和环境之间的相互作用。一个将疼痛的多层性质概念化的生物-心理-社会模式对于准确的评估和有效的干预至关重要。Loeser 和 Fordyce 提出疼痛的现象基本上可以分为 4 个不同的领域:伤害感受、疼痛、痛苦和疼痛行为(图 15-1)。

伤害感受是通过皮肤上的传导器和深层结构来检测组织损伤,以及中枢传递这一信息是由周围神经的 A、δ 纤维和 C 纤维传输。伤害感受是身体传递的信息,这个信息告诉你为了避免疼痛应该干什么和避免干什么。

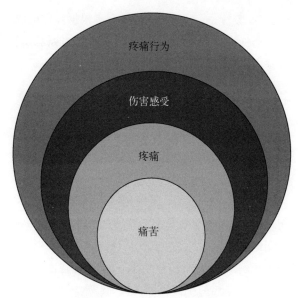

图 15-1 Loeser 的疼痛模型

疼痛是被神经系统所感知的有害输入。痛苦是对疼痛的消极情感反应。最后,疼痛行为是一个人边说边做(例如,呻吟)或不说话地做(例如,从事的职业),引导其他人得出结论,这个人正在经历伤害性刺激。疼痛行为是可观察到的,并受家庭、文化和环境的影响。在慢性良性疼痛中,疼痛行为和痛苦通常存在于没有伤害感受的情况下。

(四)疼痛的评价

疼痛是一种主观体验,对于这种主观的感受进行定量分析是临床工作必须进行的。测量患者的疼痛强度、范围及其变化直接关系到对患者的诊断分级、选择治疗方法、观察病情变化、评定治疗效果以及有关疼痛的研究工作。但疼痛是一种复杂的现象,是病理生理、心理、文化修养、生活环境等诸多因素,经神经中枢对这些信息的调整和处理,最终得出疼痛的感受。因此,对疼痛患者进行定性和定量是复杂和困难的,也没有任何一个仪器能估价疼痛的不同性质和强度。目前国内外较常采用的方法如下。

1. 视觉模拟评分法(visual analogue scale,VAS) VAS 基本的方法是使用一条游动标尺,正面是无刻度 10 cm 长的滑道,"0"端和"10"端之间有一个可以滑动的标定物,"0"分表示无痛,"10"分代表难以忍受的最剧烈的疼痛,背面有"0~10"的刻度。疼痛测量尺的背面有具体的刻度,临床使用时,将有刻度的一面背向患者,患者根据疼痛的强度滑动标定物至相应的位置,根据标定物的位置可以直接读出疼痛程度指数。临床评定以"0～2"分为优,"3～5"分为良,"6～8"为可,">8"分为差。

2. 数字评分法(numerical rating scale, NRS) NRS是VAS方法的一种数字直观的表达方法,其优点较VAS方法更为直观,患者被要求用数字(0～10)表达出感受疼痛的强度(图15-2)。由于患者易于理解和表达,明显减轻了医务人员的负担,是一种简单有效和最为常用的评价方法,通常可用疼痛与睡眠的关系提示疼痛的强度,若疼痛完全不影响睡眠,疼痛应评为4分以下,为轻度痛;若疼痛影响睡眠但仍可自然入睡,疼痛应评为4～6分,为中度痛;若疼痛导致不能睡眠或睡眠中痛醒,需用镇痛药物或其他手段辅助睡眠,疼痛应评为7～10分,为重度痛。此法的不足之处是患者容易受到数字和描述文字的干扰,降低其灵敏性和准确性。

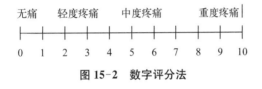

图15-2 数字评分法

3. 儿童疼痛观察评分(pain observation scale for young children, POCIS)(表15-1)

表15-1 儿童疼痛观察评分表

主要指标	0分	1分
表情		
哭泣		
呼吸情况		
身体紧张程度		
手臂和手指紧张程度		
腿和足趾紧张程度		
觉醒程度		

评分标准:每项评分为0分或1分,7项指标之和即为最终评分,评分越高,疼痛程度越严重。0分:无痛;1～2分:轻度疼痛;3～4分:中度疼痛;5～7分:重度疼痛。应用于1～4岁儿童,意识清醒、不能有效沟通、无法完整表达疼痛的患者。对于短暂或长期疼痛者均可采用。

4. 疼痛简明记录表(brief pain inventory, BPI) 疼痛记录表是威斯康星大学神经科疼痛研究小组为研究目的而研制的。使用这个调查量表

时,患者对疼痛的强度和干扰活动均要记分。记分参数的等级为0～10。虽然它产生大量的临床资料,但作为临床常规应用显得过于麻烦。在此量表的基础上简化,得出疼痛简明记录。另外,在此量表的基础上,加入身体图便于记录疼痛的部位,产生疼痛简明记录(表15-2)。

表15-2 疼痛简明记录量表

日期	姓名	时间

在我们的一生中大多数人常有疼痛(如轻度头痛、扭伤、牙痛)
1. 你今天的疼痛是不是每天那种疼痛?
　　是　　不是
2. 请你在下图中用阴影标出你感到疼痛的部位,并在最痛处打上"×"

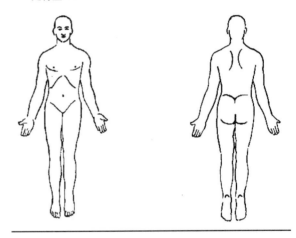

(五)疼痛综合征的常见类型及病因

1. 头痛

(1)周期性头痛:是疼痛问题最常见的一种类型。偏头痛在一般人群中的影响为12%～15%。超过50%有头痛的人群不去寻求治疗,因为他们认为这个问题太琐碎了,而且他们担心药物不良反应,并认为没有适合的治疗可以应用。

(2)偏头痛:以周期性疼痛在频率、持续时间和强度上不同的发作变化为特点。偏头痛可能发生于个体的过度睡眠、疲劳、过度节食和劳累、压力过大或是从压力中恢复的过程中等。疼痛通常是单侧的跳动样疼痛,并伴有厌食症、恶心、呕吐、神经系统症状(例如,对光线和声音的敏感度),以及情绪变化(例如,易怒)。偏头痛有很强的遗传倾向。有实验证据支持5-羟色胺(血管收缩素)对偏头痛的作用。压力、注意力、环境和情绪(如焦虑)变化也会对头痛造成影响。

(3)紧张型头痛(tension-type headaches,

TTH):是最常见的头痛疾病。这种头痛通常是中等强度。诱发这类头痛的因素包括环境压力、饥饿、睡眠不足,还有伤害性刺激(如热辐射)。TTH一直归因于中枢神经系统调节紊乱。标准的治疗是应用轻度镇痛药物(如对乙酰氨基酚、退热净等)。疼痛控制通常是由生活方式管理及合理用药而获得。

2. 下背痛(low back pain,LBP) 是成年人中第二大常见的导致疼痛的疾病。在西方工业化国家中,3%～7%的人口有慢性腰痛的经历。工作缺勤、生产力损失、活动参与减少是LBP的常见后果。LBP最常见的原因是受伤(例如,举重)和压力,导致肌肉骨骼和神经系统紊乱(如肌肉痉挛和坐骨神经痛)。LBP也可能由感染、退化性疾病(如骨关节炎)、风湿性关节炎、脊椎狭窄、肿瘤和先天性缺陷引起。对于慢性背痛,功能恢复是关键。药物治疗、物理治疗(如锻炼、按摩、牵引)和自我保健教育是常见的治疗方法。一旦显著的背痛持续6个月以上,受影响的个人回归工作岗位的概率只有50%。

3. 关节炎(arthritis)

(1)骨关节炎(osteoarthritis,OA):是一种最常见的退行性关节疾病,其特征是渐进的钝痛和肿胀,通常会影响指关节、肘关节、臀部、膝关节和踝关节,不当的运动可能会使OA恶化。关节软骨的退化导致关节疼痛、移动减少和肿胀发生,典型的OA通常到45岁后会影响人的负重关节。

(2)类风湿关节炎(rheumatoid arthritis,RA):通常有一个缓慢的潜伏性,以疼痛、肿胀和僵硬为特征。任何关节都可能被累及,但通常以一个对称的模式出现,常累及部位为指关节、腕关节、膝关节、踝关节和颈椎。

4. 复杂性局部疼痛综合征(complex regional pain syndrome,CRPS) 据报道,CRPS的发生率为每10万人中有25.2个新病例。CRPS所经历的痛苦是连续的、严重的灼烧样疼痛,这种疼痛由创伤、手术后的炎症、感染、肢体撕裂以及引起血管痉挛和血管舒张的循环所致。主要症状为疼痛、末端过敏、肿胀、皮肤光亮、手指冰冷等,还有可能伴有过度的出汗或干燥等症状。CRPS的关键特征是

持续的、强烈的疼痛与伤害的严重程度成正比,伤害一旦发生,便随着时间的推移而恶化。加剧疼痛的因素包括运动、皮肤刺激和压力刺激。作业治疗的目的是使感觉正常化,减少水肿,增加主动性力量和耐力,以及减少保护和恢复日常活动。与此同时,常规接受物理治疗、心理疗法、药物治疗、娱乐疗法及职业康复等。

5. 肌筋膜疼痛综合征(myofascial pain syndrome,MPS) 肌肉疼痛在所有年龄段都很常见,但最常影响的是老年人。肌筋膜疼痛指的是一大组肌肉群的功能由于"扳机点"的存在而失衡(即局部区域的深层肌肉的触痛)。按压扳机点所引发的是一个明确的远端区域疼痛。肌筋膜疼痛被认为是一种持续的钝痛,通常位于头部、颈部、肩膀和下背部区域。斜方肌是最常见的受累及的肌肉之一。疼痛可能是由于紧急的应变导致头部、颈部、肩膀或下背部区域的肌肉的超负荷收缩或过度伸展而致。物理治疗、针刺治疗、徒手治疗和相关仪器治疗是常规的治疗方法。

6. 纤维组织肌痛(fibromyalgia) 纤维组织肌痛在成年人中的患病率为0.7%～3.2%,纤维组织肌痛是广泛存在于肌肉、韧带和肌腱上的肌肉骨骼疼痛。骨骼肌被认为是引起纤维组织肌痛的原因,但没有发现任何特殊的异常。有文献指出,其疼痛起因是由于神经内分泌系统异常,由自身免疫功能障碍,免疫调节、脑血流量扩散和睡眠障碍所引起。遗传因素、身体创伤、末梢疼痛综合征、感染、荷尔蒙变化和情绪低落都有可能引发纤维组织肌痛。药物治疗、心血管功能锻炼和认知行为治疗已被证明有益。

7. 癌症疼痛(cancer pain) 癌症患者通常会有多种频繁治疗不足的疼痛问题。癌症疼痛在频率、持续时间和强度上有很大的不同。在最初阶段和中期阶段,40%～50%的癌症患者经历过中度到重度的疼痛,60%～90%的晚期癌症患者存在疼痛问题。癌症疼痛的产生可能是由肿瘤的进展、干预治疗(例如,手术治疗、化学治疗、放射治疗)、感染或是由于患者活动减少造成的肌肉疼痛。

8. 与残疾相关的疼痛(disability-related pain) 疼痛对许多身体残疾的人来说是一个显著的问题，包括脑性瘫痪、脊髓损伤、肢体缺如和多发性硬化等。生理的改变来源于残疾和社会心理因素(如消极思想)，这些因素被确认为对许多残疾患者并发的慢性疼痛的强度和冲击力有影响。大量数据支持使用放松训练、催眠和药物管理进行干预治疗。

(六)干预措施

1. 药物 药物通常是治疗急性疼痛的首选治疗方法。作业治疗师需要观察患者服药后可能出现的药物反应。从业人员应检查患者是否有充分的药物治疗的前提，在康复过程中尽量减少可能带来的不适感。世界卫生组织已建立了镇痛阶梯治疗，在成人疼痛管理中是很好的选择镇痛药的方法。阿司匹林和对乙酰氨基酚经常被用于治疗轻度的疼痛(如背痛)，因为其效力高、毒性低，滥用潜力有限。非甾体抗炎药常被用于治疗关节炎和肌肉骨骼的炎症。如果应用阿司匹林或对乙酰氨基酚镇痛效果不明显者，可待因可用于中等强度疼痛的镇痛治疗。吗啡是减轻严重疼痛的常用药物。在慢性非恶性疼痛药物治疗中，使用阿片类镇痛药(麻醉药)是有争议的，因为对其成瘾性的担忧。

2. 活动耐受性 尽管对于急性疼痛的治疗需要有几天的休息时间，但是治疗性活动对于一些潜在性的损伤是很重要的。活动强度的增加需要循序渐进，也就是说，在进入到休息阶段前，患者需要根据活动的任务(如移动性、力量和耐力训练等)需求不断变化训练的等级。患者不应在疼痛出现或加重时就开始休息，因为这样会加剧疼痛。活动的逐渐增加也减少疼痛加剧的可能性。针对慢性疼痛有专家提供配套的指南，指南中建议参与有规律的轻度的运动(例如，步行、游泳、水中有氧运动等)。还可以在参与治疗性活动前，利用物理因子疗法(如热疗或冷疗)来优化功能性运动的效果。当一个人从事的是有趣而有目的的活动时，可能会使得运动更放松，更少专注于疼痛，从而更好地参与运动。在疼痛管理中任务的选择基于作业角色、个人兴趣及个人的能力。

3. 人体力学和姿势的训练 适当的人体力学和姿势的调整和训练，不会增加腰背部受伤的风险，而对于正在经历急、慢性下背痛的患者来说，拥有一定的肌张力至关重要。在保证安全的情况下，可以进行常规任务的躯体训练，而且在不同环境(家庭环境、工作环境或休闲娱乐)中最大限度地参与尤为重要。但要对患者做好宣教，避免练习或参与某些禁忌的姿势和任务(图15-3)。如在活动中避免任何导致背部扭曲的姿势是必要的。对于LBP患者而言，要监控和提示患者在活动期间需要保持适当的脊柱位置(图15-4~图15-6)。

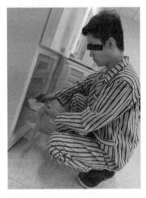

图15-3 蹲下，膝关节分开，保持脊柱直立，到达下方的抽屉

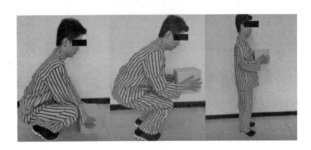

图15-4 蹲起:蹲下并利用双手抱住重物的上半部分，同时保持住呼吸并收缩腹部肌肉，最后利用大腿的力量站起并搬动重物

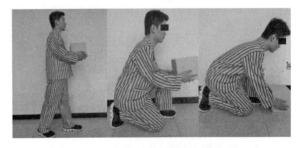

图15-5 搬运期间保持脊柱的中立位，然后利用大腿的力量蹲下，脊柱中立位，双上肢用力将重物放到指定位置

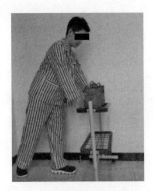

图 15-6　当向置物架上放物品时，采取一条腿支撑体重，抬起另一条腿来保持背部的挺直

4. 能量保持和关节保护　在能量守恒、踱步和关节保护方面的指导可能有利于在任务完成时达到休息时间、运动时间以及休息和体力活动之间的平衡。对于患者，尤其是那些患有类风湿关节炎的患者，在经历疼痛和疲劳之前，被教导要使用这些策略，才能使作业活动在没有疼痛和疲劳的情况下持续下去。

5. 夹板疗法　如果发生挛缩或肌肉不平衡，上肢的夹板应用是必要的。在复杂性区域疼痛综合征中，静态的休息夹板可以缓解疼痛。夹板的使用与任务是交替进行的，因为完全的固定可以导致疼痛和功能障碍的增加。静态的休息夹板维持关节的排列，在风湿性关节炎的暴发过程中可减少炎症和疼痛。在一天和晚上的工作中，支撑腕关节的夹板可能需要使用 4～6 周的时间。但使用时应谨慎，因为矫正器可能会增加腕关节的压力而导致血液循环受阻。

6. 放松练习　放松训练可用来减少肌肉紧张。渐进式肌肉放松包括对主要肌肉骨骼的系统拉伸数秒，被动地关注紧张的肌肉感觉，放松肌肉，被动地专注于放松的感觉。自我暗示训练是另一种诱导放松的方法。这种方法包括无声的重复自我指导的口诀，这些口诀描述了放松的心理生理方面（例如，我的胳膊和腿是温暖的）。当你在一个安静的环境中，你的身体姿势很舒服时，会被动地专注于这些暗示。放松训练已成功地应用于各种慢性疼痛中，包括头痛、下背痛、肌筋膜疼痛、关节炎和癌症疼痛等。

7. 物理因子疗法　热疗有助于减少肌肉骨骼和神经病理的疼痛和肌肉痉挛。热疗包括热敷、加热垫、石蜡、液体疗法、水疗、漩涡和热灯。热疗的应用促进了局部新陈代谢和循环。从最初发生血管收缩，随后使血管舒张，导致肌肉放松。在治疗亚急性和慢性创伤和炎症的情况下，如肌肉痉挛、手和足的小关节的关节炎、肌腱炎和关节囊炎，都适用于热疗。但在某些情况下则禁忌热疗。例如，对于患有急性炎症、心脏不适、恶性肿瘤或周围血管疾病的患者，若使用热疗，可能会加重水肿。感觉障碍的患者忌用热疗，热疗也可能导致恶性肿瘤的扩散等。

冷疗可以通过提高疼痛阈值来改善和控制疼痛感受。冷疗的直接反应是使局部血管收缩，局部新陈代谢减少，神经传导速度减慢，肌肉痉挛减少。感觉过敏的患者禁忌冷疗。如果患者有冻伤史，也应选择另一种方式治疗。如果患者患有雷诺病（Raynaud's disease），在治疗区可能会出现严重的疼痛。年龄较小的儿童和老年人禁忌冷疗，因为他们对温度的调节反应可能较差。

8. 复发的管理　患有慢性疼痛的患者经常会出现突然的症状。在复发期间，通常被鼓励减少有氧运动（例如，步行、固定骑自行车、游泳）。随着疼痛的消退，应逐步增加活动量。应鼓励患者在复发过程中，使用疼痛的应对和自我管理策略。

四、营养管理

（一）概述

临床营养又称治疗营养，是为治疗或缓解疾病、增强治疗的临床效果而根据营养学原理采取的膳食营养措施。所采用的膳食称为治疗膳食，按其功用分为治疗膳和实验膳。对患者营养状况的管理，直接影响创伤的愈合与疾病的恢复，营养状况良好可延缓某些疾病的发生和发展，营养管理也可作为某些疾病的一种治疗手段。

（二）几类主要疾病的临床营养原则

1. 心血管疾病

（1）高血压病：患者的体重超重时按每周 1～1.5 kg 减重；合并高脂血症和冠状动脉粥样硬化性心脏病者限制脂肪摄入量，尤其是动物脂肪摄入量,脂肪热比降至20%～25%以下,s/p<1.0,减少胆固醇摄入量多采用植物油;糖耐量降低者限制热能,减少糖类摄入量;限制食盐摄入量至每日2～6 g。

(2)冠状动脉粥样硬化性心脏病和高脂蛋白血症:降低膳食热能,控制体重;减少脂肪总量、饱和脂肪和胆固醇摄入量,增加多不饱和脂肪酸的比例(可降低血清胆固醇,对动脉血栓形成有抵抗作用);采用优质植物蛋白,限制精制糖;摄入充足的维生素,特别是大剂量维生素C,以维持血管的正常功能,加速胆固醇转化为胆酸,从而降低血胆固醇、增加维生素E等;无机盐与微量元素钙、镁、铬、锰、钒、矽等对心功能有利;膳食纤维有降低胆固醇生成的作用。

(3)心功能不全:少量多餐,减少心脏负担;限制食盐,每日摄入量为2～4 g;限制液体摄入量;蛋白质、钙、维生素B、维生素C等应保证充足。

2. 糖尿病 超重者要限制热能,降低体重;严格限制单糖、双糖摄入量;肝肾功能允许者,蛋白质摄入量应适当提高,使其热比达15%～20%;脂肪控制热比为20%～25%;无机盐、维生素应保证足够量;增加膳食纤维摄入量。根据病情,糖尿病患者可有单纯膳食控制、膳食控制加用胰岛素和膳食控制加用口服降糖药物等3种治疗方案。

3. 痛风 严格限制肉类和动物内脏等富含嘌呤的食品;植物性食品如全麦、带皮谷物、豆类、蔬菜也含少量嘌呤,应适当限制。体重超重者应限制热能摄入量减重。

4. 肝胆疾病 对于肝病患者应供给充分的优良蛋白质及蛋氨酸、高碳水化合物和适当限制膳食脂肪。给以充足的各种维生素。但肝性脑病及严重肝衰竭者要限制蛋白质、氨基酸摄入量,以免产生过多的氨在体内蓄积。

5. 胃肠道疾病 对习惯性便秘和老年便秘患者,要适当增加膳食纤维摄入量,每日达6～8 g(成人),适度饮水(汤料)也有疗效。对溃疡和慢性腹泻患者则主要是避免刺激胃肠,减少膳食纤维摄入量,食物要软、烂、易于消化。这类患者因消化功能受影响,常有不同程度的营养不良,膳食需注意适度增加营养素含量,特别是高蛋白质、少渣食物。一般选择少食多餐,但对于胃酸过多或溃疡面已基

本愈合的患者,则不应安排多餐次,以减少食物的刺激。

6. 肾病 控制蛋白质、氨基酸产生的氨引起的尿毒症,控制水、钠潴留引起的水肿和电解质紊乱,保证营养需要等。营养治疗的原则是:有严重蛋白尿的患者常因蛋白质丢失胶体渗透压下降而水肿难消,在无肾衰竭和尿毒症(氮质血症)的情况下,要给予高蛋白质膳食,但要密切注意肾功能及血氮;对有肾衰竭及尿毒症的患者,则应限制膳食蛋白质至每日20～40 g,但要采用优质蛋白质,以保证必需氨基酸的需要。若肾功能好转,应及时提高蛋白质的摄入量。用脂肪与糖类保证足够的热能。对肾病患者,应根据水肿、心功能、血液容量以及有无发热和吐泻等病情而调整水和钠的摄入量。水的总摄入量＝不显性失水(700～1 000 ml)＋内生水(300～400 ml)＋显性失水(吐、泻、引流等)＋前一日尿量。水肿、少尿患者要限制水的摄入量。无发热、无吐泻患者可控制水的摄入量至500 ml加前一日尿量的水平,限钠盐到每日1～2 g或更低。若尿量多、水肿轻或有吐泻、失水、失钠等情况,则不应限制水的摄入量,甚至需补钠。肾病患者应限制钾摄入量,每日为0.7～2 g,必须控制因细胞分解加剧且少尿、无尿引起的高血钾。但也要纠正低血钾。牛奶、蔬菜、水果等碱性食品使尿液pH增加,有利于肾病的治疗。

7. 肿瘤 主要是纠正厌食或采取静脉营养手段,努力改善营养状态,提高治疗效果,延续生命;其次是针对肿瘤及其手术造成的摄食限制,可应用各种形式的治疗膳食及要素膳,通过管饲及静脉营养等途径供给营养。

8. 烧伤 烧伤患者由于组织破坏、食欲下降、分解代谢加剧,常处于严重营养不良状态,影响治疗与康复。烧伤患者基础代谢增高,特别是大量丢失水分、热能需要量显著增加,大面积烧伤者可能需要3 000～4 000 kcal(1 kcal=4.184 J)或更高,有学者推荐按体重(kg)×20＋烧伤面积(%)×70或体重(kg)×25＋烧伤面积(%)×40计算所需kcal数。烧伤患者不仅蛋白质分解加剧,消化率降低,而且氮损失也很多,有学者推荐按体重(kg)×1＋烧伤面积(%)×3计算每日蛋白质需要量。有学

者实测大面积烧伤患者氮代谢,认为每日供给 200 g 蛋白质才能满足氮平衡需要。烧伤造成细胞破坏,大量无机元素流失,所以要增加供给量。有学者建议钾应为 5 meq/kg;锌、镁、磷的基础输注量,按每千克体重的毫克分子计,分别为 0.02、0.04 和 0.15。因治疗恢复所需,或因损失加剧,或因与增加热能保持平衡,各种维生素的供给量均须提高。根据病情,烧伤患者的营养摄取方式可顺序考虑口服、鼻饲、人工造口、周围静脉营养和中心静脉营养等方式。

(三)医院内饮食的种类

医院饮食一般分为基本饮食、治疗饮食和实验饮食 3 类,分别适应不同病情的需要。

1. 基本饮食

(1)普食:即通常所指的易消化、无刺激性饮食,适用于病情较轻或处于疾病恢复期,消化功能正常者。

(2)软食:即易消化、易咀嚼、无刺激性的软烂食物,如面条、烂饭等。适用于咀嚼不便、低热、消化道术后恢复期患者。

(3)半流质:是指以稀饭为主的软食,给餐次数可适当增加,常是每日 5 餐,可在上午 9 时和下午 3 时再适当增加一些点心,如藕粉等。

(4)流质:指米汤、牛奶、豆浆等一些汤类饮食,常是每日 6 餐,一般每 2～3 小时 1 次,适用于大病初愈刚进食或重危以及昏迷患者、婴幼儿的饮食。

2. 治疗饮食

(1)高蛋白饮食:每日蛋白质摄入量为 90～120 g,适用于消耗性疾病,如肺结核、严重烧灼伤、严重贫血、外科手术患者等。

(2)低蛋白饮食:每日蛋白质摄入量限制在 30～40 g(成人),视病情可减至每日 20～30 g。适用于尿毒症、急性肾炎少尿期以及肝性脑瘫先兆患者等。

(3)低脂饮食:每日脂肪供给量<50 g。适用于肝胆疾病及高脂血症患者等。

(4)低盐饮食:每日食盐摄入量<2 g。适用于心功能不全、心力衰竭伴水肿、肝硬化腹水、高血压及肾病患者。

(5)无盐低钠饮食:无盐低钠饮食除食物内自然含钠量外,患者应忌用食盐、酱油及盐腌食品,并限制味精的摄入。低钠饮食除无盐外还需控制摄入食物中自然存在的含钠量,适用于严重肝腹水患者。

(6)低胆固醇饮食:每日胆固醇摄入量<300 mg。适用于高脂血症、动脉硬化、高血压等患者。

(7)高热量饮食:每日供给总热量约 3 000 kcal,适用于甲状腺功能亢进症、高热、灼伤等患者。

3. 实验饮食

(1)隐血实验饮食:实验前 3 天禁食肉类、动物肝类、动物血类食物、含铁剂药物及大量绿色蔬菜。

(2)造影检查饮食:如为胆囊造影检查患者应在检查前一天中午给予高脂饮食,晚餐进无脂肪、低蛋白、高碳水化合物的清淡饮食,晚餐后禁食,检查当日空腹。

(3)肌酐实验饮食:实验前 3 天禁食肉类、禽类、鱼类,忌饮茶类和咖啡,全日主食摄入量<300 g,第 3 天测肌酐清除率及血肌酐含量。

(4)忌碘饮食:适用于甲状腺吸^{131}I 测定及^{131}I 治疗甲状腺功能亢进症的患者,在检查或治疗前 1 个月,忌食海带、紫菜、包心菜等含碘高的食物。禁用碘伏做局部消毒。

(5)尿浓缩功能饮食:控制全天饮食中的水分总量在 500～600 ml,蛋白质供给量为 1 g/(kg·d),实验期为 1 天。

(四)患者饮食管理制度

1. 患者的饮食种类由医师根据病情决定,医师下达医嘱后,护士及时通知营养室,按规定做好饮食标志。同时,告知患者及其家属患者所需的饮食种类。

2. 凡禁食患者,应在饮食卡与床头牌上设有醒目标识,告知患者及其家属禁食的原因和时限。掌握当日需要禁食或限量以及延迟进食等要求,防止意外。

3. 向患者说明治疗饮食的目的。因病情需要禁忌或限制食物的患者,其家属送来的食物需经医护人员核实后方可食用。

4. 注意饭菜保暖,运输途中要加盖防污染。

5. 开餐前停止一般治疗,禁止打扫室内卫生,保持室内清洁、整齐、空气新鲜。

6. 患者进餐时护士应巡视并观察患者的进食情况,鼓励其进食,增加营养。对危重患者及不能自行进食者,应予以协助或喂食,观察进食后的反应,防误吸与窒息,餐毕做好口腔护理,必要时做好记录。

7. 特殊病情需要的饮食,如鼻饲流质、无渣饮食及对温度、时间、饮食量有严格要求的饮食,护士应严格执行医嘱,正确喂食。

8. 新患者入院后已过开饭时间,应主动关心,与营养室联系,保证患者能按时就餐。

9. 餐具用后应及时清洗并保持干燥。传染病患者的餐具一定要按消毒隔离要求处置,以免发生交叉感染。

10. 饮食护理中注意患者文化差异,尊重患者风俗习惯,并尽量给予满足。

五、体重管理

(一)概述

在整个生命周期中,保持健康的体重可以降低患某些慢性疾病的风险,从而促进健康水平的提高。这需要终生致力于健康的生活方式。健康的生活方式强调饮食习惯的适度和多样性,有规律的体育活动,充足的睡眠,节制吸烟,适度饮酒,促进整体健康和幸福。过度的食物补给,特别是美味的高能量食品,会导致吃得过多,使人难以吃得健康。能量的多少是由食物的脂肪、纤维和水含量决定的。高能量食物脂肪含量高,经常食用这类食物且活动量不足,则易导致肥胖。

超重或肥胖可能会限制或严重限制人们从事职业、参与社会的程度以及他们的整体健康状况。因此,包括作业治疗师以及卫生保健从业人员有责任教育公众关于体重管理,并评估和帮助此类人群达到和保持健康的体重。评估可以检查作业表现,包括作业技能表现、活动需求等因素。作业治疗师需为此类人群提供个性化的建议,以及协助其适应和参与作业活动。

(二)身体质量指数

人们认为,与体重增加相比,营养不良和体重

减轻对身体拥有更强的防御能力更为不利。体重增加可以分为 3 个阶段。第一阶段是肥胖前的静态阶段,当个体处于长期能量平衡状态时体重是恒定的。第二阶段被称为动态阶段,并且当能量摄入超过长期的能量消耗时,会发生个体体重增加的变化。肥胖的静态阶段是能量平衡恢复的最后一个阶段,但是现在的体重比肥胖前的静态阶段要高。一旦肥胖状态建立起来,生理过程就会倾向于保护新体重(WHO,2000)。

身体质量指数(body mass index,BMI)是国际上常用的衡量人体肥胖程度和是否健康的重要标准,主要用于统计分析。肥胖程度的判断不能采用体重的绝对值,它与身高相关。因此,BMI 通过人体体重和身高两个数值获得相对客观的参数,并根据这个参数所处范围衡量身体质量。BMI=体重/身高的平方(国际单位 kg/m²),理想体重(kg)=(18.5~23.9)×身高的平方(单位 m)。体重指数(BMI)=体重根据世界卫生组织定下的标准,亚洲人的 BMI(体重指标)若>22.9 便属于过重。亚洲人和欧美人属于不同人种,WHO 的标准不是非常适合中国人,为此制定了中国参考标准(表 15-3)。

表 15-3 身体质量指数参考标准

BMI 分类	WHO 标准	亚洲标准	中国参考标准	相关疾病发病的危险性
偏瘦	<18.5	<18.5	<18.5	低(但其他疾病危险性增加)
正常	18.5~24.9	18.5~22.9	18.5~23.9	平均水平
超重	≥25	≥23	≥24	
偏胖	25.0~29.9	23.0~24.9	24.0~26.9	增加
肥胖	30.0~34.9	25.0~29.9	27.0~29.9	中度增加
重度肥胖	35.0~39.9	≥30.0	≥30.0	严重增加
极重度肥胖	≥40.0			非常严重增加

肥胖的世界标准是:BMI 在 18.5~24.9 时属正常范围,BMI>25 为超重,BMI>30 为肥胖。肥胖的亚洲标准是:亚洲人体格偏小,用肥胖的世界标准来衡量则不适宜。比如,日本人当 BMI 为 24.9 时,高血压发生的危险便增加 3 倍;我国香港地区的中国人,BMI 在 23.7 时死亡率最低,BMI

越高死亡率便开始上升。专家们认为,亚洲人的肥胖标准应该是 BMI 18.5～22.9 为正常水平,BMI>23 为超重,BMI>30 为肥胖。肥胖的中国标准:我国专家认为,中国人虽属于亚洲人种,体重指数的正常范围上限应该比亚洲标准低些。有专家建议,中国人体重指数的最佳值应该是 20～22,BMI>22.6 为超重,BMI>30 为肥胖。

(三)建立健康的生活方式:饮食和身体活动建议

食物的选择、身体活动、生活方式、环境和基因等因素都会影响一个人的整体健康状况。关键的建议是保持体重在健康的范围内(BMI 在 20～22),平衡食物和饮料中的卡路里和热量的消耗。为了降低患慢性疾病的风险,膳食指南建议成年人每周至少进行 30 分钟中等强度的身体活动,儿童应至少每天参加 60 分钟的体育活动(2002)。膳食指南鼓励增加水果、蔬菜、全谷物、无脂或低脂奶制品的摄入量。谷物,尤其是粗粮饮食,是营养饮食的基础。饮食习惯的平衡和节制对于健康的饮食至关重要。另外,有效减肥和管理健康干预措施是以保持健康饮食和适当的身体活动的生活方式为标示。饮食摄入和身体活动模式的任何变化都能降低能量摄入,能量消耗将导致体重下降。并且,无论哪一种方式都要求治疗对象积极地参与。

成功的体重管理对所有年龄段的儿童、青少年和成人的整体健康至关重要(美国饮食协会,2002、2006)。它需要终生致力于这样的生活方式,比如健康和愉快的饮食习惯和日常的体育活动。因此,合理改变食物摄入和身体活动的生活方式是有效减肥和管理干预的标志。在生活中管理体重的关键是积极的态度和正确的动机。内在的激励因素,如改善健康、增加能量、自尊和个人控制,增加体重管理成功的机会。

对儿童和成人的指导方式不同。对于儿童而言,长期健康效益持续改善依靠医疗条件,应使用 BMI 百分位数评估的结果。对所有肥胖儿童来说,一个适当的体重目标是低于 BMI 的 85%。专家提出了 4 个阶段的建议:第一阶段,预防措施;第二阶段,结构重量管理;第三阶段,全面的多学科干预;第四阶段,三级护理干预。第一阶段的结果将是通过采用健康饮食和锻炼习惯改善 BMI 状态。干预 3～6 个月后,如果孩子体重并没有改进,将进入第二阶段的管理。第二阶段涉及更有针对性的结构行为,由专业注册营养师和其他健康顾问进行专业的指导。第三阶段行为变化的强度增加,回访的频率,相关专家最大化支持干预。第四阶段包括密集训练,适合更多的严重肥胖的年轻人。专家认为当治疗关注于行为的改变时,要以家庭环境下的改善为基础。在家庭环境下,需要学习改变行为和维持这些行为所必需的技能。这些技能包括提高对当前的饮食习惯、活动模式以及养育子女行为,识别和修改问题行为。干预应尽早开始,家庭必须做好改变不良生活习惯的准备。

(四)减重策略

1. 食疗 饮食应选择低热量的食物,然而,热量的摄取每天不应<800 cal,因为低热量饮食可能会使静息能量消耗减少 20%。如果不补充维生素和矿物质,也会导致营养不良。一般来说,女性每天的饮食摄入量应该在 1 000～1 200 g,男性每天的摄入量为 1 200～1 600 g。除了减少总能量摄入外,还需要减少膳食脂肪的摄入量。保持高碳水化合物、低脂肪饮食习惯和体育活动的生活方式对减肥有效。食用低糖类食物,如燕麦片、全麸谷类、水果和豆类,可以降低对一顿饭的血糖反应。这似乎能更好地管理糖尿病,降低患慢性疾病和肥胖症的风险。导致肥胖的暴饮暴食和缺乏身体活动可能与心理社会问题有关。以患者为中心的评估和促进饮食行为健康变化的干预措施需要关注以下这些问题:①环境因素,它影响健康饮食行为的可能是通过社会规范、有影响力的榜样、特定的行为和采取行动的机会等;②个体特征,包括知识层面、态度、信念、价值观、相信自己有能力改变饮食习惯的信心,以及对做出这些改变的期望;③行为技能和经验,也就是与选择或准备特定食物有关,饮食自我评估和决策。导致暴饮暴食的社会心理及环境因素应在作业疗法被干预中重点关注。

2. 肢体运动 建议步行和游泳活动,但各种各样的作业活动,如园艺、家务、团队或个人的运动也是适合的。表 15-4 显示各种活动的能量消耗情况。肢体运动一开始应该是每天 30 分钟,每周 3 天,逐渐增加到每天 45 分钟,每周 5 天。目标是每天消耗 100~200 kcal。对于大多数肥胖者来说,运动应启动缓慢,小心谨慎,避免受伤,强度应逐渐增加。所有的成年人都应设定一个长期的目标,在大多数情况下,最好是在一周内,至少参与 30 分钟或更多中等强度的身体活动。

3. 行为疗法 行为疗法有助于最初的饮食和身体活动的改善,并且有助于长期的减肥保养。实现减肥的具体策略包括自我监测饮食习惯和身体活动、压力管理、刺激控制、解决问题、应急管理、认知重组和社会支持等(图 15-7)。

表 15-4 肢体运动的能量消耗

适度的肢体运动	每小时耗能 (以 65 kg 的人为例)	剧烈的肢体运动	每小时耗能 (以 65 kg 的人为例)
徒步旅行	370 cal	跑步(8 km/h)	590 cal
园艺	330 cal	骑自行车(>16 km/h)	590 cal
跳舞	330 cal	游泳(慢自由泳)	510 cal
打高尔夫(步行和携带工具)	330 cal	有氧运动	480 cal
骑自行车(<16 km/h)	290 cal	散步(7.2 km)	460 cal
散步(6 km)	280 cal	繁重的庭院工作(劈柴)	440 cal
举重(一般轻度的练习)	220 cal	举重(积极努力)	440 cal
伸展运动	180 cal	打篮球	440 cal

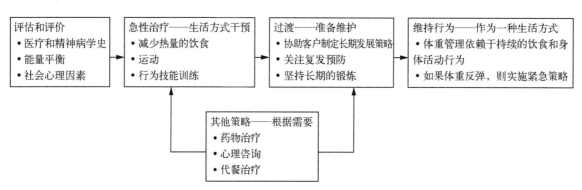

图 15-7 行为体重管理干预措施的步骤

此外,针对肥胖儿童还有一些实用的技巧提供给家长使用,以支持自我监控,社会强化,刺激控制以及树立榜样等,被认为是最合适的家庭行为治疗的策略。具体策略见表 15-5。

4. 作业疗法在体重管理和肥胖预防中的应用
作业疗法干预主要是协助选择和适应各种作业活动,以增加体力活动的需求和能量消耗(例如,工作、休闲、日常生活中的工具性日常生活活动等)。另一个干预的途径是通过评定患者个人的功能情况(例如习惯和角色),分析可能导致身体不活动、超重或肥胖的原因。受检者可以是一个人或一个群体,并且可以针对作业表现模式(例如,特定社区或人口的习惯和角色)来选择干预方法(表 15-6)。控制不健康的习惯,日常生活角色是这类分析的关键点。干预措施可能包括:保持记录每周饮食习惯日志,监控食物的选择,为受检者开发新的快乐或作业活动,以代替感情上的慰藉。重新设计生活方式对个人体重管理计划来说是一种潜在的有益的方法。在南加州大学(University of Southern California,USC)职业科学与作业治疗部(2004 年)的教师实践中,肥胖干预最常提供的服务之一就是生活方式的重新设计。

表 15-5　针对父母的实际行为矫正技术

1. 自我监控	保持进食的习惯并记录进食量
	保持躯体运动和维持一定的时间也很重要
2. 社会强化	一旦你注意到他们的好习惯,例如在看电视时不吃东西。记住要及时表扬孩子,引导他们养成良好的生活习惯
	与你的孩子签订协议,通常是对改变行为有用的鼓励措施
	奖励不应是食物、金钱或礼物。最好的奖励是一种特殊的特权或活动,比如去动物园或推迟半小时的睡前游戏等
3. 刺激控制	所有的进食地点应该只在一个地方完成(例如,在厨房或餐桌上)
	孩子们在做其他活动时不应吃东西,尤其是在看电视时
	给你的孩子设计一道特别的菜。他们无论什么时候吃,都应该用这道菜,甚至是零食。这将使他们对自己的饮食有更多的控制
	尽量不要提供家庭风格的饭菜且提供量要少。如果你的孩子想要更多,最好让他们在上菜前等 5~10 分钟,并询问他们是否还饿
	要记住 5 个"只有":只有在餐厅里才能进食;只有坐下才能进食;只有用碗筷才能进食;只有在不做其他事情时才能进食;只有饥饿了才能进食
4. 树立榜样	不要在你的孩子面前吃你不希望他们吃的东西。不在你的孩子面前做你不想要他们做的事情。孩子们尊敬他们的父母,并会复制你的行为
	在任何情况下都要关注家长自身健康良好的行为

生活方式的设计包括 5 个要素:①参加一个为期 6 个月的生活方式改变计划;②对生活方式重新进行设计,而不仅仅是节食;③减脂的同时进食应该营养健康;④养成健康饮食的习惯;⑤使潜在的减肥者能够减掉足够的体重以改善手术结果或完全消除手术的需要。

表 15-6　基于人类行为生态学的
干预措施(邓恩,布朗,麦奎尼,1994)

| 建立/恢复 | • 促进能量消耗的健康的日常活动
• 在购买食品过程中,选择健康食品
• 准备健康的饮食
• 使用互联网进行行为改变支持 |
| 改变 | • 在必要时改变工作环境(例如,从食品相关服务视位变换为其他服务职位)
• 改变社会方面的影响因素(例如,识别和确认对新的生活方式计划中的潜在破坏者)
• 改变饮食环境(例如,选择设置有分量控制的餐馆) |

(续表)

适应	• 如果对面对面的小组或个人咨询感到不舒服,支持选择电子调查咨询服务 • 将家庭度假计划从主题公园的传统转向国家公园传统 • 调整家庭出游的方式,例如减少带零食和去快餐店购买零食
预防	• 不要把不健康的零食拿出来,甚至在节假日期间也是干预范围内 • 在候诊室内提供营养简报和促进健康意识的阅读材料
创建	• 提倡从卫生服务场所取消冷饮出售机,取而代之的是水和健康的零食替代品 • 与当地注册的营养师合作,在当地小学设计健康的烹饪食堂 • 提倡取消冷饮出售机从高中开始,取而代之的是水和健康的零食替代品 • 工作场所健康计划,包括为一个区域提供一顿健康的午餐

六、情绪管理

情绪,是人对客观事物所持态度而产生的一切主观体验,伴随着一定的生理变化和面部表情,比较微弱,有时短暂,有时很持久,能影响人的整个精神活动。

(一)情绪的分类

人类有几百种情绪,此外还有很多混合、变种、突变以及具有细微差异的"近亲"。情绪的微妙之处已经大大超越了人类语言能够形容的范围。情绪不可能被完全消灭,但可以进行有效疏导、管理和适度控制。情绪无好坏之分,一般只划分为积极情绪、中性情绪和消极情绪。由情绪引发的行为则有好坏之分,行为的后果也有好坏之分,所以说,情绪管理并非是消灭情绪,而是疏导情绪并合理化之后的信念与行为。

(二)情绪对人的影响

1. 正面影响　健全的情绪状态能提高脑力劳动和体力劳动的效率和持久力,而且促进内分泌保持适度的平衡,增强人体对疾病的抵抗力和适应环境的能力。许多医学家认为,躯体本身就是良医,85%的疾病可以自我控制。因此,有的心理学家把情绪称为"生命的指挥棒""健康的寒暑表"。美国威斯康星-麦迪逊大学的戴维森及其同事在一项新研究中共选取 52 名年龄在 57~60 岁的志愿者。志愿者们都接种了预防流感病毒的疫苗,并且在接种之前按照要求,回忆并写下让他们非常高兴或极端忧伤、恐惧愤怒的经历。与此同时,科学家们利用专门仪器对其大脑额前皮质左右两侧的活动进行分析。在接下来的 6 个月中,科学家们分 3 次采集他们的血清样本,并检测其中流感病毒抗体的含量。结果发现,那些大脑额前皮质左侧活跃程度超过右侧,或者说情绪更为乐观的研究对象,其体内产生了更多的流感病毒抗体。这也许可以解释"为什么情绪更积极的人也更健康"。

2. 负面影响　而苦恼、消极的情绪会给人以负面影响,诱发各种疾病,使原有的病情加重。而经常发怒和充满敌意的人更可能罹患心脏病。哈佛大学曾调查 1 600 名心脏病患者,发现他们中经常焦虑、抑郁和脾气暴躁者比普通人高 3 倍。一则报道谈到 19 世纪的黑死病是"肺病",而 20 世纪的黑死病是"癌症",至于什么是 21 世纪的黑死病?答案是"忧虑"。

(三)情绪的调节

情绪使我们的生活多姿多彩,同时也影响着我们的生活及行为。当出现不好的情绪时,最好加以调节,使情绪不给自己的生活及身体带来坏的影响。

1. 用表情调节情绪　有研究发现,愤怒和快乐的面部肌肉使个体产生相应的体验,愤怒的表情可以带来愤怒的情绪体验,所以当我们烦恼时,用微笑来调节自己的情绪可能是个很好的选择。

2. 人际调节　人与动物的区别在于他的社会属性,当情绪不好时,可以向周围的人求助,与朋友聊天、娱乐可以使你暂时忘记烦恼,而与曾经有过共同愉快经历的人则能引起你当时愉快的感觉。

3. 环境调节　美丽的风景使人心情愉悦,而肮脏的环境会使人烦躁。当情绪不好时可以选择一个环境优美的地方,在完美的大自然中,心情自然而然会得到放松。还可以去那些曾经开心过的地方,记忆会促使你想起愉快的事情。密歇根大学心理学家斯蒂芬·开普勒做过一个有趣的实验——分别让两组人员在不同的环境中工作,一组的办公室窗户靠近自然景物,另一组的办公室则位于一个喧闹的停车场。结果发现,前者比后者对工作的热情更高,更少出现不良心境,其工作效率也

高得多。

4. 认知调节　人之所以有情绪,是因为我们对事情做出了不同的解释,同一件事情不同的人观点不同,则会产生不同的情绪反应。所以,我们可以通过改变我们的认知来改变我们的情绪。比如说,在为了一件事而烦躁时,可以对事情进行重新评价,从另外一个角度看问题,改变我们刻板的看问题方式。

5. 回避引起情绪的问题　如果有些引起情绪的问题我们既不能改变自己的观点又不能解决,就可以选择逃避问题,先暂时避开问题,不去想它,待情绪稳定时,再去解决问题,而且有时问题的解决方案会在从事其他事情时不经意地想出来。

6. 饮食调节　大脑活动的所有能量都来自于我们所吃的食物,因此情绪波动也常与我们吃的东西有关。据最新研究表明,碳水化合物更能使人心境平和、感觉舒畅。马萨诸塞州的营养生化学家詹狄斯·瓦特曼认为,碳水化合物能增加大脑血液中复合胺的含量,而该物质被认为是一种人体自然产生的镇静剂。各种水果、稻米、杂粮都是富含碳水化合物的食物。

7. 睡眠调节　匹兹堡大学医学中心的罗拉德·达尔教授的一项研究发现:对睡眠不足者而言,那些令人烦心的事更能左右他们的情绪。

8. 运动调节　另一个极有效地驱除不良心境的自助手段是健身运动。健身运动能使你的身体产生一系列的生理变化,其功效与那些能提神醒脑的药物类似,但比药物更胜一筹的是,健身运动对你是百利而无一害的。效果明显者,你最好是从事有氧运动——跑步、体操、骑车、游泳和其他有一定强度的运动,运动之后再洗个热水澡则效果更佳。

七、睡眠管理

(一)睡眠的定义

睡眠是给身、心定期休息的自然状态,睡眠时眼睛通常会闭着,意识可能会完全或部分丧失,因此个体对外界刺激时,身体动作及反应能力皆下降。以往科学家认为睡眠时脑波活动似有过期性

的变化,且有做梦的现象,在做梦时意识是完全丧失的。现在则有学者认为睡眠时的快速动眼期及非快速动眼期并非单独出现,而是互相混在一起或来回快速震荡的;虽处在睡眠状态,个体的听力、视力、触觉等仍有部分功能,因此代表睡眠意识并非完全丧失。

1. 不同年龄段的睡眠特征 年龄是影响睡眠各时期状况的最重要因素,不同年龄层的个体各睡眠阶段特色皆不相同。

(1) 婴儿:睡眠周期为 50~60 分钟,深睡或慢波睡眠时间较长,且不容易被唤醒。

(2) 青少年:比成人需要更多的睡眠,平均一天要睡 9~9.25 小时,他们的生理时间较延长,表示青少年适合晚睡且晚起。

(3) 成人:20~60 岁的成人睡眠状态改变不大,但随年龄增加,入睡潜伏期越长,深睡的时间缩短,睡眠效率(睡着的时间/躺在床上的时间)下降,在深睡期容易被唤醒。

(4) 老人:60 岁以上的老人,尤其是男性,总睡眠时间减少,处在非快动眼期的睡眠第一期的时间增加,处在非快动眼期的睡眠第三、第四期的时间减少,睡眠效率下降。晚间醒来的时间增加。再者,年龄大者容易早睡早醒。

2. 理想的睡眠时间 人在不同的发展时期所需要的睡眠时间不尽相同,出生 1~2 个月的婴儿,每日睡眠时间可能长达 17~18 小时,因为睡眠与新生儿的生长发育息息相关;出生 3~11 个月的婴儿,每晚睡眠时间可能需要 9~12 小时,而白天可能需要 1~4 次、每次 30 分钟至 2 小时的小睡;1~3 岁的儿童,每日需 12~14 小时的睡眠;3~5 岁学龄前儿童,每日需睡眠 11~13 小时;5~12 岁小学生每日需睡眠 10~11 小时;11~17 岁青少年,每日需 8.5~9.25 小时的睡眠;成人及老年人,每日则需 7~9 小时的睡眠。然而,一个人一天的睡眠时间受性别、年龄、意志决定、家族遗传等因素的影响,上述资料只作为参考。

3. 睡眠障碍类型 目前医学所知的睡眠疾病已超过 80 种,以下将介绍较常见的睡眠障碍。

(1) 失眠:失眠不是疾病,而是一种主诉,是指因患者有入睡困难、难以维持睡眠、比预定时间提

早醒来、睡眠质量不佳(如浅眠、多梦等)。

医师在诊断失眠时,必须先收集以下资料。①一般资料:失眠症状的发生原因、过程、频率、持续时间及严重程度;②评估睡眠周期:就寝、起床时间,入睡潜伏期,睡眠中醒来次数,再入睡等待时间;③睡前状况:睡前活动如看电视、阅读、运动、吃点心、使用睡眠辅助方法;④是否有其他睡眠障碍,如打鼾、睡眠呼吸中止、不宁腿症候群、夜间恐慌、头痛、胃食管反流、睡眠环境不良等;⑤白天功能,如发困、情绪障碍、认知障碍等;⑥过去的治疗反应与疗效。医师根据以上信息、药物或物质使用史、身体检查、精神状态检查等,以区分患者的睡眠障碍。

目前治疗失眠主要以药物(催眠药、镇静药)为主,然而许多药物在疗效和安全性上尚需严谨评估,因此临床使用时应谨慎为之。非药物性的失眠治疗则以认知行为疗法为主。

(2) 阻塞性睡眠呼吸暂停综合征(obstructive sleep apnea syndrome,OSAS):是指在睡眠中,上呼吸道反复发生阻塞,使口、鼻的呼吸气流减少或停止超过 10 秒,有时会合并缺氧或醒来。患者在白天容易出现早晨头痛、咽喉干燥、思考变慢、记忆力下降、注意力不集中、白天嗜睡、忧郁及疲劳等症状。发生原因是患者在睡眠时气道松弛、塌陷,阻碍空气的进入,使得患者因无法呼吸而醒来,一夜可能出现上百次,严重影响患者的睡眠质量,有时亦会引起血压上升,导致心血管疾病。阻塞性睡眠呼吸暂停综合征的危险因子包括男性、年龄(40 岁以上者患病概率升高)、肥胖、头围(西方男性头围>43 cm,女性>38 cm)、扁桃体肥大、下颌后缩、患有内分泌疾病、使用催眠药物与乙醇等。

阻塞性睡眠呼吸暂停综合征的诊断主要依据睡眠多项生理检查,再结合其他辅助性检查如嗜睡问卷调查、侧位头颅 X 线片、CT、MRI、喉镜等。

阻塞性睡眠呼吸暂停综合征最有效的治疗方法是让患者使用"正压呼吸器(continuous positive airway pressure device)"(图 15-8),即睡眠时让患者鼻部戴一具有管子的面罩,由空气加压器打出空气,使患者喉部张开以维持气道通畅。此法被证实可有效改善阻塞性睡眠呼吸暂停现象及降低血压,

然而约50％患者不愿意接受,因为他们觉得戴面罩睡觉不舒服。其他治疗方法如使用空腔或牙齿矫正器、手术等,可能对改善某些特定问题有效。若为轻度阻塞性睡眠呼吸暂停综合征患者,可采用下列一般性治疗方法,如维持理想体重、睡眠前4小时避免喝酒、避免服用催眠药、采取侧卧位睡姿、使用减轻鼻塞的药物等。

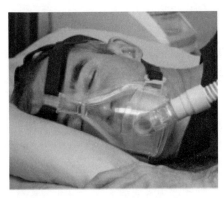

图15-8　正压呼吸器

(3)肢体不宁症候群:是指患者在睡眠前或静止休息时,觉得手足或肌肉深处有异常感觉,可能是酸、麻、灼热、痛、蚁行感,促使患者想移动肢体,而真正移动肢体后,不舒服的异常感觉会暂时缓和或消失。此症男、女比例相同,中年以后,随着年龄增加患病率也增加。20％～25％的患者抱怨慢性失眠,合并高血压、糖尿病、忧郁症或更年期症候群的概率皆比正常人稍高。肢体不宁症候群可能与多巴胺缺乏或铁缺乏有关,也可能与基因遗传有关。继发性肢体不宁症则可能伴随下列疾病(如关节炎、神经病变、帕金森病、心脏病、周围血管疾病、甲状腺疾病、慢性阻塞性肺疾病、纤维肌痛症、消化道手术等)而发生。

肢体不宁症候群的诊断以临床主诉为主,须符合下列4个特点:①在睡眠时肢体有异常感觉;②想要移动肢体的欲望;③移动肢体后症状会改善;④症状在晚上加剧。

原发性肢体不宁症候群患者对低剂量多巴胺治疗效果极佳,其他非药物治疗如要患者避免饮用咖啡因、乙醇及尼古丁,鼓励患者参与用脑活动,似乎皆可减轻肢体不宁症候群的严重程度。

(4)睡眠周期性肢体运动症:是指患者在睡眠中反复发生不自主的,短暂的肢体活动,常见的如蹦趾、踝关节、膝关节不自主地抽动。由于这种情形大多发生在刚入睡时,肢体的突然活动影响睡眠质量,使患者次日非常嗜睡,从而影响所有功能。许多肢体不宁症候群患者皆同时患有睡眠周期性肢体运动症,估计有34％的60岁以上人口会出现睡眠周期性肢体运动症,且随着年龄的增加发生率也增加。然而,造成睡眠周期性肢体运动症的真正病因目前并不清楚。睡眠周期性肢体运动症的诊断需使用肌电图、睡眠多项生理检查或睡眠研究来确认。治疗方法主要是睡前给予多巴胺类药物。

(5)其他因素与睡眠障碍:在所有神经退化性疾病中,帕金森病患者最易出现睡眠障碍,60％～90％的帕金森病患者皆有睡眠问题,包含嗜睡、失眠、做噩梦等,且随着疾病进展,睡眠问题加剧。

夜尿症患者每晚需起夜数次,以致干扰睡眠,造成第二天感觉疲劳、体力不支。研究显示,夜尿症患者及其照顾者或同寝者白天或夜晚的跌倒概率都很高,因为睡眠不良导致疲劳之故。

睡眠障碍也与其他疾病造成的痉挛、分泌物多、大小便控制、不能翻身、疼痛、自主神经失调、呼吸功能不足相关,上述因素皆可能影响睡眠,进而造成个体白天功能不佳。

医院环境也影响睡眠。研究显示,约50％的住院患者抱怨睡眠障碍,可能原因包括患者的疾病、医疗处置、环境噪声、护理人员看护程序等,而传统康复机构也有同样的问题。值得注意的是,若患者睡眠不佳,将延长患病的恢复时间,也势必花费更多的医疗、看护费用。

(二)作业治疗对睡眠障碍的评估与干预

作业治疗对睡眠与休息障碍患者的评估一样需包含患者的详细作业概况,如患者病史、经验、作业形式、兴趣、价值观及需求等,以及患者的睡眠及休息形式、常规、习惯等,再加上患者详细的医疗病史如疾病名称、患病时间、如何处置、睡眠障碍病史等,使治疗师充分了解患者的问题。

(三)作业治疗的干预

作业治疗对睡眠与休息障碍患者的介入方法,可使用美国作业治疗食物参考架(第2版)中所述的介入类型,包含治疗性运用自我、使用治疗性作业与活动、咨询、教育等。

1. 治疗性运用自我　由于作业治疗师关心患者的功能状态、常规及生活的平衡,作业治疗师可能是第一个关心患者睡眠与休息状况的职业人员,治疗师可用"治疗性运用自我"了解患者的睡眠及休息情况,主动倾听患者的抱怨并客观地分析患者的情绪、需求及动机,并认识到每位患者对睡眠及休息的定义、价值观、经验与睡眠环境都不相同。"治疗性运用自我"也包括治疗师对休息与睡眠具备专业知识,以便帮助患者增进他们的休息与睡眠形态,或在适当时机转介给睡眠专家。治疗师自己应具有健康的睡眠及生活形态,才可以在患者面前发挥最好的功能与做出最好的示范。

2. 使用治疗性作业与活动　治疗师可以从患者每日的活动形态资料或使用"饼形图"来分析患者的生活、所参与的活动、所花费的时间及比例等,以便检讨患者生活活动与休息的安排是否平衡、是否健康。

(1) 日常生活时间表:咨询家属依照患者的习惯与休息时间,安排一天中的自我照顾活动,并将患者做活动的时间养成习惯。在白天依患者需要可以穿插小睡时间,晚上可记录每晚患者的睡眠状况,以确保患者有充足的休息时间。

(2) 服装:尽量鼓励患者在白天穿着外出服,晚上则换上睡衣,以便使患者习惯于日夜的差异。

(3) 梳洗:安排适当的梳洗活动,使患者习惯日夜不同的活动,例如剃须在早上进行,睡前则刷牙。

(4) 床面活动:教导家属或看护帮患者做床上移位,以增进舒适的睡眠;教导患者床面活动的技巧,以增进安全感;协助安排适当的床铺,如床垫、被子,以预防压力性损伤、增进呼吸、增进移位等;确保患者可以按到呼叫铃;可从家里带些患者熟悉的物品,帮助患者在陌生环境中的睡眠。

(5) 环境:为增进睡眠,尽量为患者提供安静的睡眠环境、关灯、关电视、关门。墙上不要贴太多东西,避免太多刺激物;地面不要放太多障碍物,以免起夜时发生危险;移开小块未固定的地毯;保持适当的室温,给予适当的被子保暖。

(6) 移位:教导家属或看护安全地将患者从床上移位到便盆椅的技巧,以便在晚上使用。

(7) 如厕:将晚上可能会用到的大、小便用具放在床边;与医护人员、患者及家属讨论夜晚适用的上厕所方式及技巧,以免干扰睡眠;安排适当的时间做导尿或大小便训练,以免干扰睡眠。

(8) 沐浴:考虑沐浴的时间对患者的影响,有时早晨沐浴可以让患者清醒,有时睡前洗澡可帮助患者放松睡眠,但一定要考虑安全问题。

(9) 进食:鼓励患者起身与家人在饭店里吃晚餐,帮助患者建立日、夜习惯与常规。

(10) 居家安全评估:若需要的话,治疗师应到患者家中做环境评估,如床铺位置、夜灯位置、呼叫铃、需要哪些特别辅具等,以确保在晚上患者移位、上厕所及移行的安全性。

(11) 其他活动:适量安排患者白天出去参加有趣的活动,如休闲团体、活动团体、社区活动等,使患者接收到光明,可以帮助患者调整生理时间,而晚上睡前则做些较静态的活动,如看书、伸展、冥想、祈祷等,还可从事睡前治疗性活动,如想象、按摩等,皆有助于睡眠。另外,有研究表示芳香疗法(如薰衣草、洋甘菊精油)亦可以促进睡眠,但仍需更多的研究提供证据。

(12) 社区移行:治疗师可以帮助因睡眠障碍不适合驾驶的患者改用其他替代方法在社区中移行。

(13) 运动时间表:配合患者休息睡眠时间,安排患者做适当运动,以免影响睡眠。若疼痛会影响睡眠,应和医生讨论解决的方法。

(14) 认知策略:帮助患者发展认知策略,以降低负向、会引起焦虑的想法。或提供认知治疗,如调整不健康的睡眠习惯、降低自动觉醒、改变患者对睡眠的不适当态度、教育患者健康睡眠相关的知识。

3. 咨询　治疗师可以在下列任何情况担任咨询角色。

(1) 安养机构:可咨询工作人员如何为患者提供舒适的睡眠环境;减少或避免在夜间进行非必要的医疗行为,如量血压、抽血、擦澡等;培训晚班护理人员有关床面活动、床上姿势摆放、移位及人体力学等方面的指导技巧。

(2) 工作场域:教育机构的管理者睡眠对工作及工作效率的重要性;鼓励生活平衡对员工生产力及安全的重要性;睡眠咨询对有夜班值班者如医务人员、工厂、军队、驾驶训练班、紧急救援单位皆有很大的帮助。

（3）治疗师若也同时为失能者进行驾驶训练，则可教育患者疲劳驾驶的危险性、失能驾驶的相关法规及资讯，也可咨询其他相关医务人员。

4. 教育　治疗师在睡眠方面采取"教育"的做法，可包含以下几点。

（1）医疗方面：在急性住院期间，教育患者与家属限制访客的来访时间或缩短探病的时间，以免影响患者休息与康复。另外，需教育医疗人员如何增强患者的睡眠，如提供耳塞、眼罩、鼓励夜间睡眠、减少白天午睡时间、洗澡、避免夜间讨论情绪相关性问题。

（2）作业治疗学校：教导作业治疗学生有关睡眠不足的后果和影响；若课程安排在下午的睡眠时间（约下午3点），则尽量教授动态课程；各科教师协调学生交作业的日期，以免学生为赶功课而牺牲睡眠。

（3）社区方面：治疗师可以在社区服务方面教育大众有关失眠的知识。

5. 睡眠卫生（sleep hygiene）　是指提升更好的睡眠质量而推荐个体可以选择的生活运动及环境因素。建议项目如下。

（1）订好规律的睡眠\醒来周期，必要时使用闹钟。

（2）在睡眠前避免做刺激脑力的活动，建议睡前参与放松活动。

（3）在睡前做常规性活动准备自己入睡，如梳洗、换上睡衣、阅读、听音乐、互道晚安等。

（4）准备睡眠环境，如锁门、铺床、调整舒适的室温、拉上窗帘、关闭电子器材等。

（5）停止会影响睡眠的活动。

（6）做睡眠记录。

（7）不要用乙醇帮助睡眠，乙醇会使患者打鼾或睡眠呼吸暂停综合征更严重。

（8）睡前不要饮用含咖啡因类的饮品，因为咖啡因的半衰期有3.5～5小时，容易影响睡眠。

（9）晚上要限制饮水量。

（10）避免服用影响睡眠的药物。

（11）若躺在床上超过15分钟仍无法入睡，则建议离开床到其他房间做事，直到有睡意再回床上。

（12）与同寝者协调睡眠要求，参与活动需确保不影响同寝者的睡眠。

八、时间管理

时间管理是在日常事务中执着并有目标地应用可靠的工作技巧，引导并安排管理自己及个人的生活，合理有效地利用可以支配的时间。时间管理的能力，指的是知道事情的轻重缓急，安排事情时也能够规划足够的时间，以便把每件事做好。作业治疗的核心是"占领时间"，然而很少有人思考生活中的这一方面。通过研究如何管理时间来重塑或重新设计我们的生活，可以获得更健康的生活方式。

（一）作息时间管理的原则及目的

1. 作息时间管理的原则

（1）作息时间的管理是团队工作，团队成员主要包括康复医生、主管护士、物理治疗师（physiotherapists）、作业治疗师（occupational therapists）家属（或护理人员）等。

（2）如何将康复治疗内容成功继续下去（终身持续），团队之间的共同配合很重要。

（3）根据每一位患者的具体情况，由康复治疗师对患者在住院期间的时间安排进行合理的分析。

（4）由治疗师制订每日作息时间安排计划。

（5）实施计划期间，由患者家属（或护理人员）监督患者的执行情况。

（6）遇突发问题，由治疗师及时调整作息时间安排。

（7）作息时间的管理是促进患者运动、学习的重要环境因素。

2. 作息时间管理的目的　从广义上讲，作息时间管理的目的就是将时间投入与你的目标相关的工作，达到"三效"，即效果、效率、效能。效果，是确定的期待结果；效率，是用最小的代价或花费所获得的结果；效能，是用最小的代价或花费，获得最佳的期待结果。

（二）脑卒中患者的作息时间管理

训练前康复治疗师会根据每一位患者的个人特点、运动能力、兴趣爱好进行科学评估。评估内容主要包括意识状态、生命体征、高级脑功能、运动功能、日常生活活动能力、心理功能、社会参与能力评定等。

针对评估结果采取的策略如下。

1. 告知患者及家属作息时间管理的作用及意义；能更加合理地安排住院期间的治疗和日常生活；提高治疗效率；减轻患者及家属的心理压力；保障患者基础疾病的稳定；提高生活质量等。

2. 讲解不合理安排可能带来的不良后果，如饮食无规律致胃部不适，基础疾病（如血糖、血压、血脂等）控制不佳；休息时间无规律导致精神不振，影响患者体能恢复；康复治疗完成质量影响康复进程；情绪控制不佳；康复治疗效率降低致工作稳定性受到威胁、和同事关系紧张等。

3. 掌握合理安排时间的方法，如按照时间的先后顺序、轻重缓急完成事情；善于应用最高效的时间；需要自己做的和不需要监督的事情一起做。

4. 每天检查目标完成情况，自己评分，若得分和指导教师评分接近，当天予以奖励，通过正性强化调动学员们自觉参与时间管理的积极性。过程中康复治疗师运用通俗易懂的言语和生动的小故事，通过角色扮演、现场示范等互动形式，进一步培养他们对生活、学习、工作的兴趣。

5. 制作"时间管理时钟"，通过治疗师帮助患者在"时间管理时钟"上用不同颜色的彩色笔涂画出 24 小时内患者需要从事的不同活动，来引导患者管理好自己的时间（图 15-9）。

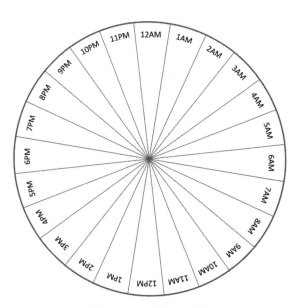

图 15-9 时间管理时钟

（张晓颖）

参考文献

[1] 孙洪元,杜文侠,刘克嘉.人体健康功能态的主成分分析[M].第四届全国人—机—环境系统工程学术会议.北京:中国学术期刊电子出版社,1999.

[2] 白波.正常人体功能[M].3 版.北京:人民卫生出版社,2014.

[3] 柏树令.系统解剖学[M].7 版.北京:人民卫生出版社,2008.

[4] MARY V R, CATHERINE A, THOMBLY L. Occupational therapy for physical dysfunction. Seventh Edition. Lippincott Williams & Wilkins, a Wolters Kluwer business, 2014.

[5] PENDLETON H M, SCHULTZ-KROHN W. Peddretti's occupatioal therapy: practice skills for physical disfunction. 7th ed. Missouri: Mosby/Elsevier, 2013.

[6] MARJORIE E, SCAFFA S, MAGGIE R, et al. Occupational Therapy in the Promotion of Health and Wellness. F. A. Davis Company, 2010.

[7] MARY B E. physical dysfunction: practice skills forthe occupational therapy assistant Mosby, 2013.

[8] 薛漪平.生理疾病职能治疗学(Ⅱ):介入理论与技巧[M].2 版.台北:禾枫书局有限公司,2016.

[9] 郑彩娥,李秀云.实用康复护理学[M].北京:人民卫生出版社,2012.

[10] 陈君石,黄建始.健康管理师[M].北京:中国协和医科大学出版社,2007:12.

[11] 马辛,毛富强.精神病学[M].3 版.北京:北京大学医学出版社,2016.

[12] 韦明娟.基层医院如何开展健康管理[J].中国卫生质量管理,2012,19(6):105-106,111.

[13] 周生来.中国公立医院创新发展的三大策略[J].中国研究型医院,2016,3(3):56-63.

[14] 罗旭,陈博,罗莉娅,等.4P 医学理念下医院健康管理体系重构思考[J].中国医院,2014,18(7):61-63.

[15] 高红旗.建设现代医院离不开健康管理服务[J].中国卫生,2017,34(10):48-49.

[16] 王瑜,江小蓉,于海霞.医院健康管理服务平台建设之实践体会[J].海南医学,2014,25(11):1685-1687.

[17] 李宁,晶宏. 从我国健康管理现状论大型综合性医院开展健康管理的优势与发展前景[J]. 中国临床保健杂志,2010,13(6):564-567.

[18] 林川,于挽平. 大学生信息素质状况及其影响因素研究[J]. 图书馆,2008,27(5):96-97.

[19] 孙素芹,常丽,樊蓉,等. 黑龙江省慢性病综合健康管理服务模式[J]. 中华医学图书情报杂志,2017,26(11):65-72.

[20] 赵宏. 健康管理:医改大背景下中医医院的机遇与使命[J]. 中医药管理杂志,2017,25(22):29-31.

[21] 陈君石,李明. 个人健康管理在健康保险中的应用现状与发展趋势[J]. 中华全科医师杂志,2005,4(1):30-32.

[22] DEBORAH R M, JEANNE M J, RUTH Z, et al. Lifestyle Redesign Imp-Lementing the Well Elderly Program. University of Southern California, 1999.

第十六章

家务活动

患者在功能受限后,恢复病前家庭角色,可以很大程度上提高患者的自我认同感和自尊感,实现效能最大化。治疗过程中按照患者的康复潜能和预期目标,角色回归的任务既可以是治疗性活动又可以是代偿性活动。本章主要阐述与家务活动相关的任务分析、治疗原则、治疗方法等内容。

家务活动内容非常丰富,包括洗衣、做饭、购物、清洁卫生、经济管理、照料小孩等。为了提高患者独立生活的能力和生存质量,可以指导患者做一些力所能及的家务劳动。这样不仅对增强身体耐力、促进肢体功能恢复有益处,而且通过身心的努力和劳动所取得的成果,患者可以获得满足感,对恢复患者的自信心也有积极意义。训练前要了解患者的家庭组成和环境,患者在家庭担当的角色,以便优先选择患者及其家庭首要解决的问题。与患者一起讨论家务活动中的计划、安排及家务活动中的安全问题。

第一节

家务活动分析

家务活动的进行,有一定的时间顺序和模式,目的明确,所需物品和工具较复杂。活动需要运动(力量、协调、耐力等)、认知(注意力、记忆力、执行能力、统筹能力等)、感觉(触觉、温度觉、本体感觉等)、交流等方面共同作用。每一项家务活动都是细化的,所需能力和环境均有不同。

本章从4个角度进行活动分析,分别是:任务所需材料和顺序、身体功能分析、认知心理精神分析、环境和社会条件分析。

一、烹饪活动任务分析

(一)任务所需工具和顺序

1. **材料和用具**　水龙头、容器、食材、刀具、砧板、灶具、锅具、铲子、勺子、清洁工具等。

2. **完成活动需要的顺序**

(1)准备:按照预定的食谱选择食材和烹饪方式,将食材从冰箱等储存处拿到厨房,将烹饪所需工具准备好。需要参与者有移动(包括独立行走、辅助行走、使用轮椅等)、转身的能力。

(2)清洗:按照食材的种类,用不同的容器进行清洗。需要患者能打开和关闭水龙头,能抓握住食材本身或装食材的容器,能将清洗过的食材控水后放进另外的容器中或砧板上。

(3)切菜:按照食材的种类,可选择"刀切""手撕"等,有些食材还需要"刮皮""剥皮""挖瓤儿"等过程。需要患者能稳定地拿起工具,使用工具时能掌握用力大小和方向。

(4)熟制:食材的熟制过程是多种多样的,简单的制作可以使用电饭煲、微波炉、烤箱等,制作者只需把处理好的食材放进去,正确使用电器即可。但传统烹饪的炒制会复杂一些,需要制作者将食材和不同的调味料放进锅里,能抓握铲子等工具,有"翻""铲""搅动"等动作,并需在使用工具时准确掌握力的大小和方向。

(5)装盘:将熟制后的菜品,用"铲子""勺子""夹子"等工具转移到容器里。需要制作者有抓握工具的能力,良好的手眼协调性。

(6)清洗餐具:使用洗碗机时,将餐具放进洗碗机内,操作机器,需要参与者能将餐具稳定地放进洗碗机内,能"按"或"旋转"洗碗机的操作键。手工清洗时,操作者将餐具放进洗碗池等容器内,打开水龙头,使用"刷子""洗碗布"等清洗餐具,清洗后控水,整理收纳。需要操作者有"抓握""擦拭""罗放"等动作,并能准确地掌握用力大小和方向。

(二)身体功能分析

1. 移动转身:操作者需要将食材从储存处拿到厨房或从厨房储存柜内拿到水池旁、砧板旁等。这个过程操作者可以独立行走,也可以使用助行器。

在烹饪过程中,各个过程所在的区域不同,需要参与者能够移动或转身来完成。厨房面积有限,需要参与者能准确到达所需位置,避免与橱柜、墙壁等发生碰撞。

2. 至少有一侧上肢的功能:肩关节前屈,肩关节外展、内收,肘关节屈曲、伸展,前臂旋前、旋后,腕关节屈曲、伸展,掌指关节、指间关节屈曲、伸展,抓握、释放。

3. 姿势控制、运动控制、力量、耐力、协调性、灵活性。

4. 视觉:视觉敏锐度、视野范围、对外部空间的意识。

5. 嗅觉、味觉。

6. 感觉:温度觉、触觉、本体觉、痛觉。

(三)认知、心理和精神功能分析

1. 注意力、记忆力。

2. 执行力、意识、问题解决能力。

3. 稳定的情绪、参与能力、对他人语言动作的理解力。

4. 空间感、方向感:能明确上下、左右、前后、高矮等。

(四)环境和社会条件分析

1. 环境要求　康复场所的模拟厨房或患者家里的厨房。厨房橱柜、厨房大小的熟悉程度。

2. 社交要求　可以独自完成,也可与家人、朋友一起完成。在遇到电器使用、烹饪方法等问题时可咨询家人或网络查阅,与网友讨论。

二、洗衣活动任务分析

(一)任务所需工具和顺序

1. 材料和用具　水、洗衣机、烘干机、水龙头、洗衣液(粉)、消毒液、衣架等。

2. 洗衣活动顺序

(1)衣物收集:将需要清洗的衣物分类,需要操作者有"抱衣服""拎衣服"等动作。

(2)将衣物放进洗衣机:将分好类的衣服放进洗衣机,放进洗衣液(粉)、消毒液等清洗用品。按照洗衣机的操作说明进行清洗、甩干等(如果是带有烘干功能的洗衣机,可以省略晾晒步骤),需要操作者有"投""递""打开""关闭""按""旋转"等动作,需要用力均匀、准确。

(3)晾晒:将清洗、甩干完毕的衣物从洗衣机内拿出,整理整齐,并挂在衣架上,稳定衣物和衣架,把衣架调整到适当的空间位置。需要操作者有"弯腰""伸臂""抬起""抖动""悬挂""夹""摇""拖动"等动作,用力准确。

(4)将晾干的衣物取下:将升降衣架或普通衣架调整到合适高度,把衣物从衣架上取下。需要操作者有"按""摇""拖动""摘取""夹"等动作,用力均匀、准确。

(5)整理:将衣物分类折叠或悬挂,然后放到适合的储物空间。需要操作者移动衣物,有"摆放""按压""折叠""悬挂""打开""关闭""摆放"等动作,要求运动方向准确。

(二)身体功能分析

1. 移动、转身:从收集衣物到将其投递进洗衣机,需要参与者移动;从洗衣机中将衣服拿出晾晒时需要转身,整理收纳过程中也有移动和转身需求。

2. 至少有一侧上肢的功能:肩关节前屈,肩关节外展、内收,肘关节屈曲、伸展,前臂旋前、旋后,腕关节屈曲、伸展,掌指关节、指间关节屈曲、伸展,抓握、释放。

3. 姿势控制、运动控制、力量、耐力、协调性、灵活性。

4. 视觉:视觉敏锐度、视野范围、对外部空间的意识、确认颜色。

5. 感觉:温度觉、触觉、本体觉、痛觉。

(三)认知、心理和精神功能分析

1. 注意力、记忆力。

2. 执行力、意识、问题解决能力。

3. 稳定的情绪、参与能力、对他人语言动作的理解力。

4. 空间感、方向感:能明确上下、左右、前后、高矮等。

5. 对颜色、材质的分析能力。

（四）环境和社会条件分析

1. 环境要求　康复场所的模拟洗衣间或家庭内。需要对洗衣环境熟悉,明确洗衣机的摆放位置,明确晾晒衣架的使用方法等。

2. 社交要求　可以独自完成,也可与家人、朋友一起完成,在不能明确衣物具体洗涤方法时,可咨询家人或通过网络查阅资料。

三、地面卫生活动任务分析

（一）任务所需工具和顺序

1. 所需工具　扫把、拖把、撮箕、水龙头、水桶、抹布等。

2. 活动顺序

（1）扫地:拿着扫把,移动清扫。需要操作者有"握""扫""移动"等动作,动作稳定,耐力好。

（2）清除垃圾:将清扫出来的垃圾集中到撮箕里,倒进垃圾桶。需要操作者有"扶握""扫""抬起""倒"等动作。动作稳定、准确。

（3）拖地:把拖把放在拖把池或水桶内,打开水龙头,将拖把浸湿,挤压出一定水分,操作者移动擦拖地面。需要参与者有"抓握""放进""打开""旋转""关闭""挤压""擦拖""移动"等动作。动作准确,有耐力。

（4）二次清除垃圾:将拖出的垃圾二次清扫进垃圾桶,将垃圾桶清理干净,扔垃圾。需要有"抓握""扫""倒进""捆扎""提起""移动""扔"等动作,动作准确。

（5）清洗拖把:将脏拖把放进拖把池,打开水龙头,上下左右涮洗拖把,挤压出水分后放在适当的位置。需要操作者有"抓握""放进""打开""旋转""关闭""挤压""移动"等动作。动作准确,有耐力。

（二）身体功能分析

1. 移动、转身。

2. 至少有一侧上肢的功能:肩关节前屈,肩关节外展、内收,肘关节屈曲、伸展,前臂旋前、旋后,腕关节屈曲伸展,掌指关节、指间关节屈曲、伸展,抓握、释放。

3. 姿势控制、运动控制、力量、耐力、协调性、

灵活性。

4. 视觉:视觉敏锐度、视野范围、对外部空间的意识。

5. 感觉:温度觉、触觉、本体觉、痛觉。

（三）认知、心理和精神功能分析

1. 注意力、记忆力。

2. 执行力、意识、问题解决能力。

3. 稳定的情绪、参与能力、对他人语言动作的理解力。

4. 空间感、方向感。能明确上下、左右、前后、高矮、大小等。

（四）环境和社会条件分析

1. 环境要求　康复场所的模拟房间或患者居所。熟悉场地大小,能合理安排体能,明确家具、杂物摆放,有效避让。

2. 社交要求　可以独自完成,也可与家人、朋友一起完成。

四、家具卫生活动任务分析

（一）任务所需工具和顺序

1. 所需工具　水龙头、水池等容器、抹布、清洁剂、椅子等。

2. 活动顺序

（1）沾湿抹布:将干抹布放进干净的水里沾湿,拧干。需要操作者有"打开""关闭""放进""涮洗""拧干"等动作,动作有力、准确。

（2）擦拭家具:把家具分类擦拭,高大的家具需要操作者站在梯子或椅子上操作。需要操作者有"抓握""擦""抬起""移动""搬"等动作。动作稳定准确,有耐力。

（3）清洗抹布:把脏抹布放进水池或水盆等容器中,打开水龙头,放入清洁剂,将抹布浸湿,反复揉搓,换水清洗,拧干并放在合适的位置。需要参与者有"抓握""放进""打开""旋转""关闭""挤压""揉搓"等动作。动作准确,有耐力。

（二）身体功能分析

1. 移动、转身。

2. 至少有一侧上肢的功能:肩关节前屈,肩关节外展、内收,肘关节屈曲伸展,前臂旋前、旋后,腕关节屈曲、伸展,掌指关节、指间关节屈曲、伸展,抓

握、释放。

3. 姿势控制、运动控制、力量、耐力、协调性、灵活性。

4. 视觉:视觉敏锐度、视野范围、对外部空间的意识。

5. 感觉:温度觉、触觉、本体觉、痛觉。

（三）认知、心理和精神功能分析

1. 注意力、记忆力。

2. 执行力、意识、问题解决能力。

3. 稳定的情绪、参与能力、对他人语言动作的理解力。

4. 空间感、方向感。能明确上下、左右、前后、高矮等。

（四）环境和社会条件分析

1. 环境要求　康复场所的模拟房间或患者居所。家具位置、形态、功能的熟悉程度。

2. 社交要求　可以独自完成,也可与家人、朋友一起完成。

五、收纳整理活动任务分析

（一）任务所需工具和顺序

1. 床铺整理　无固定工具和顺序,按照操作者习惯和家庭需求进行活动。铺床单、套被套和枕套、叠被子等,参与者有"铺""套""折叠"等动作,需要有耐力。可与家庭成员一起完成。

2. 衣物收纳整理　无固定工具和顺序,按照操作者习惯和家庭需求进行活动,部分整理活动可与"洗衣活动"中的整理部分一起完成。参与者有"铺""挂""折叠"等动作,需要有耐力。可与家庭成员一起完成。

3. 工具杂物收纳整理　无固定工具和顺序,按照操作者习惯和家庭需求进行活动。

（二）身体功能分析

1. 移动、转身。

2. 至少有一侧上肢的功能:肩关节前屈,肩关节外展、内收,肘关节屈曲、伸展,前臂旋前、旋后,腕关节屈曲、伸展,掌指关节、指间关节屈曲、伸展,抓握、释放。

3. 姿势控制、运动控制、力量、耐力、协调性、灵活性。

4. 视觉:视觉敏锐度、视野范围、对外部空间的意识。

5. 感觉:温度觉、触觉、本体觉、痛觉。

（三）认知、心理和精神功能分析

1. 注意力、记忆力。

2. 执行力、意识、问题解决能力。

3. 稳定的情绪、参与能力、对他人语言动作的理解力。

4. 空间感、方向感。能明确上下、左右、前后、高矮、大小等。

（四）环境和社会条件分析

1. 环境要求　康复场所的模拟房间或患者居所。场地的熟悉程度。

2. 社交要求　可以独自完成,也可与家人、朋友一起完成。

六、照顾婴幼儿活动任务分析

（一）任务所需工具和顺序

1. 所需工具　按照操作者习惯和婴幼儿需求,无固定工具,常出现的工具有婴儿车、儿童座椅、奶瓶、奶粉罐、水杯、量杯、量勺、碗筷、衣物、清洁用品等。

2. 活动顺序　无固定顺序,一切以婴幼儿需求为准则,按照个人和家庭习惯完成。主要有如下内容。

（1）喂食:如果参与者是母亲,会涉及母乳喂养,需要参与者有"抱起""翻转""解扣子""系扣子"等动作,需要参与者动作有力、稳定,用力方向准确,有耐力。如果是非母乳喂养,参与者会有"倒水""搅拌""测量""摇晃""品尝""握勺子""拿碗""拿奶瓶"等动作。需要参与者动作有力、稳定,用力方向准确,有耐力。

（2）皮肤清洁:简单清洁,不涉及洗澡内容时,操作者会有"擦拭""沾""抽""洗""揉搓"等动作,要求力量控制精确,不能伤及婴幼儿,有耐力。为婴幼儿洗澡时,操作者会有"打开、关闭水龙头""接水""试温""擦拭"等动作。要求力量控制精确,不能伤及婴幼儿。

（3）换衣:操作者会有"穿""脱""解扣子""系扣子"等动作。要求力量控制精确,不能伤及婴幼儿,有耐力。

(4)更换尿垫:操作者会有部分动作与"换衣"动作重叠,除了"穿""脱"以外还会有"粘贴""撕拉""抚平"等动作,要求力量控制精确,不能伤及婴幼儿,有耐力。

(二)身体功能分析

1. 移动、转身。

2. 至少有一侧上肢的功能:肩关节前屈,肩关节外展、内收,肘关节屈曲、伸展,前臂旋前、旋后,腕关节屈曲、伸展,掌指关节、指间关节屈曲、伸展,抓握、释放、对指。

3. 姿势控制、运动控制、力量、耐力、协调性、灵活性。

4. 视觉:视觉敏锐度、视野范围、对外部空间的意识。

5. 感觉:温度觉、触觉、本体觉、痛觉。

6. 味觉、嗅觉。

(三)认知、心理和精神功能分析

1. 注意力、记忆力。

2. 执行力、意识、问题解决能力。

3. 稳定的情绪、参与能力、对他人语言动作的理解力。

4. 空间感、方向感。能明确上下、左右、前后、高矮、大小等。

5. 明确婴幼儿特定哭声的意义:表示饥饿、疼痛等。

(四)环境和社会条件分析

1. 环境要求 康复场所的模拟婴儿房或患者家里。明确空间布置和物品摆放。

2. 社交要求 可以独自完成,也可与家人一起完成。有查阅资料的能力,有网络交流能力。

第二节
家务活动训练的目的、原则和注意事项

一、家务活动训练的目的

在日常生活中,仅保持 BADL 的独立是不够

的,个人需要与社会接触,产生互动,创造价值,实现个人追求。患者由于疾病的影响,躯体功能、认知功能等受限,在同样的家居环境下,家务活动能力下降。通过家务活动训练、对家居环境的改造等方法,提高患者的活动能力,使其回归家庭角色和部分社会角色。

家务活动内容繁多,个人对活动的要求也各不相同。从作业活动的角度出发,家务活动的训练有3个层次的目的:第1个层次是为了满足生理需求,如进食、睡眠、排泄等相关准备工作;第2个层次是为了舒适性与家庭责任,使参与者回归家庭角色的需求,比如家居卫生、整理收纳、照顾婴幼儿等;第3个层次是满足与家人、友人、邻里、同事等互动的社交需求,比如烹饪聚餐、互相协作的整理打扫等。以烹饪活动为例,它是餐桌文化的重要环节,在制作、品尝、讨论中,充分发挥个人的参与能力。得到认同,有所期待,是患者融入家庭、融入社会的重要契机。

通过家务活动分析与患者现有功能对照,找出患者缺失的部分并加以训练,最终提高患者的家务活动能力。

二、家务活动训练的原则

(一)功能受限的适应和代偿原则(P 的原则)

1. 关节活动受限 用长柄取物器增加取物范围,把常用物品放在易取到的地方。

2. 力量和耐力受限 用轻便或电动设备,借助重力的作用;运用工作简化和省力原则。

3. 慢性疼痛 体力劳动时,注意良好的姿势和速度。

4. 偏瘫 用患侧肢体固定物体;单手操作的辅具或设备。

5. 共济失调 固定近端关节,加重物体以减少远端震颤。

6. 视野缺损 增加嗅觉、触觉和听力的输入,从而代偿视觉。

7. 认知受损 用视觉和听力提示,提前计划步骤,在熟悉的环境下完成家务活动。

(二)工作简化和省力原则(O 的原则)

1. 限制工作量 把重活分给其他家庭成员。

2. 降低家务要求　用冷冻食品或处理好的菜以减少准备食物的时间和精力。

3. 提前计划家务劳动　如把照顾婴幼儿的外出购物、看病提前列入时间表，排列优先顺序。

4. 方法的选择　固定摆列常用工具，省力的姿势，用推车运送物品等。

5. 使用合适的技术和设备　用辅具以避免弯腰下蹲，选择合适高度和大小的设备或可调整高度的设备。

6. 定时休息　早上精力好时做费力的家务，节奏放慢，不要过于疲劳，间隔时间休息。

（三）家居环境适应性改造原则（E 的原则）

1. 保证患者移动的通过性　选择合适宽度的门和走廊。

2. 保证患者移动的安全性　选择防滑地板、防撞桌角。

3. 保证患者家务活动的便利性　选择可移动调整的操作台等。

4. 保证有临时意外补救措施　如防漏电插座，儿童锁，厨房、卫生间安装呼叫系统等。

（四）鼓励和协同参与原则

1. 鼓励患者做力所能及的活动或一项家务活动的某一个步骤。

2. 在患者不能参与家务活动时，鼓励患者观看其他人的家务活动，学习、模拟家务活动的步骤。

3. 鼓励患者参与网络交流，了解先进的科技资讯，能够最大限度地使用现代化机器减轻家务劳动的繁杂性。

（五）角色适应性原则

1. 家务活动不受限于性别　打破男主外女主内的传统，男、女均可参与到家务劳动中。

2. 家庭利益最大化　合理协调家庭成员的劳动分配，外出工作和家务活动均是为家庭做贡献，没有高低贵贱之分，享有同等家庭地位。

3. 角色转换　患者生病后，如果无法胜任其病前角色，应及时调整心态，重新寻找适合自己的角色。

三、家务活动训练的注意事项

1. 循序渐进，由观察他人家务活动开始，到辅助完成部分家务，再到独立完成某项家务。

2. 做到防护周到，切实保护患者安全。

3. 防烫伤、防切伤、防跌倒。使用防溅面罩、防烫手套，冷热水龙头标志明显，热水器温度设置合理。使用硅胶手套、限位器等。厨房地面使用防滑材质，地面有水时及时清理，安装橱柜防撞角等。

4. 做好对其他参与人员的保护，防止因操作者失误而伤及他人。

5. 做好器物保护，减少意外损失。

第三节
家务活动训练

家务活动细碎、烦琐，并不是单一的作业表现，每一项家务活动的内容，均有细化的步骤，每个步骤都有一个或几个作业表现。家务活动与其他日常生活活动之间有共同的活动需求，也有针对性的个性需求；各项家务活动之间，有共同的功能需求，也有针对性的功能需求，例如肌力、平衡协调功能、抓握、耐力、认知等。所以家务活动的训练是一个整合的过程，患者前期的平衡协调训练、站立转身训练、行走训练、手功能训练等都是家务活动中需要的部分。本章就不再重复。

一、偏瘫患者的家务活动训练

（一）烹饪活动的训练

1. 患手是失用手的训练

（1）准备：提前记录需要的食材和工具。非利侧偏瘫患者可正常使用纸、笔记录，利侧偏瘫患者可使用手机记事本、电脑记事本等记录，或使用录音笔。如果患者只有肢体功能障碍，没有认知障碍，也可以不用记录；将所需食材用健手带动患手一起拿到厨房。

（2）清洗：按照食材的种类，用不同的容器进行清洗，整个过程完全或大部分使用健手。患者用健手带动患手打开和关闭水龙头（如果是圆柄旋转的水龙头，需使用健手独立打开）（图 16-1），然后用 Bobath 握手的姿势将食材夹住，在水中涮动食材，反复几次后，将清洗过的食材控水后放进另外的容器中或砧板上。如果是体积大、质量大、形状不规则的菜品,需使用健手独立操作。

(3)切菜:整个过程使用健手。因为此步骤只有一只手参与,没有固定手,所以建议患者处理简单的食材或买超市已经切好的菜,尽量避免做"削皮""挖瓤"等复杂动作,刀切时避免切易滚动的菜,比如土豆、黄瓜等(图16-2)。可为患者定做辅具,用唇齿掌控辅具一端,另一端固定食材,健手拿工具处理食材。在砧板下使用防滑垫。

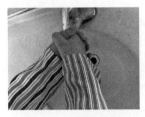 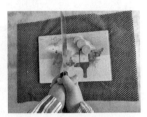

图16-1 偏瘫患者用
失用手打开水龙头

图16-2 偏瘫患者用
失用手切菜

(4)熟制:食材的熟制过程是多种多样的,简单的制作可以使用电饭煲、微波炉、烤箱等,制作者只需用健手把处理好的食材放进去,正确使用电器即可。炒制会复杂一些,需要患者将食材和不同的调味料放进锅里,健手抓握铲子等工具,"翻""铲""搅动",一只手可以完成,但要小火,防烫伤。可在电饭煲等质量较轻的电器下面使用防滑垫。不建议使用健手带动患手的方式。

(5)装盘:用健手拿"铲子""勺子""夹子"等工具将熟制后的菜品转移到容器里。因为容器没有固定,容易在过程中倒、摔,所以此处要使用防滑垫。端盘子时,手上戴隔热手套,使用托盘。不建议使用健手带动患手的方式。

(6)清洗餐具:使用洗碗机时,健手将餐具放进洗碗机,操作机器;手工清洗时,操作者用健手将餐具放进洗碗池等容器,打开水龙头,用水的重力来固定餐具,健手使用刷子、洗碗布等清洗餐具,反复冲水清洗,清洗后用健手拿起餐具并逐一控水,整理收纳。不建议使用健手带动患手的方式。

2. 患手是辅助手的训练

(1)准备:提前记录需要的食材和工具。非利侧偏瘫患者可正常使用纸笔记录,利侧偏瘫患者可使用手机记事本、电脑记事本等记录,或使用录音

笔。如果患者只有肢体功能障碍,没有认知障碍,也可以不用记录。

(2)清洗:按照食材的种类,用不同的容器进行清洗,过程中主要使用健手,患手起辅助作用。如果是球形的水龙头,用健手打开和关闭水龙头;如果水龙头有手柄且手柄长度足够,可使用患手打开,将手背上抬,用手掌下按,尺桡侧进行左右旋转。然后健手抓握住食材,患手固定容器,在水中涮动食材,反复几次后,将清洗过的食材控水后放进另外的容器中或砧板上。

(3)切菜:健手使用工具,患手起固定作用。做"削皮""挖瓤""切菜"等动作时,患手将食材固定在砧板上,健手使用工具完成动作。根据动作的复杂和危险程度,患手固定时可戴防滑手套直接固定,也可间接固定。"切丝"等需要刀工的动作,不建议患者在此阶段进行。

(4)熟制:使用电饭煲、微波炉、烤箱等,制作者主要使用健手将食材放进去,患手可以固定电器、电器的门等。操作电器时,根据危险和复杂程度选择性使用患手。炒制时,制作者用健手将食材放进锅里,健手抓握铲子等工具"翻""铲""搅动",患手戴隔热、防滑的手套,固定锅把手。嘱操作者小火,防烫溅伤。

(5)装盘:用健手拿"铲子""勺子""夹子"等工具将熟制后的菜品转移到容器里。患手戴隔热防滑手套固定容器,容器下最好使用防滑垫。端盘子时可使用托盘,患手可参与。

(6)清洗餐具:使用洗碗机时,主要使用健手将餐具放进洗碗机,患手辅助操作机器时,视机器复杂程度患手可参与。手工清洗时,制作者用健手将餐具放进洗碗池等容器,视水龙头形状决定患手是否参与打开和关闭水龙头[水龙头形状细节见步骤(2)],患手固定餐具,健手使用刷子、洗碗布等清洗餐具,反复冲水清洗,清洗后可使用双手控水,健手拿起餐具,患手起支撑固定作用。整理收纳餐具时,可双手参与。建议此过程中患手戴防滑手套,除了有防滑作用,也可以在餐具不小心摔破的过程中保护躲闪不及的患手。

3. 患手是实用手的训练

(1)准备:提前记录需要的食材和工具。非利

侧偏瘫患者可正常使用纸、笔记录,利侧偏瘫患者可使用手机记事本、电脑记事本等记录,或使用录音笔。如果患者只有肢体功能障碍,没有认知障碍,也可以不用记录;将所需食材用健手拿到厨房。

(2)清洗:按照食材的种类,用不同的容器进行清洗,过程中双手互相配合。双手均可打开和关闭水龙头(图16-3),然后抓握住食材本身或装食材的容器,在水中涮动食材,反复几次后,将清洗过的食材控水后放进另外的容器中或砧板上。过程中尽量使用患手作为主导手,以得到充分锻炼。

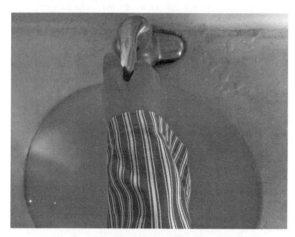

图16-3 偏瘫患者用失用手打开水龙头

(3)切菜:整个过程使用双手互相配合。患手可以固定,也可以使用工具。患手是固定手时最好戴防滑手套保护。患手使用工具时(图16-4),准确性稍差,此时注意保护健手。

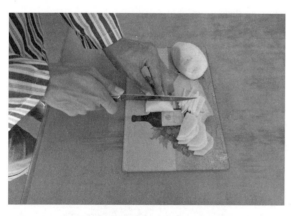

图16-4 偏瘫患者用失用手切菜

(4)熟制:使用电饭煲、微波炉、烤箱等电器时,患者可用双手把处理好的食材放进去,正确使用电器即可。炒制时,患者可按用手习惯将食材和不同的调味料放进锅里,利手抓握铲子等工具,"翻""铲""搅动",患手握稳炒锅把手。如果只以训练患手功能为目的,患者在操作时,重要复杂动作可用患手完成,健手辅助。缓慢进行,注意保护。

(5)装盘:用利手拿"铲子""勺子""夹子"等工具将熟制后的菜品转移到容器里,患手辅助固定。如果只以训练患手功能为目的,可使用患手握铲子炒菜。循序渐进,做好保护措施。

(6)清洗餐具:使用洗碗机时,双手将餐具放进洗碗机,按习惯用利手操作机器即可。手工清洗时,患者可用患手将餐具放进洗碗池等容器,打开水龙头,健手固定餐具,患手使用刷子、洗碗布等清洗餐具,反复冲水清洗,清洗后双手拿起餐具并逐一控水,整理收纳。缓慢进行,防止餐具摔碎。

(二)洗衣活动的训练

1. 患手是失用手的训练

(1)衣物收集:将需要清洗的衣物分类,患者用健手带动患手将衣服夹起来(图16-5)。

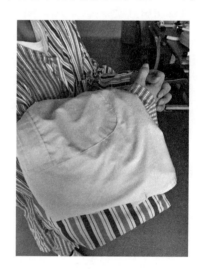

图16-5 偏瘫患者用失用手抱衣物

(2)放进洗衣机:将分好类的衣服用健手带动患手的方式逐一放进洗衣机,健手放洗衣液(粉)、消毒液等清洗用品。按照洗衣机的操作说明进行清洗、甩干等,使用健手带动患手的方式操作洗衣机,如果是旋钮洗衣机,需独立使用健手操作。

(3)晾晒:将清洗、甩干完毕的衣物用健手带动患手的方式从洗衣机内拿出并挂在衣架上,用健手调整衣架到适当的空间位置(如果是带有烘干功能的洗衣机,可以省略晾晒步骤)。

（4）将晾干的衣物取下：用健手将升降衣架或普通衣架调整到合适高度，并把衣物从衣架上取下。

（5）整理：使用健手带动患手的方式，将衣物铺放到平整的桌面或床面，将衣角夹起折叠后放置在适合的位置。需要悬挂的衣物，先将衣服固定在衣架上，然后再挂起来。

2. 患手是辅助手的训练

（1）衣物收集：健手起主导作用，患手辅助，衣物分类时，可双手进行，健手挑选，患手做"拨开""收拢"等动作。

（2）放进洗衣机：衣物量少时，可使用健手将衣服挂在患侧前臂，然后前臂屈曲，用前臂和躯干共同固定衣服，走到洗衣机前，伸肘，肩关节前屈到适合洗衣机的高度后，让衣服滑落到洗衣机里或使用健手帮助衣服滑落。放洗衣液、消毒水等的精细动作需要健手完成。使用患手按键操作洗衣机。

（3）晾晒：用健手将清洗、甩干完毕的衣物从洗衣机内拿出，患手固定衣物，健手整理整齐，患手固定衣架，健手拿衣服并挂在衣架上，用健手将升降衣架调整到适当的空间位置晾晒（如果是带有烘干功能的洗衣机，可省略晾晒步骤）。

（4）将晾干的衣物取下：用健手将升降衣架调整到合适高度，患手固定衣架，健手把衣物从衣架上取下。可使用健手将取下的衣物挂在患侧前臂并抱到合适的位置整理。

（5）整理：双手将衣物分类（同第一步骤衣物收集过程），将分类好的衣物逐一折叠或悬挂。折叠过程使用双手，健手铺放衣物，患手做抹平整理动作，健手折叠，患手固定衣物，在每次折叠后患手可再次抚平整理。双手平托折叠好的衣物，放到合适的空间。悬挂储存衣物时，双手将衣物打理平整，患手固定衣架，健手将衣服挂在衣架上，再用健手将衣架挂在衣柜里。

2. 患手是实用手的训练

（1）衣物收集：用双手将需要清洗的衣物分类，为了更好地训练患手，可用患手挑选衣物，健手辅助。

（2）放进洗衣机：衣物量少时，可使用患手将衣服抱起，走到洗衣机前将衣服放进洗衣机内，衣物量多时，可使用双手抱衣服。使用健手放洗衣液、消毒水等。使用患手按键操作洗衣机。

（3）晾晒：将清洗、甩干完毕的衣物用患手从洗衣机内拿出，健手固定衣物，患手整理整齐，健手固定衣架，患手拿衣服并挂在衣架上，用患手将升降衣架调整到适当的空间位置晾晒（如果是带有烘干功能的洗衣机，可省略晾晒步骤）。

（4）将晾干的衣物取下：用患手将升降衣架调整到合适高度，健手固定衣架，患手把衣物从衣架上取下。取下后的衣物，可使用患手抱到合适的位置。

（5）整理：双手将衣物分类（同第一步骤衣物收集过程），将分类好的衣物逐一折叠或悬挂。折叠过程使用双手，患手铺放衣物，抹平整理动作可用健手，也可用患手，患手折叠衣物，健手固定衣物，在每次折叠衣物后患手可再次抚平整理。双手平托折叠好的衣物并放到合适的空间。悬挂储存衣物时，双手将衣物打理平整，健手固定衣架，患手将衣服挂在衣架上，再用患手将衣架挂在衣柜里。

（三）地面卫生清洁活动训练

1. 患手是失用手的训练

（1）扫地：健手带动患手拿扫把，移动清扫。

（2）清除垃圾：将清扫出来的垃圾集中到撮箕里，倒进垃圾桶内。健手带动患手拿扫帚，使用足或墙固定撮箕，将垃圾扫到撮箕里。用健手带动患手拿起撮箕，将垃圾倒进垃圾桶内。

（3）拖地：用健手带动患手拿拖把并放在拖把池或水桶内，视水龙头样式选择健手打开还是健手带动患手打开（有手柄的水龙头可选择健手带动患手的方式，球形无手柄旋转式水龙头选择健手打开），将拖把浸湿并挤压出一定水分，用健手带动患手的方式拖地。

（4）二次清除垃圾：将拖出的垃圾二次清扫进垃圾桶内，将垃圾桶清理干净，扔垃圾。收集垃圾的过程同步骤（2）或直接用健手拿纸巾将垃圾包裹（擦地后的垃圾比扫地后少且粘了水，容易成团，使用纸巾包裹比较容易），扔到垃圾桶内。用健手整理垃圾袋，健手带动患手提起垃圾袋并扔到室外指定位置。

（5）清洗拖把：用健手带动患手拿拖把，将脏拖把放进拖把池内，选择合适的方法打开水龙头，上下左右涮洗拖把，挤压出水分后放在适当的位置。

2. 患手是辅助手的训练

（1）扫地：患手固定扫把，移动清扫。如果患手固定功能稍差,可使用弹性绷带,将患手绑在扫把杆上,缓慢清扫。健手可以放在扫把杆上控制用力方向(图16-6)。

(2)清除垃圾:将清扫出来的垃圾集中到撮箕内并倒进垃圾桶内。用健手拿扫帚,患手固定撮箕,将垃圾扫到撮箕里。如果上一步骤中使用了弹性绷带,此步骤可患手使用扫把,健手固定撮箕。用健手拿起撮箕,将垃圾倒进垃圾桶内。

(3)拖地:用双手拿拖把并放在拖把池或水桶内,用患手打开水龙头,将拖把浸湿,用双手拿着拖把并挤压出一定水分,双手拖地,患手用力,健手控制拖把的移动方向。

(4)二次清除垃圾:将拖出的垃圾二次清扫进垃圾桶,将垃圾桶清理干净,扔垃圾。收集垃圾的过程同步骤(2)或直接用健手拿纸巾将垃圾包裹(擦地后的垃圾比扫地后少且粘了水,容易成团,使用纸巾包裹比较容易),扔到垃圾桶内。用健手整理垃圾袋,双手提起垃圾袋并扔到室外指定位置。

(5)清洗拖把:双手拿拖把,将脏拖把放进拖把池,用患手打开水龙头,双手晃动拖把并上下左右涮洗,健手掌控用力方向,双手拿着拖把并挤压出水分后,放在适当的位置。

3. 患手是实用手的训练

(1)扫地:患手拿着扫把,移动清扫(图16-7)。

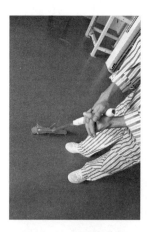
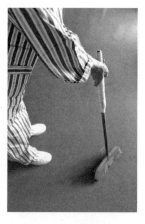

图16-6 偏瘫患者用　　　图16-7 偏瘫患者用
　　失用手扫地　　　　　　实用手扫地

(2)清除垃圾:将清扫出来的垃圾集中到撮箕里,倒进垃圾桶内。用患手拿扫帚,健手固定撮箕,将垃圾扫到撮箕里。用患手拿起撮箕,将垃圾倒进垃圾桶内。

(3)拖地:用双手拿拖把并放在拖把池或水桶内,患手打开水龙头,将拖把浸湿,双手拿着拖把并挤压出一定水分,双手拖地,患手用力并掌控用力方向,健手辅助。

(4)二次清除垃圾:将拖出的垃圾二次清扫进垃圾桶内,将垃圾桶清理干净,扔垃圾。收集垃圾的过程同步骤(2)或直接用患手拿纸巾将垃圾包裹(擦地后的垃圾比扫地后少且粘了水,容易成团,使用纸巾包裹比较容易),扔到垃圾桶内。用双手整理垃圾袋,患手提起垃圾袋并扔到室外指定位置。

(5)清洗拖把:双手拿拖把,将脏拖把放进拖把池内,患手打开水龙头,双手晃动拖把并上下左右涮洗,用患手掌握用力方向,双手拿着拖把并挤压出水分后放在适当的位置。

(四)家具卫生活动训练

1. 患手是失用手的训练

(1)沾湿抹布:用健手将小号干抹布放进清水里沾湿,握紧,挤出水分。也可以用Bobath握手的方式,将抹布夹在双手之间,放进水里,健手带动患手和抹布,挤压水分。注意防滑。

(2)擦拭家具:用健手拿抹布分类擦拭家具,同时患手可以做支撑动作。高大的家具需要操作者站在梯子或椅子上操作。擦拭矮家具(餐桌、茶几等)时可以让患手参与,将患手放在抹布上,健手放在患手上,健手用力并掌控用力方向,带动抹布和患手一起移动,完成擦拭。高家具,不建议使用此方法,不利于活动的平衡,有摔倒风险。

(3)清洗抹布:把脏抹布放进水池或水盆等容器内,健手打开水龙头,放入清洁剂,将抹布浸湿,反复揉搓,换水清洗,握紧抹布并挤压水分,然后将抹布放在合适的位置。患手参与方式同步骤(1)。

2. 患手是辅助手的训练

(1)沾湿抹布:双手将干抹布放进清水里沾湿并用双手挤压水分,健手用力,患手支撑固定。

(2)擦拭家具:双手拿抹布,分类擦拭家具,高大的家具需要操作者站在梯子或椅子上操作。擦拭矮家具(餐桌、茶几等)时可以让患手参与,将患手放在抹布上,健手放在患手上,患手用力,健手掌控用力方向,完成擦拭。高家具,不建议用双手擦拭,不利于活动的平衡,有摔倒风险,可用健手擦拭,患手扶墙支撑。

(3)清洗抹布:双手把脏抹布放进水池或水盆等容器内,患手打开水龙头,健手放入清洁剂,双手将抹布浸湿并反复揉搓,换水清洗,双手挤压水分,健手用力,患手支撑固定,将抹布挤压干后放在合适的位置。

3. 患手是实用手的训练

(1)沾湿抹布:患手将干抹布放进清水里沾湿,患手涮洗,双手拧干水分,健手握紧抹布,患手用力旋转手腕(图16-8)。

(2)擦拭家具:患手拿抹布,分类擦拭家具,高大的家具需要操作者站在梯子或椅子上操作(图16-9)。

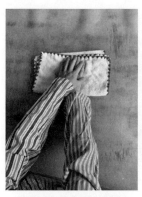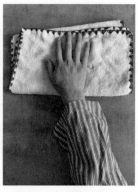

图 16-8 偏瘫患者用   图 16-9 偏瘫患者用
失用手擦桌子   实用手擦桌子

(3)清洗抹布:用患手把脏抹布放进水池或水盆等容器内,患手打开水龙头,患手放入清洁剂,双手将抹布浸湿并反复揉搓,换水清洗,双手拧干水分,健手握紧抹布,患手用力旋转手腕。将抹布洗干净后放在合适的位置。

(五)收纳整理家务活动的训练

1. 患手是失用手的训练

(1)床铺整理:铺床单时使用 Bobath 握手的方式,把床单一角夹在双手间,健手带动患手一起用力拉扯平整。叠被子时,可使用同样的方法。套被套和枕套等复杂动作,患者可以和家属一起完成,患者双手固定被子或被套,复杂动作由家属完成。

(2)衣物收纳整理:部分整理活动可与"洗衣活动"中的整理部分一起完成。患者由健手带动患手,折叠衣物,使用挂衣杆(图16-10)。

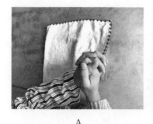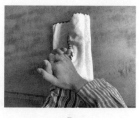

A   B

图 16-10 偏瘫患者用失用手折叠衣物动作

(3)工具杂物收纳整理:杂物收纳时,由健手带动患手,健手主导完成。

2. 患手是辅助手的训练

(1)床铺整理:铺床单时使用 Bobath 握手的方式,把床单一角夹在双手间,患手用力,健手控制用力方向,用力拉扯平整。叠被子时,可使用同样的方法。套被套和枕套等复杂动作,患者体能差时可以和家属一起完成,患者双手交替固定被子或被套,可参与一部分复杂动作。患者体能较好时可独立完成,患手固定被子或被套,健手做塞、拉、扯等复杂动作。

(2)衣物收纳整理:部分整理活动可与"洗衣活动"中的整理部分一起完成。患者由健手带动患手,患手用力、健手掌控用力方向,折叠衣物,使用挂衣杆。

(3)工具杂物收纳整理:收纳杂物时,由健手带动患手,健手主导完成。

3. 患手是实用手的训练

(1)床铺整理:铺床单时使用双手互相配合,一起用力将床单拉扯平整。叠被子时,双手配合,完成折叠动作。套被套和枕套等复杂动作,双手共同完成。

(2)衣物收纳整理:部分整理活动可与"洗衣活动"中的整理部分一起完成。双手共同完成,折叠衣物,使用挂衣杆(图16-11)。

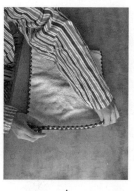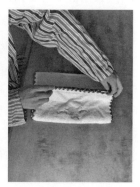

A   B

图 16-11 偏瘫患者用实用手折叠衣物动作

(3)工具杂物收纳整理:杂物收纳时,双手共同完成。

（六）照顾婴幼儿家务活动的训练

1. 患手是失用手的训练

（1）喂食：如果参与者是母亲且母乳喂养，患者需用健手将哺乳衣的扣子（拉链）打开，做好准备工作，再用健手将婴儿抱起，哺乳。哺乳后，用健手抱离婴儿并安放在婴儿车内，再擦拭自身，整理好衣服。如果是非母乳喂养，患者用健手倒水、冲奶粉，健手拿起奶瓶试温、试味道。然后用健手将婴儿安放在婴儿车内，调整好婴儿车靠背的角度，健手拿起奶瓶，给婴儿喂奶。水杯、暖水瓶、奶瓶等容器下使用防滑垫。

（2）皮肤清洁：简单清洁，不涉及洗澡内容时，患者用健手将婴儿安放在有栏杆的婴儿床上，健手拿婴儿湿巾擦拭。为婴幼儿洗澡时，顺序如下：健手准备澡盆，打开水龙头接水，水量没过婴儿腹部即可，调试温度，准备好沐浴液等，将毛巾平铺在垫子上，为婴儿戴上增加浮力的设备，健手抱起婴儿并缓慢放进澡盆中，健手为婴儿洗澡。洗净后，用健手抱起婴儿并放在铺好的毛巾上，半包裹擦拭。澡盆下使用防滑垫，浴室地板做防滑处理。

（3）换衣：将婴儿放在有栏杆的婴儿床上操作，将需要穿的衣物提前准备好，放在身侧，健手为婴儿更换。

（4）更换尿垫：将婴儿放在有栏杆的婴儿床上操作，准备好干净的尿垫，用健手更换。

2. 患手是辅助手的训练

（1）喂食：如果参与者是母亲且母乳喂养，患者需用健手将哺乳衣的扣子（拉链）打开，做好准备工作，再用健手将婴儿抱起，哺乳过程中使用双手扶抱婴儿。哺乳后，用双手抱离婴儿将其安放在婴儿车内，擦拭自身时使用健手，整理衣物时使用健手。如果是非母乳喂养，患者用健手倒水、冲奶粉，此时患手可辅助固定容器，双手捧起奶瓶试温、试味道。然后以健手为主、患手辅助的方式将婴儿安放在婴儿车内，调整好婴儿车靠背的角度，双手拿起奶瓶，给婴儿喂奶。建议水杯、暖水瓶、奶瓶等容器下使用防滑垫。

（2）皮肤清洁：简单清洁，不涉及洗澡内容时患者用健手将婴儿安放在有栏杆的婴儿床上，健手拿婴儿湿巾擦拭，患手固定保护婴儿。为婴幼儿洗澡时，顺序如下：双手准备澡盆，打开水龙头接水，水量没过婴儿腹部即可，调试温度，准备好沐浴液等，将毛巾平铺在垫子上，为婴儿戴上增加浮力的设备，健手为主、患手辅助抱起婴儿并缓慢放进澡盆中，健手为婴儿洗澡，患手扶握澡盆。洗净后，用双手手抱起婴儿并放在铺好的毛巾上，半包裹擦拭。建议澡盆下使用防滑垫，浴室地板做防滑处理。

（3）换衣：双手将婴儿放在有栏杆的婴儿床上操作，将需要穿的衣物提前准备好，放在身侧，健手为主、患手固定婴儿，为婴儿更换。

（4）更换尿垫：双手将婴儿放在有栏杆的婴儿床上操作，准备好干净的尿垫，健手为主、患手固定婴儿，为婴儿更换。

3. 患手是实用手的训练

（1）喂食：如果参与者是母亲且母乳喂养，患者可用患手将哺乳衣的扣子（拉链）打开，做好准备工作，再用患手将婴儿抱起，此时健手做保护动作，防止摔伤，哺乳过程中使用双手扶抱婴儿。哺乳后，用双手抱离婴儿并将其安放在婴儿车内，擦拭自身时可使用患手，整理衣物时可使用患手。如果是非母乳喂养，患者可用患手倒水、冲奶粉，此时健手做保护动作，可用患手捧起奶瓶试温、试味道。然后以患手为主、健手保护辅助的方式将婴儿安放在婴儿车内，调整好婴儿车靠背的角度，患手拿起奶瓶给婴儿喂奶。建议水杯、暖水瓶、奶瓶等容器下使用防滑垫。

（2）皮肤清洁：简单清洁，不涉及洗澡内容时患者可用患手将婴儿安放在有栏杆的婴儿床上，患手拿婴儿湿巾擦拭，健手固定保护婴儿。为婴幼儿洗澡时可用双手准备澡盆，患手打开水龙头接水，水量没过婴儿腹部，调试温度，准备好沐浴液等，双手将毛巾平铺在垫子上，为婴儿戴上增加浮力的设备，患手为主、健手保护辅助抱起婴儿并缓慢放进澡盆中，可用患手为婴儿洗澡，健手保护婴儿。洗净后，用双手抱起婴儿并放在铺好的毛巾上，半包裹擦拭。建议澡盆下可使用防滑垫，浴室地板做防滑处理。

（3）换衣：将婴儿双手放在有栏杆的婴儿床上操作，将需要穿的衣物提前准备好，放在身侧，患手为主、健手保护固定婴儿，为婴儿更换。

（4）更换尿垫：双手将婴儿放在有栏杆的婴儿

床上操作,准备好干净的尿垫,患手为主、健手保护固定婴儿,为婴儿更换。

二、截瘫患者的家务活动训练

截瘫患者的家务活动基本不受限制,只要改造出合适的操作空间和应用一定的辅具,均可稳定完成活动。

(一)烹饪活动训练

1. 准备　患者使用轮椅,安放操作板。按照预定的食谱选择食材和烹饪方式,双手将食材从冰箱中取出,放在操作板上,双手驱动轮椅。

2. 清洗　用容器接水,放在操作板上,缓慢清洗。患者使用普通厨房时,不建议直接在水龙头下清洗。

3. 切菜　将砧板放在轮椅的操作板上,双手操作处理菜品。

4. 熟制　正确使用厨房内电器和灶具即可。防烫伤。

5. 装盘　将熟制后的菜品,用"铲子""勺子""夹子"等工具转移到容器里。将容器放在操作板上,操作轮椅移动,放置在餐桌上食用。

6. 清洗餐具　使用洗碗机时,将餐具放进洗碗机,操作机器即可。手工洗碗时,不建议直接在水龙头下冲洗,建议使用容器接水,放在轮椅的操作板上清洗餐具。清洗时动作轻缓,防止水溅出。

(二)洗衣活动训练

1. 衣物收集　将需要清洗的衣物收集起来,可使用拾物器扩大收集范围。对于不愿意使用工具帮助的患者,建议其每次更换衣物后都放置在其双手能够到的范围内。

2. 放进洗衣机　双手将衣服放进洗衣机,放进洗衣液(粉)、消毒液等清洗用品。按照洗衣机的操作说明进行清洗、甩干等(如果是带有烘干功能的洗衣机,可以省略晾晒步骤)。

3. 晾晒　建议患者使用拾物器将清洗、甩干完毕的衣物从洗衣机内拿出,双手整理整齐,挂在衣架上,把衣架调整到适当的空间位置进行晾晒。

4. 将晾干的衣物取下　将升降衣架或普通衣架调整到合适高度,把衣物从衣架上取下。

5. 整理　将衣物分类折叠或悬挂,然后放到适合的储物空间。悬挂时使用晾衣叉杆。

(三)地面卫生清洁活动训练

1. 扫地　区域清扫,先清扫轮椅周边位置,然后移动轮椅,继续清扫。

2. 清除垃圾　将清扫出来的垃圾集中到撮箕里,倒进垃圾桶,建议在轮椅侧方操作。

3. 拖地　把拖把放在拖把池或水桶内,打开水龙头,将拖把浸湿并挤压出一定水分。区域清理,先擦轮椅周边位置,然后移动轮椅继续。

4. 二次清除垃圾　将拖出的垃圾二次清扫进垃圾桶,将垃圾桶清理干净,扔垃圾。

5. 清洗拖把　将脏拖把放进拖把池,打开水龙头,上下左右涮洗拖把,挤压出水分后放在适当的位置。

(四)家具卫生活动训练

1. 沾湿抹布　将干抹布放进清水里沾湿,拧干。

2. 擦拭家具　分类擦拭家具,高大的家具需要使用带撑杆的抹布。

3. 清洗抹布　把脏抹布放进水池或水盆等容器中,打开水龙头,放入清洁剂,将抹布浸湿,反复揉搓,换水清洗,拧干,放在合适的位置。

(五)收纳整理家务活动的训练

1. 床铺整理　铺床单时,在床周驱动轮椅,使用双手互相配合,一起用力将床单拉扯平整,手臂无法够到的位置,使用长柄床刷帮助刷平床单。叠被子时,先将被子拉到近前,双手配合,完成折叠动作,再将折好的被子抱起放在适合的位置。套被套和枕套等复杂活动时,将被套和被子拉到近前,双手共同完成。

2. 衣物收纳整理　部分整理活动可与"洗衣活动"中的整理部分一起完成。双手共同完成,折叠衣物,使用挂衣杆。

3. 工具杂物收纳整理　收纳杂物时,双手共同完成。

(六)照顾婴幼儿活动训练

1. 喂食　如果参与者是母亲,会涉及母乳喂养,正常喂养即可。如果是非母乳喂养,患者倒水、冲奶粉等动作建议在轮椅的操作板上完成。动作缓慢,防烫伤。

2. 皮肤清洁　简单清洁,不涉及洗澡内容时,可以把婴儿抱在轮椅上,一只手固定婴儿,另一只手用湿巾擦拭。为婴幼儿洗澡时,将澡盆放在 30 cm 左右高度的稳定平台上,打开水龙头接水,试水温,然后为婴儿洗澡。

3. 换衣　将婴儿抱在轮椅上,进行脱衣、穿衣活动。

4. 更换尿垫　将婴儿抱在轮椅上,一只手保护婴儿,另一只手进行操作。

三、四肢瘫患者的家务活动训练(以 C$_6$ 脊髓损伤患者为例)

C$_6$ 脊髓节段损伤后,ADL 部分自立、需中等量帮助,可使用手动电动轮椅,可用多种自助具。患者有伸腕、屈肘功能,不能伸肘,手指无精细运动,抓握物体时依靠伸腕代偿完成。根据第一节活动分析的内容,患者无法独立完成家务活动,只能借助现代化电器和操控手段完成一部分。

(一)烹饪活动训练

1. 准备　按照预定的食谱选择食材和烹饪方式,家人辅助将食材从冰箱等储存处拿到厨房,并将烹饪所需工具准备好。

2. 清洗　使用大水池和操作平台。患者不能使用圆形和小手柄水龙头,需要使用大手柄上下、左右开关的水龙头。不能精细清洗,只能拨动和晃动对大体积食材进行粗略清洗。清洗后用双手腕夹住食材控水。

3. 切菜　建议患者购买超市已经切好的蔬菜或家属帮助切菜。

4. 熟制　不建议患者使用炒制的方式,建议患者使用蒸、烤方式,将食材一次性放在容器里,再戴防滑、防烫长手套,用双侧前臂和腕关节端进电器里进行熟制,家属辅助保护。建议使用金属或硅胶等不易摔碎的容器,不要使用玻璃和陶瓷容器,容器下使用防滑垫。

5. 装盘　熟制后的菜品,不建议患者动手拿出,建议家属帮助拿出。

6. 清洗餐具　使用洗碗机时,患者戴防滑手套,使用双侧前臂和腕关节将餐具放进洗碗机,操作机器。建议使用触屏或按钮式的洗碗机,不建议使用旋钮式的洗碗机。手工清洗时,戴防滑手套,将容器放进洗碗池,可直接清洗,也可将抹布放在

手背上,利用伸腕的力量擦洗餐具。

(二)洗衣活动的训练

1. 衣物收集　用前臂和腕关节的力量将衣服抱起。

2. 放进洗衣机　将衣服放进洗衣机后,用双侧腕关节夹住洗衣粉袋子将洗衣粉倒进洗衣机内。操作洗衣机按键完成洗涤。建议使用小规格的洗衣粉或洗衣液,建议使用触屏或按键式的洗衣机,不建议使用旋钮式操控的洗衣机。

3. 晾晒　将清洗、甩干完毕的衣物利用手腕的力量从洗衣机内拿出,直接挂在晾衣杆上,然后用前臂和手腕将衣服抹平晾晒(图 16-12)。

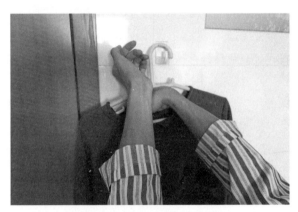

图 16-12　四肢瘫患者挂衣服

4. 将晾干的衣物取下　将升降衣架调整到合适高度,用前臂把衣物从衣架上挑取下。

5. 整理　双侧腕关节互相配合,折叠衣物(图 16-13)。

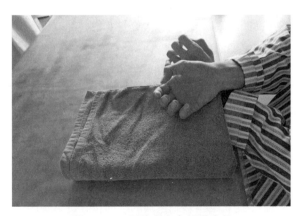

图 16-13　四肢瘫患者折叠衣物

(三)地面清洁活动训练

1. 扫地　建议在扫把上加辅具,患者使用前臂的力量操控扫把,清扫地面,上肢力量较好的患

者可使用双侧伸腕交叉固定扫把的方式清扫。患者需坐在轮椅上完成动作,坐位平衡较好的患者可以将扫把放在正前方清扫(轮椅移动方式,根据患者情况采取前进或后退)(图16-14)。坐位平衡稍差的患者可以在轮椅侧方清扫(图16-15)。

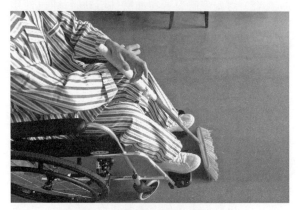

图16-14 四肢瘫患者扫地方式(一)

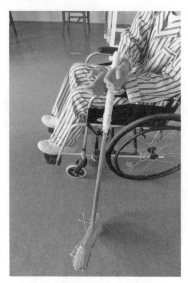

图16-15 四肢瘫患者扫地方式(二)

2. 清除垃圾 用一侧手腕固定撮箕,另一侧使用扫把将垃圾扫进。双侧腕关节夹起撮箕将垃圾倒进垃圾桶内。

3. 拖地 建议拖把上装辅具,使用前臂的力量擦地和清洗拖把。不使用辅具时,可参考步骤1扫地的方式。

4. 二次清除垃圾 同步骤2。

5. 清洗拖把 同步骤4。

(四)家具卫生清理的活动训练

1. 沾湿抹布 双侧腕关节夹住干抹布,并将干抹布放进清水里沾湿,用挤压的方式清除多余水分。

2. 擦拭家具 矮家具直接用抹布擦拭,高大的家具使用有撑杆的工具,需要使用辅具固定。

3. 清洗抹布 同步骤1。

(五)收纳整理家务活动的训练

1. 床铺整理 铺床单时,在床周驱动轮椅,用双侧腕关节将床单夹起来,用力将床单拉扯平整,手臂无法够到的位置,使用加辅具的长柄床刷帮助刷平床单。叠被子时,先用双侧腕关节夹住被子并将被子拉到近前,双手配合,完成折叠动作,再将折好的被子抱起放在合适的位置。套被套和枕套等复杂活动时,建议与家属共同完成,患者可将被套和被子拉到近前,需要固定被子时由患者完成,其余复杂动作由家属完成。

2. 衣物收纳整理 部分整理活动可与"洗衣活动"中的整理部分一起完成。双手共同完成折叠衣物,可使用加辅具的挂衣杆挂衣服,衣钩较矮的位置可以使用双腕交叉固定衣架的方式把衣服挂起来。

3. 工具杂物收纳整理 收纳杂物时,双手共同完成。不建议整理重物。

(六)照顾婴儿活动训练

1. 喂食 如果患者是母亲,会涉及母乳喂养。建议穿着带粘扣的衣服,双侧前臂抱扶婴儿喂奶,需要家属辅助保护。如果是非母乳喂养,奶瓶、水杯、热水瓶等最好使用防滑材料改造,且不宜使用玻璃、陶瓷制品,不建议患者独自冲奶粉,可在家属辅助下完成某一个步骤,比如将奶粉和水混合后,用双侧手腕夹起奶瓶并轻轻摇匀。

2. 皮肤清洁 只能为婴儿做简单清洁,使用湿巾擦拭等。不建议独自为婴幼儿洗澡,可在家属辅助下,完成洗澡的某一个步骤,比如打开水龙头、双臂固定婴儿等。

3. 换衣 不建议患者独自为婴儿换衣,可以在家属辅助下参与部分换衣活动,比如将衣服从衣柜里拿过来,将脏衣服带走等。

4. 更换尿垫 不建议患者独自为婴儿更换尿垫,可以在家属辅助下参与部分活动,比如将干净的尿垫拿来,将脏尿垫扔进垃圾桶。

四、其他

1. 对于有认知知觉障碍的患者,可以增加下面的训练内容。

(1) 列表记录所需材料、步骤及相关时间。

(2) 把任务步骤再细化,将每个步骤分成若干个小任务。根据患者受限情况,家属让患者不同程度地参与家务活动,比如削皮、搅拌、摆放砧板等,在家属分步骤指导下完成一个小任务,循序渐进。需要考虑到认知和躯体受损会使患者产生疲劳、主动性下降。

(3) 通过言语提示和躯体帮助来调整活动难度。提升到更难的任务前,要考虑患者的独立性、满意度和成功率。

(4) 设定定时器以提醒患者进行下一步骤。

(5) 知觉受损、图形-背景障碍、视空间定向障碍、单侧忽略等都会影响患者的家务活动能力,比如在橱柜中找出所需物品,把调味品倒进锅里的安全性,扫地、拖地的跌倒风险等。另外,视空间处理技能降低(如中心视力、对比敏感性的降低),会影响家务活动的安全性。环境改变(如增加照明和对比度)可提高患者的表现。

(6) 对于知觉障碍发生风险的患者,作业治疗师要避免他们生活角色和任务的受限。预防方案包括平衡训练、关节活动度训练和肌力训练,以及认知功能的小组训练(如判断和问题处理技能)等。作业治疗师评估家居风险并给予安全技巧,如环境改造(如安装扶手和栏杆),减少杂物,家具摆放合理(如空出插头和窗户的空间)等。

(7) 家庭和朋友的支持。适应技术,辅具使用。防止家务角色的患者活动能力降低。

2. 对于感觉障碍的患者,训练可以增加下列内容。

(1) 温度觉障碍的患者,可以为其准备温度计,随时测试水温、电器温度等。

(2) 触觉障碍的患者,可以为其在常用的工具上标志材质、重量、大小等信息。

(3) 痛觉障碍的患者在其参与家务活动前,选择性地为其戴保护手套、护目镜、保护面罩等。

(4) 位置觉障碍的患者在参与家务活动前,嘱

其使用视觉代偿等方式参与。

(5) 建议感觉障碍患者参与家务活动时有家属辅助参与,并适时给予提醒和保护。

3. 协调障碍的患者,训练可以增加以下内容。

(1) 近端固定,加重物,以减少远端震颤。

(2) 协调障碍患者参加烹饪活动时,建议使用金属或硅胶材质的容器、餐具,不建议使用玻璃、陶瓷材质的器皿。

(3) 在患者参加家务活动前为其戴保护防滑手套,增加其持物稳定性,减少突发伤害。

(4) 对参与活动的其他人进行宣教指导并适时给予患者保护和帮助。

4. 骨折、周围神经损伤患者的家务活动训练如下。

(1) 患者发生单侧上肢骨折时,家务活动训练方法参照偏瘫患者的训练。根据骨折愈合情况,从健侧独立操作到健侧为主、患侧辅助,再到患侧为主。训练过程循序渐进,防止二次损伤。

(2) 周围神经损伤后存在感觉障碍的患者,参与家务活动时需要做好防护措施,防止意外损伤。

(3) 躯干骨骨折的患者,在参与家务活动时,要佩戴支具。活动幅度不宜过大,不建议搬移重物,适时休息,劳逸结合。

(4) 下肢骨骨折的患者,在参与家务活动时,适时佩戴支具,地面做防滑处理。患者掌握患侧支撑要点和重心转移要点。

五、总结

随着科技的进步和人们生活方式的改变,家务活动的完成已经不拘泥于个人亲力亲为。家用电器多种多样,洗地机、扫地机器人、擦地机器人等已开始进入普通家庭。厨房电器种类繁多,多功能厨师机、多功能料理机、洗碗机等慢慢进入人们视线。现代化电器的应用,解放了人力,高效率地完成烹饪、清洁等家务活动。随着网络科技的发展,各种外送平台、家政服务平台等都已成熟,种类繁多,操作简单,配送迅速,人们的生活更加便捷。家务活动的康复训练,不限于简单的手工操作,支持患者使用更先进的方法来完成,让患者选择适合自己的生活方式,真正

的回归家庭、回归社会。

（曹惠影）

参考文献

［1］胡军.作业治疗学［M］.北京:人民卫生出版社,
2012.

［2］何成奇.作业治疗技能操作手册［M］.北京:人民卫
生出版社,2017.

［3］窦祖林.作业治疗学［M］.北京:人民卫生出版
社,2008.

第十七章

公共设施的利用

公共设施也称环境设施或城市环境设施。"环境设施"这个概念最初产生于英国,英语为 Street Furniture,翻译为"街道的家具"。而不同的区域有不同的定义理解,在欧洲大部分地区被定义为 Urban Element,即"城市配件";在日本则被称为"步行者道路的家具"或"道路的装置",也有人称之为"街具"。在我国,公共设施则是指在公共空间中能够为人们开展不同类型的活动提供相应的条件或有质量保障的不同种类的公用服务设施及对应的识别系统。

公共设施具有如下特征。①广泛性:公共设施的服务对象从特定群体扩展为所有人提供便利的服务,包括普通人及功能障碍者(包括残疾人、孕妇、老年人及儿童等)。②实用性:人们利用公共设施可进行相应的日常生活活动,例如使用公共卫生间、搭乘交通工具及进行学习、娱乐活动等。③多学科性:公共设施以建筑学、心理学、行为学、人体工效学等多种学科为理论基础进行构建,以确保其实用性。④综合性:公共设施的建设需要多个部门协调合作,需要适用不同的社会群体,参与单位一般有老龄委、残联等协会组织、设计单位、管理部门等。

残疾人所使用的公共设施一般为无障碍公共设施。

第一节

利用公共设施的内容和分析

一、无障碍公共设施建设的意义

目前世界上约有 10％的人口是残疾人,其中有 80％的残疾人生活在发展中国家。世界卫生组织的研究结果表明,残疾人的数量会随着医疗的进步以及人口老龄化的发展而持续增长。

根据第六次人口普查和第二次全国残疾人抽样调查显示:我国人口总数量为 136 782 万人,残疾人总数为 8 502 万人,残疾人数量占人口总数量的 6.2％;60 岁及以上的残疾人为 989.2 万人,占残疾人总人口的 34.7％;65 岁及以上的残疾人为 636.1 万人,占残疾人总人口的 24.5％;且随着社会老龄化导致对无障碍设施有需求的老年人也越来越多。据有关数据分析,每年新增的残疾人(60 岁及以上的老年人)占每年新增总残疾人数的 75.5％。近年来,我国社会主义事业发展迅速,经济水平不断增长,科技不断更新进步,国家对弱势群体的关注也越来越多。人们逐渐认识到,对老年人、残疾人等弱势群体的帮扶,是我国构建和谐社会、实现民族复兴的重要内容。

关爱残疾人群,注重残疾人物质生活的满足与精神感受的需求是"以人为本"思想的体现。营造舒适便利的无障碍公共设施及社区文化,不仅能为残疾人提供生活上的便利,减少他们因身体的原因而产生的自卑心理,还能减轻其家庭负担,帮助他们重返社会。

二、残疾人的行为特征

不同人群有不同的行为学特征,不同功能障碍的残疾人,其行动方式也会有各自的特点,如行走同样的一段路,健康人可以很顺利地直接通过;而老年人或拐杖使用者,需要观察周围情况后再确定下一步的行动,有时中途需要休息,在休息时行动内容则暂时中断;轮椅使用者在无路障的环境下可以驾驶轮椅自如行动,但若遇到阻挡轮椅行进的障碍物则通行困难;盲人只能感受到盲杖的可及范围,通过一段路程往往要几经周折。

(一)肢体残疾人的行为特征

在日常行为中,肢体残疾人在移动时受到的阻碍较多。大部分肢体残疾人需要借助各类移动辅助器具参与正常生活,完成日常生活活动。

1. 轮椅使用者的行为特征　轮椅使用者因下肢运动功能障碍,导致部分或完全丧失行走能力,大部分日常生活活动需要借助轮椅才能完成,这类人群在移动时需要连同轮椅一起转移。由于轮椅的空间占用面积大于健康人,因此轮椅使用者在转移和换乘的过程中需要一定的通行宽度和回转半径。正常人平均肩宽为 45 cm,移动时所需宽度约为 50 cm,而轮椅使用者在移动时需要双手操作轮椅手扶圈,需要通道的宽度增加至 70 cm,约为健康人的 1.5 倍,故轮椅使用者打算在一段通道上行动时,需注意观察单向轮椅通行的通道宽度应≥90 cm,双向轮椅通行的通道宽度应≥180 cm。若在该通道上进行回转,则回转空间直径≥150 cm。在建筑入口、走廊、客房、卫生间、停车场等位置都需要注意观察其最小回转空间直径是否能允许轮椅回转。此外,尽管轮椅使用者的上肢不存在残疾,但由于行动时不能离开轮椅,因此其伸手可及范围很小,在进入公共设施后还应注意观察周围的使用设备是否能满足上肢功能需求。

2. 步行困难者的行为特征　步行困难者是指移动困难或在移动时容易发生危险的人群。他们需要借助拐杖、平衡器、假肢等辅助器具移动,通常在做迈步、弯腰、屈腿等动作时困难明显。一般情况下,他们在通行时需要比健康人更宽的通道宽度。不同类型的步行困难者使用不同的助行辅助器具,要求的通道宽度也不相同,如挂双拐者站立时的宽幅约为 90 cm,行进时的宽幅约为 120 cm,为健康人的 2.4 倍。步行困难者进入公共设施后,需要考虑设施中有无适合其所使用的辅助器具所占用的空间。

3. 上肢残疾者的行为特征　上肢残疾者由于单侧或双侧上肢功能存在障碍,一般存在以下问题:无法伸手抓取物品,无法顺利拿回物品,不能或不便使用多种工具,精细动作无法完成等。总之,上肢残疾者在日常生活中往往存在精细动作的困难,如很难操作过小或过于复杂的按钮,难以开启门把手不合适的门,即使是普通的桌子,对穿戴义肢的截肢者来说,桌子的高度也会显得过高。

(二)感觉残疾人的行为特征

1. 视觉障碍者　视觉障碍者的静态人体尺度与常人无异,但其对环境的感知要利用听觉和触觉,移动时需要依靠导盲犬、盲杖和手指触摸。视觉障碍者在移动时通常习惯沿墙壁、栏杆或路缘石行走,其行走时盲杖从一边到另一边以弧形摇摆并敲打地面,左右扫描的幅度为 90～150 cm,可以触及肩膀以外 15 cm 的物体,可探查到墙和高度不超过 68.5 cm 的障碍物,需要比正常人更大的活动范围。此外,视觉障碍者通常记忆力较好,熟悉和有规律的环境,并不太影响其正常行动,但若横穿公共空间或反复地转换方向,则会使他们发生定位困难。因此,视觉障碍者在利用公共设施时,应注意周围有无损害其行动稳定性的物品,如横穿过道的绳子或电线、有可能突然打开的门窗等。

2. 听觉障碍者　听觉障碍者的人体尺度与常人无异,因此听觉障碍者在使用公共设施时,应考虑其声学方面能否满足个人需求,例如电梯、疏散通道、过街道口等是否设置代替语音提示的报警系统,以便其了解自己所处的环境,在遇到问题时做出必要的反应。

三、残疾人的认知、心理和精神功能分析

残疾人是社会中的弱势群体,也是社会成员的一个组成部分,他们与环境的关系符合环境心理学的研究理论。残疾人由于身体结构或功能不同于常人而出现社会参与障碍,容易产生自卑和自闭情绪,进而导致与环境互动减少。无障碍公共设施可给予残疾人足够的照顾和关怀,既可以满足其行为需求,又可以满足其心理需求。

(一)感觉与认知和环境的关系

感觉是人的一切认知活动的起源,是产生意识和心理活动的基础,也是人脑与外界直接联系的纽带。人们不能忍受长期处于无感觉的生活之中,缺

乏感觉刺激的环境，不仅会引起厌烦情绪，还会使人产生强烈的痛苦并损害身心健康。认知是在环境中进行正常活动的基础，是指获得知识或应用知识的过程，包括感知、表象、记忆、思维等，其中思维是认知的核心。人类对环境的认知主要依赖于对周围事物的感觉。人通过视觉、听觉和触觉、本体觉等感觉，了解客观事物的属性，如物体的形状、颜色、质感、位置等，并接收环境的信息，通过神经系统传入大脑进行分析、归纳及储存，同时输出行为动作或编码成记忆信息以便随时提取。例如，人们通过视觉收集某条道路上物体的位置信息，经过大脑的编码，可以知道前方道路的行走条件如何、有无障碍物、距离有多远等一系列与其行动相关的信息，进而调整自己的行为动作便于通过该条道路。

人通过多种感觉（视觉、听觉、触觉、本体觉等）的交互作用体验环境，同时不同感觉之间的相互作用也影响个人对总体环境的评价。残疾人通常存在一种或几种感觉功能缺陷，他们通过健全的感觉器官从环境中获取行动所需要的信息，这正是无障碍公共设施使用及设计的切入点所在。视觉被认为是人类体验建筑空间和自然环境的主要途径，但并非是唯一途径，其他感觉是对视觉感应空间和环境体验的加深或弥补。例如，出现在特定环境的声音可以加深人对特定环境的归属和认同，通过上课铃声判定校园环境；通过气味的差异唤起人对特定地点的记忆，辅助识别空间和环境；通过品尝家乡特点菜品来引起对家乡的记忆；与此同时，通过感知事物的质感和肌理也是体验环境的重要方式之一，如视力障碍者通过触觉来识别电梯按钮。

（二）残疾人对环境的心理需求

需求层次论认为人的价值体系中存在着不同层次的需求，从低级的生理需求逐渐向上发展，从而有序排列成一个需求系统。该理论由西方人本主义心理学创始人马斯洛（A. Maslow）提出，他将人的需求体系分为5个层次：从生理的、安全的、社交的、自尊的需求，一直到自我实现的需求。他认为当低级的需求得到满足以后，追求高一级的需求就成为继续努力的动力。

1. 生理需要　生理需要是人们最原始、最基本的需要，是人类赖以生存和延续的基础需要，如果无法得到满足甚至会导致难以生存和延续的后果。这类需要可以概括为5个字：衣、食、住、行、性，包括对饮食、庇护和其他生存必需品的需求。

2. 安全需要　在满足生理需要的基础上，良好的安全保障不仅是社会发展的需要，同时也是消除个人安全感缺失的重要因素。缺乏安全感将会让个人焦虑不安。安全需要包括人的健康与安全、劳动保护、职业安全、生活稳定、社会保障、社会秩序与治安、退休金与生活保障等。

3. 社交需要　社交需要包括对友谊、爱情以及隶属关系的需求。人们在满足生理需要和安全需要的基础上，就会突显出对于社交的需要，进而产生激励作用，如渴望爱情、友谊、亲情以及来自社会各个方面的关怀和归属感等。

4. 尊重需要　尊重需要可以分为两个方面：自尊和被人尊重的需要。自尊需要主要建立在个人自信心的基础上，是自我价值的一个肯定。自尊和被人尊重的关系较为密切，在展现自我能力和才华时能得到他人的认可和赞赏，在团队或集体中占有一定的地位，从而实现二者的相辅相成。

5. 自我实现的需要　自我实现的需要位于5个需要层次的顶端，即自我实现的需要是人的价值体系的最终追求，包含按照个人愿望，最大限度地发挥个人能力，实现个人抱负，取得权力或技艺方面的成就，体现个人试图对环境加以控制的需要。需要主体往往期望能在与自己能力相称的工作中充分表现出个人的情感、思想、愿望、兴趣、能力、意志等，从而使自己的潜在能力得到充分的发挥。

无障碍公共设施的出现可在很大程度上帮助残疾人实现五大需要。残疾人利用无障碍公共设施进行日常生活活动，实现基本的生理需要是无障碍设计的基本宗旨。与此同时，无障碍公共设施还能满足残疾人安全层面的需要，更加有利于社交需要的形成，以满足残疾人对社交层面的需要。相比正常人而言，残疾人由于身体活动和对外界的感知受到限制，往往对社会的认同、融入社会、实现自我价值方面具有更强烈的渴望，而不愿被看做是"特殊人"。充分利用公共设施就是让残疾人享受同正常人一样的生活条件和社会地位，促使其更好地参与社会生活。

四、环境和社会条件分析

外界环境和人之间的影响是相互的。人既可以改变一定的外界环境，同时外界环境也在影响着我们。环境通常被认为具有一定的秩序、模式和结构，是一系列元素和人的关系的综合。残疾人在使用无障碍公共设施时，应了解该设施的基本情况，学会利用相应的无障碍设备，实现其作业需求。

（一）肢体残疾人对无障碍公共设施的使用要求

肢体残疾人对无障碍公共设施最主要的要求是行动无障碍。由于肢体残疾人在行走中需要借助移动辅助器具，因此在通行过程中要求建筑水平通道和垂直通道的宽度、高度、坡度及地面材质等都应符合借助移动辅助器具的肢体残疾人的方便与安全通行要求。建筑物的公共设施（如坡道、门、楼梯、电梯、扶手、洗手间、停车位标志等）在形式及规格上均需满足轮椅使用者及步行困难者等肢体残疾人群使用的要求。

1. 轮椅使用者　鉴于轮椅的行驶和转移均需要足够的空间，无障碍公共设施的诸多设计参数需要考虑轮椅使用者的需求。如轮椅的行驶需要考虑路面的平整，在有高度差和坡道处应考虑是否影响轮椅的通行和上下坡等；两边或单边具有行驶限制的位置，如狭窄的出入口和走廊，应注意保留适当的宽度以避免造成通行障碍。轮椅使用者在换乘时（如使用卫生间马桶、床铺时）需要一定的回转半径以方便身体的换乘动作。

2. 步行困难者　步行困难者存在弯腰、屈腿活动限制，因此扶手、控制开关应以站立者可及的范围内为宜。步行困难者行走一段时间需要坐下休息，一般会有恰当的位置用于摆放手杖或拐杖之类的步行辅助器具，便于其存放和取用。此外，步行困难者从坐姿到站姿需要辅助，此时手杖或拐杖之类的移动辅助器具往往容易发生滑动，固定的扶杆类支撑设施将会提供极为有利的帮助。

3. 上肢残疾者　上肢残疾者对于需要上肢取用的设施存在一定的障碍，尤其是需要双手或精细操作的设施。因此，无障碍公共设施需要满足他们能顺利地拿取到物品和操作等要求。应尽量减少需要用手指及双手操作的设施，例如，尽量使用杠杆式、横执式的门把手代替需要全手握、扭、推的球形门把手或仅需单手操作即可开启关闭的窗户等设施。

（二）感觉残疾人对无障碍公共设施的使用要求

感觉残疾人多数存在某一方面的问题，可依靠其健全知觉器官来判断周围环境，在周围环境中加入某方面的声音、色彩、质感和气味等方面的因素有助于他们获取周围的环境。例如，视觉障碍者可以依靠触觉进行辅助判定，用手的触觉感知物体、足的触觉感知路面等，以便对环境做出相应的反应。在建筑中的一些区域设置视觉障碍者使用的触觉地图、盲道及导盲声体、触觉信号、扶手端部的盲文标记、地理标志、变化的光源、墙面上的图形和特殊的导向装置等，这些装置可以指引视觉障碍者认知环境并自由行进。如人行道上的路缘石和边缘障碍物对视觉障碍者来说是很有用的提示；采用鲜明色彩的标记牌也是帮助视觉障碍者获取周围环境信息的重要举措。听觉障碍者可以通过视觉获得信息，例如广告牌、手语的使用，出现危险时以震动代替声响等。

第二节
利用公共设施的原则、目的和注意事项

一、利用公共设施的目的

（一）实现作业需求

残疾人使用公共设施最直接的目的就是完成作业活动，实现作业需求。在马斯洛的需求层次论中，生理需要和安全需要是所有精神追求的基础。不同类型的残疾人为实现作业需求对周围环境的利用方式也不相同。对于感知觉障碍的残疾人，应致力于利用健全的感知功能获取信息；对于肢体功能障碍的残疾人，应通过利用有效的运动空间和操作设备，以实现作业需求。

（二）满足心理需求

残疾人对社交、尊重和自我实现上的需要很大程度上是通过利用无障碍公共设施实现的。残疾人在使用公共设施时不仅可以实现日常生活活动需求，而且能体验到自己不是一个独立的个体，可以与其他人员和环境进行交流，从而消除心理上的孤独感、自卑感、失落感、恐惧感等负面心理，进而建立起热爱生命、热爱生活的积极心态。

二、利用公共设施的原则

残疾是一个演变中的概念，是在伤残者和阻碍他们在与其他人平等的基础上充分和切实地参与社会的各种态度和环境障碍相互作用所产生的结果；创造无障碍的物质、社会、经济和文化环境，提供医疗卫生、教育以及信息和交流方面的保障，直接关系到残疾人能否充分享有一切人权和基本自由。

创造无障碍环境对于残疾人群体来说意义重大，将会给他们带来一个安全、方便、舒适的环境进行工作和生活，让他们充分体验到社会生活的参与感、共享感与平等感。因此，在利用公共设施时，需要考虑以下原则。

（一）可及性

可及性直接关系到公共设施是否可以正常使用，决定了是否可以方便顺利地感知、到达、进入及使用环境设施，并对环境施加作用和影响，从而实现个人的行为和目的。可及性原则应确保使用者能进入并到达建筑环境中的任何地方，能方便使用建筑环境内所有需要使用的设施，并在整个使用过程中不会感到是被怜悯的对象。由此可以看出，可及性是无障碍公共设施使用的最基本原则。

可及性原则包括可感知性、可接近性和可操作性。

1. 可感知性　人与环境之间的相互作用是通过知觉和认知决定的。通过不断调整自身行为来适应和改造环境，环境也会因人的行为进行改变，从而达到人与环境关系的最适宜化。所以，想要实现人与环境之间适宜的前提条件是感知，只有感知才能发生行为活动。残疾人要充分利用无障碍公共设施需感知其在可感知性方面的设计，通过调动各种感觉的补偿和替代作用，利用方位的引导、材质的变化、色彩的对比与反差、声响与标志等手段，进而利用健全的感觉器官的代偿作用来提供环境的信息。例如，在公共设施及区域中充分利用盲道、盲字、声音提示装置、电子显示屏等触觉、听觉和视觉信息，可有助于视觉障碍者和听觉障碍者充分感知所处的环境及其变化，以确保他们安全、便利地使用公共设施和进行作业活动。

2. 可接近性　残疾人对于环境的可接近性要求较为迫切。可接近性是指残疾人可毫无阻碍地接近、出入、通过并使用一个区域以及其中的设施，是对所处环境的基本需求。不同残疾群体对可接近性的要求是不同的。通常肢体残疾人由于其自身无法行走或行走有困难，需要借助移动辅助器具，甚至需要他人帮助才能进行转移活动，这类残疾人在可接近性上通常要求平坦的道路、坡道、电梯、栏杆扶手、抓杆、稍大的卫生间、足够宽的走道、门、入口、前厅和走廊等，这些无障碍公共设施可以充分保证肢体残疾人顺利地到达、进入和使用建筑和外界环境。知觉残疾人在视觉、听觉和嗅觉等感觉器官中某一项或多项存在缺陷，致使他们对环境的使用受到一定程度的限制。因此，适当地将标记、材质、色彩、声音、气味等方面的设计加入到环境或设施中来，确保他们可以便利地获取周边环境的信息，帮助他们顺利地到达、进入和使用所在的环境或设施。

3. 可操作性　操作是对环境施加影响的过程，操作行为的发生是实现参与的必要手段。残疾人通过操作无障碍公共设施可以方便地使用和享受作业活动。可操作性可减少残疾人对他人的依赖，这样有利于提高他们的独立性。例如，减少上肢的精细操作或双手协同操作可满足上肢残疾者的可操作性要求。

（二）安全性

安全性是无障碍公共设施利用中不可忽视的一个原则。无障碍环境的主要服务对象是残疾人、老年人及其他行动不便者，由于其特殊性，决定了安全性在无障碍公共设施中的重要性。由于残疾人自身的生理、年龄、疾病、特殊状态等原因，导致他们对周围环境的感知力较差、反应灵活性低，并且存在某些难以克服的障碍，所以较普通人更易发生危险。例如,下肢功能障碍者比普通人更容易发生摔倒、跌落、碰撞、挤压伤、危险物接触事故等,在遇到障碍时可能难以顺利通过、使用等,可能会造成伤害甚至危及生命。例如,视觉障碍者通常需使用盲杖进行路况探测,一旦遇到低于自身身高且无基桩的建筑突出物将会发生头部碰撞,如失去平衡而跌倒,将会发生二次危险,甚至危及生命。总之,残疾人、老年人等不仅身体功能不健全会造成他们对环境的依赖性更高,其应变能力和自我保护的能力低,导致他们更易发生意外,一旦发生意外,将难以依靠自身能力脱离危险。因此,在利用无障碍公共设施时应充分考虑其是否满足自身安全性的需要,重点放在如何避免环境中潜在的不安全因素,防止意外的发生,或在意外发生后确保及时求救或被疏散到安全地带。

首先,发生危险需要进行警报时,要确保传达报警信息的准确性。使用者能及时接收到正确的信息并有效采用规避措施,减轻危害的程度。例如,光线闪烁的警报灯或震动的设施等报警装置,有助于听觉障碍者准确接收报警信息;对视觉障碍者而言,鸣叫的警报和语音播放系统可传达警报信息。

其次,发生危险时要确保避难通道畅通。在建筑物内的任何位置,通往安全地带的通路越短越好。例如在防火门的自动关闭装置设计中,需考虑轮椅使用者轮椅的可通过性,避免过高的门槛对其通行造成阻碍。上肢残疾者应考虑如何简单地打开防火门的操作形式。

(三)适用性

残疾人保留的功能相比普通人的功能更加敏感,以方便其对自身缺陷功能进行代偿,因此对环境的舒适性和设备的适用性要求也比一般人高。残疾人应注意利用无障碍公共设施的材质、卫生间的布置、门窗的类型等进行作业活动。例如,对于轮椅使用者上卫生间时,应选择高度适宜的坐便器便于其进行轮椅和坐便器之间的转移。

总之,无障碍公共设施以普通大众作为服务对象,是一个不分年龄、文化教育背景、宗教信仰、心理状态等,让所有人都能够方便、安全、舒适地使用环境,残疾人在利用无障碍公共设施时应多考虑以上几点。

三、利用公共设施的注意事项

(一)残疾人的行为能力

残疾人因为在某个或某些方面行为能力受限,在公共设施中活动会产生相应的障碍。要通过指导残疾人如何使用无障碍公共设施而克服障碍,实现自理、自立。如对于乘坐轮椅或拄拐杖的下肢残疾者,在设计无障碍公共设施时应考虑各种通道的顺畅性、安全性。根据能力受限的不同,采用不同的方法或措施进行指引,如对于盲人、低视力、弱视等视力残疾者,在降低环境中其他干扰因素的同时,加强触觉、听觉、强化视觉等信息进行引导;对于儿童,可通过设置色彩标识进行吸引或警告以减少危险,设置双层栏杆和减少环境中尖锐的部分以起到保护作用。对于老年人,室内铺设防滑地面、走廊设置连续扶手、保证充分照明、设置休闲座椅等均可有效防止危险发生。

(二)公共设施的功能

公共设施最为重要的作用是要满足使用需求。例如无障碍学校,由于其教学活动的特殊性,教室设置应按照残障类别进行合理分班,确保各类活动有序进行、动静分区。确保采光、通风良好,要合理安排教师备课、办公等场所,并配置良好的体育场馆和室外活动场地等,只有合理的配置才能满足需求。无论使用何种类型的公共建筑,都要考虑其功能是否能够满足残疾人使用者的各种基本功能要求。

(三)使用者的精神需求

马斯洛的需求层次论对环境的要求分为5个部分,最高层次的要求是精神的追求。无障碍公共设施具有通用性、可及性、安全性及平等性。在指导残疾人使用公共设施时,要注意引导其精神活动,创造出能够让使用者心理舒适的空间场所,保证使用者能够参与场所内的各项社会活动,与无障碍公共设施达到精神融合;注意确保标识导向系统准确无误,不使残疾人产生困惑,确保其在使用过程要能够愉悦地获取信息,能够快速、简单、愉悦地操作使用设备并完成想要做的日常活动;指导残疾人通过直观感受或简单的语言、图示或视频等提示获得与公共设施的主题思想在精神上的共鸣。残疾人在公共设施进行的活动中能做到自我表达、获得尊重以及自我实现的需要。

（四）特殊活动或突发状况

特殊情况出现概率相对较小，但破坏性较大，例如大风、暴雨会干扰人们的视线和行动稳定性，使危险系数增加；过热或过冷的气候会影响身体感受而影响使用者的活动，因此在使用无障碍公共设施时应考虑各种气候以及突发状况的影响，确保使用过程中的安全性和舒适性，避免意外发生。跌落、碰撞、夹伤、危险品接触等事故在无障碍公共设施中可能发生，无障碍设施设计需采取预见性措施来减少或避免这些事故的发生。例如，在高度差较大的地点设有达到安全高度的护栏；在上下坡道、楼梯、观景台等周围设有围栏或扶手；要注意围栏或扶手的高度以及栏杆之间的间隙是否会造成跌落或跌倒的风险；较长的坡道是否有缓冲平台供残疾人临时休息；注意较小的构件缝隙，防止发生挤压危险等。

（五）不同人群的潜在危险

不同人群因其行为特点不同，可能引发不同的危险。如步行时，健康人在过于光滑的地面上也可能发生滑倒；老年人和使用拐杖者行动较为缓慢，因其步行能力有限，需要观察行走路况和进行中途休息，步行道路的使用设计既要考虑盲道、轮椅坡道，也要考虑路面材料、休息区域、道路的通达等方面可能潜在的危险。上下楼梯时运动消耗量较大，并且多关节协同运动复杂，健康人也会有摔倒的危险；老年人、行动困难者在上下楼梯时需要楼梯扶手进行辅助；使用轮椅助行者需要坡道和垂直电梯确保通行顺畅；视力障碍者难以辨别多向旋转楼梯的方向，应予以其他方面的辅助指示。因此，残疾人进入建筑物时要注意观察楼梯的设计是否有足够的高度和宽度，是否配置连续性扶手，扶手的棱角是否尖锐，单层楼梯的坡道坡度是否合适，多层楼梯是否配置垂直电梯等。

第三节
利用公共设施的具体指导策略

一、肢体功能障碍者利用无障碍公共设施的指导策略

肢体残疾大致可分为下肢残疾和上肢残疾

2类。

上肢残疾者的功能替代性较强，一般不存在行走、外出等粗大活动方面的问题。生活中主要问题是难以利用精细活动进行日常作业，例如使用手指抓握物体、点击操作按钮及推拉门窗等，所以针对性解决上肢残疾者使用公共设施的困难，需要特别关注减少精细操作程序和提高设施的可操控性。上肢残疾者的双手操作或精细活动受限，按钮或开关的设计应避免双手操作，采用大号按键或肘关节功能替代式开关等。对于上肢残疾者来说，把手非常重要，在其经常出入的场所，尽量避免使用难以开启的球形门把手，以长柄门把手代替，指导患者利用肘部的力量开启。

下肢残疾者主要表现在粗大活动方面的问题，如行走困难，需要借助拐杖、手杖或轮椅。鉴于不同程度的行走困难需要的辅助工具不同，从而对无障碍公共设施的要求也不尽相同。为保证下肢残疾者的日常生活，在设计无障碍通道时要充分考虑水平或垂直通道的高度、宽度、坡度及地面材料是否都达到无障碍设计的标准。

对于下肢残疾者来说，下肢功能障碍导致其无法正常站立或行走，因此这类残疾人在利用公共设施进行活动时，要注意室内扶手的使用、地面是否防滑，公共交通中的无障碍设施等。

（一）扶手的利用

扶手在步行困难者行走和站立时提供身体支撑，能有效避免危险的发生或在发生危险时予以补救，是一种有效的辅助设施，连续的扶手设置将会为其提供不间断的辅助以引导其至目的地。因此，在建筑物中的楼梯、坡道、走道、入口大门、卫生间等处均需要设置残疾人扶手。在设计无障碍扶手时，单层扶手的高度应为 85～90 cm；双层扶手的上层扶手高度应为 85～90 cm，下层扶手高度应为 65～70 cm，以便于残疾人使用。偏瘫患者向前移动时，可用健侧手握持上层扶手，双足交替步行；或双手握持上层扶手，侧身向行进方向进行移动。乘坐轮椅者一般需双手握持下层扶手进行移动。对于上肢残疾者，一般依靠有弹性的扶手，用肘部支撑身体进行转移活动。在卫生间、浴室使用扶手进行转移时，下肢残疾者可将身体全部重量转移至扶手

以变换体位,若卫生间内比较潮湿,要注意防止扶手锈蚀。

(二)垂直通道的利用

公共设施的垂直通道一般都是楼梯或电梯。楼梯不适用于下肢残疾者,因此电梯成为下肢残疾者理想的垂直通行工具。一般情况下,公共设施的电梯候梯厅深度≥150 cm,宽度≥110 cm,轮椅使用者可在此候梯或完成轮椅回转操作。公共设施的电梯内操作按钮的高度在90~110 cm,供轮椅使用者操作指示按钮到达目的楼层。在电梯轿厢正面高90 cm处至顶部安装镜子或采用镜面效果的材料,供轮椅使用者通过轿厢镜看清轮椅后面的情况,方便其进出电梯。电梯内部三面壁上安装扶手,以便残疾者安全扶握。

对于场地有限的改造工程,可使用牵引式电梯(又称升降机或升降平台)。这种设备深度≥120 cm,宽度≥90 cm,并设置扶手、挡板及呼叫按钮,其启动、停止设置在楼层的上平台和下平台部位,距楼梯踏步的起始、终止线前后150~200 cm。电梯内配有摄像、对讲、语音提示和语音信息等装置,可用于日常提醒或紧急时刻使用。该设备使用操作简单安全,可以辅助轮椅使用者快速完成垂直转运。为了提高空间利用率,该设备在不使用时可折叠至楼梯的一端。

二、视觉障碍者利用无障碍公共设施的指导策略

视觉障碍者由于无法通过视觉识别周围环境,所以在使用无障碍公共设施时应侧重加强盲人的触觉感知能力,如盲文标识说明、盲人触摸导游地图、走廊或通道中的扶手、人行道中的盲道等。针对低视力者可以使用大尺寸的标志图形、光照、色彩等信息来辅助,达到弥补低视力者视力缺陷的目的,从而区分和判定周围环境和信息。

(一)盲文的利用

盲文是视觉障碍者可读、可写的特殊文字,视觉障碍者在很大程度上会借助盲文进行认知。因此,在设施上标上盲文可以让很多视觉障碍者理解和使用。在建筑内设置的盲文主要提供方向、位置、室名等方面的信息。例如,在比较容易触摸的

地方(包括走廊、楼梯的端部)及必要位置设置盲文信息,将会为视觉障碍者进行行走方向和终点的解读,是一种很好的辅助指引手段。

在公交站牌上设置盲文说明(图17-1),可供视觉障碍者进行触摸解读,以了解公交车的路线、所在位置等交通信息,识别所要乘坐的公交车的车次和所要经过的站点等相关信息。

在日常生活中,公用电话、银行自动取款机、自助购电设备、自动售货机等设施的按钮上也有盲文标识。

出行时,盲文地图(图17-2)是设计师专门为视觉障碍者设计的方便操作的地图,有的还配有声音说明,补充理解的不足;有的盲文地图采取盲文和普通文字并用的方式,视觉障碍者和普通人容易理解使用。

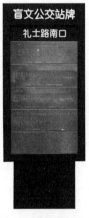 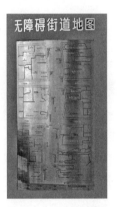

图17-1　盲文公交站牌　　图17-2　盲文地图

(二)盲道的利用

视觉障碍者一般依靠触觉、听觉、嗅觉等作为辅助手段感知和判定环境的方位。在人行道上行走时,视觉障碍者无准确的空间定位能力,需要依赖盲杖的敲击来判断前方是否安全,但有时为了躲避障碍物,被迫走到车行道上,用盲杖敲打道边的路缘石行走易发生交通事故。因此,利用盲道将会很好地解决这一问题。

盲道分为两种:一是线状(条状)行进盲道;二是点状提示盲道。两种不同的盲道分别提醒视觉障碍者向前行走、前方路线出现变化或已到达的位置等。

1. 行进盲道(图17-3)　行进盲道呈长条状,每个长条比砖面高出5 mm,视觉障碍者在砖面上行走时足底产生凹凸感,凭借足底的触感前行。根

据不同路段的交通情况,盲道的宽度随人行道的宽度而有所变化。盲道在铺设时一般会绕开电线杆、电线杆拉线、树木等障碍物,保证盲人在盲道上行走时的安全。当盲道走向呈曲线和斜向时,其直接按曲线走向铺设,砖与砖之间形成的三角形接缝用水泥砂浆抹平。

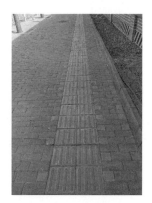

图17-3 行进盲道

2. 提示盲道(图17-4) 提示盲道布满整齐的圆点,每个圆点比砖面高出5 mm,可以促使足底产生知觉,做出前方空间环境有变化的提示,以便提醒视觉障碍者提前做好准备或提醒其到达或进入目的地。提示盲道一般铺设于人行道、建筑入口、过街地道等处,以便视觉障碍者提前感知前方地面出现高差。在距台阶和坡道25～40 cm处有提示盲道,宽度一般为40～60 cm,长度不小于台阶或坡道宽度的一半。当行进盲道出现转弯或交叉处需要铺设提示盲道。如盲道出现转弯时,需要在转弯处铺设大于行进盲道宽度的提示盲道来提示视觉障碍者前方道路有变化。如前方盲道出现交叉情况时,在交叉位置要铺设大于行进盲道宽度的提示盲道来提示视觉障碍者前方出现盲道交叉。当

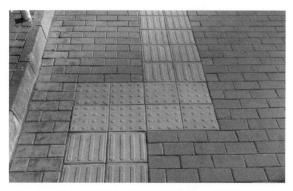

图17-4 提示盲道

到达无障碍设施所在位置时也铺设有提示盲道,提醒视觉障碍者到达的位置和地点,以便其进入使用或继续前进等。

(三)色彩感知

利用公共设施中色彩的不同和变化,这对于有一定的视觉能力或视弱者来说是非常重要的。在无障碍公共设施中,鲜明、简洁的色彩能有效地吸引他们的注意力,为视弱者提供重要的信息。国际上通用的红色表示危险,黄色表示环境发生变化,绿色表示安全。充分利用好色彩的辅助,将会为他们快速、安全地确定所处方位及道路的走向提供很大帮助。

无障碍公共设施玻璃门上的彩色条纹,约与视线相水平,提示弱视者要看清玻璃等透明物体,避免发生碰撞。使用彩色线条可以对弱视者起到提醒的作用,如在道路上的站牌、路灯、标志等的水平视线的位置上设置对比明显的彩色线条。与此同时,具有明显色彩的无障碍设施可有效区分设施区域和周围环境,提醒正常人该区域的特殊性,避免占用无障碍设施。例如,盲道采用黄色或橙色等鲜明的色彩,用于提示弱视者认清道路走向的同时,也提醒正常人不要在该区域存放车辆、堆放杂物或其他物品,以免给残疾人通行造成阻塞甚至危险。

(四)听觉感知

视觉障碍者由于视力缺陷,通过视觉获得周围环境的信息困难,所以充分利用声音信息成为一种有效的弥补措施。视觉障碍者可以利用导盲铃或电子音频信号确定大门、通道入口的具体位置。有些街道路口的红绿灯信号有声音提示系统,当绿灯亮时,声音信号急促,提醒视觉障碍者及时通过。当红灯亮时,声音信号舒缓,提示视觉障碍者耐心等待,这些声音提示信号为了避免影响周围居民的休息,白天开启,夜晚自动关闭。虽然视觉障碍者可利用无障碍公共设施上的盲文获得信息,但碍于盲文传达信息有限,且并非所有视觉障碍者均可以有效地阅读盲文,所以利用声音信息进行有效的传达信息将会起到重大作用。在地铁扶手、公交站牌的立柱处安装交通信息声音提示系统,通过按钮开关或自动感应播放相关的交通信息,可告知车次、行进方向、所在位置以及经过的站点等信息。部分

公共设施的楼梯、走廊的扶手上也装有声音提示系统,视觉障碍者只要触摸开关或被感应,语音装置就会提示房间号码及前方位置。其中,楼梯上的声音提示系统主要用于提示楼上或楼下的信息,走廊上的声音提示系统主要用于提示房间号码及出入口的位置等,二者共同辅助视觉障碍者实现无障碍通行至目的房间。

在欧美等发达国家,许多路口都安装了"盲人信号器"来满足视觉障碍者出行的需求。信号器提示的原理是采用震动或发出鸟叫声的音乐来进行提示,甚至可以根据行进方向的变化使用不同的音乐种类;通过声音的发信方向、大小和各个发信源发出声音时间的不同,可使人们能够感知周围环境的不同情况及根据自己的行进状态进行调整。

三、听知觉障碍者利用无障碍公共设施的指导策略

针对听力语言残障者,可以通过加强视觉、触觉等信息的传输来减少或避免其在环境中所遇到的障碍,提醒听力语言残障者避开危险,确保其安全地出行。

(一)扩大音量

无障碍公共设施室内可设增音环形天线来改善音响系统,如公共演播大厅、火车站、会议厅等,确保听知觉残障者可利用助听器收到声音信息。听知觉障碍者在使用公用电话或手机时,普通电话或手机设置的声触摸显示屏音量只适用于正常听力的健康人群,对于听知觉障碍者来说,很难听清楚听筒中的声音。在指导听知觉障碍者使用无障碍电话时,打开扩音装置的开关,音量就会增加。使用手机时,指导其下载助听器 APP,扩大耳机接听电话及其他程序(如微信、音乐、视频等)的音量,以便于听清声音。

(二)视觉代偿

听力残障者向别人传达自己和接收别人的意图均比较困难。手语可以作为有效的传达手段,但在较多情景下,能够理解手语的人极为有限。

电子显示屏已经普及在生活的各个角落,为听力语言障碍者提供有效的获取信息的手段。例如在火车站、医院、交易大厅、活动广场等活动密集的

公共场所,一般都设置有电子显示屏(图 17-5)。由于电子显示屏简单易懂,所以受到使用者的一致好评,听力障碍者在这些地方进行作业活动时,要注意电子显示屏的提示。

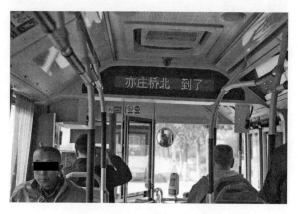

图 17-5　公交车报站电子显示屏

需要注意的是闪灭信号灯的作用。通常这样的信号灯是在紧急状态下使用的警报系统,同时可以通过颜色区分所传达信号的特征。红色的闪灭信号灯属于警示作用,用于让人注意危险的存在。黄色的闪灭信号灯属于提醒作用,用于让人注意环境的变化。另外,这些闪灭信号灯还可与画面相结合,提供更为详细的警示或提示信息。

(三)震动提示

闪光及震动的方式可以辅助听力障碍者进行交流或获得信息。震动器通过其特殊的震动方式叫醒或提示听知觉障碍者,在公共设施中与报警系统中闪光相互补充,就像闹钟通过声音和震动来提醒人准时起床一样。无障碍公共场所在设置声音预警信号的同时,一般还会设置同步视觉和震动警报,为听知觉障碍者提供帮助。

四、残疾人利用公共交通系统的指导策略

(一)公交车的利用策略

1. 候车　公交车候车站设置有残疾人特别候车区(图 17-6),该区域将残疾人和普通乘客分开。残疾人在候车时可以避免与普通乘客发生拥挤,确保其能顺利上车并避免发生拥挤带来的危险。

视力残疾者可通过触摸公交站牌和护栏上的盲文进行信息阅读以了解上车时的方位,以利于自

身识别方向。

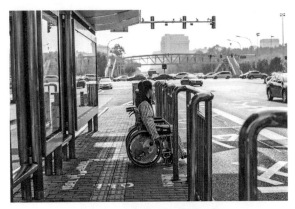

图 17-6　轮椅使用者等候公交车

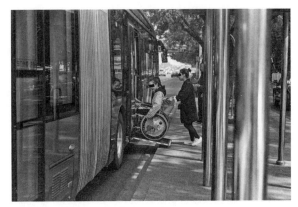

图 17-7　轮椅使用者上、下公交车

2. 上下公交车(图 17-7)　肢体残疾人上下车不方便时,可通过在公交车上乘客区地板和地面(或路沿/路肩)之间搭设的导板完成上下车活动。当车辆停稳后可以铺设导板,待到残疾人顺利上下车后收回导板,乘客门或轮椅进出门在此之后方可关闭。另外,有些地区的公交车车门区域带有可升高和降低的举升装置供肢体残疾人在地面(或路沿/肩)和乘客区地板之间进出并防止轮椅滚落。举升装置仅在车辆静止时操作。操作举升装置或导板系统的总开关通常设在仪表台供司机控制,同时在轮椅进出的车门口内外侧分别设置操纵按钮以方便残疾人或协助人员使用。操作举升装置或导板系统的开关只有在总开关打开后才能使用,并被清晰识别,以防止操纵按钮的错误使用和提示有残疾人使用的信号。除此之外,无障碍公交车还配有应急操作系统,以备电动机出现故障时能正常使用。在后门外和车站多功能区分别设置呼叫按钮,候车的肢体残疾者可使用该按钮协助上车。

上下公交车的台阶、禁止站立区域和扶手呈红色或黄色,对视觉障碍者有一定的警示作用。视知觉障碍者应注意乘务员或车内音响装置的提醒,以确保上下车的安全。

3. 乘坐公交车

(1) 无障碍公交车优先座位的设置:该座位通常设置在较为便利的位置,并使用特殊颜色和文字进行标记,如使用红色或黄色进行座位标记,粘贴"老、幼、病、残、孕专座",并将座位设置在空间较大

或靠近上下车门处;优先座位的搁足空间应从通过坐垫前边缘的垂直平面向前延伸且有＞8％的斜度,残疾人或体弱者将足放于搁足空间,当车辆变速行驶时,搁足空间给予残疾人或体弱者一定阻力以维持身体平衡,防止意外发生。若搁足空间无斜度,则应在优先座位附近安装扶手或把手,残疾人或体弱者可通过扶持把手以维持身体平衡。在无障碍公交车中,至少设置一个优先座位处并预留一定空间供视力障碍人携带的导盲犬使用;至少设置一个婴幼儿专用座椅,以供携带儿童的乘客使用。

(2) 无障碍公交车特殊功能区的设置:该区域可供乘坐轮椅者在进入车厢后使用;轮椅进入该区域后使用约束装置进行固定,如使用轮椅防滑固定夹进行固定,以免发生危险;在公交车侧内壁上安装手扶设施,确保轮椅使用者能够在坐位时使用(图 17-8);轮椅区的对面应安装可伸缩扶手,以便乘坐轮椅者为避免发生轮椅侧向滑动而进行扶持。除以上功能外,特殊功能区域还应包括可供存放折

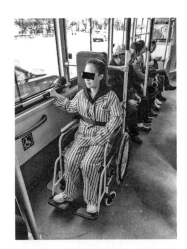

图 17-8　轮椅使用者在公交车上

叠轮椅、婴儿车的位置,以及设置婴幼儿专用座椅和拐杖固定夹等。

公交车厢设置多种标志和信息源便于不同需求人员使用(图17-9)。听力障碍者可通过电子报站显示器了解路线信息,视力障碍者可利用车外报站语音系统或盲人行车路线图帮助其了解路线信息;老年人也可以通过公交车内的简单明了、形象化的符号和标志(符号、文字与背景保持最大对比度)来进行乘车信息的确认。

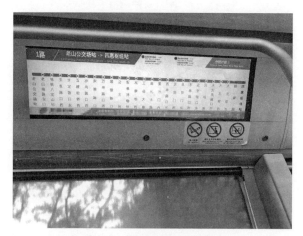

图 17-9　公交车信息电子显示屏

(二)地铁的利用策略

1. 进出地铁口　乘坐地铁需要先到达出入口,人们可以通过常规通道进入站厅层,残疾人一般可通过无障碍通道到达。在站厅层进行购票、检票和安检,一般此处均有工作人员协助,也可根据不同障碍选择无障碍通道。鉴于地铁现代化的建设,多数购票均可通过网购或选择无障碍购票窗口进行,然后根据自己要到达的目的地来选择乘车的方向,进入到站台层候车。

残疾人可以通过楼梯、扶梯及残疾人专用升降系统进入站台层。无障碍设施已经较为成熟,扶梯对于很多健康的年轻人来说是一种很好的选择,比楼梯更加有秩序和节省体力。由于扶梯没有盲道和盲文设施,且是动态循环的模式,故不推荐视力障碍者使用。有些扶梯长而陡,不适于老幼者、恐高者及乘坐轮椅者使用,因此残疾者进出地铁口时,可利用垂直式电梯、牵引式电梯或坡道。

在使用垂直电梯时,残疾者可直接进入无障碍电梯(图17-10),按电梯按钮直接到目的楼层。若

需要帮助,可按电梯旁的紧急呼叫按钮,寻求地铁工作人员的帮助。

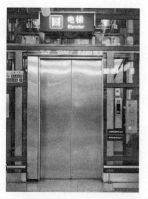

图 17-10　地铁站内无障碍电梯

在使用牵引式电梯时,需地铁工作人员前来启动牵引式电梯(图17-11),轮椅使用者进入牵引式电梯的平台,拉上手刹,工作人员帮忙放下扶手,启动牵引式电梯。轮椅使用者手按电梯行驶方向的指示按钮,完成该项作业活动。

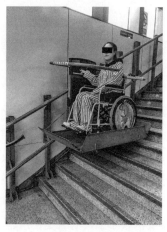

图 17-11　轮椅使用者使用牵引式电梯

2. 经过站厅层　站厅层的主要作用是购票、检票、退票、检票出站,此处配套设施有残疾人专用自动检票机以确保残疾人检票、通行;盲道及盲文导向设施供残疾人展厅内行走;楼梯、扶梯及残疾人专用升降系统供残疾人在不同层之间进行转换。

进站安检前,在进入自动检票口前有自动售票系统或人工售票厅,残疾人可根据提示通过自动售票机购买地铁票(图17-12),也可在人工售票厅直接购买或使用。目前,也可用手机 APP 实现线上购票、线下取票、刷二维码进出站和路线查询,如在北京使用的"亿通行",在上海使用的"大都会"等。

在进出地铁乘坐区域时,自动检票机处设置有较宽的通行闸机,可供残疾人乘坐轮椅通行,并在刷卡处有简单的图文提示,残疾人可根据图文提示进出检票口。检票通道中,左边第一个通道宽度为90 cm,比一般的通道要宽1/3,有残疾人专用标志,使用拐杖者、轮椅使用者或婴儿车可通过此检票口进站(图17-13)。

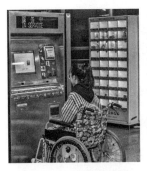
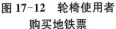

图17-12　轮椅使用者
购买地铁票

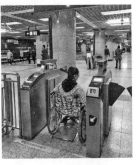

图17-13　轮椅使用者
刷票进站

站厅层的盲道和盲文及大字标识可指引视觉障碍者购票、检票进站,并指引其从站厅层到站台层。

通往站台层可使用楼梯、扶梯及残疾人专用升降系统。

3. 等候地铁　站台层设置乘客候车休息区,以便乘客候车和了解地铁乘坐信息。乘车人群可通过阅读站台层的乘车信息和无障碍信息了解乘车路线图、换乘指示图、无障碍卫生间及车站站牌等。通过这些辅助设施可了解地铁各时段的车次、方向、出入口位置等,以减少乘车及滞留时间。

地铁楼梯的扶手末端有盲文指示,视力障碍者可通过盲文指示及盲道到达候车地点。站台层有视频、音频装置及时清晰地通知乘车人群地铁进站的时间信息,而对于视觉障碍的残疾人,可以通过听声音来获得信息。

候车过程中,下肢行动不便的残疾人、老年人、儿童和孕妇很容易感到劳累,可使用站台层的座椅进行短暂的休息(图17-14)。

随着人们生活、社交和工作圈的扩大,一些大小便控制能力较差的老年人、儿童及部分轮椅使用者也会出现远距离行程,乘坐时间较长,所以在站台层设置无障碍卫生间尤为重要。无障碍卫生间设有坐便器、洗手盆、放物台、挂衣钩和呼叫按钮。

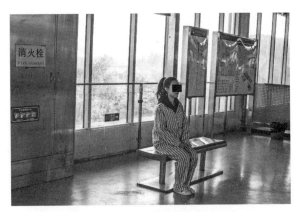

图17-14　在站台厅座椅上休息

坐便器两侧的安全抓杆,可供行动不便者如厕转移时使用;坐便器和洗手盆的高度和深度符合轮椅使用者要求;求助按钮一般设在坐便器侧面墙上供应急时使用。

4. 乘坐地铁　下肢功能障碍者乘坐轮椅上下地铁时,可观察到在地铁入口处的无障碍标志(图17-15),提示其从此处进入地铁。为避免地铁车厢地面和站台之间的高度差,地铁车厢和站台边缘的缝隙阻碍其进出地铁,下肢功能障碍者可通过车上设施或站台上设置的活动坡道板,实现无障碍上下地铁。大部分地铁站设置折叠的连接板把站台地面和车厢搭建成一个平面,有利于使用轮椅者顺利上下车(图17-16),但这个设施的使用需要工作人员的辅助。

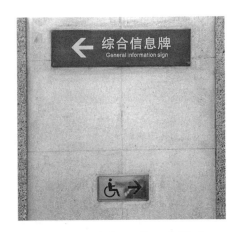

图17-15　地铁站里的无障碍标识

地铁上轮椅席靠车厢壁一侧设置有横向安全抓杆,乘坐轮椅者可握住此杆以维持身体平衡。轮椅席位设有安全固定装置,轮椅使用者可将轮椅固定在此处,避免轮椅或人受列车行驶惯性影响而发

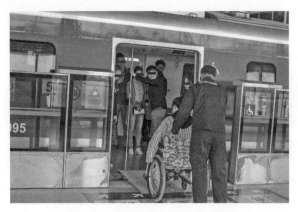

图 17-16　轮椅使用者上、下地铁

生移位的风险(图 17-17)。轮椅席位装有紧急呼叫装置,轮椅使用者遇到危急情况时可启用该装置。

我国地铁每节车厢内均采用电子行车路线图帮助乘客读取导向信息,且每节车厢均有语音提示装置,适时提醒人们列车运行情况和到达站点的信息,避免发生错乘和过站现象。

5. 换乘地铁　随着城市化的发展,单一地铁难以满足人们的乘坐需求,多条地铁线路纵横交错,需要设置地铁路线的换乘站进行换乘。

换乘站点由于多条线路交汇,客流量大,换乘方向具有多向性,因此地铁站需要根据人流的走向对换乘空间进行有序划分,避免发生人流混乱。残疾人在进行换乘时,可根据人流方向、路线的导向标识(图 17-18)及工作人员的提示确定移动空间和移动方向。

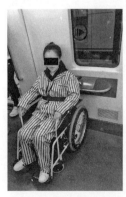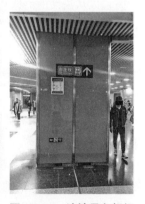

图 17-17　轮椅使用者　　图 17-18　地铁导向标识
　　　　在地铁上

视力障碍者可通过盲道或盲文的提示辨识换乘路线(图 17-19);肢体残疾者可以乘坐无障碍升降机、自动爬楼机和垂直升降电梯实现换乘。

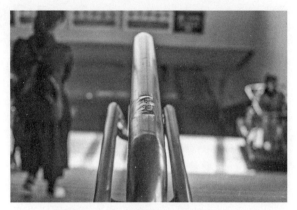

图 17-19　地铁楼梯扶手的盲文指示

(董　英)

参考文献

[1] 陈雪柠. 北京市公共交通换乘将实现无障碍连接 [J]. 城市公共交通,2018,11:10.

[2] 姚思聪慧. 城市公共设施的无障碍设计研究[J]. 大众文艺,2018,7:106-107.

[3] 郭英芳. 地铁出入口空间设计研究[D]. 天津大学,2018.

[4] 李鑫. 面向残疾人使用的公共建筑无障碍设计研究 [D]. 合肥工业大学,2007.

[5] 负大利. 对残障者的切身关怀——论城市公共设施中的无障碍设计[D]. 河北大学,2008.

[6] 刘倩倩. 北京市地铁无障碍设计现状研究[D]. 河北大学,2009.

[7] 王引. 我国无障碍公交车设计探讨[J]. 大众科技,2010,3:111-112.

[8] 陈志刚. 基于残疾人心理需求的手动轮椅设计与研究[D]. 西南交通大学,2009.

第十八章

社交活动

对绝大多数人来说,醒着的大多数时间都在和其他人说话、看着其他人或接触其他人,这些都属于社交行为。发生在社交场景内的行为活动都属于社交活动(social acitivities),社交活动所需要的技能称为社交技能(social skills)。它包括日常生活的很多行为,比如问候、提问、回答、解释、鼓励别人、劝说以及阻止他人等。更具体地来说,我们使用的挤眼、点头及眨眼等都是社交行为。

社交行为可以很明显地分为两大类:言语行为和非言语行为。在日常生活中,我们不仅通过言语来达到沟通的目的,很多时候还会使用非言语的表达方式,比如丰富的面部表情、眼神、多样的手势、身体的动作和姿势等。有些非言语的行为,比如微笑、点头和手部动作也和言语一样受我们的意识控制,发挥着社交和沟通的作用。其他的行为也可能会"泄漏"我们的感受,比如交叉手、翘二郎腿等,这些都属于无意识的动作。这些言语的和非言语的、有意识的和无意识的行为都是社交技能的重要组成部分,也是我们社交技能训练的素材来源。

第一节

社交活动分析

一、身体功能及认知、心理和精神功能分析

只有具备社交技能,一个人才能在社会环境中成功地社交和生存,并且能以其他人能够接受的方式去影响他人。一个人的社交技能越广泛,他在不同社交场合取得成就感的可能性就越大。并且社

交技能是终身学习的,每个人都在不断成长和不断练习这种技能。

非言语和言语的社交技能都需要具备一定的身体功能,但这些功能也同样离不开认知、心理和精神功能的成分,所以本节将综合分析社交活动的身体功能成分和认知、心理和精神成分。下文按照社交技能的分类,分别分析社交技能的成分。

(一)社交活动所需要的非言语技能

面部是最重要和最复杂的非言语性信号的身体部位。它有 2 大功能:一是情感和态度的表达;二是言语的伴随成分。情感有 6 种:喜、怒、哀、乐、厌恶和害怕。这些情感的表达是天生的,但可能因文化环境的影响而发生不同程度的变化——有些情感被强化,有些则被弱化;还有些可能被压制而不轻易表现出来。言语的伴随成分主要是指说话的速度、语气、声调和表达方式等,比如听者可以从说话者的语气中听出来是开心还是生气抑或其他表达;可以从说话的语速和流畅性等方面判断说话者的性格和紧张程度。

手势和语言之间也存在着密切的关系。有些人在讲话时,手部不自主地伴随各种姿势,以帮助强化信息和感情的传递。也有一些手部动作具有特定的意义,比如,见面时握手表示问候,示指和拇指相对、其他 3 指伸直表示"OK"。还有一些属于无意识的动作,比如,面试时不自主地玩手指会泄漏出紧张和不自信。其他身体部分的运动也能传递出信息,比如在听别人讲话时,点头表示认可对方的观点,能够表现出听者的专注力;皱眉头,则可能表示他在思考或不认同当前的言论;无意识地重复讲者的说话内容,则可能表示没有完全理解或正在思考这句话的内容。

身体姿势主要表达一个人的紧张或放松状态，有时会传递态度和情感。手部是语言表达时使用最多的身体部分，其他部分比如足部则很少涉及。

眼神是比较独特的交流方式。使用眼神交流时，必须同时存在一个传递者和一个接收者。眼神的主要功能是传递和接收他人的非语言信号。此外，对视的时间和类型也可以反映出不同的人际关系。对视通常是在交谈时用来强调、提供反馈、引起他人注意或暗示下一个人发言做好衔接准备。

空间距离会在一定程度上具有社交含义。两个人之间的距离有可能反映他们的亲密程度，交流时彼此身体之间所成的角度可以反映对交谈内容的兴趣和认可程度。有时我们也会利用空间的布置来达到某些社交的目的。比如，为了控制交谈者的某些行为，可能会在交谈者之间摆放一张桌子，形成一定的空间分隔。

还有一些其他非言语的社交技能。比如，说话时使用停顿表示强调，通过控制音量和音调来表达感情等；身体接触是婴儿一开始与外界的交流方式，并且这种接触会在很大程度上影响他们的身心成长。但有些国家在身体接触方面有自己的风俗，这些风俗会影响他们的社交行为，比如，身体只能与家人接触，除非在非常拥挤的环境中不得已碰到陌生人。外表也是社交的一种表达方式，比如，俗话说的"女为悦己者容"；不同的场合也有不同的着装文化，目的也是通过外表表达一定的社交目的。

（二）社交活动所需要的语言技能

口头表达的方式会影响他人的行为以及想要传递的语言的意义，它包含两个元素：一是言语的内容，同样的意思用不同的语句表达出来会达到不同的效果；二是言语的形式，用什么样的形式来表达也会起到不同的效果。

1. **语言的内容** 语言的内容有几种不同的功能，Trower 等（1978）将其分为以下几种情况。

（1）指令：目的是直接影响他人的行为。程度上有轻重不同，有的可能只是建议，而有些内容则是强制命令，还有些是结构化的提示，比如教师说"现在进入下一个教学内容"。

（2）提问：目的是影响别人的口头行为——也就是引出恰当的回复。提问有时也用于遇到困难时来寻求帮助，而回答则表明是否愿意提供帮助。提问还可以用于表达对他人的兴趣或关心。

（3）针对问题给出的评论、建议和事实性的信息：比如会议和讲座过程中针对特定问题的评论。

（4）"闲话"：很多社交行为里面都含有非常多的漫无目的的聊天、说长道短、讲笑话，这些对话往往没有太多有价值的信息交流，也没有什么太大的意义，这些内容只是为了建议、维护或享受社交关系。

（5）表述行为的某些内容，有即刻的社交效应：比如道歉。

（6）社交规矩：比如问候、致谢等，涉及一些标准化的口头表达内容，在其他场合使用，可能就会失去这种意义。

（7）口头的情感表述：比如"我很生气"，但这种类型的情感表达可能用非言语性的表达方式更有效。同样，对其他人的态度用言语表达也没有用非言语性的表达有影响力。通常在非面对面交流需要表达情感时，才会考虑使用文字/言语表达。

（8）同样的信息或问题可以用很多不同的方式表达，这样一来，不同表达方式在字里行间就会隐含其他潜在的意思。比如，如果顾客向经理投诉销售员的服务态度差，经理可能会训斥相关的销售人员；但如果顾客换一种表达方式，表明是自己有错在先，则可能会收到相反的效果。这种具有潜在含义的信息表达有时是无意识的，有时是有意识的。

2. **口头交流的形式** 词语的叠加会增加言语的复杂性，词语组成对话的"瓦块"。这些对话的元素包括说、听和交流的顺序。

（1）说的长度：很明显，说话的长度对社交技能总体上有重要的影响。说得越长，交流者的社交技能显得越高级，反之亦然。

（2）广泛性：言语的范畴非常广——有些表达特别模糊，有些则很简明，有些适合非正式场合使用；而另一个极端可能是过于具体化、细节化、书面化。

（3）正式与非正式：有时言语表达的目的是为

了阐述事实情况,比如人际关系或其他自然信息;有时是为了表达情感和观点,情感强烈程度不一,从强烈到不强烈。这些表达既有非正式场合的用语,也有正式场合的用语。

(4)多样性:并不是指话题的多样性,而是社交表达的多样性,包括幽默的、讲述的、事实描述的、表达感情的语气。

(5)非口头表达的修饰作用:有些非口头的元素可以在口头表达时帮助停顿、阐明和色彩化我们的言语。

(6)反馈:听众的不同反馈对讲话者的输出会产生不同的影响。如果听众注意力非常集中,是在向讲话者传递"我在听你讲话""我明白""我理解你所说的内容"。这些都可以通过眼神、点头或其他身体姿势表达出来。反思性的反馈可能表达为同理心和感激。反馈还可能包括惊奇、娱乐、悲伤等的表达。

(7)轮流交谈:有些讲话需要轮流交替进行,可能会通过非言语的姿势等示意对话如何进行过渡。如果一个人总是霸占话语权或总不说话,都可能导致沟通的不充分,由此产生社交障碍。

(8)问题:提问题和回答问题往往是社交活动得以维持的一种形式,可以引出更多的信息进行分享、讨论以及表达对他人的兴趣和情感。

(9)常规:有很多社交场合有固定的常规可循,有些口头动作和非口头动作的顺序,比如问候、分别、致谢、赞美、道歉和表达同理心等。

(10)启动和制止:有些内容适合在特定的场合使用,比如表达不同意、拒绝、要求或命令。有些内容表达时需要用肯定和果断的语气,以避免被侵犯和被侮辱。

(11)公共场合的行为:有时社交内容也会在公共场合内管理我们的行为举止,比如排队的礼仪,避免碰到他人并尊重他人的个人空间。

二、环境和社会条件分析

言语和非言语的成分构成社交行为。然而,社交行为的发生需要社交场合。特定的社交场合可能仅能接受特定的社交行为发生。这些可被接受的行为受不同的文化和环境影响,我们有时称之为

"规矩",这些规矩管理着:在这个场合,什么人可以出席;该怎样合适地布置;可以发生什么事情;这些事情该怎么做才合适;可以提及哪些话题以及对话的风格;人际关系的类型以及情绪的基调;有时也会影响出席的人该穿什么类型的衣服。明白这些规矩很重要,因为规矩在很多情况下是必须遵守的,而习俗可能不那么严格。所以在社交技能训练时,也有必要培训在特定场合必须遵守的规矩。

尽管社交活动可以从身体、认知、心理、精神功能和环境的角度来分析,但社交活动的发生必须是在相应的社会情景中,不可能仅在身体结构和功能层面发生,所以在分析社交活动障碍时,需要综合考虑不同层面的问题和障碍,找出阻碍社交活动的原因,针对性地解决社交功能障碍。

第二节
社交活动训练的目的、原则和注意事项

在进行社交活动训练之前,我们要明白正常发育过程中社交技能是如何获得的、社交活动障碍的原因以及如何进行社交活动障碍成分的鉴别。由于社交活动这个话题非常复杂,所以我们有必要使用模型将这些信息结构化来分析。本节讲述两个常用的模型:一个是行为模型(behavioural model);另一个是技能模型(skills model)。

正常情况下,社交技能是终身发展和学习的,通过经历不同的场合、不同的角色或不同的社会期望而不断反思、改变、进化、精炼。人都有社会属性,生存在社会上需要具备一定的社交技能才能生活得更开心、幸福和有成就感。

行为主义者认为,学习往往通过观察所要学习的行为和环境二者共同作用促成。在这一框架下,有两种学习方式,分别是经典条件学习和操作性条件学习。经典条件反射发生时,行为由一个原始刺激引出,同时给予另一个无关刺激与原始刺激关联出现,久而久之,无关刺激便被条件化,可诱发行为的出现。操作性条件反射发生时,一个行为出现以

后,紧跟着出现的刺激会影响该行为的再现。良性的刺激如奖励,会促进行为的再次发生;不良刺激,会降低行为的发生。目前,几乎所有通过程序来促进学习的尝试都是基于这两种"行为调整"的理论。但在临床应用时,当良性刺激随着患者出院而逐渐撤销后,我们期望患者学习到的行为也会出现消退现象。这也是行为模型的临床应用缺陷。

技能模型主要用于动作技能学习时训练项目的制定。该模式适用于所有动作技能,由 Argyle 和 Kendon(1967)开始用于社交技能训练的制定中,指导患者通过不断获取来自环境的反馈获得社交技能或其他目标。这一模式包含5个部分,如图18-1所示。

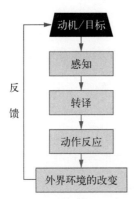

图 18-1 社交训练技能模型示意图

第一,动机和目标。人们要先有社交的目的或动力,比如交朋友、获取知识或其他信息。这些目的是人们满足其基本需要所必需的,比如渴望友情和知识等。而这些目的可以由很多小的部分组成,最终达成一个大的目标。每一个小目标的实现,都需要一系列的行为发生。这些小目标所需要的行为通常由一些我们已经习惯了的、无意识的行为组成。而大目标所需要的行为,往往需要按照一定的计划,按部就班地实现。比如想参加一个夜校,首先要找一间学校,然后交一定的费用,在合适的时间去相应的地方报名等。这样的目标和计划都可以用文字表达出来。而完成这一个目标的小的组成部分,比如穿合适的衣服、去公交站搭车、走路去学校等,这些小的组成部分是我们习惯的行为,不需要思考很多便能做到这些事情。为患者制定社交活动训练前,要弄清楚可以驱使患者进行社交活动的目的或动力是什么,这是社交活动的前提。然后再结合患者的具体情况和资源进行分析。

第二,感知。在任何社交情景下,人们都要具备感知自己和环境的能力。他要很清楚其计划和动机是什么,他要交往的人是什么样的人,对社交活动发生的情景是否熟悉,他自己的社交模式是灵活的还是死板的,以及他对其他人社交计划和动机的理解等。这些内容对他如何感知社交的情景有很大的影响。如果一个人无法察言观色、相机行事,社交目的往往无法达成满意的结果。

第三,转译。对环境和自己的感知会转译成行为表现出来。这个阶段属于认知的过程,包括想出解决问题的方案并做出决定。人们会利用他已有的知识对感知到的情况做出分析和反应,根据既往经验选择他认为在这种情况下的最佳方案。因此在社交技能训练时,患者要具备一定的认知能力,可以记住既往的成功经验,并在需要的场合提取出成功方案。

第四,动作反应。转译后,经过思考和分析后的决定就会付诸实践,用行动表现出来。这个行动是一级级进行的。比如参加面试,经过思考后,决定要去应试,应试又由很多小的行为组成,比如要有合适的眼神接触和身体语言、能够问恰当的问题、认真地聆听等。

第五,应对环境的改变。当做出一系列的动作之后,这些动作会对环境产生一定的影响,包括人和非人的环境,可能是暂时的,也可能是永久的。比如下象棋,当你做出一步决定,也会对对手的下一步棋产生影响。有些影响是即刻无法看到的,也可能不会产生什么结果。比如,你决定说什么,但并没有人理睬或接应你说的话题。一个人越有技巧,他越有能力让环境产生他想要的改变。

第六,反馈。最后,参与社交活动的人会收到他所做出的行为的反馈,可能会让他在下一次同样的情景中做出调整或对一开始犯的错误做出弥补和修正。

社交技能要通过学习获得,并且终身改善。学习需要模仿、强化和指导。一个人存在社交活动障碍,也许是没有充足的机会去实践社交技能,也许是没有好的模范让他模仿,而无法获得恰当的社交技能。因此,在社交活动中经历失败的可能性增加,令社交自信心降低,从而减少参加社交活动和改善社交技能的机会,甚至与社会隔离,产生心理甚至精神疾病。

一、社交活动训练的目的和原则

社交活动训练前,要明确患者社交活动障碍的原因是什么。根据技能模型,如果患者缺乏社交的动机和目标,那么做再多的训练都无济于事。因此,要仔细了解和评估每一个患者的具体情况,然后根据行为模型和技能模型来设计相应的社交活动训练。

社交活动训练的原则是:示范、指导、练习和反馈。示范有 3 个主要功能:①强调任务中的重要部分;②为患者下一步尝试做标准示范;③作为模仿的基础。指导是给患者相应的信息,帮助患者正确学习相应的任务,可以口头、视觉或手把手指导。其中需要斟酌的是,能允许患者有多少犯错尝试的机会,才能更有效地学习这些技能。如果患者过于依赖他人指导,那么他的长期学习将会受到影响。练习是掌握技能所必须的步骤,练习的量取决于任务的复杂程度和患者的学习能力。复杂的任务,可以分解成小的组成部分,患者一步一步地学习、积累,然后整合到一起去。简单的社交技能,则可以直接在活动中训练,不需要分步骤。最后,技能的改善和提高离不开必要的反馈,只靠练习是不够的。反馈分内源性反馈和外在反馈两种。内源性反馈是自己在这个技能学习中的自我反思,外在反馈是他人对其表现的反馈。一般来说,外在反馈在整个任务结束之后提出来比较好,训练过程中尽量少地给予外在反馈,否则也会影响患者的长远学习能力。

通常来说,整个训练项目的每一个治疗段都需要有明确的目标。比如,能够维持谈话多长时间或能够做出请求,并就该目标与患者达成一致,签署同意书。签署同意书的目的也是以一种契约的形式鼓励患者能够调整自己的行为,实现共同制定的目标,主要用于家庭作业的布置。每一个治疗开始之前(第一次治疗除外),都需要回顾上一次的治疗内容,检查家庭作业的完成情况,并找出存在的问题,以提供准确的训练。每一个治疗段都应有一个主题,治疗师要事先和患者解释清楚每一次治疗的目标以及其在整个治疗项目中的作用。治疗要有示范,并且让患者进行模仿,一开始是完全按照治疗师示范的内容来,让患者一模一样跟着照做,然后再创造情景,允许患者模仿并应用所模仿的内容。在整个过程中,治疗师都要认真观察患者的表现,如果有可能,可以使用录像的方式,针对任务的完成情况而非针对患者个人进行点评,再给患者更多的练习机会及家庭作业。家庭作业是给患者提供更多机会,将在治疗中所学的技能进一步应用在现实生活中,同时建议患者写日记,记录他们观察到的和参与的所有社交活动以及他们的感受。

二、社交活动训练的注意事项

在社交活动训练前,应注意评估社交障碍的原因,包括了解患者既往和目前的人际关系、社交情况和其在社交时的行为表现。评估社交障碍的原因是既往一直存在的,还是由于某些其他疾病而导致的障碍;是在所有社交环境中都存在困难,还是在特定社交环境才出现问题;在社交时,其行为表现具体如何等。

了解上述信息后,在训练开始前,治疗师要考虑是个别训练还是小组训练更加适合患者。个别训练会根据患者的具体情况,量身定制相应的训练内容;小组训练可能会事先设定相应的训练课程,募集合适的患者接受训练课程。不论何种方式,最终都以小组训练的方式进行。因为小组训练会提供更多的机会让患者参与进来,而且更贴近现实情景。在小组训练中,患者通过观察他人的社交行为,尝试实践自己的社交技能,以及在小组训练过程中不断改进自己的社交技能,最终获得相应的社交信心。对治疗师来说,小组训练的方式也更加省时高效。但要注意,小组训练时要事先设定小组规则,防止不恰当的社交行为出现,成为反面的社交技能示范,并且治疗师要全面关注小组每一个人的参与和表现,使小组的团体动力趋于成熟化。

第三节

社交活动障碍的具体训练策略

社交技能训练通常包含言语技能和非言语的技能。言语技能包括提问和回答、给予和寻求信息、给予指导、提供和寻求建议、问候和告别、道歉和解释、幽默感、赞成和反对以及致谢等内容。非言语的技能包括目光、对视和眼神、面部表情、距离和朝向、音质(音调、音高、语速、口音)、身体姿势、手势和外观(形象、发型、衣着等)。

设计社交活动训练时,可以根据以上每一个技能制定针对性的训练计划。Trower 等学者(1978)将这些内容归纳为 8 个不同的设交技能进行训练,它们分别是观察技能、聆听技能、说话技能、衔接技能、态度表达、社交规矩、策略技巧、情景训练。观察技能包括从情景中获取信息、获取他人态度和感受的信息、清楚他人行为背后的原因、观察自己的行为、识别情绪和态度;聆听技能包括共情、专注反馈(包括点头等)、给出反馈(包括口头反应和非口头反应)、提问;说话技能包括表达事实信息、表达感情、言语的流畅性和非口头性言语的特点以及谈话的完整性;衔接技能包括维持谈话内容、改变内容和改变时机;态度表达技能包括与他人的谈话风格匹配,以及选择不同的谈话风格来影响他人;社交规矩包括向人问候、告别、请求,接近陌生人,表达祝贺、赞扬、鼓励、同理心,给出解释,表达歉意,保留面子,肯定自我;策略技巧是使用既往学会的技巧和考虑其他方法;情景训练是将所有技能放在特定的情景中进行练习。

社交活动训练时,每一个阶段都按照上述步骤和相应的内容循序渐进地锻炼患者的社交技能,同时在既定的训练项目中预留一定的灵活性,可以满足某些患者的特殊需要,让所有参与训练项目的患者都能够从中受益,比如制定个体化的目标和布置符合个人情况的家庭作业。

一、偏瘫

偏瘫患者社交活动障碍的原因往往是获得性的,有多方面的可能:因言语认知功能受损而失去原有社交技能或表达有困难,因环境资源的压力而不敢走出家门参加以前的社交活动,因身体功能下降导致出行不便而逐步回避社交。若因言语认知功能受损,可先参加认知言语训练治疗;因行走功能障碍而回避社交的,建议先参加行走功能训练;本节仅以心理障碍为主要原因而导致社交机会不足的偏瘫患者为例,举一个简单的活动模板,供大家参考。

考虑到很多偏瘫患者无法迈出家门走向社会的原因是缺乏社交的勇气,害怕被关注甚至被嘲讽。但随着社会文明程度的提高,大家对残疾人的包容程度也越来越高,出行环境也逐步改善,作业治疗师有义务给患者创造更多的机会,让他们具备胆量和信心走出家门,并且小组活动的形式比单独活动更容易给患者带来信心和安慰。

[活动主题] 寻找春天。

[活动目的]

1. 创造机会让偏瘫患者走进社会。

2. 借助寻找春天的机会,接近自然,感悟生命。

[活动形式] 4～5 人一组,可有家属陪同参与。

[活动所需技能]

1. 行走能力 需要患者外出一定距离和时间。

2. 沟通表达能力 活动过程中需要患者与患者或与治疗师甚至陌生人沟通交流。

[活动内容]

1. 治疗师招募相应的患者,选择天气合适的日子,确定患者附近的公园或其他有绿植的景点,确定集合的时间和地点,发放通知。

2. 活动当天,请大家以寻找春天为主题,游玩公园,并留意春天的影子,可拍照留作纪念。

3. 活动结束后,至合适的地点分享当天活动心得,包括分享照片、心情等。

[活动调整和分级]

1. 环境 如果较早期的患者,可在医院内或附近寻找合适的地点做外出活动;如果患者欠缺行走功能,可由家属推轮椅出行,增加患者接触外界环境(人和物)的机会。

2.活动 可根据情况,将活动过程中的任务增加,比如利用定向运动的元素,沿途设定相应的目标物,请患者沿途寻找和竞争,增加与周边人和物接触交流的机会。

二、截瘫

截瘫患者的社交活动障碍原因一般是由于身体功能、心理障碍和环境的不可及所导致的,他们的社交技能往往并未因疾病而受损。所以,截瘫患者的社交活动训练同因暴露不足而导致社交回避的偏瘫患者类似,以提供社交活动的机会为主要目的而设计训练。下面的活动以完全性截瘫患者为例,仅供大家参考。实际活动前,应十分了解所参与的患者的具体情况,根据具体情况再制定具体的社交活动方案。

[活动主题] 环湖行。

[活动目的]

1.增加截瘫患者参与社交活动的机会,提高其对周围环境的熟悉和耐受力。

2.提高心肺功能。

[活动所需场地] 环境优美的公园,比如南京的玄武湖等,路线图如图18-2。

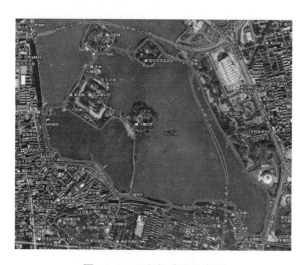

图18-2 环湖行路线示意图

[活动所需技能]

1.心肺和轮椅驱动能力 要求患者驱动轮椅行驶一段距离。

2.沟通能力 能够和其他患者、治疗师以及环境中可能遇到的行人沟通。

[活动前准备]

1.寻找合适的出行路线,规划好途中所需要的休憩点、能量补给点,留意好公厕的位置,做好活动前的宣传,患者的遴选、培训和身体准备,选择合适的日子、出发时间和地点。

2.患者与工作人员/家属的比例至少为1:1,确保患者的安全和活动顺利进行。

[活动时间分配]

1.集合后注意事项和规则讲解 15分钟。

2.环湖行驶 30分钟(包含2次中途小憩时间)。

3.活动分享和总结 15分钟(包括对物理环境和人文环境的感受,以及相应的应对措施)。

[活动调整和分级]

1.该类型的活动往往在截瘫患者作业治疗的后期,在身体情况和心理状态达到一定水平时才加入外出社交活动的训练。

2.环境:可从内部环境的训练开始,逐渐增加社会环境的暴露量;可选择不同的行驶路线,包括公园、湖边或乡村等;可由1～2名患者开始,逐渐增加参与患者的数量(视工作人员数量而定)。

3.活动:可从单一的物理环境暴露开始,再逐渐加入其他需要患者与他人互动的活动。

三、四肢瘫

四肢瘫患者社交活动障碍的主要原因可能因身体姿势或肢体语言的表达受影响(C_4～C_5及以上脊髓完全性损伤患者),或因疾病导致的心理障碍,或因身体原因而导致的出行机会减少,进而产生的自我隔离、回避社交。因四肢瘫患者的功能状态水平不尽相同,C_6及以下水平的脊髓损伤患者因出行机会减少而导致的社交活动障碍,其训练活动的设计可参考截瘫患者,但C_6水平脊髓损伤患者对物理环境的要求以及外出活动的事先准备要更高;C_4～C_5及以上水平的脊髓损伤患者,其社交活动的训练可能需要高科技辅助设备的支持,比如使用人工智能辅助产品,扩大其沟通和参与社会的能力;因心理障碍导致的社交活动障碍可参考其他疾病中的精神障碍疾病的活动设计。此节不再赘述。

四、脑性瘫痪

脑性瘫痪患者社交活动障碍的主要原因除脑损伤造成的认知障碍外,还有可能由于发育过程中缺乏相应的学习和模仿机会,因此本章第一节所述言语和非言语社交技能都可能是脑性瘫痪患者需要学习和训练的课程。在此仅列举4～6岁脑性瘫痪儿童情绪表达技巧为主题的活动,供大家参考。需要提醒的是,社交技能的训练不是单一一次活动就可以完成的,而是需要设计循序渐进的不断学习和应用实践的活动,才能逐步获得合适的社交技能,并且所获得的技能也需要在生活的不同场景中反复实践和反思,社交技能的训练是随着阅历的增长而不断实践和提高的过程,是一生的学习和锻炼。

[活动主题] 认识情绪。

在学习表达情绪之前,需要患儿了解自己的情绪。情景和故事是儿童学习的好素材,因此下面的例子将以故事和绘画的形式,帮助脑性瘫痪患儿了解和认识情绪。

[活动目的] 认识自己的情绪,为后续学习情绪的表达做准备。

[活动所需场地] 有足够桌椅的治疗室。

[活动所需材料] 水彩画笔(每2人一套)、画纸。

[活动所需技能]

1. 认知能力 参与的患儿能够遵守秩序,能听懂治疗师所讲述的故事,并按照故事情节完成自己的任务。

2. 手功能 参与的患儿需要使用水彩画笔涂色。

3. 其他身体功能 参与的患儿能够在桌前坐稳。

[时间分配]

1. 介绍和故事 15分钟。

2. 活动 10分钟。

3. 分享 15分钟(假设5个小朋友)。

4. 总结 5分钟。

[活动内容]

1. 治疗师讲述与情绪有关的小故事"情绪小怪兽"(改编自:停停《送你一瓶魔法药水,尝一口"情绪"的滋味》)。

很久很久以前,在色彩王国里,住着一只情绪小怪兽。他有一种奇妙的本领——他身上的颜色可以根据心情变来变去。有时是粉色的,有时又是绿色的,他的心情也如同颜色的变化一样,充满了细微的奥秘。当他可以很好地控制自己的心情、认识自己的情绪时,身上的颜色就会是绿色的(图18-3):成为一种纯净的、单一的绿色,给人带来平和、安静。或者像这样的(图18-4):一种温馨、甜蜜的粉色,使人感觉舒适。

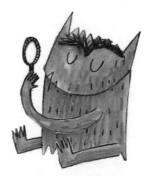 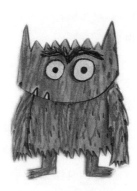

图18-3 代指绿色小怪兽 图18-4 代指粉色小怪兽

可是,我们的情绪小怪兽也有不能好好控制情绪的时候。此时,小怪兽的身体就像一个打开的颜料盒,各种颜色混合在一起,使人无法辨识情绪。就像这样(图18-5):变成一只颜色杂乱的小怪兽。

如果你真的不小心,在色彩王国里遭遇这样的事情,不要害怕,因为在这里,还住着一位神秘人,她可以帮助我们整理好身上的颜色,有效认知自己的情绪。她就是我们的情绪管理员(图18-6)。

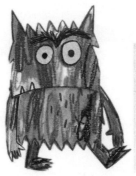 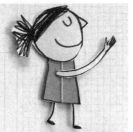

**图18-5 代指颜色杂乱 图18-6 情绪管理员
的小怪兽**

现在，让我们一起跟随小女孩和情绪小怪兽，去美丽的色彩王国游历一番吧！

旅程开始啦！

黄色，是快乐，就像太阳一样明亮，和星星一样闪耀，很容易感染身边的人。快乐的时候，你会哈哈大笑，会有各种古灵精怪的念头，想跳起来，想出去玩，还想和小伙伴分享你的喜悦。

蓝色，是伤心，像湿嗒嗒的下雨天，让人变得无精打采。伤心的时候，你只想一个人躲起来，什么事都不想做。

红色，是生气，像一把熊熊燃烧的火焰，烧起来以后，就很难扑灭。生气的时候，你想大吼大叫，想对别人发脾气。

黑色，是害怕，害怕像个胆小鬼，总是待在黑漆漆的地方，不敢出来。害怕的时候，你会觉得自己变得好小、好没用，什么事都做不到。

绿色，是平静，像植物一样安安静静的，风来的时候，叶子轻轻摇摆。当你觉得平静时，呼吸会变得慢慢的，身体觉得很轻松、很自在。

下面，你就是那个可以整理好情绪颜色的小女孩，请你拿起画笔，将你身体里的颜色，整理到小女孩的麻烦瓶子中吧（图18-7）。

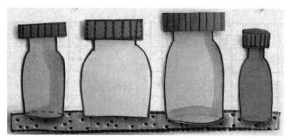

图18-7 麻烦瓶子

2. 请小朋友用画笔将自己的情绪颜色整理好，放在相应的瓶子里。

3. 整理好之后，每位患儿分享自己都整理了哪些情绪。

4. 治疗师总结活动内容，并与患儿商讨，布置相应的家庭作业。例如，记录下未来2天你的情绪颜色，并说出自己是如何表达情绪的，为下一次活动主题"正确表达情绪"做准备。

五、其他

社交活动障碍常见于精神疾病患者，比如慢性精神分裂症患者。他们社交障碍的原因往往是缺乏动机参与社交活动，以及伴随而来的社交回避甚至严重的言语技能和非言语技能水平的严重退化。这些患者的注意力和处理信息的能力也会受到影响。因此在社交技能训练的项目中，每一个项目的目标都要尽量简单明确。并不是教他们特定的技能，比如如何进行眼神接触、合适的姿势或语量，而是侧重让患者学会恰当的行为，比如如何开启一段对话，有合适的谈话和聆听技巧来达到这个目标。

本节以慢性精神分裂症患者为例，举一个训练例子供大家参考。整套活动的方案是每天1小时，每周5天，开放性小组形式，6～9人一组，2～3名治疗师带组。整套活动的目的是：①遇到问题时，患者能够做出行动，而不是退缩；②患者能够应用所学的方案去解决问题。

[活动要求]

1. 行为要求　能够和他人接触，并能交流。

2. 参与者的数量要求　6～9人，具备参与社交活动的身体和认知条件，但可能存在不同程度的社交回避、社交焦虑或其他社交方面的问题。

3. 所设计的问题的难度　要有不同难度的问题设计给患者来回答，比如"今天多少人吃过早餐"和"请大家介绍一下上个周末你是如何度过的"。

4. 问题的数量　可以先从简单问题开始，重复几个治疗段，然后逐渐加入复杂的问题。

[整套活动设计的思路]　先让患者了解社交活动的重要性，然后让患者尝试找出身边的社交资源，并与患者一起设定社交训练的目标，通过一套培训活动达到这些目标需要的社交技能，最后通过一系列模拟的社交情景来教会患者融会贯通地应用所学到的社交技能。

[第一次训练课程的主题]　伴你同游。

[活动所需物品]　粟米粒、未打开的矿泉水4瓶、移动白板（用于贴作品）、海绵块（用于吸水）、海洋生物模板、烤箱手套（每人1只）。

[活动所需场地]　可调整座椅位置的治疗室。

[环境设置]　环境布置的示范如图18-8

所示。

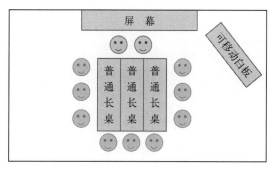

图 18-8　伴你同游活动环境布置图

[活动目的]

1. 理解社交活动的重要性,能够说出至少一个社交活动的好处。

2. 遇到困难能够主动寻求帮助。

[时间分配]

1. 回顾和家庭作业分享　10分钟。

2. 活动简介　5分钟。

3. 热身活动　5分钟。

4. 活动　15分钟。

5. 分享与讨论　15分钟。

6. 总结及家庭作业布置　10分钟。

[小组守则]

1. 遇到困难主动寻求帮助。

2. 体会得到帮助后的感受。

3. 尊重他人意见和隐私并保密,活动内容不得在外分享。

[活动规则]

1. 活动过程中只可用一只手。

2. 活动过程中不可以离开座位。

[活动]　2人一组(若总数量为奇数,可鼓励其中1位患者主动寻求治疗师帮助),每个人戴1只烤箱手套,2人合作,用粟米粒沾水,装饰海洋生物模板,如图18-9所示。

[活动流程]

1. 回顾上一节治疗的内容以及家庭作业分享报告。

2. 工作人员演示在活动过程中遇到困难时如何主动寻求他人的帮助。

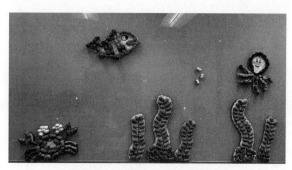

图 18-9　海洋生物模板参考图

3. 参与者尝试模仿工作人员在活动中寻求帮助的方法,来解决自己在活动中遇到的困难。

4. 作品完成过程。

5. 作品成果分享。

6. 讨论活动过程中的感受。

7. 分析感受以及如何在日常生活中应用寻求帮助这一社交技能。

8. 治疗师总结及家庭作业的商定。

[活动调整和分级]

1. 环境　可增加关于寻求帮助的示范次数,如不同场景内如何寻求帮助,可使用视频的方式事先录制。

2. 活动　如果患者完成活动本身有困难,可更换简单的海洋生物模版或寻求治疗师及其他人的帮助。

(伊文超)

参考文献

[1] TROWER P, BRYANT B, ARGYLE M. et al. Social skills and mental health. London:Methuen, 1978.

[2] ARGYLE M, KENDON A. The experimental analysis of social performance. In Advances in experimental social psychology (Vol. 3). Academic Press, 1967：55-98.

[3] CREEK J. Occupational therapy and mental health：Principles, skills, and practice. Edinburgh：Churchill Livingstone, 1990.